LEÇONS CLINIQUES

SUR LA

CHIRURGIE OCULAIRE

PARIS. — IMPRIMERIE DE E. MARTINET, RUE MIGNON, 2

LEÇONS CLINIQUES

SUR LA

CHIRURGIE OCULAIRE

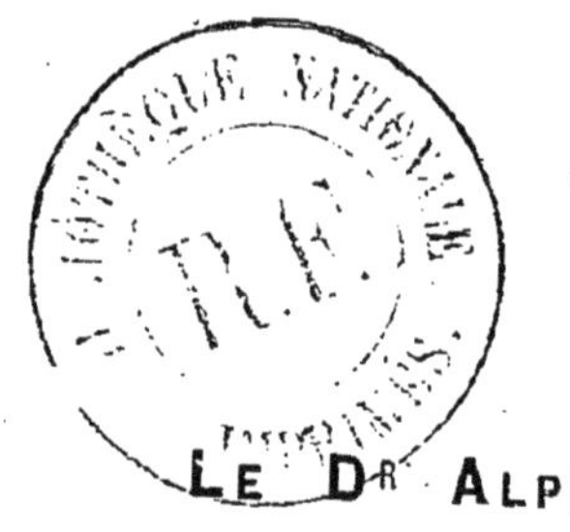

PAR

LE Dr ALPHONSE DESMARRES

Professeur d'ophthalmologie

Chevalier de la Légion d'honneur, etc.

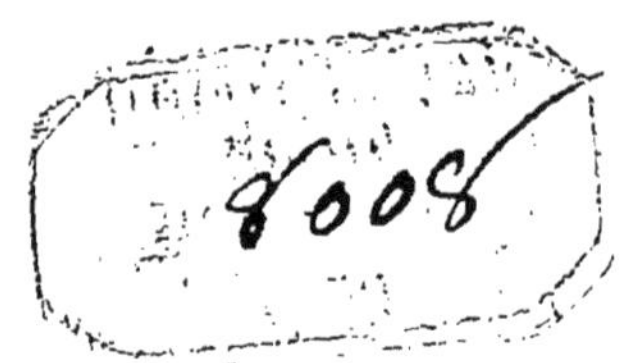

PARIS

P. ASSELIN, SUCCESSEUR DE BÉCHET JEUNE ET LABÉ

LIBRAIRE DE LA FACULTÉ DE MÉDECINE

PLACE DE L'ÉCOLE-DE-MÉDECINE

1874

PRÉFACE

Ce livre a été écrit sur les instances des médecins et des élèves, français et étrangers, qui, depuis dix années, suivent les cours que je fais à la Clinique de la rue Hautefeuille. Je le leur offre comme une preuve de reconnaissance pour la sympathie qu'ils m'ont constamment témoignée.

Ils ne trouveront dans cet ouvrage qu'un résumé fidèle des idées chirurgicales exposées devant eux et des procédés opératoires qu'ils m'ont vu mettre en pratique. Mon but n'a pas été d'écrire un *Traité classique*, bien qu'il y ait encore beaucoup à faire en ce sens.

Je n'ai apporté dans le choix des méthodes aucun parti pris, aucune idée préconçue, et toutes celles qui, après des essais consciencieux, m'ont donné des résultats favorables ont été acceptées. Cette manière de faire me semble honnête et je n'hésite pas à rejeter tout système qui consiste à ne s'appuyer que sur des théories plus ou moins vagues et à proscrire, pour des raisons souvent étrangères à la science, les travaux d'autres praticiens.

Il ne faut pas plus se laisser aller à un dédain systématique des choses qui se font à côté de nous qu'à cet engouement puéril qu'on avait, il y a peu d'années, pour les inventions, les découvertes plus ou moins nouvelles importées dans notre pays.

Avant de commencer l'étude des principales affections oculaires, j'ai cru devoir m'occuper de leur étiologie et exposer rapidement les causes qui, suivant les différents auteurs, déterminent les troubles fonctionnels ou les lésions anatomiques. Il en a été surtout ainsi à l'égard du glaucome, maladie dont les origines ont été si controversées.

C'est là un travail bibliographique forcément négligé dans des leçons orales et qui trouve naturellement sa place dans un livre.

J'ai jugé à propos de n'étaler ici aucune statistique chirurgicale ; ces *leçons* n'en comportent pas, et d'ailleurs c'est chose compliquée aujourd'hui ! Il faut savoir faire des distinctions entre un quart et un cinquième de succès, et trouver des arguments assez solides pour pouvoir compter comme réussite complète une extraction suivie, trois mois après, de cataracte secondaire.

Une statistique, au point de vue scientifique, ne me semble pas avoir cette souveraine efficacité que d'aucuns lui attribuent. Et si elle n'est utile que pour faire le dénombrement des succès d'un opérateur, mieux vaut laisser cette besogne aux opérés eux-mêmes.

Pour ce qui me regarde, j'ai constaté que le nombre des malades qui se présentent à mon dispensaire de la rue Hautefeuille augmente chaque année. Je m'en tiens à ce résultat, et cette manifestation du sentiment des intéressés m'affermit dans l'idée de ne rien changer aux procédés que je mets en pratique et que mon père employait avant moi.

Depuis le 30 janvier 1864, époque à laquelle il m'a cédé la direction de son dispensaire, j'ai été consulté plus de 500 000 fois. A la date du 18 octobre de cette année, 55 500 malades nouveaux ont été inscrits sur mes registres. Quant aux opérations faites par moi, elles s'élèvent à 2458, et dans ce nombre sont comprises 1316 extractions de cataractes.

Cette pratique personnelle et les observations que j'ai faites à l'école de mon père m'ont donné, il me semble, le droit de formuler mon opinion sur la thérapeutique chirurgicale des maladies oculaires.

Dr A. DESMARRES.

TABLE MÉTHODIQUE

DES MATIÈRES

FIN DE LA TABLE MÉTHODIQUE.

LEÇONS CLINIQUES

SUR LA

CHIRURGIE OCULAIRE

PREMIÈRE LEÇON

DE LA CATARACTE

PRÉLIMINAIRES

Sans chercher à modifier en rien la définition classique de la cataracte et les idées générales qui ont été émises à ce sujet, nous nous permettrons cependant de formuler sur cette même définition une opinion toute nouvelle.

La cataracte, dit-on, existe quand la transparence du cristallin est troublée, exemple :

Si le cristallin est tout à fait opaque, ou si le trouble intéresse seulement quelques points de sa substance, on dit : il y a cataracte.

Si le cristallin d'un enfant, par suite d'agénésie, présente quelques points opaques, on dit : cataracte.

Si un adulte, par blessure du cristallin ou maladie, présente une opacité de la lentille, on dit encore : cataracte.

Si un vieillard, par sénilité, maladie, est atteint d'opacité du cristallin, que d'ailleurs le mal soit peu ou très-accentué, c'est une cataracte.

Or, il résulte de là que toujours au substantif *cataracte* on ajoute un qualificatif. Aussi les auteurs parlent-ils de cataracte molle, striée, fenêtrée, ou bien de cataracte dure, de cataracte incomplète, etc.

Nous pensons, au contraire, que, dans le développement des cataractes, il y a plusieurs périodes, et que souvent on donne un nom spécial à chacun des degrés de la maladie. Nous voulons en venir à une définition plus explicite que celle adoptée jusqu'à nos jours et pour y arriver nous allons choisir quelques exemples.

Tous les jours on observe des cataractes partielles, même chez des vieillards. Ainsi voyons-nous certaines opacités limitées de la lentille et quelquefois même en dehors du champ pupillaire, prendre tour à tour l'aspect, la consistance et l'étendue propres aux cataractes molles; puis l'opacité s'amoindrit et fournit les symptômes des cataractes lenticulaires dures. Autrement dit, les couches corticales primitivement malades, ramollies, avec le temps perdent par résorption leurs parties liquides constituantes, et il ne reste plus que les résidus qui peuvent devenir calcaires (cataractes disséminées).

Un homme blessé au cristallin peut être atteint de cataracte; nous verrons plus tard en vertu de quelle loi l'opacité de la lentille se limite aux couches corticales antérieures par exemple, puis disparaît par résolution. Le cristallin aura seulement diminué de volume. Comme particularité, un corps étranger séjournant dans la substance du cristallin produira une opacité qui, d'abord molle et étendue, se réduira à un point opaque plus ou moins considérable, calcaire, comprenant le corps étranger lui-même.

Nous verrons encore qu'à la longue une cataracte à couches corticales ramollies deviendra dure parce qu'à la longue aussi les couches corticales perdront leurs parties liquides, et justement dans les portions les plus molles physiologiquement, c'est-à-dire les couches superficielles.

Nous verrons enfin une cataracte dure se densifier avec le temps et le cristallin devenir plus plat, plus dur encore et même crétacé.

Passons à un autre ordre de faits : si dans un œil, par suite de blessure, d'opération, il reste une petite quantité de la lentille, toujours ces débris de cristallin perdent leurs parties liquides. Il ne reste plus que les phosphates et les carbonates de chaux, qui, s'organisant avec la capsule, constituent la cataracte secondaire classique. L'énumération de tous ces faits a pour but de bien montrer que la marche et le développement des cataractes sont soumis à une loi jusqu'alors incomplétement définie, à savoir : que toute opacité du cristallin tend à disparaître par résolution naturelle et que par conséquent une cataracte molle aujourd'hui peut, dans un délai déterminé, devenir dure, et être réduite à un état anatomo-pathologique tel qu'il ne reste plus que les résidus renfermés dans la capsule. C'est cette dernière forme, à laquelle tendent toutes les cataractes possibles, qui est pour nous la cataracte réelle. Toutes les autres variétés ne sont que des formes spéciales ou que des périodes différentes, d'après les causes générales ou locales qui ont pu les produire. Pour conclure :

La cataracte complète est la dernière phase de la modification du cristallin, c'est-à-dire le moment où tout travail de résolution physiologique est suspendu par suite de la disparition des parties liquides constituantes.

Donc :

La cataracte complète, dans l'acception réelle du mot, est constituée par les deux feuillets de la capsule ne renfermant entre eux que les sels fixes.

Nous conserverons le terme générique *cataracte*, consacré par l'usage, à toutes les altérations du cristallin.

Au point de vue opératoire, on peut établir deux grandes classes de cataractes. Cette division a une importance capitale ; car, suivant que la maladie appartiendra à l'une ou à l'autre de ces classes, le malade présentera des chances de succès bien différentes. La cataracte peut donc se présenter sous deux formes ;

1° Ou bien elle s'est développée sous une influence constitutionnelle, elle est le résultat d'une modification sénile ;

2° Ou bien elle est consécutive à une modification pathologique de l'œil, à laquelle le reste de l'organisme peut rester complétement étranger.

Prenons quelques exemples : dans le premier cas, si nous examinons un homme de soixante-dix ans, nous voyons son être tout entier subir des modifications; ses artères s'ossifient, les courbures de certains os s'exagèrent, et l'œil n'échappe pas à cette loi; le pigmentum choroïdien perd de sa couleur noire, il devient marron; le cristallin se trouble comme tous les autres corps transparents dont les conditions de nutrition sont changées. Ces cataractes sont celles qui se présentent dans les meilleures conditions comme opération.

Dans le second cas, la cataracte est la conséquence d'une affection locale, c'est ce que nous voyons à la suite des inflammations du cercle ciliaire qui se produisent surtout chez les sujets scrofuleux et lymphatiques; ou bien dans les atrophies de la choroïde, chez les myopes, par exemple. Les cataractes qui se développent sous l'influence de ces causes sont mauvaises; elles sont, sous tous les rapports, dans des conditions opératoires défavorables; la cicatrisation se fait mal, la vision se rétablit incomplètement, etc. Comme corollaire à cette dernière forme, nous avons les *cataractes traumatiques*.

Enfin, viennent les *cataractes congénitales*, mais il s'agit ici d'un arrêt de développement du cristallin, d'une agénésie de ses éléments constitutifs; c'est une forme toute spéciale de cataracte qui réclame, à ce titre, un procédé opératoire spécial.

Nous partirons donc de cette division générale : *cataractes reliées à une modification de la constitution se développant sous l'influence de l'âge;* et *cataractes dépendant de modifications pathologiques de l'organe de la vision.*

Nous allons nous occuper des cataractes qui rentrent dans la première de ces catégories. C'est ici que nous trouvons le fatras de sous-divisions dont nous avons parlé tout à l'heure, et que nous croyons devoir abandonner; car, au point de vue pratique, elles ne modifient en rien le manuel opératoire.

Les *cataractes séniles* ne présentent que quatre espèces différentes, dont il importe d'établir le diagnostic exact au point de vue de l'opération. Quels que soient les noms dont on ait voulu les décorer, elles rentrent toutes dans quatre divisions, qui sont :

1° La cataracte dure sénile, ou cataracte proprement dite;

2° La cataracte molle;

3° La cataracte à noyau mobile;

4° La cataracte adhérente à la capsule.

Quelle que soit la nature de la cataracte, qu'elle soit dure, molle, mixte, etc., il est un premier fait à la connaissance duquel il faut attacher une grande importance, c'est de savoir si elle est *complète*. Faisons donc, en quelques mots, l'étude de la maladie, et voyons à quels signes on la reconnaîtra.

Le malade atteint de cataracte se présente avec une attitude toute spéciale : il fuit la lumière, non qu'elle lui fasse mal. — il n'a pas de photophobie, — mais parce que dans l'obscurité ses pupilles se dilatent et qu'il peut jouir d'un reste de vue, grâce aux rayons qui passent par les bords du cristallin ; aussi les sourcils sont-ils contractés de manière à augmenter la saillie orbitaire. Le malade ajoute à cette ombre par des coiffures à bords larges. Un amaurotique, au contraire, ne se présente pas de la même façon ; il marche le corps en avant, la tête haute ; le sourcil, loin d'être froncé, est aussi effacé que possible ; il recherche la lumière, et si sa pupille est largement dilatée, c'est que la rétine insensible ne réagit plus par action réflexe sur l'iris. Si maintenant nous examinons le malade de près, nous voyons que l'œil, quant à ses enveloppes, cornée, sclérotique, iris, ne présente rien d'anormal ; mais le champ pupillaire, au lieu d'être noir, est trouble, d'une couleur blanche. Cette couleur ne se présente pas toujours avec les mêmes caractères, et ce fait est important à noter, car c'est précisément sur la différence de teinte, sur l'ampleur de la chambre antérieure et sur la conformation de la pupille que repose le diagnostic différentiel des quatre espèces de cataractes que nous avons indiquées. Nous allons rendre ce fait plus frappant par un exemple.

Prenons deux malades atteints de cataracte : Tous deux nous présentent une pupille d'un blanc parfaitement uniforme. Mais nous remarquons que, si l'un penche la tête en avant d'une manière un peu brusque, sa pupille devient ombrée ; rien de semblable n'a lieu chez l'autre. Ce fait a une grande importance au point de vue du manuel opératoire ; en effet, le premier de ces malades guérira, tandis que non-seulement le second ne guérira pas, mais chez lui l'extraction sera impossible ; lorsque la kystotomie aura été pratiquée, les couches liquides s'échapperont, et le chirurgien ne pourra pas faire sortir le noyau. Cette difficulté aurait été évitée en établissant d'avance le diagnostic.

Nous avons dit que les cataractes pouvaient se présenter à des degrés divers de développement ; que l'opacité de la lentille pouvait être complète ou incomplète, et que c'était là un point nécessaire à fixer avant de songer à une opération. Rien n'est plus simple, lorsque la cataracte est incomplète ; le malade peut encore se conduire, surtout dans l'obscurité, et cela s'explique facilement si nous nous rappelons ce qui a été dit plus haut; en outre, si l'on regarde la pupille en face, le fond de l'œil paraît blanc, tandis que si l'on se place en peu obliquement on voit entre l'iris et le cristallin un espace noir qui indique que les couches corticales ne sont pas encore opaques. Il ne faudrait pas confondre l'espace que nous signalons en ce moment avec l'ombre portée de l'iris dans la cataracte dure complète.

On trouve la cataracte à toute époque de la vie, et comme cette maladie, à cause des variétés qu'elle présente dans sa marche suivant les âges, nécessite une étude spéciale des symptômes et presque toujours un procédé opératoire approprié à ces symptômes, nous diviserons les cataractes en *cataractes du vieillard, de l'adulte et de l'enfant.*

CATARACTE DU VIEILLARD.

Il importe d'établir, en commençant, que nous parlerons du procédé opératoire appelé *kératotomie à lambeau supérieur*, procédé que nous avons vu mettre en pratique pendant longtemps, que nous-même employons depuis plusieurs années, et qui nous a toujours offert des résultats chirurgicaux excellents. C'est donc au point de vue de ce procédé seul que les indications que nous allons fournir ont lieu d'exister.

Quels que soient d'ailleurs les avantages offerts par le procédé nommé extraction combinée, et sans chercher à les discuter ou à les amoindrir, nous nous permettrons de faire remarquer que l'iris doit être respecté, surtout pour les raisons suivantes :

1° L'iris est sain, donc il doit être conservé.

2° Sacrifier l'iris, c'est nuire à l'accommodation de l'œil dans l'avenir.

3° Faire une iridectomie, c'est exposer la rétine sans défense, à l'action de la lumière vive et continue.

L'extraction à lambeau supérieur est un procédé mis exclusivement en pratique chez le vieillard; cependant toutes les cataractes, comme nous le verrons plus tard, ne peuvent être extraites par ce procédé, et nous sommes obligé de dire que les cataractes de la vieillesse se divisent en trois grands groupes principaux, et que pour chacun de ces groupes il faut un procédé spécial.

Cataracte dure ou *molle ; à noyau mobile ; adhérente à la capsule*, telles sont les trois variétés.

Actuellement nous étudierons le premier groupe. N'ayant à nous occuper que de questions purement pratiques, nous n'insisterons que très-sommairement sur les symptômes propres à chacune des variétés. Nous ne donnerons que les caractères généraux, d'autres voix que la nôtre, et plus autorisées, ayant traité la question à fond.

Nous insistons sur les symptômes différentiels entre la cataracte dure et la cataracte molle afin d'éviter des erreurs de diagnostic entre les deux variétés.

1° La *cataracte dure*, et nous ne parlerons jamais que de cataractes complètes, *absolument complètes*, est caractérisée par une couleur jaune ambrée, occupant tout le champ pupillaire ; l'intensité de la couleur augmente de la périphérie vers le centre de la pupille ; nous ne mentionnerons que pour mémoire l'ombre portée de l'iris. La chambre antérieure est normale. La cataracte s'est développée lentement.

La cataracte molle donne au champ pupillaire une couleur d'un blanc laiteux uniforme, présentant à peine quelques stries géométriques ; il n'y a pas d'ombre portée sur l'iris. La chambre antérieure est diminuée et la marche de la maladie est relativement rapide.

2° La *cataracte à noyau mobile* est le résultat du ramollissement brusque, ramollissement qui va jusqu'à la liquéfaction des couches corticales, si bien que le noyau tombe à la partie inférieure de la capsule. C'est là, nous le voyons, une forme de la cataracte tout à fait en rapport avec la définition donnée plus haut.

Dilatant la pupille pour donner un champ plus vaste à l'examen, on trouve les symptômes anatomiques suivants : la pupille est d'un blanc plus laiteux (à cause du ramollissement absolu des couches corticales), mais aussi plus uniforme que dans la cataracte molle. A la partie inférieure de la pupille on remarque une surface jaune ambrée, limitée en haut par un arc de cercle à convexité supérieure : c'est le noyau. La chambre antérieure est diminuée; la cataracte est fort ancienne. Enfin, et comme caractère spécial, le noyau se déplace; à telle enseigne que si le malade est couché sur le dos le noyau plonge en arrière et la pupille devient complétement blanche. Si, au contraire, on penche la tête du malade en avant le noyau apparaît tout entier avec sa couleur dans le champ pupillaire.

3° La *cataracte adhérente* est une variété non moins importante à étudier que les deux précédentes. Comme nous l'avons dit, toute cataracte tend à entrer en résolution, mais ce phénomène ne se passe pas de la même manière chez tous les malades. C'est ainsi que nous avons vu dans la cataracte à noyau mobile les couches corticales se ramollir d'un seul coup. Dans la forme dont nous nous occupons maintenant, le ramollissement ne se fait, au contraire, que partiellement. Or, quand les choses se passent ainsi, ce travail a lieu lentement et sur des espaces fort restreints; on voit, comme nous l'avons dit, les couches corticales se ramollir, puis les parties liquides se résorber en laissant les phosphates et les carbonates calcaires qui restent en contact avec la capsule et contractent des adhérences avec elle; de telle sorte que, lorsqu'on observe un cristallin à cette période de sa transformation, il se présente avec une couleur blanche ambrée, comme dans la cataracte dure; seulement quelques points sont d'un blanc plus éclatant, brillants et placés d'une manière manifeste sur un plan plus antérieur que le reste de la lentille.

Nous ferons remarquer, avant d'aller plus loin, qu'il faut avoir soin de ne pas confondre la cataracte adhérente dont nous venons de parler avec celle qui est décrite sous ce nom par les auteurs classiques. Ils désignent ainsi les cataractes dans lesquelles la cristalloïde est réunie à l'iris par une adhérence résultant d'une maladie de cet organe qui a pu exister avant la cataracte. A notre sens, c'est là une mauvaise chose; nous croyons qu'il vaudrait mieux dire, dans ce cas, *cataracte avec synéchie postérieure*, et réserver le nom de cataracte adhérente à celle dans laquelle l'adhérence a lieu entre la capsule et le noyau. Cette distinction a bien son importance, car si l'on emploie dans ce cas le même procédé opératoire que pour les autres formes, on obtiendra un résultat des plus mauvais; lorsque le second temps aura été exécuté et que l'on voudra faire sortir le cristallin, on aura d'abord le corps vitré, puis la lentille; mais jamais celle-ci ne viendra d'abord. Nous entrerons dans des détails plus étendus à propos de chacune de ces formes de cataractes.

Etant donnée une cataracte appartenant au premier groupe, le chirurgien décidé à pratiquer la kératotomie à *lambeau supérieur* devra chercher les contre-indications à l'opération.

Elles sont de deux sortes : celles qui tiennent à la santé générale et celles qui tiennent à l'état local.

Les affections aiguës ou chroniques de poitrine, en particulier l'asthme, empêchent, par les efforts de toux et la difficulté de respirer, la réunion par première intention et favorisent la hernie de l'iris; aussi sommes-nous porté, dans ces cas particuliers, à pratiquer l'opération dite combinée.

Le diabète et l'albuminurie doivent toujours être recherchés. Comme nous le savons, la glycogénie est plus fréquente. Il sera bon de faire suivre au malade, pendant le temps nécessaire, un traitement général approprié, afin de diminuer la somme de sucre produite; et alors les conditions d'extraction deviendront plus favorables. Les affections des centres nerveux, et en particulier celles qui amoindrissent l'intelligence, la paralysie générale progressive, etc., sont autant d'obstacles à la réussite de l'extraction, même bien pratiquée.

Nous dirons pour l'alcoolisme ce que nous avons dit pour la glycosurie. Un traitement préalable sera indiqué; nous avons remarqué cependant qu'il fallait toujours chez les alcooliques, pendant la durée du traitement consécutif à l'opération, donner du vin, et qu'alors l'état général n'étant pas brusquement modifié par l'abstinence absolue, on obtenait de meilleurs résultats.

Comme contre-indications locales, nous ne tiendrons pas compte de cette habitude que des praticiens exercés possèdent de trouver au simple examen d'un œil quelles peuvent être toutes les altérations qu'il présente. Aussi, si les détails que nous donnons sont très-méticuleux, du moins notre but est de rester absolument pratique.

Les maladies des voies lacrymales, telle que la tumeur lacrymale, soit à cause de la sécrétion purulente du sac, soit à cause de la susceptibilité de la peau des paupières, ou bien de l'âcreté des larmes, soit à cause de l'état d'inflammation chronique de la conjonctive, nuisent à la réunion par première intention. Un ptérygion avancé, capable de s'enflammer, des granulations conjonctivales, l'entropion et l'ectropion, et enfin toutes les maladies aiguës de la cornée, de l'iris, etc., sont des contre-indications formelles à la kératotomie à lambeau. Mais il peut se faire qu'il échappe à l'observation d'un œil exercé une ou plusieurs adhérences de la pupille à la capsule. Or, une seule synéchie postérieure s'oppose à l'exécution du troisième temps, et c'est pourquoi nous insistons, si l'on a le moindre doute, pour que la pupille soit dilatée, car on s'assurera ainsi qu'elle est saine. De même pour un leucome central de la cornée, il faudra, le plus souvent, et tant que la maladie sera chronique, rechercher les phosphènes, puis pratiquer l'extraction combinée, après s'être assuré de leur existence.

La rétine, terminaison du nerf optique, comme tous les nerfs de sensibilité spéciale, transmet au cerveau une impression qui lui est propre. Toute pression exercée sur elle produit des sensations lumineuses ou phosphènes. Ce fait, déjà connu par les physiciens, appliqué à la médecine par un Français, M. Serre (d'Uzès), permet de juger le degré de sensibilité de la rétine et d'en apprécier les lésions. Nous empruntons à son ouvrage les lignes suivantes (1) :

« Une légère pression exercée sur l'un des points du pourtour de l'œil fait naître instantanément deux sensations lumineuses simultanées. L'une, plus éclatante et plus grande, apparaît, dans le champ visuel, au côté opposé à la compression; l'autre, d'une lueur très-faible, à peine sensible, se produit, non sur le point même, mais à côté du point de la compression, et semble un peu en avant du doigt ou du corps qui agit sur la paupière.

» Nous appelons le premier le *grand phosphène* : c'est celui que signalent Müller et la plupart des auteurs. Le second sera, dès lors, le *petit phosphène* : c'est celui qu'a aperçu Brewster et qu'il mentionne, sans accuser néanmoins la différence si remarquable de grandeur et d'intensité lumineuse qui le distingue de l'autre. Il jouera dans nos déductions un bien moindre rôle que le premier. Nous devrons cependant essayer plus tard d'expliquer son origine et son mode de production.

» Le grand phosphène, ou simplement le phosphène, puisque c'est de celui-là que nous allons principalement nous occuper, se montre, avons-nous dit, sur quelque point du pourtour du globe oculaire où pèse le corps compresseur. Il en résulte que le nombre des phosphènes est indéfini dans le même œil, ou plutôt qu'il n'en existe qu'un dont le siége varie suivant la place où se fait sentir la pression. Aussi, quand le doigt se traîne, en pesant successivement sur tous les points de la circonférence de

(1) Docteur Serre (d'Uzès), *Essais sur les phosphènes*.

l'œil, l'image lumineuse marche en même temps que lui, dans la région opposée du globe oculaire et se montre constamment identique, sauf quelques modifications de forme et de lumière qu'elle éprouve dans son parcours, et dont nous devons aussi rechercher les causes.

» Néanmoins, pour mettre plus de précision et de netteté dans les explications qui vont suivre, nous distinguerons par des noms particuliers quatre positions cardinales du phosphène, déterminées par les deux extrémités du diamètre oculaire joignant les deux angles interne et externe de la commissure palpébrale, et par les deux extrémités du diamètre perpendiculaire; en d'autres termes, par la droite, la gauche, le haut et le bas de l'orbite de l'œil.

» Cela étant, et prenant pour base de chacune de ces dénominations celle de la partie de la face vers laquelle s'applique le corps compresseur, nous appellerons :

» *Phosphène nasal*, celui que provoque la pression opérée à l'angle interne, à côté de la racine du nez;

» *Phosphène temporal*, celui qui se produit par la compression à l'angle externe de l'œil, à côté de la tempe;

» *Phosphène frontal*, celui qui apparaît sous la pression de la partie supérieure de l'œil, au-dessous du front;

» *Phosphène jugal*, celui qu'on sollicite par la pression de la partie inférieure de l'œil, au-dessus de la joue.

» On voit que ces appellations sont prises, non point de la région où se manifeste le phénomène, mais de celle où il est provoqué, en sorte que nous pourrons employer comme expressions équivalentes, avec la différence de la cause à l'effet, celles de pression *nasale, temporale, frontale, jugale*, qui désigneront respectivement l'action mécanique productive du phosphène du même nom.

» Cela convenu, essayons de décrire avec tout le soin que nous a paru mériter l'observation de ce phénomène, toutes ses particularités caractéristiques, savoir : sa figure, sa coloration, son intensité lumineuse, sa durée, sa position apparente.

» Elle est annulaire, comme les précédents observateurs l'ont remarqué, lorsque la pression se fait avec la pulpe du doigt, et elle se modifie, suivant l'observation plus attentive de J. Müller, pour prendre celle du corps comprimant. Mais ce à quoi ni les uns ni les autres n'ont fait attention, c'est que la figure n'est pas entière quand le corps comprimant offre une surface aussi étendue que la pulpe du doigt indicateur, et que, dans ce cas particulier d'impression tactile, l'anneau lumineux ne se montre pas achevé. Un segment y manque, une encoche, plus ou moins élargie selon la région de l'œil que le doigt interroge, rompt la continuité du cercle de feu et le montre comme un croissant plus ou moins fermé.

» Ceci est de conséquence, relativement aux inductions physiologiques que nous aurons lieu d'en tirer. Ce qui ne l'est pas moins, et n'avait pas non plus fixé l'attention des observateurs du phénomène, c'est que l'encoche ou échancrure se fait toujours voir sur le côté du cercle le plus éloigné, en apparence, du point de pression et semble confiner la ligne péri-orbitaire de la vision extérieure.

» Ainsi, le *phosphène nasal*, qui a paraît dans la direction de l'angle externe de l'œil, offre un cercle lumineux presque entier; la petite échancrure qui s'y fait remarquer semble se perdre en arrière, dans la tempe.

» Au *phosphène temporal*, qui se montre dans la direction du grand angle, manque le quart environ de sa circonférence, et ce segment demeuré obscur correspond à l'arrière de la tête; il se perd sous la voûte orbitaire, du côté du nez.

» On n'aperçoit dans le *phosphène frontal* qu'une moitié environ du cercle lumineux; le segment qui manque s'étend sur toute la partie qu'aurait occupée l'autre demi-cercle; il semble se plonger sous la pommette de la joue.

» Un segment lumineux, plus petit encore, apparaît dans le *phosphène jugal*; il ne présente guère qu'un tiers de cercle, et la large échancrure due à l'absence des deux autres tiers semble se cacher sous le bord orbitaire supérieur.

» Tels sont, quant à la forme, à la dimension et à la position relatives des phosphènes, les effets de la pression, aux quatre points cardinaux de l'organe, par la pulpe du doigt indicateur.

» Il est presque superflu d'ajouter, après ce qu'on a dit plus haut sur les modifications aperçues dans la pression péri-orbitaire, que celle qu'on exerce sur les autres points doit se produire et se produit en effet avec des caractères mixtes. Des quatre pressions cardinales, il en est deux qui présentent l'image dans son *maximum* de développement, la nasale et après elle la temporale, les deux autres dans son *minimum*, la frontale et la jugale. Les pressions intermédiaires la font naître entre ces quatres limites avec des degrés mixtes et en nombre indéfini.

» Mais si la surface comprimante diminue en étendue, l'image entopsique, décroissant aussi, dans une proportion directe, se montrera cependant complète ; la partie manquante sera moindre, relativement au tout, à mesure que l'agent de compression deviendra plus petit. Si bien qu'avec un corps de petite surface, par exemple, l'extrémité d'un porte-plume, on arrive à percevoir l'image tout entière des phosphènes nasal et temporal, et qu'avec une surface plus étroite encore, on parvient à la voir quelquefois aussi dans le frontal.

» De l'identité d'étendue superficielle du corps comprimant et de l'image produite, il n'y a qu'un pas à l'identité de forme. Celle-ci se montre, en effet, quand on apporte à l'expérience le soin et l'attention nécessaires. Müller l'a pressentie, sinon bien aperçue, ou du moins nettement formulée dans le passage. Quant à nous, il nous est arrivé bien des fois de la constater, en faisant usage de petites surfaces auxquelles nous avions donné des formes qui pussent se reproduire dans l'image sans laisser aucun doute sur leur délimitation rudimentaire. Des empreintes rectilignes, triangulaires, carrées, semi-circulaires, ont fait successivement apparaître des images où se produisaient les mêmes configurations.

» Ces images n'ont pourtant pas toute la netteté des empreintes qui les provoquent, mais elles laissent apercevoir assez bien la ligne de leurs contours. On se rend compte de cette circonstance, ainsi que l'a fait Müller, par l'interposition des membranes oculaires qui altère la pureté de l'empreinte comme le ferait celle d'un lambeau d'étoffe grossière par l'application d'un timbre sec.

» L'image correspondante à chaque objet compresseur affecte une position inverse de celle sous laquelle l'objet lui-même est présenté. Il y a ici un fait physiologique, remarquable au plus haut degré, sur lequel nous tenons à appeler toute l'attention du lecteur, et dont nous ne craignons pas de revendiquer la découverte. Oui, certes, à un objet triangulaire, dont la base est en bas, correspond une image triangulaire dont la base homologue est tournée vers le haut ; à un demi-cercle, dont la convexité regarde le côté gauche, correspond une image demi-circulaire tournant sa convexité vers la droite ; à un demi-cercle placé dans l'autre sens, correspond une position inverse de son image ; et, en général, aux empreintes les plus variées correspondraient toujours des images renversées de gauche à droite et de bas en haut. Mais loin d'être le résultat d'une inadvertance ou d'un caprice, cette disposition figurative est l'expression d'une réalité qui nous a surpris nous-même en ouvrant sous nos pas un nouvel horizon. »

Nous ne saurions laisser de côté un fait qui, avant la découverte des phosphènes, était d'une grande utilité; nous voulons parler de l'attitude du malade atteint de cataracte. Lorsque les membranes profondes sont saines, il fronce les sourcils, baisse la tête, etc., en un mot met instinctivement ses iris en demeure de se dilater, pour permettre à plus de lumière de pénétrer dans l'œil. Cela n'arrive pas aux malades atteints de cataractes compliquées de maladies du fond de l'œil.

Il est un deuxième fait sur lequel il importe d'insister un instant. Pour employer un terme bien compris de nos jours, l'action réflexe de la rétine sur l'iris, qui portait naguère le nom de perception de la lumière quantitative, doit être considérée comme un symptôme important.

En effet, tout cataracté dont la rétine est saine a des pupilles qui se dilatent dans l'obscurité et se contractent à la lumière vive. Mais ce moyen de recherche est insuffisant de nos jours, grâce aux phosphènes. Cependant nous nous permettrons de le dire, cette recherche des phosphènes et la constatation de leur présence ne pourront jamais nous donner la certitude qu'entre une cataracte normale et une rétine bien saine, il n'existe pas un corps vitré trouble, ramolli, jumenteux, etc.

Quand le malade présente toutes les conditions favorables à l'extraction, il reste à voir quelles sont les précautions à prendre, ou mieux les soins préparatoires à donner. Cette question qui jadis était fort importante, jouait un grand rôle, est tombée maintenant en désuétude. Nous croyons que le malade type sur lequel on veut pratiquer l'extraction à lambeau ne doit rien changer à ses habitudes jusqu'à l'heure de l'opération et nous en sommes si convaincu, que nous recommandons aux gens éloignés de la ville de n'y venir que pour leur opération, leur conseillant de ne pas chercher à s'acclimater, comme on dit, en séjournant à Paris. Nous tenons cependant à ce que le malade soit allé le matin à la selle et qu'il ait déjeuné convenablement au moins deux heures avant l'opération.

DEUXIÈME LEÇON

DE LA CATARACTE (SUITE)

Extraction à lambeau supérieur.

Le malade s'asseoit sur un siége bas sans dossier, un tabouret par exemple, en face d'une fenêtre; ses jambes sont immobilisées à l'aide d'un lien, afin d'éviter à l'opérateur la transmission des mouvements qui pourraient se produire. Le chirurgien s'asseoit devant le malade et sur un siége plus élevé que le sien, afin de ne pas être obligé de maintenir les bras trop haut, ce qui, amenant de la fatigue, nuirait à la précision. Un aide exercé se place derrière le patient et lui sert de dossier, mais de dossier intelligent, résistant au malade s'il recule, le retenant s'il avance. Voilà pourquoi nous recommandons de faire asseoir le malade sur un siége n'ayant pas de dossier.

L'opérateur ne pouvant pas tenir lui-même les paupières écartées, doit recourir à des moyens adjuvants; nous voulons parler des ophthalmostats, dont la description complète sera donnée à propos de la pupille artificielle. Parmi eux, celui qu'on emploie le plus volontiers est l'ophthalmostat dit à ressort, qui rend, à la vérité, de grands services, mais dont l'utilité tombe lorsqu'on rencontre un aide exercé, c'est-à-dire qui peut suivre intelligemment les différents mouvements de l'œil et même secourir l'opérateur gêné ou entravé dans ses manœuvres.

L'aide doit maintenir les paupières écartées; en obéissant à la loi chirurgicale qui veut que le champ de section reste à découvert pendant tout le temps de l'opération. Pour l'œil droit, par exemple, la main droite relèvera la paupière supérieure pendant que la gauche abaissera l'inférieure, et réciproquement pour l'œil gauche.

Pour maintenir les paupières convenablement écartées, l'aide doit amener sous l'index et le médius de chaque main le bord ciliaire et même les cils, en accumulant sous ses doigts tous les replis palpébraux. Le point d'appui doit être pris d'une manière absolue sur les parois osseuses correspondantes à chaque paupière. L'aide doit faire en sorte qu'aucun point de l'orbiculaire ou des bords libres palpébraux ne soit en contact avec le globe oculaire pendant toute la durée du premier temps.

Certes, suivant que les yeux sont saillants, volumineux, ou bien petits et enfoncés dans l'orbite, on rencontre des difficultés; mais, avec l'habitude, on évite l'exorbitisme dans le premier cas, et, dans le second, on arrive à écarter suffisamment les paupières.

Le moment est venu de discuter s'il est d'une bonne pratique de dilater la pupille avant l'opération :

1° Les sels d'atropine ont la propriété de diminuer la circulation des vaisseaux terminaux ; par conséquent l'atropine affaiblit les moyens de réparation; nous invoquons, à l'appui de notre dire, les travaux de M. Martin Damourette et ceux plus récents de M. Germain Sée.

2° Comme nous allons le voir tout à l'heure, la difficulté du premier temps de l'extraction est de franchir la chambre antérieure sans blesser l'iris; or il est certain que, plus la pupille sera dilatée, plus longtemps aussi le tranchant du couteau menacera en haut le bord iridien, ce qui ne peut arriver si la pupille est petite, car alors la lame du couteau cache bientôt l'ouverture iridienne tout entière.

3° Enfin, en dilatant la pupille, on se propose de faciliter l'exécution du second temps de l'opération, et presque toujours le but est manqué, car presque toujours aussi l'humeur aqueuse s'échappe après la sortie du couteau, et, dans ces conditions, il n'existe pas de mydriatique assez puissant pour empêcher la pupille de se contracter avec énergie; nous concluons donc à repousser l'emploi des mydriatiques.

Pour pratiquer l'opération de la cataracte par le procédé à

lambeau supérieur, il faut faire usage de trois instruments : une pique de Pamard, un kératotome, un kystitome.

La pique (fig. 1) est formée d'une tige d'acier qui, droite pendant une longueur de 3 à 4 centimètres, est courbée à 45 degrés par rapport à sa direction première, puis, après 1 centimètre, de nouveau courbée à angle aigu, de sorte que cette troisième

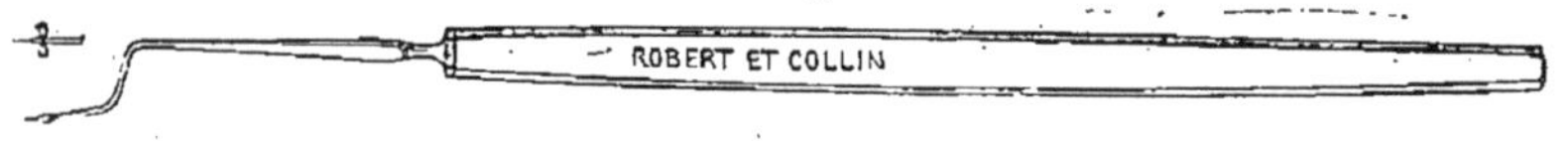

Fig. 1 (2/3 de grandeur).

portion est parallèle à la première; après 1 centimètre, l'instrument se termine en une pointe émoussée, et, à 1 millimètre environ au-dessus de cette pointe, se trouvent deux petites ailes qui portent le nom d'arrêts. Cette disposition anguleuse de l'instrument a pour but d'empêcher le sourcil de gêner la pique, et les ailes modèrent son action pénétrante.

Le couteau à cataracte (fig. 2) a la forme de la moitié d'un fer de

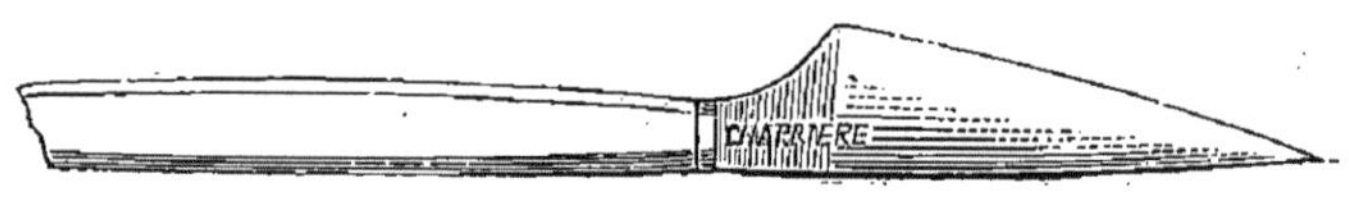

Fig. 2.

lance coupé longitudinalement; le dos de l'instrument demeure invulnérant. Il doit être plutôt large qu'étroit, afin de pouvoir masquer plus rapidement l'ouverture pupillaire, mais, dans tous les cas, proportionné au diamètre de la cornée; il doit être plat, aminci, surtout dans toute la longueur du dos, afin d'éviter

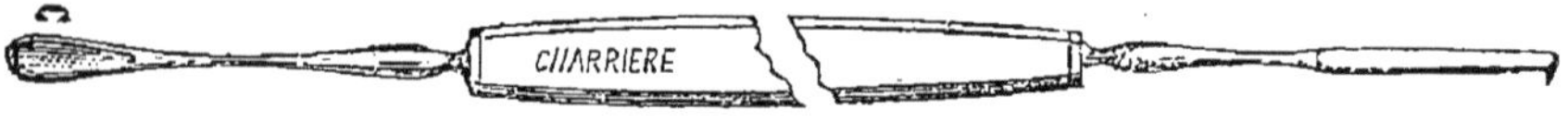

Fig. 3.

la contusion des angles de la plaie cornéenne. Le tranchant est rectiligne.

Le kystitome (fig. 3) se compose d'une lame tranchante d'un seul côté, longue de 1 centimètre et demi, large de 1 à 2 millimètres, aussi plate que possible, sans être flexible, terminée à son extrémité libre par une pointe recourbée à angle droit et qui dépasse d'un demi-millimètre la largeur de l'instrument du côté de son dos.

Nous n'avons pas besoin d'insister sur la nécessité de maintenir l'œil fixé pendant l'opération. Nous savons par expérience qu'on peut pratiquer une extraction de cataracte sans avoir recours à des moyens de contention de l'œil, mais c'est là une pratique relevant de l'adresse personnelle et non une pratique saine, c'est-à-dire entourée de toutes les précautions favorables au succès.

Les moyens de fixation de l'œil sont de deux sortes : les uns, comme la pique de Pamard, paralysent un muscle par le seul fait de leur résistance, sans comprimer le globe oculaire ; les autres, comme la pince à fixer, agissent en produisant une pression intra-oculaire.

Nous verrons plus tard que la pince à fixer, pour agir convenablement, doit comprendre entre ses mors la conjonctive, le tissu cellulaire sous-jacent et le fascia. Or, faire un pli au fascia qui adhère physiologiquement à la sclérotique, c'est produire une pression intra-oculaire forcée. La pince à fixer ne peut donc être employée, et nous adopterons avec notre maître la pique de Pamard.

Cet instrument doit immobiliser l'œil et maintenir le champ de section à découvert. Comme on exécute la plaie cornéenne de dehors en dedans, il est certain que le couteau refoule l'œil en dedans ; donc la pique de Pamard doit être placée dans l'angle interne, pour s'opposer à ce mouvement.

Dans le procédé opératoire que nous étudions, la section de la cornée doit être faite en haut : il en résulte qu'il faut placer la pique au-dessus du diamètre transversal de la cornée pour éviter la tendance que l'œil pourrait avoir à prendre cette direction, et aussi pour laisser le champ de section à découvert.

Nous admettons, pour plus de clarté, que l'opération est pratiquée sur un œil gauche, et il en sera ainsi jusqu'au bout de notre travail.

De plus, après l'énumération et la discussion des règles qui gouvernent chacun des temps de l'opération, nous ferons voir quels sont les accidents immédiats qui pourraient survenir par infraction à ces règles.

La pique de Pamard, pour les raisons que nous venons de donner, sera placée dans l'angle interne, au-dessus du diamètre transversal de la cornée, et, pour préciser mieux encore, environ à la rencontre de deux tangentes menées à la cornée, l'une à l'extrémité interne du diamètre transversal de la cornée, l'autre à l'extrémité supérieure du diamètre vertical. Nous ajouterons qu'il faut cependant éviter de léser un vaisseau conjonctival, ce qui pourrait plus tard amener du sang dans la chambre antérieure.

Si la pique de Pamard était placée sur le diamètre transversal ou au-dessous de lui, il est clair que son action, ajoutée à celle des muscles qui fonctionnent encore, amènerait comme résultante un mouvement de rotation de l'œil autour de son axe antéro-postérieur, mouvement qui s'exécutera toujours de haut en bas et de dedans en dehors; alors le lieu d'élection de la plaie de ponction serait déplacé. Inutile d'insister sur les conséquences, car il est facile de comprendre qu'à partir de cette faute il serait impossible d'exécuter fidèlement tous les autres temps de l'opération, chaque manœuvre s'enchaînant avec celle qui précède.

L'opération proprement dite comprend trois temps : la *ponction*, la *kystotomie* et la *sortie du cristallin.*

Nous sommes obligé encore une fois, avant d'entrer complétement dans notre sujet, de discuter deux questions importantes. La première est de savoir s'il faut achever au premier temps la section de la cornée; pour préciser, laisser un pont ou non. La seconde, s'il faut faire un lambeau kérato-conjonctival ou simplement kératique.

Au chirurgien habile, et de plus très-exercé, nous laisserons achever la section, mais, pour notre sécurité, nous conserverons un pont, ce qui nous évitera les conséquences graves d'un achèvement brusque en un moment où le malade est inquiet, se défend et résiste, où se produisent la contraction des muscles du cou, la congestion des jugulaires et l'arrêt de la respiration. Ainsi nous éviterons encore des accidents non moins redoutables qui pourraient survenir entre le premier et le second temps, le malade étant pris d'une syncope, d'un effort de toux, d'un éternument, etc. Nous aurons la faculté de laisser reposer le patient autant qu'il le faudra, puisque les milieux de l'œil sont protégés et maintenus en place par la résistance qu'apporte la cornée.

Le lambeau kérato-conjonctival, pratiqué pour la première fois par mon père (voy. les deux éditions de son ouvrage), est difficile à obtenir chez tous les malades; on ne doit essayer de le faire que chez ceux qui sont calmes. Ce procédé, malgré les petits inconvénients qu'il offre, douleur, effusion de sang, etc., a l'immense avantage d'empêcher la suppuration de tout le lambeau, en divisant la plaie totale de la cornée en deux portions isolées, car la plaie conjonctivale se cicatrise très-vite; en second lieu, cette cicatrisation rapide de la conjonctive diminue le nombre des hernies de l'iris, ou du moins ne les laisse se produire que très-petites relativement à celles que l'on observe lorsque le procédé purement kératique a été pratiqué.

De tout ce qui précède, il résulte que la kératotomie à lambeau supérieur se divise en trois temps que nous diviserons, pour rendre notre travail plus facile et plus clair, de la manière suivante :

Premier temps : A, ponction; B, passage du couteau dans la chambre antérieure; C, contre-ponction.

Deuxième temps : A, kystotomie; B, achèvement du pont.

Troisième temps : Sortie du cristallin.

PREMIER TEMPS.

A. *Ponction.*
B. *Passage du couteau dans la chambre antérieure.*
C. *Contre-ponction.*

A. *Ponction.* — RÈGLES : 1° La plaie doit être faite en dehors, à 1 millimètre au-dessus du diamètre transversal de la cornée, et à 1 millimètre en dedans de la périphérie.

2° La lame du couteau doit être placée parallèlement au plan de l'iris.

3° Le dos du couteau doit demeurer parallèle au diamètre transversal de la cornée.

4° Le couteau doit pénétrer lentement.

Il est démontré par l'expérience qu'en obéissant à la première de ces règles on exécute plus facilement la plaie de contre-ponction, et que, comme nous allons le voir, la plaie conservant dans toute sa longueur la même distance de 1 millimètre de la périphérie de la cornée, on obtient une ouverture suffisante pour permettre au cristallin le plus volumineux de sortir au troisième temps ; enfin, comme aussi le lieu de la sortie du couteau est réglé par le lieu d'élection de la ponction, il est certain qu'en pénétrant dans la chambre antérieure par un point de la cornée situé au-dessous du diamètre transversal, on obtiendrait inutilement une ouverture trop grande. Si, au contraire, le couteau pénètre trop au-dessus du diamètre transversal, la plaie totale, pour une raison inverse, sera trop petite, et si le cristallin est volumineux et dur, au troisième temps il faudra exagérer la pression pour le faire sortir et les angles de la plaie, contusionnés, offriront plus de chances à la suppuration.

Quant au second point de cette première règle, qui veut que la plaie soit faite à 1 millimètre en dedans de la périphérie de la cornée, nous donnerons les raisons suivantes :

1° En agissant de cette manière, il sera plus facile d'éviter l'iris lorsque le couteau passera dans la chambre.

2° Une plaie de la cornée, trop rapprochée de la sclérotique, présente ce fait particulier que la cicatrisation de la table antérieure se fait plus vite que celle de la table postérieure, et qu'il n'est pas rare de voir des ruptures de la cornée se déclarer en ces points à la suite et à cause même du travail cicatriciel de la face profonde.

D'ailleurs, la conjonctive, dans les inflammations de la périphérie cornéenne, nous montre une richesse circulatoire considérable, et les vaisseaux envahissent la cornée dans toute sa circonférence, sur une zone de plus de 1 millimètre de large; par conséquent la plaie de la cornée faite dans cette zone offre toute chance de cicatrisation.

3° En faisant la ponction trop près de la périphérie, il est presque impossible de faire la contre-ponction dans un point identique.

De plus, presque toujours, en opérant ainsi, on a une plaie beaucoup moins favorable à la sortie du cristallin qu'on ne le pense, car, par crainte de blesser l'iris, le couteau chemine dans l'épaisseur de la cornée, si bien qu'il pénètre dans la chambre après avoir fait à cette membrane une plaie en biseau. Alors la plaie épithéliale offre les dimensions voulues pour la sortie d'une lentille volumineuse, tandis que la plaie de la membrane de Demours, inscrite dans la première, présente des dimensions beaucoup moindres.

4° Enfin, si la plaie de ponction est commencée dans un point trop rapproché du centre de la cornée, elle est trop petite, puisque la contre-ponction se fait dans un point identique. Il est vrai de dire qu'avec de l'habitude, le chirurgien peut corriger cette faute, lorsqu'il s'en aperçoit, en faisant sortir la pointe du couteau du côté de la contre-ponction, dans un endroit voisin de la périphérie. Nous venons d'indiquer ce qui pourrait résulter d'une plaie faite dans ces conditions.

Pour la défense de la seconde règle, nous dirons que si le tranchant du couteau est dirigé en avant, la plaie ira en s'écartant du bord sclérotical, jusqu'à son point le plus supérieur à la fois du côté de la ponction et du côté de la contre-ponction. L'ouverture sera trop petite et le travail de la cicatrisation se fera en outre d'une manière irrégulière; si, au contraire, le tranchant du couteau est porté en arrière, l'humeur aqueuse s'échappant, l'iris sera plus vite blessé, et à coup sûr la plaie, rapprochée de la périphérie de la cornée en haut, sera plus grande et offrira les chances défavorables de cicatrisation énoncées plus haut.

De plus si le manche de l'instrument est porté en arrière, la pointe, après s'être engagée dans la cornée, cheminera longtemps dans l'épaisseur de cette membrane avant d'entrer dans la chambre antérieure; l'ouverture de la cornée sera trop petite pour la sortie du cristallin au troisième temps, et enfin les chances de suppuration seront plus nombreuses en présence d'une plaie beaucoup plus étendue.

Enfin si le manche de l'instrument est porté en avant, sa pointe, ayant traversé la cornée, menacera l'iris, d'autant plus que la plaie aura été faite dans un point plus rapproché de la sclérotique, et qu'alors le chirurgien, — ramenant l'instrument dans sa position normale, — rencontrera plus de difficulté et une résistance nouvelle de la part de la plaie cornéenne déplacée et agissant comme un ressort.

Le dos du couteau doit demeurer parallèle au diamètre transversal de la cornée, parce que si le manche était relevé, la lame, en traversant la chambre antérieure, prendrait une direction croisant l'axe transversal, et qu'avec une contre-ponction faite ainsi au-dessus du lieu d'élection, la plaie serait trop grande;

au contraire, le manche de l'instrument étant abaissé, la plaie serait trop petite, et cela pour une raison inverse.

Avec une plaie trop petite, si l'on a affaire à un cristallin volumineux et complétement dur, il ne sera pas possible de le faire sortir; on ne devra donc pas songer à pratiquer le second temps sans avoir agrandi la plaie de la cornée. Pour cela on se sert communément de ciseaux lorsqu'on a un peu l'habitude des opérations : c'est en effet cet instrument qu'il faut préférer; mais on ne les choisira pas trop petits. Il semble que l'on ait pris plaisir à faire les instruments destinés à servir en ophthalmologie ou trop faibles ou trop petits.

Nous n'emploierons donc pas de ces ciseaux étroits, exigus, dans les anneaux desquels les doigts ont de la peine à s'engager, dont les branches sont courtes, faibles, pointues. Il ne faut pas, par contre, faire usage de gros ciseaux tels que ceux des trousses; nous en prendrons de dimension moyenne. Une branche sera in-

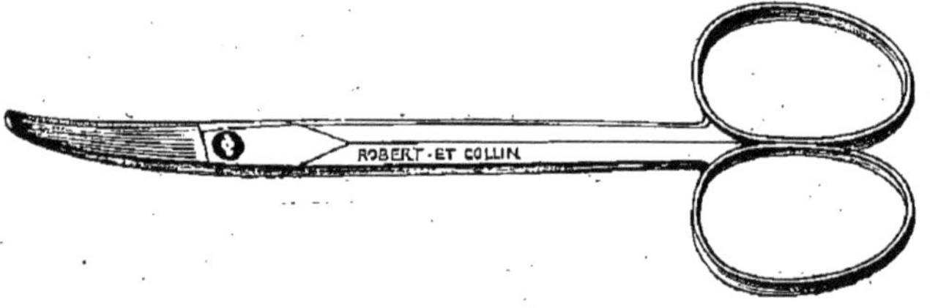

Fig. 4 (1/2 grandeur).

troduite dans la chambre antérieure par l'angle de la plaie correspondant au côté qui n'a pas la dimension voulue, puis on fera la section de la cornée d'un seul coup. Cette section ne doit pas être exécutée d'une manière brusque, mais en arrondissant la plaie : si l'on n'obéit pas à ce précepte, au lieu d'être régulière elle aura l'un de ses côtés courbe, tandis que l'autre sera rectiligne; ces deux parties en se réunissant formeront un angle, et nous aurons une plaie carrée. Or, nous savons combien ces conditions sont mauvaises et favorisent la suppuration. On doit bien se souvenir que plus on éloignera la plaie de la périphérie de la cornée, plus les chances de cicatrisation seront diminuées. Enfin il faudra diviser la cornée, dans l'étendue indiquée, d'un seul coup de ciseaux, de manière à ne pas être obligé d'y revenir à deux fois, ce qui produirait une plaie hachée dont les bords suppurent presque inévitablement.

Il est un deuxième moyen d'agrandir la plaie de la cornée; il consiste à se servir du *couteau mousse* (fig. 5). Cette fois, l'instrument mérite bien son nom; sa pointe est, en effet, émoussée.

On pénètre avec le couteau dans la chambre antérieure du côté de la plaie que l'on veut agrandir, puis on lui fait exécuter des mouvements de va et vient; on agit en sciant jusqu'à ce que l'on ait donné à la plaie commencée la dimension qu'elle doit avoir. Nous le répétons, il est préférable de se servir de ciseaux; on obtient avec eux une plaie plus franche et ils offrent encore plus

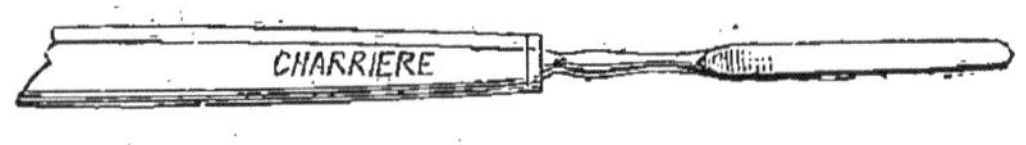

Fig. 5.

de sécurité que le couteau qui à la rigueur peut provoquer des accidents si l'œil exécute des mouvements.

Le *kystitome doit pénétrer lentement*, parce qu'ainsi l'opérateur a le temps de voir, avant de franchir la chambre antérieure, si l'instrument est en position régulière et si le malade est calme.

En effet, si, au lieu de couper d'une manière continue, le couteau éprouve un mouvement de recul si faible qu'il soit, l'humeur aqueuse s'échappe par le vide laissé au-dessus du tranchant et au-dessous du dos de l'instrument; les mouvements de latéralité produisent le même résultat en entrebâillant les lèvres de la plaie. On n'est pas habitué à inciser avec un instrument triangulaire comme l'est le kératotome; on ne réfléchit donc pas qu'en pénétrant simplement dans la cornée il en effectue la section précisément à cause de sa forme; on est alors tenté d'écarter le dos de l'instrument de sa position règlementaire, de le *soulever* pour achever d'agrandir la plaie de bas en haut, et c'est dans ce mouvement que l'humeur aqueuse s'échappe.

Dans le deuxième cas, les mouvements de latéralité s'exécutent, soit par peur de blesser l'iris, soit pour corriger une infraction à la règle qui veut que le couteau reste parallèle au plan de l'iris, soit encore par oubli de ce principe que le dos du couteau doit demeurer parallèle au diamètre transversal de la cornée. S'il arrive que pour une des raisons dernières l'humeur aqueuse s'échappe, le chirurgien doit, ou franchement abandonner l'opération en retirant le kératotome, quitte à la recommencer plus tard quand la chambre antérieure sera rétablie, — ou bien traverser la chambre antérieure malgré l'iris, sans s'occuper de lui, et exécuter la contre-ponction d'après les règles exposées plus loin.

Nous ajouterons que, si l'instrument se déplace tout entier, de haut en bas, il se produira au-dessous de lui deux espaces libres de la plaie qui, permettant à l'humeur aqueuse de s'échapper, laissent l'iris se jeter au devant du tranchant.

Ces trois mouvements qu'il est possible de faire exécuter à l'instrument peuvent donc permettre à l'humeur aqueuse de s'échapper; dans ces conditions l'iris vient sur le tranchant du couteau. Il peut alors se présenter deux cas différents : ou l'opération est faite avec une rapidité telle, que le moment où l'iris vient sur la lame n'est pas aperçu ; il chevauche alors sur l'instrument et il est entamé, — ou bien le rebord pupillaire est appliqué sur le tranchant, mais il n'est pas encore blessé. Si l'iris est seulement engagé sur le couteau, s'il n'est pas blessé, il est facile de le réduire : pour cela il suffit d'appliquer franchement et sans crainte sur la cornée l'index de la main qui tenait la pique ; il faut résister avec le kératotome, puis avec le doigt on soulève l'iris et on le fait replonger derrière la lame du couteau. Cette manœuvre, qui exige une certaine habitude, se fait sans inconvénients sérieux ; elle n'a pas d'autres conséquences que d'enlever une portion de l'épithélium cornéen; encore peut-on éviter cet accident en se servant, pour appuyer sur le globe, de la paupière du malade, au lieu du doigt indicateur. Lorsqu'on a remédié au chevauchement de l'iris sur le couteau, on continue l'opération.

Il peut arriver au contraire, avons-nous dit, que l'iris soit déjà coupé lorsqu'on s'aperçoit de l'accident. Il serait aussi facile de le réduire que dans le cas dont nous venons de parler : par des pressions bien ménagées exercées sur la cornée, on peut faire repasser l'iris derrière la lame de l'instrument ; mais alors on a réduit un organe blessé qui pourra gêner l'opération en laissant couler du sang dans la chambre antérieure et qui sera exposé à une suppuration presque inévitable. Ce sont là certainement des conséquences malheureuses ; mais il y en a encore de plus graves : l'iris a été blessé dans son système nerveux dont nous connaissons la richesse; nous pouvons alors être à peu près sûr d'avoir une iritis après l'opération. En effet, l'iris est par rapport à l'œil ce que le système nerveux tout entier est au reste de l'économie ;

aussi remarque-t-on après sa blessure une sorte de frisson, de dépression oculaire.

Nous savons bien que l'on peut coucher le malade et aller chercher le morceau d'iris blessé comme cela se fait dans une opération dont nous parlerons plus tard, dans l'iridectomie; mais alors on s'écarte de la conduite que l'on s'était proposé de suivre, on fait une extraction avec iridectomie au lieu d'une extraction simple; de plus, il faut employer les élévateurs, fatiguer, avec une pince à fixer, l'œil qui est déjà irrité par la pique de Pamard; enfin on aura encore besoin d'un et même de deux aides. Si pareille chose nous arrive dans la pratique particulière, alors que nous aurons annoncé une opération simple, sans grand appareil, et si le malade ne guérit pas, — ce qui arrive le plus souvent, — nous ne pourrons enlever de l'esprit des parents l'idée que l'œil lui a été *crevé;* et ils n'auront pas tout à fait tort. Voilà ce qu'il faut éviter; il faut que nous puissions faire une iridectomie, que l'aide seul et nous soyons dans le secret de cette opération supplémentaire. Pour cela on doit agir de la manière suivante : lorsque nous nous apercevons que l'iris est engagé sur le couteau et qu'il est déjà coupé, continuons l'opération comme si tout s'était passé suivant les règles, faisons notre ponction et arrivons jusqu'au pont; puis, lorsque nous serons prêt à retirer l'instrument, portons-en le tranchant en avant, sur la face postérieure de la cornée; nous couperons la portion d'iris engagée sur le couteau et nous la ramènerons au dehors avec celui-ci, auquel elle adhère. Cette section de l'iris ne présente aucune difficulté, elle peut parfaitement s'exécuter sans scier, rien qu'en retirant le couteau de la chambre antérieure. Il vaut mieux agir ainsi que de faire une iridectomie qui prolonge l'opération, fatigue le malade et met l'œil dans de plus mauvaises conditions de succès. Le seul résultat de l'accident est de produire une pupille qui, au lieu d'être ronde est ovale; ce n'est pas là un inconvénient sérieux; dans tous les cas, cela vaut mieux que de laisser en place la portion d'iris blessée.

Un dernier mot : nous disons que lorsqu'on soulève le couteau, l'humeur aqueuse s'échappe par le vide qu'il laisse au-dessous de lui, et que l'iris vient sur l'instrument. Ce mouvement peut produire un autre accident, c'est de faire une plaie qui n'est pas franche. En effet, en agissant de cette manière, on coupe la cornée par pression de bas en haut, et non par section nette; on pèse sur la plaie, on coupe la cornée, permettez-moi cette comparaison, comme on coupe une ficelle placée à cheval sur la lame d'un couteau et sur les extrémités de laquelle on exercé une traction. En agissant de la sorte, on est averti par un petit craquement senti parfaitement dans le couteau. On a ainsi une plaie qui n'est pas nette, qui est déchiquetée, non-seulement suivant sa portion linéaire, mais encore suivant l'épaisseur de ses lèvres. Celles-ci présenteront alternativement une série de petits angles saillants et rentrants qui ne se correspondront pas et qui, augmentés de volume par le gonflement inflammatoire, ne pourront plus s'enchevêtrer les uns dans les autres. Une telle plaie présentera de grandes chances de suppuration; dans tous les cas, elle se réunira difficilement.

B. *Passage du couteau dans la chambre antérieure.* — RÈGLES :

1° Le couteau doit demeurer parallèle au plan de l'iris.

2° Le dos du couteau doit demeurer parallèle au diamètre transversal de la cornée.

3° L'instrument doit obstruer complétement et constamment la plaie qu'il forme, à mesure qu'il avance.

Nous n'avons pas besoin de répéter les raisons qui gouvernent les deux premières règles : elles viennent d'être étudiées. Quant à la troisième, nous dirons que l'instrument peut reculer ou bien exécuter des mouvements de latéralité tels que l'humeur aqueuse s'échappe.

Dans le premier cas, le couteau recule par une infraction aux règles qui régissent la ponction, ou parce que la pique de Pamard a été mal placée, et qu'alors l'œil n'est pas maintenu d'une manière fixe entre les deux instruments, ou bien encore à cause des mouvements instinctifs ou volontaires du malade.

Quant au second cas, les choses se passent absolument comme nous l'avons vu en examinant la quatrième règle de la ponction. Nous croyons utile de rappeler ce que nous disions alors : les mouvements de latéralité s'exécutent par peur de blesser l'iris, ou pour corriger une infraction à la règle qui veut que le couteau soit parallèle au plan de l'iris, ou bien encore parce qu'on a oublié de tenir le dos du couteau parallèle au diamètre transversal de la cornée.

S'il arrive que pour une de ces raisons l'humeur aqueuse s'échappe, le chirurgien doit, ou franchement abandonner l'opération en retirant le kératotome, quitte à la recommencer plus tard quand la chambre antérieure sera rétablie, ou traverser la chambre antérieure malgré l'iris, sans s'occuper de lui, et exécuter la contre-ponction d'après les règles exposées plus loin.

De plus, si l'instrument se déplace tout entier, de haut en bas, les lèvres de la plaie produisent au-dessous de lui deux espaces libres qui permettent à l'humeur aqueuse de s'échapper et laissent l'iris se jeter au devant du tranchant.

C. *Contre-ponction.* — Règles : 1° La contre-ponction se fait à 1 millimètre au-dessus du diamètre transversal de la cornée, et à 1 millimètre en dedans de la périphérie.

2° La régularité est soumise à l'exécution parfaite de la ponction et du passage du couteau dans la chambre.

3° Le couteau doit marcher jusqu'à ce qu'il ne reste plus rien d'adhérent à la sclérotique que le pont, c'est-à-dire une portion de la cornée large de 1 à 2 millimètres environ.

Nous ne répéterons pas les raisons qui établissent les règles de la contre-ponction, puisqu'elles sont identiques avec celles de la ponction.

Rien à dire de la deuxième règle qui est évidente par elle-même. Quant à la troisième, nous insisterons sur ce fait que le pont ne doit pas demeurer trop large, afin d'éviter qu'au second temps la section soit achevée péniblement ou irrégulièrement.

Il va sans dire que, si le pont est trop petit, le but que l'on s'était proposé au point de vue de la résistance de la cornée est manqué.

Le couteau est retiré rapidement de la chambre antérieure et dans une direction diamétralement opposée à celle qu'il a suivie pour faire la ponction et la contre-ponction ; c'est-à-dire que le dos de l'instrument reste parallèle au diamètre transversal de la cornée et sa lame dans un plan parallèle à celui de l'iris.

TROISIÈME LEÇON

DE LA CATARACTE (SUITE).

DEUXIÈME TEMPS.

A ce moment le rôle de l'aide diminue d'importance ; il ne doit plus, jusqu'à la fin de l'opération, que maintenir le malade dans une position fixe, car ce n'est pas lui qui peut, en tenant les paupières écartées, juger de la pression intra-oculaire, apprécier l'instant où il faut lâcher l'orbiculaire ; enfin, au moment de la section du pont, il ne peut empêcher la sortie brusque de la lentille, chose à laquelle le chirurgien s'oppose très-facilement lorsqu'il tient lui-même les paupières. Opérant donc, comme nous l'avons dit, sur un œil gauche, avec le pouce et l'index de la main gauche il saisira la peau de la paupière supérieure par un pli aussi long et aussi large que possible et, la ramenant en avant, il paralysera l'orbiculaire. Pendant ce temps, il abaissera la paupière inférieure en la prenant près du bord libre et en l'appuyant fortement sur l'os malaire avec le petit doigt de la main droite.

A. *Kystotomie*. — RÈGLES : 1° Le kystitome pénètre dans la chambre antérieure par le milieu de la plaie de ponction, le tranchant dirigé en haut.

2° L'instrument doit pénétrer dans la chambre antérieure en suivant une direction parallèle à celle du diamètre de la cornée, mené par le milieu de la plaie de ponction.

3° Jusqu'au bord pupillaire opposé à celui qui correspond au milieu de la plaie de ponction.

4° L'instrument exécute un quart de rotation sur lui-même, d'arrière en avant et de haut en bas, de telle sorte que le crochet regarde la capsule.

5° On ouvre la capsule avec une pression douce et en retirant l'instrument, suivant toujours le même diamètre, c'est-à-dire de bas en haut et de dedans en dehors.

6° A l'aide d'un mouvement équivalent à un quart de rotation en sens inverse du premier, l'instrument est remis dans sa première position.

Première règle.—Nous disons « par le milieu de la plaie de ponction », d'abord parce que toutes les manœuvres qui suivent s'exécutent sur le diamètre du cristallin mené par ce point, ensuite parce qu'on ne risque pas ainsi de contusionner l'un ou l'autre des angles de cette plaie, soit par lésion directe, soit en écartant trop les deux lèvres qui les forment. Si le tranchant doit être dirigé en haut, c'est afin, lorsqu'il s'agira d'achever le pont, de ne pas être obligé de faire exécuter à l'instrument un mouvement de demi-rotation, et ensuite pour être bien sûr de l'action de son crochet.

Deuxième règle. — Elle a pour but de régler la marche de l'instrument lorsqu'on devra ouvrir la capsule et de le laisser toujours dans la position qu'il avait prise pour pénétrer dans la chambre. Nous ajouterons même que c'est le seul moyen d'arriver à coup sûr dans le champ pupillaire, quand, pour un motif quelconque, du sang est venu envahir la chambre antérieure.

Troisième règle. — Ici on peut ajouter que s'il est nécessaire de aire une kystotomie plus grande, comme dans le cas où l'on supposerait la capsule quelque peu adhérente au cristallin, on porte le manche de l'instrument en avant, de telle sorte que l'extrémité vulnérante passe en arrière du plan de l'iris; on pousse l'instrument toujours suivant la même direction derrière l'iris, autant qu'il a été jugé nécessaire.

Quatrième règle. — Nous n'avons ici rien à ajouter, car il est clair qu'un mouvement de rotation exercé en sens inverse changerait complétement la manœuvre de l'instrument et entraverait l'opération.

Cinquième règle. — Nous tenons à expliquer complétement pourquoi nous avons employé les termes *pression douce* et *suivant le diamètre du cristallin,* car toute cette phrase est nécessaire pour rendre notre pensée.

Le corps vitré est intimement lié à la capsule postérieure, et dans tout le reste de son étendue il est en rapport avec la rétine. Les relations anatomiques, histologiques qui existent entre lui et la choroïde sont fort peu connues. La pathologie de la membrane choroïdienne nous montre suffisamment qu'il en existe une; ne voyons-nous pas toutes les maladies graves de la choroïde produire des désordres sérieux dans le corps vitré, soit par des productions hétérogènes, soit par une désorganisation des éléments qui le constituent? Nous citerons les corps flottants, la présence du pigmentum choroïdien, le ramollissement. On doit donc admettre que, entre la choroïde et le corps vitré, il existe des rapports certains.

D'un autre côté, nous savons d'une manière générale que, pendant le cours d'une opération pratiquée sur l'œil, le corps vitré peut s'échapper de deux manières : ou bien avec une force d'expulsion énergique, auquel cas il est déplacé en masse et sort de l'œil en bloc, comme on dit, — que d'ailleurs il s'échappe partiellement ou en totalité; — ou bien, au contraire, l'humeur vitrée s'échappe lentement, presque goutte à goutte. Dans le premier cas, cette humeur déplacée joue dans l'œil le rôle d'un corps étranger, et si le malade évite un phlegmon général aigu suivi d'atrophie de l'organe, il est toujours atteint d'une irido-choroïdite, d'une choroïdo-iritis, ou mieux encore d'une inflammation des membranes vasculaires de l'œil amenant une atrophie lente qui ne peut être arrêtée dans sa marche ni même modifiée par une opération nouvelle, l'iridorhexis.

Dans le second cas, le corps vitré, non déplacé, conserve des rapports anatomiques normaux avec les membranes profondes, et le malade présente des chances de guérison tout aussi favorables que si l'hyaloïde n'avait pas été ouverte. Nous reconnaîtrons plus tard l'importance de ce fait, alors que, dans certaines opérations, nous provoquerons, froidement et à dessein, la sortie partielle et lente du corps vitré, par exemple, dans certaines formes de cataractes secondaires.

Si, sans sortir de l'œil, le corps vitré est déplacé en masse, les conditions de phlegmon interne se présentent comme dans le premier cas ; de là, certainement l'explication de bon nombre de phlegmons, d'irido-choroïdites dans l'opération par scléronyxis. Et, nous devons l'ajouter, lorsqu'une plaie de la cornée est trop petite pour que la sortie de la lentille au troisième temps s'exécute avec facilité, il arrive souvent que, la pression qu'on est obligé de faire avec le doigt étant trop exagérée, le cristallin sort brusquement, le corps vitré le suit et se déplace en masse dans l'œil, bien que rien ne s'échappe. Dans ce cas particulier, le résultat immédiat de l'opération est des meilleurs, mais ensuite des accidents graves ne tardent pas à survenir.

C'est aussi l'explication à donner des iritis, des irido-choroïdites consécutives à l'extraction à lambeau, lorsque cette opération a été mise en pratique sur un œil atteint de cataracte quelque peu adhérente à la capsule, et dont le diagnostic a été méconnu; car le cristallin, comme nous le verrons plus tard, amenant avec lui la capsule postérieure, entraîne suffisamment le corps vitré pour le déplacer en masse.

Si donc on exécute la kystotomie vers un bord du cristallin, l'inférieur, par exemple, et avec une pression exagérée, cette pression se communique à la moitié inférieure du corps vitré et d'avant en arrière, puis sphériquement à sa moitié supérieure, de telle sorte que la portion supérieure du cristallin refoule l'iris en avant dans la chambre antérieure. Il est bien clair que le résultat de cette manœuvre sera d'amener, sinon un déplacement total, du moins un tiraillement de l'hyaloïde ou même un déplacement partiel du corps vitré, et il en résultera l'un ou l'autre des accidents énumérés plus haut.

B. *Achèvement du pont.* — Arrivé à ce point et lorsque la première partie du second temps est exécutée, le kystitome se trouve engagé dans la chambre antérieure; il a son tranchant dirigé en haut suivant le milieu de la plaie de ponction, et son extrémité vulnérante ne dépasse pas le bord correspondant de la pupille.

Règles : 1° On abaisse le manche de l'instrument et on le pousse de dehors en dedans pour traverser la chambre antérieure, en le maintenant au-dessus du bord pupillaire.

2° Le kystitome sort de la chambre par l'angle supérieur de la plaie de contre-ponction.

3° La section du pont se fait par un mouvement de va-et-vient en coupant obliquement de dedans en dehors, suivant la largeur du pont et non suivant son épaisseur.

Il est inutile que l'instrument se trouve de nouveau dans le champ pupillaire, car alors il pourrait arriver qu'en ne le maintenant pas assez on blessât l'iris; de même si l'on voulait faire sortir le kystitome par l'angle inférieur de la plaie, on risquerait d'entamer le bord pupillaire ; enfin, c'est par l'angle supérieur de la plaie de contre-ponction que l'achèvement du pont doit être commencé. Telles sont les raisons qui motivent les deux premières règles.

Quant à la troisième, nous rappellerons que toujours la section au moyen d'un couteau se fait par un mouvement de la pointe au talon et du talon à la pointe, et que, par conséquent, il faut faire marcher le kystitome par un mouvement de va-et-vient et éviter d'exercer une pression avec son tranchant. Si nous disons de dedans en dehors, c'est parce que l'opérateur tient toujours la paupière inférieure abaissée avec son petit doigt, et que, par suite, la manœuvre est plus facile.

Si le pont venait brusquement à se rompre sur une longueur de 1 à 2 millimètres, la pression intra-oculaire, qui s'exerce toujours à ce moment même de l'opération, trouverait le champ libre de la part de la cornée et pourrait chasser au dehors le cristallin et peut-être le corps vitré. C'est donc en diminuant lentement, peu à peu, la largeur du pont, qu'on évitera toute espèce d'accident de ce genre.

Actuellement, l'opérateur laisse les paupières s'abaisser à la fois des deux côtés, recommande le calme au malade. Il peut se faire que, par des mouvements instinctifs ou volontaires, le patient ouvre les yeux et qu'alors, la paupière supérieure glissant entre les deux lèvres de la plaie, le lambeau soit renversé. Le chirurgien doit, dans ce cas, immobiliser la paupière inférieure avec l'index de la main droite, retenir la paupière supérieure en la saisissant par un pli entre le pouce et l'index de la main gauche et l'amenant ainsi fortement en avant; alors le lambeau se redresse tout seul, en vertu de l'élasticité et de la convexité physiologiques de la cornée.

Dans ces conditions, en même temps que le malade ouvre les yeux, il peut quelquefois, par un effort trop brusque venant à la fin de sa respiration, par la contraction des muscles du cou, la compression des veines jugulaires, provoquer la sortie brusque du cristallin seul qui tombe sur la joue du malade et même à terre. Quelquefois, aussi, le malade ferme la paupière avant que le cristallin, s'échappant, n'ait le temps de sortir au dehors. Il reste alors dans un des culs-de-sac conjonctivaux, presque toujours le supérieur. Dans ce cas, lorsque le chirurgien, au troisième temps, écarte les paupières, il voit la pupille noire. Alors, il paralyse les deux paupières de la manière indiquée, fait regarder le malade fortement en haut, afin de ne pas renverser le lambeau, et avec une curette fait glisser la cataracte par l'un ou l'autre des deux angles de l'œil, et plus facilement par l'angle interne.

Il est un accident rare, mais qui se présente quelquefois à ce moment même de l'opération. Nous voulons parler de l'hémorrhagie du fond de l'œil, de cette hémorrhagie qui se produit, comme disaient les anciens, par le manque de pression (*hemorragia ex vacuo*).

Certes, les malades atteints de cataracte noire, variété rare, ou bien de cataracte compliquée de tremblement de l'iris, sont redoutables à opérer à ce point de vue. Cependant, certains autres, chez lesquels aucun symptôme ne peut faire prévoir un pareil accident, sont pris d'hémorrhagie; quelquefois, et nous en avons vu des exemples, avant même que le kystitome n'ait pénétré dans la chambre antérieure, on trouve celle-ci parfaitement normale, bien que l'humeur aqueuse se soit échappée; puis le corps vitré très-fluide, après avoir rempli la chambre, provoque l'écartement des deux lèvres de la plaie, et ce n'est guère que la somme considérable et apparente des larmes qui doit éveiller l'attention du chirurgien. Quelques points hémorrhagiques se déclarent sur l'iris, particulièrement à sa marge. Dans ces conditions, nous conseillons de faire la compression de l'œil et de renoncer, non-seulement à continuer l'opération, mais encore à faire jamais de nouvelles tentatives.

Dans d'autres circonstances, les phénomènes de *pression à*

tergo ne sont rendus manifestes qu'après l'achèvement complet du deuxième temps ; alors l'opérateur voit le cristallin sortir sans son secours, lentement, puis le corps vitré suivre peu à peu ; enfin du sang apparaît, et tous ces accidents ont lieu sans que rien puisse les arrêter.

Certains opérés sont pris d'une syncope, et, à notre avis, en ce point de l'opération, c'est une des circonstances les plus favorables, à la condition, cependant, de coucher le malade.

Nous sommes encore obligé d'ouvrir une longue parenthèse avant de nous occuper du troisième temps du procédé de kératotomie à lambeau, car il se présente des situations telles, que l'opérateur, après avoir achevé le premier temps en tous points, ne peut même commencer le second à cause de l'indocilité du malade, et quelquefois, pour la même raison, ne peut exécuter le troisième temps après l'achèvement du second.

Lorsque ce fait se produit après le premier temps, il devient nécessaire de défendre le malade contre lui-même. Il faut le faire coucher sur un lit, et comme dans la translation, de même que dans l'acte de se coucher, un accident pourrait survenir, il convient de mettre un bandeau compresseur à la fois sur les deux yeux, puis de le retirer lorsque le malade est parfaitement installé sur le lit d'opération.

Ici le rôle de l'aide se complique. Il doit maintenir les paupières écartées au moyen d'élévateurs, — instruments dont l'emploi et la construction seront étudiés plus tard, — et se bien rappeler qu'il faut non-seulement les écarter, mais encore les ramener en avant.

Le chirurgien applique ces instruments lui-même, d'abord l'élévateur de la paupière supérieure, ensuite le second. Il place le premier par l'angle interne, en maintenant la paupière inférieure immobile et éloignée du globe, et les confie ensuite tous deux à l'aide, qui se tient à la tête du lit, derrière l'opéré.

L'œil du malade n'étant plus fixé regarde en haut ; il devient nécessaire de le ramener en position convenable, et pour cela, il faut prendre une pince, saisir la conjonctive en bas et en dedans, près de la cornée, et tirer l'œil dans ce sens. La meilleure pince est la pince à fixer, dont la description sera donnée en temps et lieu.

Nous venons de dire qu'on doit placer la pince à fixer près de la cornée. C'est afin de prendre la conjonctive dans un lieu où elle se trouve anatomiquement plus en rapport immédiat avec la sclérotique et la cornée, plus adhérente à ces membranes ; car, la saisir dans un point éloigné, c'est s'exposer à la voir se déchirer, donner lieu à des hémorrhagies, et, ce qui est plus grave, rendre à l'œil sa liberté. En particulier, on ne doit pas saisir le fascia en même temps que la conjonctive; il en résulterait, par le pincement de l'aponévrose, ne pression intra-oculaire considérable. On tient la pince de a main gauche, en prenant un point d'appui sur le maxillaire supérieur droit, et en même temps on maintient l'œil droit fermé par le petit doigt gauche, parce que l'expérience démontre qu'on rend ainsi plus immobile l'œil sur lequel on agit. Mettre des élévateurs entre les paupières et placer une pince à fixer sur la conjonctive, c'est provoquer chez le patient la contraction des muscles de la face, et en particulier de ceux de la région postérieure du cou, et des efforts qui ont pour résultat l'arrêt de la respiration et la congestion céphalique. On voit même l'iris se hernier par l'une ou l'autre, quelquefois les deux plaies de ponction et de contre-ponction; il faut alors attendre que le malade soit calmé, revenu à son état normal et que la respiration ait repris sa marche régulière.

Si l'iris s'est engagé dans les lèvres de la plaie, le chirurgien réduira la portion herniée, en suivant les règles que nous donnerons plus loin. Puis, la main droite armée de ciseaux courbes, dont l'emploi est plus commode, dans tous les cas, à extrémités mousses, d'un calibre moyen, et tenus de telle manière que la concavité regarde en avant, il introduira l'une des branches par l'angle supérieur de la plaie de ponction et, très-lentement, lui fera traverser la chambre antérieure au-dessus du bord pupillaire, afin de le faire sortir par l'angle supérieur de la plaie de contre-ponction. On manœuvre ainsi pour éviter de blesser l'iris. On devra couper la cornée d'un seul coup, et non peu à peu, parce que cette section lente provoquerait une douleur qui, par sa durée et son intensité, amènerait à la fin de la section du pont la projection certaine de l'iris en avant, peut-être même la sortie brusque de la lentille; mais, au moment même où la section est faite, l'aide, prévenu par avance, doit abandonner vivement les releveurs, en faisant sortir le supérieur par l'angle interne et l'inférieur par l'angle externe. De cette façon, les paupières venant avec l'orbiculaire s'abattre uniformément sur toute la surface du globe oculaire, établissent une compression égale sur l'œil entier et empêchent tout accident. Nous répétons que ces mouvements doivent être exécutés avec le plus parfait ensemble.

On peut encore achever le pont, dans ces circonstances, avec le couteau qui porte le nom de couteau mousse; c'est le kystitome, moins le crochet qui le termine. On l'introduit dans la chambre antérieure, de la même manière que l'une des branches des ciseaux courbes, et l'on achève le pont par une section suivant sa largeur, et non son épaisseur, en un mot, comme dans le procédé régulier; mais, nous venons de le dire, les élévateurs, la pince à fixer, le tiraillement du globe qu'elle provoque, la douleur, tout prête à un accident.

Nous verrons, en étudiant le troisième temps, comment il faut s'y prendre pour faire sortir le cristallin après l'achèvement du pont, lorsque le malade est indocile.

Pendant tout le cours des deux premiers temps de l'opération à lambeau, il peut se produire encore un accident : la hernie de l'iris. Nous rappellerons que si la portion herniée ne se réduit pas d'elle-même, c'est à cause de la compression apportée par la cornée qui produit un véritable étranglement; il est certain que sans cela la pupille se contracterait. Ce ne sera donc pas en refoulant la portion herniée de l'iris qu'on parviendra à la réduire du moins sans blesser cet organe, mais bien en faisant disparaître, autant que possible, l'obstacle qui s'oppose à cette réduction toute physiologique.

Pour réduire une hernie de l'iris, dans quelques circonstances d'ailleurs qu'elle se produise, on prend une curette, instrument qui a la forme d'une cuiller mousse, on l'introduit avec précaution dans la chambre antérieure par l'un ou l'autre des deux angles de la plaie à travers laquelle s'est produite la hernie, puis on lui fait parcourir toute la longueur de la lèvre antérieure de cette plaie, en tirant légèrement à soi. Pendant ce temps, la hernie dégagée, obéissant aux tissus contractiles qui forment l'iris, se réduit d'elle-même; celui-ci reprend sa place, sa forme, et la pupille redevient ronde. Toute autre méthode expose à une hémorrhagie, à un traumatisme de l'iris dans sa portion herniée, à la déchirure des éléments qui le constituent, et plus tard, bien que réduite, la hernie peut amener une iritis.

Dans ce cas de blessure du diaphragme iridien, il faut exciser la portion herniée à l'aide d'une pince entre les mors de laquelle on saisit toute la portion de l'iris qui se trouve en dehors de l'œil, et d'une paire de petits ciseaux courbes avec lesquels on fait l'excision aussi au ras que possible des lèvres de la plaie sans intéresser les tissus environnants. (Voyez ce qui traite de l'Iridectomie.)

Notons encore un accident, mais qui n'est sérieux que s'il dépend de la blessure de l'iris. Il consiste dans la présence du sang dans la chambre antérieure, chose qui peut être le résultat d'une blessure de l'iris; dans ce cas, si l'on ne fait pas d'iridectomie, on peut s'attendre à des iritis, à des irido-choroïdites consécutives; — ou bien le résultat d'une simple blessure de la conjonctive, soit parce qu'au premier temps le couteau se sera trop rapproché de la périphérie, soit parce qu'on aura mis en pratique le procédé dit kérato-conjonctival, et que nous exposerons plus loin. Dès que cette hémorrhagie se produit, il faut immédiatement, et à mesure que le sang s'épanche dans la chambre antérieure, profiter de sa fluidité pour le faire sortir. On évite ainsi la formation d'un caillot qui viendrait masquer le champ pupillaire et nuire à l'exécution du troisième temps.

TROISIÈME TEMPS.

Dans le troisième temps, on se propose d'extraire le cristallin du globe oculaire en le faisant passer à travers les ouvertures faites à la cornée et à la capsule; l'évacuation régulière de la lentille n'est donc possible qu'aux conditions suivantes :

1° La capsule est bien ouverte, ses lambeaux se sont bien enroulés sur la périphérie.

2° La pupille est bien libre, il n'y a pas d'adhérences.

3° La plaie de la cornée est suffisamment grande pour permettre l'issue libre de la cataracte.

Sans ces trois conditions, le troisième temps ne peut être exécuté régulièrement.

La première dépend du diagnostic; car si le chirurgien n'a pas établi les caractères anatomiques de la cataracte, si par exemple celle-ci est adhérente à la capsule, la kystotomie n'aura pu faire à la cristalloïde qu'une petite déchirure, insuffisante pour le passage de la lentille et incapable de s'élargir, puisque l'élasticité du tissu se trouve paralysée par les concrétions calcaires qui existent entre la capsule et la lentille.

Les accidents qui alors peuvent arriver, et nous dirons même qui arrivent toujours, sont des plus redoutables; ils sont ou immédiats ou consécutifs, souvent l'un et l'autre. Ainsi : l'opérateur exécutant avec ponctualité les règles qui gouvernent le troisième temps, et qui seront décrites plus loin, y mettant la patience et la douceur que l'exécution de ce temps exige, ne pourra triompher de l'obstination du cristallin qui à chaque pression du doigt viendra se présenter dans le champ pupillaire, pour reprendre sa position physiologique dès que la pression diminuera. D'autre part, le malade, excité, tourmenté, se lassera et rendra la difficulté plus grande ; la résultante des deux fatigues fera qu'à un moment donné la pression du doigt, plus forte que la résistance apportée par la capsule, en déterminera brusquement la déchirure et laissera échapper le cristallin avec violence. Celui-ci passera rapidement dans la chambre antérieure, et à ce moment, la paupière, bien que soutenue, la tension générale des muscles du patient et en particulier de ceux de l'œil, viendront augmenter la vitesse de sortie de la cataracte qui s'échappera au dehors, souvent très-loin, presque toujours sur la joue de l'opéré en entraînant avec elle une plus ou moins grande quantité d'humeur vitrée. Voilà pour l'accident immédiat. Or, l'œil peut se vider en totalité, auquel cas il est perdu sans ressource; si le corps vitré ne s'échappe qu'en partie, presque toujours les accidents consécutifs sont graves, très-graves.

A ce propos, nous nous permettrons d'exposer une théorie nouvelle.

Sans aucun doute, le corps vitré a des relations anatomiques qui pour avoir échappé jusqu'à présent d'une manière presque complète à l'observation des anatomistes, n'en existent pas moins; il est certain que les micrographes trouveront un jour qu'entre le corps vitré et les membranes profondes existent des rapports importants comme moyens de réparation, de reproduction de l'humeur vitrée, et quand même ce point ne serait pas éclairci à la satisfaction de tous, il n'en est pas moins acquis à la science, grâce à la pratique, que le corps vitré doit être ménagé dans toutes les opérations qui se pratiquent sur l'œil.

Le corps vitré peut s'échapper de l'œil lentement, suinter pour ainsi dire, en un mot s'écouler doucement, ou bien sortir brusquement, d'un seul coup, en *bloc*. Il est clair que par là nous n'entendons pas le cas où il s'échappe en entier; par cette expression en *bloc*, nous voulons dire que la force d'expulsion du corps vitré est telle que ce liquide est déplacé en entier, chassé en avant et en masse, qu'une partie — quart ou tiers — s'échappe de l'œil et que le reste demeure en place, ayant seulement obéi à la pression générale.

Dans le premier cas, le malade guérit presque toujours et même on observe que les accidents ordinaires et consécutifs à l'opération sont moins fréquents et moins redoutables, souvent la cicatrisation est plus rapide que chez d'autres; tandis que lorsque le corps vitré a été déplacé en *bloc*, toujours il y a consécutivement, ou un phlegmon franc, ou tout au moins des iritis violentes avec suppuration totale de la cornée amenant plus tard la destruction de l'œil par suppuration et atrophie.

Or, d'après l'idée énoncée plus haut, nous expliquons ces accidents par le rôle de corps étranger que joue alors le corps vitré dans le globe. En effet, la pression exagérée amène le décollement, la séparation, la destruction des rapports anatomiques inconnus jusqu'ici du corps vitré avec les membranes profondes et laisse dans l'œil le corps vitré isolé, sans ses ressources normales.

Telles sont les remarques à faire dans le cas où la première des conditions énoncées pour l'exécution du troisième temps n'est pas remplie.

Si donc le chirurgien, n'ayant pas établi le diagnostic régulier de la cataracte, se rend compte au moment de l'exécution du troisième temps de la résistance de la capsule, il devra se conformer aux préceptes suivants :

Lorsque la pression digitale renouvelée en plusieurs points n'amène qu'un léger mouvement de bascule de la lentille et donne la sensation d'une véritable résistance, il est nécessaire de renouveler la kystotomie. Comme le kystitome est un instrument dangereux à ce moment de l'opération, à cause de sa construction et que le danger est rendu plus grand par la section complète de la cornée, nous conseillerons d'agir ainsi :

De la main droite on prend une aiguille à cataracte, la même qu'on emploie pour l'opération par abaissement (on n'oubliera pas que nous opérons toujours sur un œil gauche), et pendant que de la main gauche on soulève la paupière supérieure, on la fait pénétrer dans la chambre antérieure par la plaie de la cornée, non par la pointe, mais bien par la tige, de façon que celle-ci soit parallèle au diamètre transversal et que la pointe dépasse de 2 millimètres la plaie de contre-ponction, car ainsi l'instrument sera dans l'œil et sans danger d'aucune sorte. Profitant d'un moment de calme du malade, on amène la pointe de l'aiguille dans la chambre antérieure en faisant marcher l'instrument de dedans en dehors, suivant une direction parallèle au diamètre transversal de la cornée, jusqu'à ce que l'extrémité vulnérante soit en regard de la pupille; alors on ramène un peu le manche en avant, et la pointe se rapproche de la capsule qu'on déchire de nouveau et très-doucement, suivant une ou deux directions différentes. Remettant le manche en position, on sort l'instrument de la chambre en suivant une direction semblable à la première, c'est-à-dire sans courir le risque de blesser l'iris. Alors la kystotomie est faite; sans aucun doute, la capsule n'offre plus de résistance, le cristallin est à découvert dans toute sa surface antérieure, et l'exécution du troisième temps se fait régulièrement, à cela près cependant qu'en arrière la lentille peut adhérer à la capsule postérieure. Sur ces points, nous renvoyons le lecteur à l'article qui traite de la Cataracte adhérente à la capsule.

En résumé :

Pour ouvrir la capsule, alors que la kystotomie n'aura pas été faite au deuxième temps, ou bien alors que la simple kystotomie aura été insuffisante en présence d'une cataracte adhérente à la capsule méconnue, il faut :

1° Prendre une aiguille à cataracte.

2° Pénétrer dans la chambre antérieure par la tige, laissant la pointe en dehors du côté de la plaie de contre-ponction.

3° Faire glisser l'aiguille de dedans en dehors et suivant le diamètre transversal de la cornée jusqu'à ce que la pointe soit dans le champ de la pupille.

4° Ouvrir la capsule sur un ou deux points.

5° Sortir l'instrument par la plaie de ponction en le faisant marcher parallèlement au diamètre transversal.

Nous rappellerons pour mémoire que le chirurgien paralyse lui-même les deux paupières.

Pour rendre la kystotomie plus facile et plus sûre aussi bien dans ce dernier cas que dans toutes les discisions possibles de la capsule, nous avons imaginé un kystitome caché, auquel nous donnons le nom de *cryptotome* et que M. Collin a bien voulu nous construire. Cet instrument est basé sur le mécanisme de la serretelle, et en général sur celui de tous les instruments dits à pédale. Il se compose de deux tiges plates de même longueur glissant l'une sur l'autre, la première est munie d'un crochet vulnérant, la seconde est carrée, mousse et large, aussi large que la première même avec son crochet. A l'état de repos (fig. 6 O), l'instrument est mousse partout, il peut donc pénétrer hardiment dans l'œil; si l'on vient à presser sur la pédale, la première tige glisse sur la seconde, le crochet devient libre et vulnérant

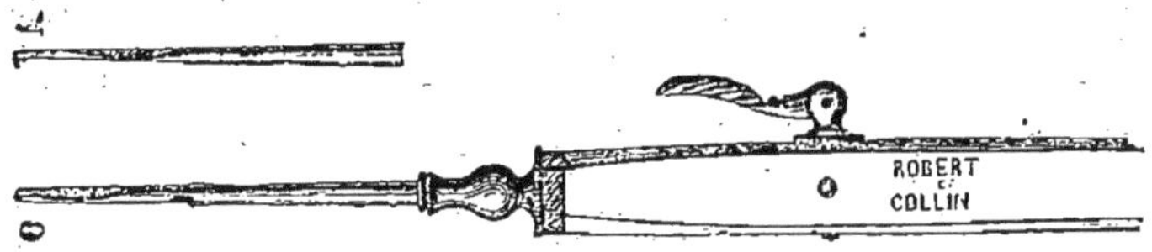

Fig. 6.

(fig. 6 K), pour disparaître de nouveau derrière la tige plate et mousse, lorsque la pression sur la pédale cesse.

On pénètre dans l'œil avec cet instrument comme avec l'aiguille à cataracte; on le fait glisser dans la chambre antérieure suivant une direction identique, et lorsqu'on arrive en regard de la pupille, en appuyant sur la pédale le crochet sort et déchire la capsule. Cela fait, on lâche la pédale, le crochet disparaît; l'instrument, redevenu mousse, n'est plus dangereux et est amené au dehors facilement et sans crainte.

Tels sont les points importants que nous voulions traiter, lorsque la première condition pour la bonne exécution du troisième temps d'extraction à lambeau supérieur n'a pas été remplie.

La seconde condition à remplir et sans laquelle l'exécution du troisième temps devient compliquée et difficile est, avons-nous dit, que la pupille doit être libre, c'est-à-dire ne pas présenter d'adhérences avec la cristalloïde antérieure.

Au moment où la pression exercée avec le doigt fait passer la lentille dans la chambre antérieure à travers la pupille, le cristallin bascule et présente son bord supérieur dans le diaphragme; celui-ci doit s'écarter et donner passage à la cataracte, or, il est certain que, si la pupille ne peut pas s'ouvrir largement, que si des brides, des adhérences s'opposent à son écartement, il faudra exagérer la pression digitale, c'est-à-dire augmenter cette pression jusqu'à ce que le bord du cristallin, s'engageant dans la pupille, vienne à rompre les brides et les adhérences, ce qui ne peut se faire que brusquement, de sorte que la cataracte est rejetée vivement au dehors, et sa vitesse d'expulsion, jointe à la pression du doigt, est plus que suffisante pour faire sortir une plus ou moins grande quantité d'humeur vitrée et exposer le malade aux graves complications exposées plus haut.

Nous avons déjà dit que pareil accident ne peut se produire si, avant de pratiquer le procédé à lambeau, le chirurgien a bien inspecté le bord pupillaire; nous avons même ajouté que dans le doute il valait mieux dilater la pupille avant l'opération, s'assurer par conséquent de la liberté de tous ses points, quitte à attendre quelques jours, afin que la pupille reprenne sa position normale, étant admis, comme nous l'avons développé, que le premier temps offre plus de sécurité lorsque la pupille est petite.

Mais si, par suite d'erreur de diagnostic, par indocilité du malade, ou par oubli d'avoir pris la précaution de dilater la pupille, l'opérateur se trouve en présence de ce cas, à savoir : au troisième temps, la kystotomie ayant été bien faite, la cataracte ne peut sortir à cause de l'obstacle que présente la pupille; il doit alors :

1° Coucher le malade, en lui bandant les deux yeux pour le conduire de son siége au lit d'opération.

2° Placer des élévateurs entre les paupières.

3° Faire une iridorhexis (pour ces deux points, voyez l'article des Opérations qui se pratiquent sur l'iris).

4° Aller chercher la lentille avec une curette mousse et l'amener au dehors, en mettant en pratique le procédé qui sera décrit en temps et lieu.

Toute cette opération ne compliquera que fort peu les conséquences de la kératotomie à lambeau; nous verrons que lorsque le cas est prévu on emploie un procédé spécial approprié aux deux conditions que présente l'œil, cataracte et synéchies; — le seul inconvénient sérieux possible serait d'ébranler le moral du patient. Celui-ci, prévenu presque toujours que l'opération est simple, peu douloureuse, qu'il la subit étant assis, etc., peut s'effrayer et puiser là une cause d'inquiétude et de soucis dont les conséquences ne sauraient être que fâcheuses, surtout si plus tard le sommeil vient à manquer.

La troisième condition nécessaire à la régularité de l'exécution du troisième temps est que la plaie de la cornée ne doit pas être trop petite.

Nous avons déjà dit que cela ne pouvait arriver à moins d'avoir violé les règles qui régissent la ponction et la contre-ponction; nous avons également indiqué les moyens à employer pour corriger les fautes qui auraient pu être commises, mais ils ne peuvent être appliqués que si le chirurgien s'est bien rendu compte ou mieux encore a été frappé de ces infractions au moment même de l'exécution du premier temps. — Il est bien rare que, passé ce moment, on s'aperçoive de l'étroitesse de la plaie, et ce n'est que lorsque le cristallin est engagé complétement dans la chambre antérieure qu'on est frappé de la situation. — Les accidents sont de plusieurs ordres, et nous les décrivons les uns après les autres.

1° Le cristallin maintenu dans la chambre par la résistance de la cornée, ou plutôt étranglé par la plaie, d'une part, de l'autre comprimé, poussé par le doigt, et d'ailleurs incomplétement dégagé de la pupille, *encapuchonné* par l'iris, comprime, froisse ou écrase cet organe; accident grave pour l'avenir, source peu apparente, peu frappante, — mais on ne peut plus réelle, — d'iritis et d'autres complications. Il arrive presque toujours alors que la cataracte sort de l'œil avec un peu d'uvée sur sa circonférence, uvée arrachée à la face postérieure de l'iris par l'écartement produit, et dans ce cas le médecin doit se tenir en éveil, surveiller attentivement le malade pour réagir par les moyens usuels sur l'œil et même sur l'état général.

2° Le cristallin peut sortir très-brusquement, — la pression du doigt aidant, auquel cas il entraîne avec lui l'iris, qui se trouve hernié dans toute l'étendue de la plaie. — Nous avons dit plus haut, à propos de la ponction et de la contre-ponction, que la hernie de l'iris à ce moment était peu de chose, que sans danger elle pouvait être réduite et que toujours l'iris était très-tolérant. L'expérience en effet le démontre; mais ici les choses peuvent tourner facilement à mal; car, pour que le cristallin entraîne l'iris avec lui hors de l'œil, il faut que la pupille soit projetée en haut, il faut qu'elle suive le cristallin très-longtemps et, comme nous le disions, la cataracte a été *encapuchonnée*, coiffée par l'iris, si bien que celui-ci a été distendu, *déchiré* peut-être. La meilleure preuve à en donner, c'est la façon dont la portion herniée de l'iris se laisse réduire. — La substance iridienne est molle, repliée sur elle-même, et nous pourrions nous permettre de dire : tellement distendue, qu'elle est trop grande pour la place qu'elle doit occuper dans la chambre antérieure.

Ce fait est facile à constater ; aussi la portion herniée se réduit-elle, se remet-elle en place difficilement, et, quand même on y parviendrait, l'iris blessé devient une cause sérieuse d'inflammation ; nous conseillerons volontiers, lorsqu'on est bien certain de ce froissement grave de l'iris, d'exciser la portion herniée en la saisissant avec la pince courbe et en la coupant avec des ciseaux à pupille artificielle (voyez IRIDECTOMIE).

3° Les couches corticales étant physiologiquement plus molles que le reste de la lentille, quelquefois même très-molles, restent dans la chambre antérieure ; car, avec une plaie trop petite et à lèvres résistantes, la surface et la périphérie de la cataracte sont, qu'on nous passe l'expression, essuyées par les bords de cette même plaie.

Il faut alors rechercher ces débris avec une curette, instrument inoffensif et de très-grande utilité en ophthalmologie. — Pour cela, on la fait pénétrer dans la chambre antérieure, la concavité en avant et par un point de la plaie toujours éloigné des angles, afin d'éviter des contusions et des froissements fâcheux. — On a souvent dit qu'il était dangereux de répéter cette manœuvre, nous ne sommes pas de cet avis ; on peut aller dans la chambre autant de fois qu'on le veut ou du moins que cela peut être nécessaire.

Telles sont les règles à observer lorsque le troisième temps ne se présente pas d'une façon normale.

Mais si l'opération a suivi une marche régulière, si les trois conditions discutées plus haut ont été remplies, il faut extraire le cristallin comme nous allons l'indiquer.

De la main gauche, le chirurgien saisit entre le pouce et l'index, et sans la blesser, la peau de la paupière supérieure, paralyse l'orbiculaire et empêche ce muscle de peser sur aucun point du globe. En même temps, l'index de la main droite paralyse et *gouverne* la moitié inférieure du même muscle. Par ce mot *gouverner*, nous entendons que les mouvements de l'orbiculaire doivent se produire au gré de l'opérateur.

Dans ce cas, la pression digitale combinée à celle du muscle met obstacle à la sortie brusque de la lentille et permet son évacuation *calculée*.

Ainsi placé, le chirurgien pèse tantôt sur le bord inférieur externe du cristallin, et tantôt sur le bord interne. Ces pressions ne s'exercent pas par application directe de l'index sur le globe de l'œil, mais à travers la paupière qui reste ainsi constamment interposée entre le doigt et la conjonctive, évitant à cette dernière le contact d'un corps étranger.

On les continue jusqu'au moment où le cristallin se trouve *déchatonné* en haut. Mais, lorsque par son bord supérieur il s'engage suffisamment dans la pupille pour que son passage dans la chambre antérieure soit imminent, il faut cesser toute pression. Alors, en effet, la résistance, le point d'appui fourni par le doigt et la contraction des muscles du malade, suffisent pour faire évacuer complétement la lentille; — à la condition toutefois que l'œil prenne une direction convenable. Pour arriver à ce dernier résultat, lorsque le cristallin *va passer dans la chambre antérieure*, le chirurgien agira de toutes ses forces sur l'instinct du malade, dirigera son moral de manière à obtenir qu'il regarde brusquement en bas et provoque ainsi l'*accouchement net* de la lentille : elle vient tomber sur l'ongle de l'index droit de l'opérateur et ne peut sortir de l'œil avec une vitesse trop considérable. Sa marche est donc rigoureusement réglée.

QUATRIÈME LEÇON

DE LA CATARACTE (SUITE)

CATARACTE MOLLE

En classant les cataractes des vieillards, nous avons dit que le premier groupe comprenait la cataracte *dure* ou *molle*.

En réalité, la cataracte molle ne se rencontre que chez les enfants, chez les adultes et chez les blessés. Dans ce dernier cas, elle est symptomatique. Quant à celle du vieillard à laquelle on a donné le même nom, elle n'est pas véritablement *molle*. Ce qu'on appelait autrefois le liquide de Morgagni et qu'aujourd'hui on sait être le ramollissement des couches corticales, change, dans ce cas, les caractères apparents de l'affection.

Si l'on veut bien se rappeler la définition que nous en avons donnée (p. 3), on comprendra que si la cataracte sénile devient molle, et cela *à l'extrême,* elle passe à l'état de cataracte *à noyau mobile* ou *adhérente à la capsule.*

Mais entre ces extrêmes et le commencement de la transformation, il y a des périodes intermédiaires qui relèvent à la fois de l'état local et de l'état général du malade. Or la cataracte dite *complétement molle* est l'un des degrés de la cataracte qui se transforme en cataracte à noyau mobile ou adhérente. Autrement dit, c'est une période de la cataracte ordinaire.

Or, qu'il s'agisse d'une cataracte dure ou molle, pourvu qu'elle soit complète, l'évacuation du cristallin et des couches corticales est possible, et il faut opérer par la méthode de kératotomie à lambeau supérieur, telle que nous l'avons indiquée.

Dans ce cas particulier cependant, il est certain qu'un chirurgien habile peut perfectionner le procédé opératoire. S'il a reconnu une cataracte à couches corticales plus ou moins molles, il pourra, avec de l'habitude, mesurer la plaie de la cornée au volume des corps auxquels elle doit donner passage et la faire beaucoup plus petite que d'ordinaire.

RÉSUMÉ DES RÈGLES A SUIVRE POUR L'OPÉRATION DE LA CATARACTE DURE PAR KÉRATOTOMIE A LAMBEAU SUPÉRIEUR

Pique de Pamard.

La pique de Pamard { est destinée à la contention de l'œil ; règle le lieu de contre-ponction ; laisse le champ de section à découvert.

Règles :
1° Elle doit être placée au-dessous du diamètre transversal de la cornée.
2° Elle doit être placée du côté de l'angle interne de l'œil.
3° — à la rencontre de deux tangentes menées à la périphérie de la cornée, l'une passant à l'extrémité supérieure du diamètre vertical et l'autre à l'extrémité interne du diamètre horizontal.

Accidents :
1° La pique, placée au-dessous du diamètre transversal, change le lieu d'élection de ponction, et, par suite, celui de contre-ponction.
2° Placée en tout autre point, elle laisse rouler l'œil et change les rapports.

N. B — Les numéros des accidents correspondent à ceux des règles.

Kératotomie.

La kératotomie se divise en 3 temps :
- 1er temps : Kératotomie proprement dite.
- 2e — Kystotomie.
- 3e — Sortie du cristallin.

PREMIER TEMPS.

Le premier temps se divise en :
- A. — Ponction.
- B. — Passage du couteau dans la chambre.
- C. — Contre-ponction.

A. — PONCTION.

Règles :
- 1° Le couteau doit être parallèle au plan de l'iris.
- 2° La plaie doit être faite à 1 millimètre au-dessus du diamètre transversal de la cornée et à 1 millimètre en dedans de la périphérie.
- 3° La marche du couteau doit être lente.

Accidents :

1°	Le couteau porté en avant...............	1° Plaie trop petite. 2° Plaie taillée en biseau.
	Le couteau porté en arrière............	1° Issue de l'humeur aqueuse. 2° Piqûre de l'iris.
2°	Ponction au-dessous du diamètre transversal.	1° Plaie trop étendue. 2° Contre-ponction défectueuse.
	Ponction au-dessus.....................	1° Plaie trop petite. 2° Contre-ponction défectueuse.
3°	Marche trop rapide....................	Impossibilité de remédier à une mauvaise direction.

B. — PASSAGE DU COUTEAU DANS LA CHAMBRE.

Règles :
- 1° Le couteau demeure parallèle au plan de l'iris.
- 2° Le dos du couteau demeure parallèle au diamètre transversal.
- 3° L'instrument doit masquer le trou qu'il fait.

Accidents :

1°	Le tranchant dirigé trop en arrière.	Plaie trop rapprochée de la périphérie.
	Le tranchant dirigé trop en avant..	1° Plaie carrée. 2° Plaie rapprochée du centre, donc ouverture trop petite.

2°
- Le dos du couteau croisant l'axe transversal...............
  - 1° Plaie trop grande.
  - 2° Ponction faite au-dessous du diamètre transversal.
- Le dos du couteau s'éloignant de l'axe...................
  - 1° Plaie trop petite.
  - 2° Contre-ponction au-dessus du point d'élection.
  - 3° Plaie par pression et non par section.

3° Mouvement de latéralité ou de recul du couteau...............
- 1° Issue de l'humeur aqueuse
- 2° Iris rejeté sur le couteau : d'où section ou refoulement.
- 3° D'avant en arrière : issue de l'humeur aqueuse.
- 4° D'arrière en avant : iris projeté sur le tranchant.

C. — Contre-ponction.

Règles :
- 1° La contre ponction se fait à
  - 1 millimètre au-dessus du diamètre transversal de la cornée.
  - 1 millimètre en dedans de la périphérie.
- 2° Le couteau doit marcher jusqu'à ce qu'il ne reste plus que le pont, dont l'étendue doit avoir de 1 à 2 millimètres.

Accidents :

1°
- 1° Contre-ponction faite à 2 millimètres en dedans : plaie trop petite, mauvaise cicatrisation.
- 2° Contre-ponction faite trop près de la périphérie : plaie trop grande, réunion par deuxième intention.
- 3° Contre-ponction faite au-dessus du diamètre : troisième temps impossible.
- 4° Contre-ponction au-dessous du diamètre : plaie trop grande.

2°
- 1° Pont trop petit : Résistance trop faible de la cornée, issue du cristallin, hernie de l'iris.
- 2° Pont trop grand : Plaie carrée trop éloignée de la périphérie.

DEUXIÈME TEMPS.

La kystotomie se divise en
- A. — Kystotomie.
- B. — Achèvement du pont.

A. — Kystotomie.

Règles :
- 1° Le kystitome pénètre le tranchant en haut, le crochet en bas, par le milieu de la plaie de ponction.
- 2° L'instrument doit marcher suivant le diamètre correspondant de la cornée.
- 3° Il marche parallèlement à l'iris jusqu'au bord opposé de la pupille.
- 4° Il doit passer derrière l'iris.
- 5° Il fait 1/4 de rotation d'avant en arrière, le crochet regardant la capsule.
- 6° Par une pression douce et suivant le diamètre de la lentille, la capsule est ouverte de bas en haut, et de dedans en dehors.
- 7° L'instrument fait 1/4 de rotation en sens inverse du premier.
- 8° L'instrument revient dans sa première position.

Accidents :

1° { Le tranchant dirigé en bas : { 1° Nécessité de retourner l'instrument dans la chambre antérieure. 2° Pas de kystotomie. 3° Impossibilité d'achever le pont.
Pénétrant par les angles : { 1° Contusion des angles. 2° Kystotomie imparfaite. }

2° Toute autre direction rend la kystotomie trop restreinte et nuit à l'exécution du deuxième temps.

3° Blessure et piqûre de l'iris.

4° Le kystotome peut accrocher l'iris.

5° La rotation se faisant en sens inverse : { 1° Le crochet blesse la cornée. 2° La capsule n'est pas ouverte. 3° Mouvement trop étendu pour se remettre en position.

6° { Ouverture irrégulière de la capsule. Luxation du cristallin. Déplacement en masse du corps vitré.

7° Difficulté pour achever le pont.

B. — ACHÈVEMENT DU PONT.

Règles : {
1° L'instrument doit traverser la chambre au-dessus de la pupille de bas en haut, de dehors en dedans.
2° L'instrument doit sortir de la chambre par l'angle supérieur de la plaie de contre-ponction.
3° La section du pont se fait par un mouvement de va-et-vient, et coupant obliquement de dedans au dehors, suivant la longueur du pont et non suivant son épaisseur.

Accidents :

1° Blessures de l'iris.
2° Par le milieu de l'angle inférieur on rencontrait la pupille.
3° La section par pression ou trop brusque produit l'achèvement subit du pont et, par suite, l'issue du corps vitré et celle non mesurée du cristallin.

TROISIÈME TEMPS.

SORTIE DU CRISTALLIN.

Règles : {
1° Les doigts de l'opérateur paralysent l'orbiculaire en éloignant celui-ci du globe oculaire.
2° Avec l'index droit, pression douce à l'aide de la paupière inférieure sur le 1/3 inférieur de la cornée.
3° La vitesse du cristallin pour sortir doit être telle qu'il demeure engagé dans la plaie de la cornée.
4° Le malade regardant brusquement en bas, la lentille tombe sur l'ongle de l'index.

Accidents :

Toute infraction à ces règles amène : {
1° La sortie brusque du cristallin.
2° L'issue du corps vitré.
3° Le froissement de l'iris entre les lèvres de la plaie.

CATARACTE A NOYAU MOBILE.

La deuxième espèce de cataracte, chez le vieillard, est celle que nous avons appelée à *noyau mobile*. Nous allons l'étudier au point de vue du diagnostic, et principalement du diagnostic différentiel.

Le premier symptôme qui la distingue est l'*âge auquel elle est arrivée*. Un malade peut présenter une cataracte dure complète datant de six à huit ans, quoique ce soit déjà un fait rare; mais si le chirurgien se trouve en présence d'une cataracte à noyau mobile, il peut être assuré qu'il s'est écoulé douze, quinze et même vingt ans depuis le début de l'affection. Nous avons vu, en effet, dès le commencement de nos leçons, que cette période est au moins nécessaire pour que les cataractes perdent leurs parties liquides, de manière à se réduire au plus petit volume possible.

On constate, dans ce cas particulier, le ramollissement rapide, brusque, des couches corticales, ce qui donne naissance à une cataracte à noyau mobile, quelle que soit d'ailleurs la manière dont elle ait débuté.

Si nous examinons ce qui se passe dans une cataracte traumatique, nous voyons que, la blessure de la capsule persistant, l'humeur aqueuse baigne le cristallin et le ramollit dans les points où elle est en contact avec lui; si l'imbibition se fait d'une manière lente, graduelle, la résorption a lieu de même. Il n'en est pas ainsi de la cataracte à noyau mobile; les couches corticales se ramollissent d'un seul coup dans toute leur étendue, ne se résorbent plus avec la même rapidité, et d'ailleurs la matière à imbibition n'est plus semblable, les conditions mêmes du crisallin diffèrent.

Les choses se passent de la manière suivante : dans une cataracte dure, le noyau est suspendu au milieu, au centre de figure du cristallin; il occupe la même situation dans les cataractes molles; car, ici encore, les couches corticales ont assez de consistance pour le maintenir à sa place normale. Mais dès qu'elles se liquéfient, le noyau plonge dans ces couches liquides; il tend à gagner la partie inférieure de la cristalloïde.

Ainsi donc, le premier symptôme différentiel est l'âge. Une

cataracte à noyau mobile est toujours vieille. Dans une autre forme, dont nous ne tarderons pas à nous occuper, le cristallin, au lieu de se liquéfier, se densifie, devient pierreux, les parties liquides disparaissent par place en abandonnant les parties solides qui se collent à la capsule pour constituer la cataracte adhérente. Quand, au contraire, les couches corticales se liquéfient rapidement et en masse, le noyau tombe, vient à la recherche de la cristalloïde, à sa partie inférieure, et nous avons alors la cataracte à noyau mobile, que l'on a appelée aussi *à noyau flottant*. D'après cette dernière dénomination, on pourrait croire que le cristallin est suspendu dans les couches liquides et tend à gagner leur surface, ce qui n'est pas exact.

Un second symptôme, plus important que le premier, consiste dans les signes suivants :

L'œil soumis à l'examen présente, dans toute son étendue, une teinte blanche uniforme ou qui, du moins, paraît telle au premier abord. Si cette couleur uniforme du champ pupillaire correspond à un âge avancé de la cataracte (douze, quinze, vingt ans), nous devons immédiatement songer à une cataracte à noyau mobile.

A la vérité, deux espèces de cataractes présentent bien cette teinte blanche coïncidant avec un âge avancé. Mais dans l'une, la cataracte adhérente à la capsule, le cristallin est d'un blanc uniforme sur lequel on distingue de loin en loin des points plus blancs, d'un aspect brillant et situés d'une manière manifeste sur un plan plus antérieur.

Dans l'autre, la cataracte mixte, nous savons que le cristallin présente une couleur jaunâtre qui devient de plus en plus foncée, à mesure qu'on marche de la périphérie vers le centre.

Le noyau peut être d'un volume plus ou moins considérable; s'il est des plus gros, nous le verrons à travers la pupille, mais, moins volumineux, il échappe à notre attention. Pour plus de sûreté, quand nous aurons affaire à une cataracte datant de vingt ans, et ne ressemblant ni à une cataracte dure, ni à une cataracte molle ou mixte modifiée, nous devrons dilater la pupille avec l'atropine, quitte à remettre l'opération si l'influence de ce médicament devait être fâcheuse pour les résultats, quoique ce ne soit pas ici le cas. Ainsi, sans dilatation préalable si le noyau est assez gros, ou après avoir dilaté la pupille, voici ce que nous verrons dans une cataracte à noyau mobile : *le champ pupillaire offre une couleur uniforme dans toute son étendue, sauf en un point où nous observons un arc de cercle à convexité supérieure et de couleur différente.*

C'est là ce qui constitue le troisième symptôme différentiel de la cataracte à noyau mobile ; la pupille étant dilatée, nous voyons à sa partie inférieure un arc de cercle qui circonscrit entre lui et le bord pupillaire correspondant un espace d'une teinte différente de celle du reste du cristallin, ressemblant à celle que l'on observe dans la cataracte dure, c'est-à-dire d'un jaune ambré. Là, en effet, se trouve le noyau resté dur, et qui a été déplacé. Ce qui confirme notre dire, c'est d'abord la forme et l'arc de cercle à convexité tournée en haut et ensuite la coloration de la lentille.

Passons à un quatrième symptôme différentiel. Si nous penchons la tête du malade en arrière en lui faisant subir de petites secousses brusques, l'action de la pesanteur s'exerce sur le noyau qui plonge à travers les couches corticales et va gagner la cristalloïde postérieure ; alors, au lieu de l'arc de cercle qui nous indiquait la présence de la lentille, la pupille nous offrira une couleur uniforme. Réciproquement, obéissant encore aux lois de la pesanteur, mais dans une direction opposée, le noyau gagne la cristalloïde antérieure, lorsque le malade penche la tête en avant, et s'il la relève ensuite avec précaution, on voit ce noyau dans le champ de la pupille, dont il occupe la moitié ou le tiers, suivant son volume et le degré de dilatation de la pupille.

Les quatre symptômes importants de la cataracte à noyau mobile sont donc les suivants :

1° L'âge de la cataracte qui remonte toujours à une époque assez ancienne ;

2° La couleur du cristallin qu'on ne rencontre dans aucune autre cataracte après un temps aussi long ;

3° La présence du noyau à la partie inférieure des couches corticales liquéfiées, présence décelée par un arc de cercle de couleur jaune ambrée ;

4° Enfin, les positions différentes que l'on peut faire prendre à ce noyau en changeant brusquement la position de la tête du malade.

Jusqu'à présent, nous n'avons décrit pour toutes les cataractes qu'un seul procédé : c'est la kératotomie supérieure ; c'est encore celui-là que nous allons mettre en pratique pour opérer la cataracte à noyau mobile, et l'on en verra les inconvénients.

Avant d'aller plus loin, nous insisterons sur ce point : au milieu de toutes les formes créées de cataractes, de toutes les divisions établies, nous n'en avons extrait que quatre espèces principales, que l'on peut même ramener à trois ; car nous avons établi qu'au point de vue où nous nous plaçons, on peut confondre en une seule classe les cataractes dures et les molles, pourvu qu'elles soient complètes. En dehors de ces quatre espèces particulières, nous avons éloigné toutes les autres qui peuvent parfaitement rentrer dans les premières. Si nous insistons, c'est afin de prouver que nous n'avons pas cherché à exagérer les difficultés de la médecine opératoire oculaire; mais omis, au contraire, tout ce qui pouvait être retranché sans inconvénient et conservé ces quatre variétés uniquement parce qu'elles exigent trois procédés spéciaux.

Commençons maintenant l'opération, et supposons que nous pratiquons simplement une kératotomie supérieure ordinaire. Nous faisons le premier temps, ponction et contre-ponction ; il s'exécute d'une manière régulière, et ne présente rien d'anormal. Passant au second temps, avec le kystitome nous faisons à la capsule une déchirure suivant les préceptes indiqués, puis nous achevons la section du pont ; rien ne s'est opposé à ce que nous agissions suivant notre procédé habituel.

La kystotomie étant achevée, il ne nous reste plus qu'à faire sortir le cristallin ; c'est ici que vont commencer les difficultés. Au moment où la capsule est déchirée par le kystitome, l'action des muscles de l'œil, un mouvement des paupières va exercer sur le globe une compression plus ou moins énergique ; or, comme les couches corticales sont entièrement liquides, cette pression, quelque faible qu'elle soit, suffira toujours pour les faire sortir ; elles s'échappent dans la chambre antérieure et, dans certains cas, la remplissent suffisamment pour troubler l'humeur aqueuse et ne plus laisser voir la pupille. On est obligé, pour continuer l'opération, d'attendre qu'elles aient été entraînées; il faut quelquefois même faciliter leur issue. Les couches corticales une fois sorties, il reste encore le noyau; or, comme nous l'avons déjà dit, il peut être volumineux ou petit : lorsqu'il est gros, c'est à peine si l'on aperçoit sa convexité au-dessus du rebord pupillaire quand la pupille a ses dimensions normales; s'il est plus petit, à plus forte raison ne le voyons-nous point, — et cependant il faut le faire sortir.

Nous voici arrivé au troisième temps; nous savons que la capsule ne contient plus de couches corticales, ses deux feuillets se sont rapprochés l'un de l'autre, de manière à faire disparaître sa cavité, excepté dans le point où est le noyau.

Le cristallin, réduit à un très-petit volume, est situé derrière l'iris et tout à fait en bas, dans la poche que lui forme la capsule.

Que va-t-il advenir si nous tentons l'extraction de la lentille par le procédé ordinaire?

La pression exercée par le doigt à la partie inférieure du globe oculaire, au lieu de porter directement sur le noyau, agira sur le corps vitré.

Le résultat, si la pression est trop forte, est facile à prévoir. L'humeur vitrée sortira en masse et le cristallin suivra.

L'opération, dans le cas qui nous occupe, se termine souvent de cette façon; souvent aussi, on a pensé avoir affaire à une simple cataracte molle; et, comme on a vu sortir, après la kystotomie, les couches corticales liquéfiées, on a cru le malade débarrassé complétement de sa cataracte. Ceci nous explique pourquoi, fréquemment, des malades ont présenté après l'opération, sans qu'on sache à quoi les rattacher, des irido-choroïdites aiguës entraînant, après des souffrances longues et cruelles, la perte de l'œil par atrophie. Ces accidents étaient dus à ce que le diagnostic des cataractes à noyau mobile n'avait pas été établi et que le noyau restant dans l'œil après l'opération, jouait le rôle d'un corps étranger et déterminait, par sa présence, les accidents que nous signalons.

Il n'est pas possible de faire sortir le noyau par le procédé ordinaire. On ne peut cependant pas le laisser dans l'œil; car, les malades courent alors, non-seulement les chances de suppuration qui relèvent du fait de la plaie de la cornée, mais ils sont exposés aux accidents que le noyau peut déterminer, et il est très-rare qu'ils échappent à l'une de ces deux complications. A la vérité, si le diagnostic a été bien posé avant l'opération, on peut se mettre à la recherche du noyau au moyen d'une curette après l'issue des couches corticales; mais cette manœuvre présente de grandes difficultés; il faut que l'instrument soit guidé avec une précision mathématique, qu'il passe immédiatement entre le noyau et le corps vitré, sans accrocher l'hyaloïde par aucun de ses points; autrement on déchire cette membrane, une portion du corps vitré s'échappe, il se fait ainsi une cavité dans laquelle le noyau va se placer, et l'on est obligé d'aller à sa recherche souvent avec aussi peu de succès qu'auparavant.

Il est un procédé plus sûr pour opérer les cataractes à noyau mobile. Le noyau ne peut être extrait, parce que les couches corticales liquides plus légères sortent avant lui; si les couches liquéfiées restaient en place, rien ne serait plus facile que d'achever l'opération; mais la chose est impossible. Si l'on pouvait faire sortir le noyau le premier, le problème serait encore résolu; car, celui-ci une fois dehors, les couches corticales sortiraient toujours, par l'action des mêmes forces qui les font sortir tout d'abord,—et qui sont la pression qu'exerce le corps vitré d'arrière en avant et la contraction des muscles de l'œil. Ces difficultés sont telles, qu'il a fallu trouver un procédé qui permît d'arriver à ce dernier résultat : c'est ce que l'on obtient avec le kystitome curette (fig. 7). La curette ordinaire est un instrument formé

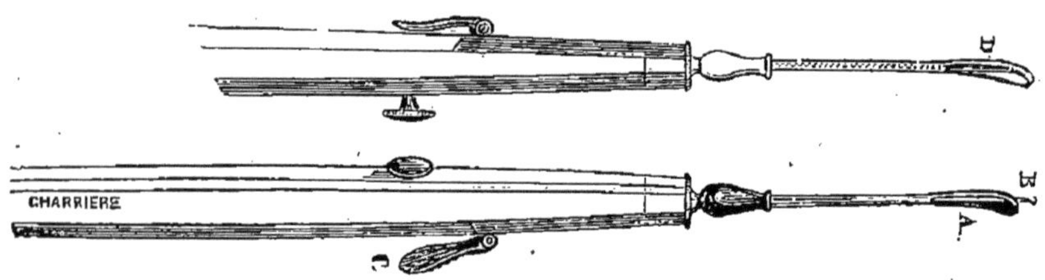

Fig. 7.

d'une tige mince, portée sur un manche et terminée à son extrémité par une portion élargie, convexe sur une de ses faces, concave sur l'autre (fig. 7, A), de façon à former une petite cuiller. Dans le kystitome modifié, le fond de la curette est percé d'un trou, la tige renferme dans toute sa longueur une seconde tige d'acier plus petite, et terminée, à son extrémité libre, par un crochet (fig. 7, B) qui vient se mettre à cheval sur le bord inférieur du trou de la cuiller, de manière à sortir sur sa face convexe. Une pédale (fig. 7, C) est renfermée dans le manche qui supporte l'instrument : quand on appuie sur cette pédale, on fait faire au crochet une saillie assez prononcée ; si, au contraire, on lâche le ressort, le crochet reprend brusquement sa première position et reste caché (fig. 7, D).

Voyons maintenant comment on pratique l'opération. Le malade étant couché, on maintient les paupières écartées au moyen d'élévateurs. Nous supposerons, pour le moment, que nous connaissons la manière dont on doit se servir des élévateurs et ceux qu'il faut employer ; cette question, qui est d'une grande importance, sera complétement discutée à propos des opérations dans lesquelles on en fait toujours usage comme dans l'iridectomie, la pupille artificielle, etc. Contrairement à ce qui se fait dans la kératotomie ordinaire, nous avons, pour l'opération dont nous parlons, l'habitude de faire dilater la pupille, par des instillations d'atropine. C'est qu'ici les avantages obtenus par l'emploi de cet agent en contre-balancent largement les inconvénients.

Voici d'ailleurs une règle générale, un guide pour l'usage de l'atropine dans la chirurgie oculaire : dans toute opération où l'on doit faire à la cornée une plaie linéaire pour une extraction de cataracte, il y a bénéfice à dilater la pupille ; en effet, si on laisse dans un œil à opérer par cette méthode, la pupille contractée, on s'expose pendant toute la durée de l'opération à blesser l'iris avec la pointe de l'instrument, puisqu'on n'a pas pris soin de diminuer son étendue ; au contraire, en dilatant la pupille, on risquera moins de rencontrer le bord pupillaire et, par conséquent, de blesser l'iris. Seconde raison : le malade étant opéré, il peut se produire une hernie de l'iris ; si, au contraire, on l'a refoulé à la périphérie, par l'emploi de l'atropine avant et après l'opération, comme il sera situé au delà de la plaie, par rapport au centre de la cornée, la hernie se produira difficilement ; de plus, en agissant ainsi, on diminue les chances d'une exsudation qui, en obstruant la pupille, détruirait le résultat de l'opération. Une troisième raison en faveur de l'atropine, dans le cas présent, c'est qu'en dilatant la pupille, on peut voir le noyau pendant tout le temps que dure l'opération, tandis que s'il était très-peu volumineux, il viendrait se cacher derrière l'iris et on le perdrait complétement de vue.

On place donc le malade sur un lit et de façon que le noyau se trouve dans une position bien déterminée ; on écarte les paupières au moyen des élévateurs et l'on fixe l'œil avec une pince à griffe toute spéciale dont nous parlerons plus loin; puis, on fait la ponction avec un couteau lancéolaire, un bistouri ou un kératotome ; on peut se servir indifféremment de l'un de ces instruments; on emploie cependant, de préférence, le couteau lancéolaire.

Quelle étendue devons-nous donner à la plaie de la cornée ? Il suffira de la proportionner au volume des plus gros noyaux de cataractes mobiles, car nous n'avons plus besoin ici de faire sortir un cristallin tout entier ; il est donc inutile de faire une plaie cornéenne aussi grande que pour une extraction ordinaire. Nous lui donnerons une étendue totale de 3, 4 ou 5 millimètres ; dans ces proportions, elle sera parfaitement suffisante pour laisser passer le kystitome-curette. Ainsi, l'étendue de la plaie est soumise à deux conditions : il faut qu'elle puisse laisser l'instrument pénétrer dans l'œil. et ressortir lorsqu'il ramène le noyau.

En vertu du principe que nous avons formulé touchant la dilatation de la pupille et des raisons sur lesquelles il s'appuie, nous ferons la plaie sur un point de la cornée placé en dedans du bord pupillaire dilaté. La ponction sera pratiquée au côté externe ; tout autre point, loin de présenter des avantages, n'offrirait que des inconvénients, tandis que là on aura un champ d'action plus vaste et plus libre. La plaie devra être faite de telle façon, que l'humeur aqueuse ne s'échappe pas; pour obtenir ce résultat, il faut que le couteau pénètre dans la chambre antérieure, en masquant constamment l'ouverture qu'il fait; il devra donc être placé parallèle à l'iris et marcher continuellement dans le même plan. On peut objecter que l'instrument étant triangulaire laissera, en se retirant, de chaque côté de la lame, un vide par lequel l'humeur aqueuse s'échappera. A la rigueur cela peut avoir lieu, si l'on sort avec lenteur ; mais cet inconvénient est facilement évité, en retirant très-rapidement le couteau ; dans ces conditions, les lèvres de la plaie se rapprochent assez vite pour s'opposer à l'issue du liquide de la chambre et laisser le bénéfice de la dilatation de la pupille.

Pourquoi tenons-nous d'une manière si absolue à conserver l'humeur aqueuse ? C'est que si nous lui permettons de s'échapper, dès qu'elle sera sortie, nous ne verrons plus rien ; en effet, quelle que soit l'énergie du mydriatique employé, l'iris se contracte, et, par conséquent, la pupille se rétrécit dès que l'humeur aqueuse est évacuée.

Lorsque la ponction est faite, le kystitome-curette est introduit de manière que sa face convexe soit tournée vers la capsule; c'est sur cette face que sort le crochet qui doit nous servir à faire la kystotomie. On fait donc pénétrer l'instrument par la plaie de ponction ; puis, lorsqu'il est arrivé à $0^m,001$ en dedans de cette plaie, on appuie sur la pédale, de manière à faire sortir le crochet, et l'on pratique sur la capsule une déchirure plus grande que la plaie de ponction et qui lui soit parallèle; ce temps sera exécuté avec une grande rapidité. Ceci achevé, on lâche le ressort et l'on plonge rapidement la curette dans les couches corticales liquides pour chercher le noyau avant qu'elles ne s'échappent ; lorsqu'on l'aura saisi, on le ramènera vers la cornée. L'opération est alors terminée.

En dehors des accidents connus de la plaie de ponction, nous en étudierons un qui est particulier à l'opération qui nous occupe. Il peut arriver quelquefois de manquer le noyau ; cela ne se produit, en général, que lorsqu'on a laissé échapper l'humeur aqueuse et que la pupille s'est contractée. Dans un cas semblable, il ne faut pas hésiter à suivre la conduite suivante. On agrandit la plaie de la cornée avec des ciseaux vers sa partie inférieure; on fait asseoir le malade la face penchée en avant, puis on lui remue la tête, de façon que le noyau gagne la partie inférieure et vienne se placer immédiatement derrière l'iris ; alors on fait l'iridectomie pour mettre le noyau à découvert, et il est facile de le faire sortir avec la curette ordinaire.

RÉSUMÉ.

Cataracte à noyau mobile.

Diagnostic : Age de la cataracte, dix à douze ans ; couleur d'un blanc uniforme ; arc de cercle jaune ambré à convexité supérieure, et situé à la partie inférieure de la pupille.

Le noyau disparaît si le malade se penche en arrière.
Le noyau apparaît si le malade se penche en avant.

Procédé à lambeau supérieur :

1er TEMPS : Régulier.

2e TEMPS : Les couches corticales s'échappent, le noyau reste caché derrière l'iris, la pupille est noire, l'achèvement du pont est régulier.

3e TEMPS : La pression sur le globe fait engager le corps vitré dans la pupille, d'où impossibilité de faire sortir sans lui le cristallin.

Le malade se trouverait dans les conditions suivantes :

1° Opéré par extraction avec accidents des plaies de la cornée.
2° Opéré par abaissement : inconvénients du noyau sous le corps vitré.

PROCÉDÉ SPÉCIAL.

1er TEMPS :
- 1° Avec le couteau lancéolaire, plaie moins grande que celle de la kératotomie.
- 2° Plaie en dedans du bord libre de l'iris, préalablement dilaté.

2e TEMPS :
- 1° Emploi du kystitome-curette.
- 2° Plaie capsulaire linéaire parallèle au bord de l'iris du côté de la plaie.

3e TEMPS :
- 1° La curette non armée va chercher le noyau.
- 2° Le noyau est entraîné au dehors.

Accidents :

1er TEMPS :
- 1° La plaie doit être assez grande pour permettre la manœuvre du kystitome-curette et l'évacuation du noyau.
- 2° La plaie entre la périphérie de la cornée et le bord pupillaire favorise la hernie de l'iris.

2e TEMPS :
- 1° L'emploi de tout autre instrument laisse échapper les couches corticales, et le noyau reste en place.
- 2° La plaie capsulaire ne correspondant pas à celle de la cornée, le kystitome-curette a de la peine à chercher le noyau.

3e TEMPS :
- 1° Si le crochet est saillant, on peut accrocher l'iris; d'où : plaie, tiraillement et décollement du cercle ciliaire.
- 2° Le noyau peut plonger dans les couches corticales et se cacher derrière l'iris.

Avant de laisser ce chapitre de côté, nous devons ajouter quelques lignes destinées à empêcher qu'on ne confonde la cataracte à noyau mobile avec une variété, à types multiples, que les auteurs désignent sous les noms de *branlante*, *nageante*, *flottante*, ou encore de *capsulo-lenticulaire enkystée*. Ils y font rentrer évidemment la cataracte à noyau mobile, mais sans se rendre compte de ses caractères propres. Carron du Villards dit, en effet, que la cataracte flottante est reconnaissable à sa couleur blanche éclatante. Il ajoute que la capsule se rapproche ou s'éloigne de l'iris suivant les mouvements de la tête.

Sichel, dans son *Traité de l'ophthalmie* (1837), énumère les causes de la cataracte branlante. Elle est due, soit à la liquéfaction du corps vitré, soit à une rupture des adhérences par *com-*

motion du cristallin, soit à une anomalie dans la structure physiologique des liens naturels du cristallin. Enfin l'auteur ajoute : « Nous avons dernièrement entendu parler à M. Sanson aîné, dans une excellente clinique ophthalmologique, d'une dernière variété de cataracte branlante ou flottante, produite par l'accumulation extraordinaire de liquide interstitiel dans la cavité intracapsulaire, dans lequel nagerait un petit noyau de cristallin et qui présenterait un ballottement sensible. Bien que nous n'ayons pas encore eu l'occasion d'observer une cataracte de ce genre, et que nous ne l'ayons trouvée dans aucun auteur, nous ne doutons point de son existence. »

Confondue ainsi avec d'autres variétés très-différentes, la cataracte à noyau mobile a été spécialement étudiée par mon père il y a une quinzaine d'années. Dans un journal qui disparut après quelques numéros, *la Clinique européenne*, on trouve décrits exactement les symptômes de cette affection, les instruments et le procédé dont il faut faire usage.

C'est là un progrès remarquable, puisqu'il permet de remplacer, par une méthode chirurgicale rationnelle, les anciens procédés défectueux et si peu favorables, que Sichel dit lui-même : « la cataracte branlante est très-difficile à opérer. »

Dans ces leçons, nous avons voulu préciser le diagnostic de la cataracte à noyau mobile, l'enlever à un groupe auquel rien ne la rattachait, la classer et indiquer d'une manière exacte par quel procédé elle pouvait être extraite.

CINQUIÈME LEÇON

DE LA CATARACTE (SUITE)

CATARACTE ADHÉRENTE A LA CAPSULE

La quatrième variété de cataracte sénile dont nous ayons à nous occuper est la *cataracte adhérente à la capsule.* Nous sommes obligé d'ajouter à ces mots *cataracte adhérente* le qualificatif *à la capsule,* pour indiquer d'une manière bien exacte quelles sont les parties réunies.

Les auteurs entendent par cataractes adhérentes celles dans lesquelles l'iris est collé à la cristalloïde antérieure par une synéchie plus ou moins ancienne. Mais il se présente des cas où les couches corticales tiennent à la cristalloïde, sans que, pour cela, l'iris ait cessé d'être libre, sans qu'il y ait le moindre point d'adhérence entre lui et la capsule. C'est précisément cette forme qui, pour nous, est la cataracte adhérente à la capsule, et nous l'appelons ainsi pour la distinguer de celle dans laquelle les adhérences ont lieu entre la cristalloïde et l'iris.

La cataracte adhérente à la capsule remonte toujours à une époque fort ancienne; elle est tout au moins aussi avancée en âge que la cataracte à noyau mobile, si elle ne l'est pas davantage. Elle peut être la conséquence d'une cataracte dure, molle ou mixte; en d'autres termes, toutes les cataractes séniles peuvent se terminer de cette manière; nous irons plus loin, et nous dirons même que c'est la règle. Cette terminaison est de beaucoup plus fréquente que la transformation des cataractes anciennes en cataracte à noyau mobile; car on doit, nous le savons, réserver le nom de cataracte complète à celle qui est formée par la capsule renfermant seulement dans son intérieur les carbonates et les phosphates calcaires qui ont échappé à la résorption, ou qui plutôt n'ont pu, comme les parties liquides, disparaître par cette voie.

La meilleure preuve à fournir de l'exactitude de cette opinion, c'est précisément la cataracte adhérente à la capsule. En effet, ce n'est là que le premier pas vers cette transformation ultime dont nous venons de parler, et si l'on pouvait attendre assez longtemps, on verrait toutes les cataractes à noyau dur et à couches corticales adhérentes à la capsule diminuer lentement et progressivement de volume, au point d'arriver à n'être plus constituées que par la capsule renfermant les parties du cristallin qui résistent à la résolution, c'est-à-dire les matières fixes. Ainsi, nous le répétons, au point de vue de son évolution, la cataracte adhérente à la capsule tient le milieu entre la cataracte complète ordinaire, — celle où le cristallin atteint son plus haut degré d'opacité, — et la terminaison définitive de la cataracte comme nous la comprenons.

Voici maintenant les symptômes auxquels on distinguera cette forme de toutes les autres. Le premier consiste dans l'âge; elle remonte, en effet, comme nous l'avons dit plus haut, à un temps au moins aussi éloigné que la cataracte à noyau mobile.

Un second symptôme très-important à noter, c'est l'augmentation du volume de la chambre antérieure. Ce fait n'est pas surprenant, si nous réfléchissons à ce qui se passe : les couches corticales, perdant leurs parties liquides, tiennent moins de place; dans ces conditions, le volume total est diminué, l'iris peut donc se porter en arrière.

Le troisième symptôme, le plus important de tous, car il peut, à lui seul, servir à différencier cette forme de cataracte de toutes les autres, est *la présence de points d'un blanc resplendissant, plus antérieurs que le reste de la lentille et placés sur un fond dont la couleur appartient à la cataracte dure ou à la cataracte molle.*

Ce fait exige certains développements.

Si nous examinons le cristallin dans un cas de cataracte adhérente, il nous présentera sa couleur blanche, opaque, uniforme, normale; cette uniformité est parfaite ou bien la teinte blanche peut être d'autant plus foncée qu'on s'éloigne de la périphérie, et prend une nuance jaune ambrée à son centre; en d'autres termes, le cristallin nous offrira tous les caractères anatomiques d'une cataracte dure, molle ou mixte, suivant que la cataracte adhérente proviendra de l'une de ces trois variétés. Mais à ces signes habituels viendra s'en ajouter un autre qui tient à la constitution, à la forme de cataracte dont nous nous occupons. Le voici : avec quelque attention que nous examinions une cataracte dure, molle ou à noyau flottant, nous n'apercevons pas la capsule, nous ne nous rendons pas compte de sa position; en effet, l'opacité appartient tout entière à la lentille que nous voyons à travers la capsule transparente, sans avoir plus conscience de son existence que de celle de la glace qui recouvre le tain dans un miroir. Dans la cataracte adhérente, au contraire, nous avons parfaitement conscience de la présence de la capsule, parce que nous trouvons sur sa face postérieure et collés sur elle des amas de phosphates et de carbonates calcaires, résultant de la résolution de certaines parties des couches corticales antérieures.

En effet, lorsqu'un cristallin est dur et complétement opaque, il se fait dans un de ses points un ramollissement des couches corticales antérieures. C'est une conséquence de la marche de la maladie. Mais cette opacité ne se produit pas d'une manière régulière, uniforme; elle est plus précoce sur certains points que sur d'autres; il en sera de même pour le ramollissement : le point qui sera devenu opaque le premier, sera le premier aussi à se ramollir; il subira donc ses transformations avant les autres et la résolution enlèvera en ce point, aux couches corticales, tout ce qui peut en être éliminé, c'est-à-dire les parties liquides. Il ne restera plus que les phosphates et les carbonates calcaires qui se déposeront à la face postérieure de la cristalloïde antérieure.

Un fait de même nature se passera sur un autre point du cristallin, jusqu'à ce que cette transformation se soit produite dans toute son étendue. Mais avant d'avoir atteint ce résultat définitif, ces amas calcaires forment à la surface de la lentille un certain nombre de points placés sur un plan plus antérieur que le reste. Par conséquent, si nous examinons un malade dans les conditions dont nous venons de parler, nous observerons un cristallin qui nous offrira sa couleur habituelle, variable, suivant la cataracte dont il provient, et présentant, en outre, en plusieurs endroits, les points brillants dont nous parlons, et qui serviront toujours à distinguer cette forme de cataracte. Ces points, disons-nous, sont constitués par des carbonates et des phosphates calcaires, développés les uns après les autres, et si l'on avait attendu assez longtemps, la surface interne tout entière de la cristalloïde aurait été recouverte de dépôts semblables. C'est ainsi que l'on retire de l'œil des capsules doublées complétement de ces dépôts calcaires qui atteignent quelquefois une épaisseur assez considérable. La cataracte adhérente à la capsule en continuant à se développer mène tout droit à la cataracte pierreuse des anciens, qui ne diffère, en aucune façon, de la cataracte phosphatique, puisqu'elle est, en effet, constituée uniquement par des carbonates et des phosphates calcaires renfermés dans le sac qui forme la capsule.

Il peut arriver aussi que ces phosphates et ces carbonates augmentent de quantité sous l'influence d'une prédisposition particulière du malade.

Les symptômes spéciaux et les phénomènes qui appartiennent à cette cataracte se présentent en arrière de la lentille, en même temps qu'on les observe en avant, car les couches corticales postérieures subissent les mêmes transformations; ce qui revient à dire que la lentille est collée à la cristalloïde antérieure et postérieure; mais il est important de se rappeler que cette dernière est intimement unie à la fossette hyaloïdienne.

En résumé, *la cataracte adhérente à la capsule est vieille; la capacité de la chambre antérieure est considérablement augmentée*, ce qui tient à la diminution de volume de la lentille; *on observe à la surface du cristallin des points d'un blanc plus éclatant que le reste et placés sur un plan plus antérieur.*

Cette cataracte est de beaucoup plus fréquente que la cataracte à noyau mobile. Les chiffres suivants, pris dans notre pratique personnelle, le démontreront suffisamment. Sur un effectif de 150 à 200 malades atteints de cataractes mûres et complètes qui se présentent chaque année à la clinique, nous rencontrons seulement trois ou quatre cataractes à noyau mobile, tandis que nous voyons au moins vingt fois la cataracte adhérente à la capsule. Il est donc encore plus important de connaître cette dernière forme que la première.

Passons à l'opération. Nous suivrons encore ici la marche adoptée pour l'étude de la cataracte à noyau mobile; nous supposerons que l'on opère par kératotomie ordinaire, et en voyant l'impossibilité de mener l'extraction à bonne fin, nous conclurons à la nécessité d'un procédé spécial.

Le premier temps s'exécute avec facilité; rien, en effet, ne s'oppose à ce que la ponction et la contre-ponction soient faites d'une manière régulière. Si l'on connaît la nature de la cataracte, on peut même se dispenser de laisser un pont et achever d'un seul coup la plaie de la cornée, car le cristallin, maintenu dans sa position par les adhérences qu'il a contractées avec la capsule, ne risque en aucune façon de s'échapper contre la volonté du chirurgien; il est cependant préférable, en principe, de conserver le pont. On fait le deuxième temps avec l'intention de déchirer la capsule comme à l'ordinaire; pour cela on porte le kystitome sur la cristalloïde suivant les préceptes indiqués, et en retirant l'instrument on fait ou du moins on croit faire à la capsule une déchirure suivant un diamètre oblique du cristallin. Or, la pointe du crochet du kystitome ne pénétrera pas dans la capsule; elle glissera à sa surface en produisant, trois, quatre, cinq ou six déchirures, mais les parties calcaires déposées à la face interne de la cristalloïde, et qui l'ont collée au cristallin, empêcheront les déchirures de se rejoindre, retiendront la capsule en place et, en s'opposant à son élasticité, l'empêcheront d'éclater; le cristallin ne pourra donc pas sortir.

En supposant toujours que le diagnostic n'ait pas été établi avant l'opération, on pense que la kystotomie est faite, et si l'on a laissé un pont, on en achève la section pour arriver au troisième temps. Celui-ci est exécuté comme dans une kératotomie ordinaire, mais les pressions exercées dans différentes directions sur le globe oculaire ne feront pas bouger le cristallin; il restera dans sa position. On fera plusieurs tentatives, mais avec aussi peu de succès que la première fois. Il est cependant certain que l'obstacle ne vient pas de l'iris, puisqu'on le voit, dans tout son pourtour, libre d'adhérences avec la capsule; l'opérateur croira donc avoir fait une kystotomie incomplète et la recommencera en cherchant à déchirer la capsule dans plusieurs sens. Il procède alors, soit en faisant un certain nombre de déchirures parallèles, puis d'autres obliques aux premières — comme le conseille un professeur belge, non pas pour ce cas particulier, mais pour toutes les kystotomies, — soit d'après la pratique d'un autre chirurgien, un Français, qui déchire la capsule en pénétrant un grand nombre de fois dans l'épaisseur des couches corticales. Cela fait, il renouvellera les pressions destinées à faire sortir le cristallin; mais comme la kystotomie ne sera pas mieux achevée qu'elle ne l'était la première fois, la lentille ne viendra pas. Après un certain temps de cette manœuvre, le malade et le chirurgien sont à bout de patience; celui-ci, à un moment donné et sans en avoir pour ainsi dire conscience, exagère la pression, fait sortir en même temps le cristallin et le corps vitré; alors il peut s'assurer que la capsule n'a pas été ouverte.

En présence d'un résultat aussi défavorable, c'est le cas d'insister sur un point qu'il importe de ne pas perdre de vue. Les phosphates et les carbonates calcaires, en se déposant à la face profonde de la cristalloïde, ont *mastiqué* cette membrane avec le cristallin et les font adhérer comme si on les avait collés. Or, il faut partir de ce principe que, dans de telles conditions, on ne pourra pas plus déchirer la capsule que l'on ne pourrait déchirer un morceau de papier, ou mieux une toile d'araignée complétement collée contre un mur. Recommencerait-on dix fois, vingt fois la kystotomie, jamais la capsule, retenue au cristallin par ses points d'adhérence et dépourvue de toute élasticité, n'éclaterait, ne se déchirerait d'une manière complète, — et le cristallin ne sortira pas.

Voilà pourquoi il est si important de bien établir le diagnostic avant d'opérer une cataracte, et pourquoi aussi il faut employer un procédé spécial, au lieu du procédé ordinaire qui ne donne que de mauvais résultats. C'est là que nous trouverons l'explication de ces faits de cataractes ordinaires, dont l'extraction a présenté de grandes difficultés, et qui n'étaient autre chose que des cataractes adhérentes. Nous avons pu en voir un exemple il y a peu de temps dans un article rédigé sous le patronage d'un ophthalmologiste français et publié par un journal de médecine de notre pays; on nous racontait l'histoire d'une opération de cataracte, dans laquelle le premier et le second temps purent être facilement exécutés, mais le troisième présenta de grandes difficultés, et l'on n'eut la lentille qu'au moyen de pressions longtemps prolongées; — encore fut-elle accompagnée d'un peu de corps vitré. En relisant cette observation, il sera facile de se convaincre qu'il s'agissait d'une cataracte adhérente à la capsule, et que toutes ces grandes difficultés pendant l'opération tenaient à ce que le diagnostic n'avait pas été fait préalablement.

Dans les cas de cataracte adhérente, — et ils sont assez fréquents, — les insuccès viennent de ce que l'on a fait un mauvais diagnostic, et de ce que l'on ne veut pas reconnaître sa faute. Donc, quand nous serons arrivé au troisième temps d'une extraction et que tout aura paru marcher régulièrement jusque-là, si le cristallin résiste aux pressions destinées à le faire sortir, l'idée d'une cataracte adhérente doit se présenter immédiatement à notre pensée. Opérons alors comme nous allons l'indiquer.

Quel est l'obstacle à la sortie du cristallin? C'est la capsule retenue par ses adhérences; il faut donc aller la chercher. Pour cela, avant d'achever le pont quand on l'a laissé, — et nous savons que l'on doit toujours faire ainsi, — on prend des pinces droites et à branches fines, on les introduit par le milieu de la plaie de ponction ou tout au moins par un point éloigné de ses angles, cela fait, on tient les mors parfaitement rapprochés, et l'on fait cheminer l'instrument dans la chambre antérieure suivant le diamètre de la cornée correspondant à leur point d'entrée, absolument comme pour la kystotomie. Arrivé dans le champ pupillaire et vers son milieu, on ramène en avant l'extrémité libre de la pince, puis on écarte ses branches et l'on presse fortement sur la capsule, de manière à en comprendre un pli entre les mors de l'instrument.

Il ne faut pas enlever, arracher la capsule par un mouvement brusque, car on s'exposerait ainsi à n'en extraire qu'une partie prise dans le centre, comme pourrait le faire un emporte-pièce. Résultat insuffisant encore pour permettre l'exécution du troisième temps et qui, d'ailleurs, par la secousse produite sur l'appareil cristallinien, pourrait amener du côté de l'iris et surtout du cercle ciliaire des complications graves pour l'avenir.

Il faut, par un mouvement de torsion produit sur place et lentement, rompre non-seulement les adhérences, mais encore déchirer la capsule dans toute sa circonférence de manière à attirer celle-ci vers le centre.

Il n'y a plus qu'à amener au dehors, par la plaie d'entrée, la cristalloïde antérieure complétement libre et dégagée.

Qu'arrive-t-il ainsi? Il ne reste en avant que le cristallin, et, pour le faire sortir, nous n'avons plus à vaincre que les adhérences qu'il a contractées avec la cristalloïde postérieure, résistance facilement surmontée, car maintenant le cristallin, soulevé par sa partie inférieure, peut se détacher de cette membrane. Il est donc facile de faire le troisième temps comme à l'ordinaire lorsqu'on a enlevé la cristalloïde antérieure.

Résumons en peu de mots tout ce qui précède. La cataracte adhérente est relativement assez fréquente. Si son diagnostic n'est pas bien fait avant l'opération, il se présente au troisième temps des difficultés telles, que l'issue du corps vitré peut en être la conséquence; si l'on a établi le diagnostic, — et cela est facile par les points blancs faisant saillie sur le reste de la lentille, — le premier temps se fait d'une manière régulière, puis on introduit par la plaie de ponction, non un kystitome, mais des pinces fines, et l'on va prendre la capsule par son centre pour l'arracher *par torsion* à ses adhérences; cela fait, on achève le pont avec un couteau mousse, puis on pratique le troisième temps comme à l'ordinaire, en ayant soin de ne pas exagérer la pression et de se reprendre à plusieurs fois pour détruire les adhérences de la lentille avec la cristalloïde postérieure.

Les quatre espèces de cataracte que nous avons établies sont maintenant étudiées. Nous ne nous sommes occupé que de la forme simple; nous n'avons pas parlé de cas dans lesquels il existe des complications générales, comme le catarrhe pulmonaire, les maladies du cœur, le diabète, la glycogénie, ou des complications oculaires telles que des adhérences de la pupille, un leucome central ou une maladie des membranes profondes de l'œil. Nous avons pris des cataractes types et étudié les procédés d'extraction qui leur conviennent. Les cas particuliers seront étudiés dans les leçons qui traitent des cataractes chez l'adulte.

Nous avons admis, pour opérer toutes ces cataractes, un seul procédé, la kératotomie. Nous avons dit qu'il existait trois variétes de kératotomie, qui sont : la kératotomie *oblique*, *supérieure* et *inférieure*. La première n'est jamais mise en pratique aujourd'hui. Les deux autres ne diffèrent pas quant au manuel opératoire; elles exigent les mêmes temps et les mêmes instruments; de plus on peut pousser l'analogie jusqu'à laisser un pont au bas de la cornée dans la kératotomie inférieure. Mais ces deux opérations diffèrent par la situation de la plaie et par les accidents consécutifs qu'elles présentent. En effet, dans la kératotomie inférieure, le lambeau est moins bien maintenu en coaptation par la paupière inférieure qu'il ne l'est dans la kératotomie supérieure par la paupière correspondante; en outre, dans le premier procédé, les lèvres de la plaie continuellement baignées par les larmes et les mucosités qui séjournent dans le cul-de-sac inférieur, sont beaucoup plus exposées à une irritation qui retarde la cicatrisation immédiate, augmente de beaucoup les chances de suppuration du lambeau, et expose à l'iritis et à la perte de l'œil. Ce qui peut arriver de plus heureux dans ce cas, c'est une réunion par seconde intention.

RÉSUMÉ.

Cataracte adhérente à la capsule.

Diagnostic :
- Son âge (8 ou 10 ans).
- Plaques blanches crétacées situées sur un plan plus antérieur que la lentille.
- La cataracte peut être dure ou mixte.

Procédé à lambeau supérieur.

1er TEMPS : Régulier.

2e TEMPS :
- 1° La kystotomie ne peut se faire, — la capsule étant collée sur le cristallin.
- 2° L'achèvement du pont est régulier.
- 3° On peut ne pas conserver un pont.

3e TEMPS : Issue brusque des liquides intra-oculaires, la pression digitale étant fortement exagérée.

PROCÉDÉ SPÉCIAL.

1er TEMPS : Ponction, contre-ponction, achèvement du pont.

2e TEMPS :
- 1° Une pince à mors plats est introduite fermée par le milieu de la plaie de ponction.
- 2° La pince continue sa marche directement et arrivée au niveau du bord pupillaire elle saisit la capsule par son centre.
- 3° Par un mouvement de torsion, on détache la capsule dans toute sa périphérie et l'on déchire tous les points d'adhérence.
- 4° La capsule est amenée au dehors.

3e TEMPS :
- 1° Par des pressions douces et répétées, on rompt les adhérences postérieures.
- 2° Le cristallin doit sortir lentement, car avec lui s'échappe souvent une partie du corps vitré.

SOINS CONSÉCUTIFS AUX OPÉRATIONS DE CATARACTE.

Avant de dire comment on doit procéder au pansement, applicable à toutes les variétés de kératotomie à lambeau, nous voulons présenter quelques considérations générales.

L'opération une fois terminée, le chirurgien doit s'assurer que le lambeau de la cornée n'est pas renversé et fermer ensuite les paupières avec précaution.

On ne doit pas oublier non plus de faire constater au malade qu'il voit clair en le mettant à même de regarder quelques objets, les doigts de la main par exemple. Cette précaution a un double but. D'abord elle exerce une influence salutaire sur l'esprit de l'opéré; ensuite elle lui prouve que l'opération a été faite régulièrement et qu'il conservera la vue s'il ne survient plus tard aucune complication.

Si nous lisons les auteurs qui ont écrit à la fin du siècle dernier et même au commencement de celui-ci, nous verrons qu'ils recommandent de tenir les malades au lit, à une diète assez sévère, et qu'ils les soumettent à des prescriptions souvent très-dures. Par exemple, ils n'arrivent à donner des aliments solides que vers le cinquième ou le sixième jour; de plus, ils recommandent de les tenir au lit pendant huit, dix et même douze jours. Cette pratique, encore suivie par quelques chirurgiens, n'est pas exempte d'inconvénients, comme nous allons le voir. La diète peut avoir de bons résultats dans quelques cas particuliers; mais d'habitude il faut nourrir les opérés et parfois même exagérer l'alimentation. C'est là une pratique dont nous nous sommes toujours bien trouvé.

Les opérés de notre dispensaire sont soumis à un régime substantiel; le premier jour de l'opération, ils ne prennent que des bouillons et des potages, mais de manière à ne pas sentir la faim; dès le second ils commencent à manger de la viande. En effet, la première condition pour la cicatrisation de la plaie de la cornée est que les malades se tiennent dans la plus grande tranquillité, et pour cela il est bon qu'ils aient du sommeil; or, les gens qui ne mangent pas sont agités, dorment très-peu.

La meilleure position à faire prendre au malade est le décubitus dorsal; cependant, s'il vient à en être fatigué, il n'y a pas d'inconvénient à ce qu'il se couche sur le côté correspondant à l'œil sain.

Les recommandations suivantes ont une plus grande importance : il ne faut pas que le malade parle; le plus grand silence doit régner dans sa chambre, car le malade cligne au moindre bruit qu'il entend et ce clignement a pour résultat de produire un certain degré d'irritation des paupières, ce qui peut parfaitement entraîner la suppuration du lambeau.

On devra donc le laisser dans l'isolement et recommander à son gardien d'éviter tout bruit inattendu qui pourrait le troubler, l'éveiller en sursaut, en un mot faire impression sur son système nerveux.

On ne doit pas négliger non plus de visiter les poches du malade et d'enlever son tabac au priseur. Ce détail a bien son importance, car s'il vient à éternuer, à quelque période que ce soit du travail cicatriciel, une rupture peut s'ensuivre et donner lieu, entre autres accidents, à la hernie de l'iris.

Cette privation de tabac est des plus pénibles et influe sur le moral du malade d'une façon parfois extraordinaire. Permettez-nous, à ce sujet, une anecdote qui se rattache à la première opération faite par mon père. Son client, priseur enragé, avait été tenu à une diète sévère et qui s'étendait à son tabac. Vers le quatrième jour de l'opération, comme son air présentait quelque chose d'inaccoutumé, on le surveilla et l'on finit par s'apercevoir qu'il tenait, caché dans son lit, un couteau avec lequel il se proposait d'assassiner son opérateur. Heureusement, la passion du tabac n'est pas souvent poussée à ce point.

Le malade devra, sans quitter le lit, satisfaire à tous ses besoins, et les mouvements qu'ils nécessitent doivent être indiqués et exécutés avec lenteur. S'il a l'habitude de se couvrir la tête pendant la nuit, qu'il continue à le faire, mais en évitant que la coiffure ne descende jusque sur les yeux.

Lorsqu'on est obligé de placer de la charpie sur les yeux, on doit faire sur l'oreille le nœud de la bande qui la maintient, afin d'éviter tout mouvement quand on veut lever l'appareil.

Sauf indication particulière, on doit se tenir en garde contre cette vaine curiosité qui pousse à examiner ce qui se passe dans les yeux du malade, car le moindre froissement, la moindre irritation, peuvent déterminer la rupture de la cicatrice qui commençait à se former et amener comme résultat définitif la suppuration de la plaie.

Toutes ces recommandations ont leur importance, et il est bon de ne pas s'en éloigner; mais à côté des malades auxquels ces soins ont été ponctuellement donnés et qui n'ont pas guéri, nous voyons les bizarreries les plus curieuses. Nous avons opéré un invalide, — et nous signalerons les vieux soldats comme peu patients et difficiles à opérer; — le lendemain de l'opération, en nous approchant de son lit, nous le trouvâmes les yeux ouverts; dans la nuit il avait enlevé son pansement et, ne trouvant pas d'eau pour le décoller, il avait imaginé de se servir d'un linge trempé dans son vase de nuit; il a, du reste, parfaitement guéri.

Un autre malade, celui-ci dans une position sociale plus élevée et qui pouvait faire compter sur plus d'intelligence de sa part, arrache son pansement le lendemain de l'opération, et se met à la fenêtre, en plein soleil, pour voir ce qui se passe dans la rue, cette grave imprudence ne l'a pas empêché de guérir. Nous pourrions multiplier ces exemples; nous pensons que ces deux-là sont suffisants pour montrer que certains malades guérissent quoiqu'ils fassent tout ce qu'il faut pour compromettre le succès de l'opération.

A côté de ces gens, il en est d'autres tout aussi dangereux; ce sont ceux dont le sommeil est poursuivi par des rêves; nous avons vu, dans la première nuit qui suivit l'extraction, un malade rêver qu'il pleurait; il pleurait en réalité ses corps vitrés que l'on retrouva le lendemain sur son oreiller. L'insomnie peut aussi avoir les plus fâcheux résultats; il faudra donc, pendant les quarante-huit premières heures, procurer du sommeil aux opérés; pour cela, on pourra avoir recours sinon aux opiacés, du moins à un julep calmant, qui est sans inconvénient.

Mais l'insomnie peut tenir à un grand nombre de causes morales, à des soucis d'intérêt, de famille, et, comme le résultat serait alors de faire une extraction dans de mauvaises conditions, le chirurgien doit chercher à les prévoir par un examen discret du malade, et remettre l'opération pour le moment où le calme aura reparu.

SIXIÈME LEÇON

DE LA CATARACTE (SUITE)

PANSEMENT.

Nous nous servons habituellement de taffetas d'Angleterre, le choisissant de couleur noire, parce qu'il nous semble de meilleure qualité. On découpe deux plaques de 3 à 4 centimètres de long sur 2 et demi de large, et, à l'une des petites extrémités, en enlevant un carré de un demi-centimètre, on ménage un vide destiné à laisser un libre écoulement aux larmes et aux autres sécrétions. On emploie deux plaques, parce qu'il faut pratiquer également l'occlusion de l'œil sain, afin de paralyser les deux orbiculaires et d'éviter ainsi les mouvements synergiques.

Des entailles faites sur tout le pourtour des plaques leur permettent de se mouler exactement sur les globes des yeux. De cette façon, les morceaux de taffetas adhèrent bien et ont moins de tendance à se décoller sous l'action des larmes. D'ailleurs, nous augmentons encore la solidité de l'appareil en mettant pardessus deux autres bandelettes du même taffetas, étroites et longues, et placées en forme d'X. Elles doivent toujours laisser la commissure interne à découvert.

Pour faciliter la coaptation de ces morceaux de taffetas, il faut préalablement les tremper dans l'eau tiède. Le meilleur moyen de les bien appliquer sur les sinuosités orbitaires est de se servir d'une compresse pliée en pointe et sèche.

Au bout de dix minutes environ, temps nécessaire pour que le taffetas ait séché, on conduit le malade à son lit après l'avoir deshabillé en l'aidant le plus possible.

Tel est le mode de pansement employé dans les cas ordinaires de kératotomie à lambeau. Il devient insuffisant lorsqu'il survient des complications telles que l'issue partielle ou la menace d'issue du corps vitré. Ce n'est pas assez de la compression produite par le taffetas; il faut lui venir en aide et appliquer par dessus l'appareil, et à la fois sur chaque œil, une forte boulette de charpie maintenue au moyen d'une bande et produisant ainsi une pression continuelle appropriée.

Ce procédé de pansement doit être mis en pratique pour les cataractes dures ou molles ou adhérentes à la capsule qui ont présenté des complications.

Quelquefois même, à cause de la ténuité de la peau, d'une hyperesthésie ou de la susceptibilité des glandes cutanées, il convient de repousser l'emploi du taffetas dont la présence peut amener des œdèmes, des infiltrations, voire même des érysipèles, affections qui peuvent entraver singulièrement les résultats définitifs de l'opération.

Si le cas est prévu, il est préférable de faire la compression à sec avec une boulette de charpie et une bande large de trois doigts et nouée du côté opposé à l'alcôve du lit.

Chez les sujets pusillanimes, irritables, réfractaires aux exigences chirurgicales et habitués à être prévenus dans leurs moindres désirs, à exiger des soins minutieux, il est bon d'employer la pression faite au moyen de la charpie, parce que le seul contact du taffetas suffit à les irriter.

Quelques chirurgiens préfèrent un taffetas transparent qui permet de voir l'état de la peau, l'œdème des paupières, s'il en existe, et même un peu de chémosis séreux.

L'appareil de pansement, tel que nous l'avons décrit pour une extraction régulière, doit rester en place pendant trois jours. Cependant, après une opération de cataracte à noyau mobile ou adhérente à la capsule, et surtout lorsque, pour une cause quelconque, il s'est produit une issue partielle du corps vitré, l'appareil peut être enlevé vingt-quatre et même quarante-huit heures plus tôt que chez les autres malades. Dans ces cas, en effet, la réunion de la plaie a lieu beaucoup plus rapidement.

C'est un fait que l'observation et la pratique nous ont permis de constater; mais il nous serait difficile d'en indiquer les causes. Toujours est-il que chez les malades qui ont perdu de l'humeur vitrée, nous n'hésitons pas à annoncer hautement que la réunion par première intention se fera très-vite, et souvent nous pouvons vérifier son existence, même au bout de vingt-quatre heures. Nous ne parlons pas, bien entendu, du cas où le corps vitré, sortant en bloc, entraîne le déplacement complet de l'hyaloïde.

Ce résultat est-il dû à ce que, sur un œil moins plein, la coaptation des lèvres de la plaie se fait mieux? Faut-il l'attribuer au travail de reproduction du liquide intra-oculaire qui ferait ainsi diversion et ralentirait le processus inflammatoire? Nous ne saurions le dire, mais nous tenons à bien établir le fait.

On en peut déduire la conduite à tenir lorsque, à la suite d'une opération et après le pansement, on s'apercevra que le corps vitré vient se présenter à l'orifice de la plaie et exerce une pression sur le lambeau. Les choses ne sauraient rester dans cet état, car les lèvres n'étant pas en contact, ne pourraient se réunir. On ouvre alors la hyaloïde avec des ciseaux à pointe mousse et l'on fait sortir du corps vitré ce qui est nécessaire pour obtenir la coaptation. Il peut s'en échapper sans inconvénient même les trois-quarts.

Lorsqu'il ne survient aucune complication jusqu'au troisième ou quatrième jour, le malade remplit normalement les fonctions ordinaires de la vie. C'est tout au plus s'il donne quelques marques d'impatience.

Au troisième jour, il faut enlever l'appareil et examiner l'œil opéré.

Tous les malades jusqu'au quatrième jour éprouvent une sensation qui va en diminuant pour disparaître vers cette époque et qu'il faut connaître. Ils se plaignent d'avoir derrière les paupières la sensation d'un corps étranger, d'un *grain de sable*. Vient-on à leur demander si ce phénomène cesse brusquement au bout d'un certain temps pour reparaître bientôt? On peut être sûr qu'ils répondront affirmativement, si les choses ont suivi leur cours naturel. Cette sensation est due à l'accumulation des larmes dans les sacs palpébraux et à l'irritation qui en résulte; lorsqu'elles sont rassemblées en assez grande quantité, elles s'échappent tout d'un coup et le phénomène de sensation disparaît jusqu'à ce qu'il y ait une nouvelle accumulation. Du reste, ce symptôme se montre surtout dans la première nuit qui suit l'opération; c'est à ce moment que l'œil pleure le plus, chose facilement explicable si l'on réfléchit que l'irritation produite par l'opération est encore très-rapprochée.

Au quatrième jour, nous regardons l'œil opéré; pour cela il ne faut pas arracher les bandelettes à sec; c'est, en effet, une manœuvre désagréable pour le patient, surtout s'il a les paupières lâches, ce qui arrive le plus souvent, puisque nous avons presque toujours affaire à des vieillards. Pour lever le pansement, pendant un quart d'heure on couvre l'œil de compresses imbibées d'eau tiède, puis lorsque le taffetas est bien ramolli, on enlève les bandelettes et la pièce qu'elles maintiennent avec de grandes précautions; cela fait, d'une main, on paralyse la paupière inférieure avec l'index garni de linge, afin d'éviter tout glissement; de l'autre on soulève délicatement la paupière supérieure en la saisissant, par un large pli, entre le pouce et l'index, et l'on regarde la plaie de la cornée sans cependant découvrir l'œil en entier. Toutes ces précautions sont indispensables pour ne pas rompre la cicatrice qui est encore très-faible, et provoquer ainsi une hernie de l'iris. Afin d'éviter cet inconvénient, on met le malade dans les conditions où il se trouvait lorsqu'on a pratiqué la kystotomie; c'est-à-dire qu'il faut complétement paralyser l'orbiculaire.

Alors, quand il n'y a pas d'accidents, la réunion est habituellement faite; on trouve presque toujours un peu de mucus sur les bords de la plaie. La partie supérieure de la cornée présente un léger trouble dû à la destruction de l'épithélium qui n'a pas eu encore le temps de se reproduire; l'œil n'est pas rouge, mais légèrement rosé, la pupille est contractée, ce que l'on explique bien par la congestion due à l'action de la lumière sur l'œil, congestion d'autant plus vive que le malade a été tenu dans l'obscurité.

Si les choses sont comme nous venons de le dire, on ne remet pas de taffetas; on le remplace par une boulette de charpie maintenue sur les deux yeux avec une bande modérément serrée, puis le malade peut se lever pendant quelques heures.

Un point important, c'est de surveiller avec soin l'état de l'intestin, car s'il y a eu avantage à avoir de la constipation pendant les premiers jours, de manière à éviter au malade le plus de mouvements possible, il faut maintenant qu'il aille régulièrement à la selle, et si la constipation persiste on provoque les garde-robes, soit par des lavements, soit par des purgatifs.

Nous ne nous étendrons pas davantage sur les soins à donner après les opérations; on les trouvera décrits partout, quelquefois même avec des détails très-minutieux.

ACCIDENTS CONSÉCUTIFS.

On peut les diviser en :

Accidents locaux ou symptomatiques ;
Accidents généraux ou idiopathiques.

ACCIDENTS LOCAUX.

Ils ont rapport :

1° *Aux conditions de réparation de la plaie cornéenne.*
2° *Aux inflammations de l'iris ou des membranes internes.*

1° ACCIDENTS RELATIFS A LA CORNÉE.

A. *Rupture de la cornée.* — Les éternuments, les vomissements, peuvent, jusqu'au troisième jour et même plus tard, produire la rupture partielle ou totale de la plaie cornéenne. Il en est de même lorsque le malade se mouche violemment ou après des efforts musculaires dont la répercussion se fait sentir dans l'œil. A la suite de cette rupture, l'iris se hernie, entraîné qu'il est par la force d'expulsion de l'humeur aqueuse. Alors le malade éprouve une douleur violente, mais de courte durée, accompagnée d'un écoulement considérable de larmes et même d'humeur aqueuse. Souvent encore il accuse des phénomènes de pression intra-oculaire, qui se manifestent par des phosphènes.

Mais ces souffrances cessent bientôt et le malade s'endort calme pour ne plus éprouver, à son réveil, que la sensation, cette fois fixe et persistante, d'un corps étranger volumineux. Elle est produite par la hernie de l'iris.

Lorsque le travail de cicatrisation ne se fait pas régulièrement dans toute l'étendue de la plaie, il peut arriver vers le cinquième ou le sixième jour, — c'est-à-dire longtemps après la guérison apparente, — que la pression normale de l'humeur aqueuse amène la rupture de la cicatrice dans un des points où elle est imparfaite, sans consistance. De là encore une hernie partielle.

En dehors de ces cas, sans cause déterminée, sans aucune des complications signalées, le malade peut présenter réellement les symptômes propres à la rupture de la cornée. Celle-ci se produisait tout à l'heure avec une telle énergie et sur une si grande étendue, que l'iris pouvait passer dans l'ouverture. Cette fois, il n'en est pas de même : seuls les angles inférieurs de la plaie de ponction et de contre-ponction ne sont pas cicatrisés. Il en résulte que pendant un temps très-long, quinze jours et plus, les opérés n'ont pas de chambre antérieure ; l'œil est mou. Ces sortes de trajets fistuleux persistants sont dus, soit à la trop grande épaisseur du dos du kératotome, soit à la contusion des angles de la plaie qui ne peuvent plus se réunir alors par première intention. Il n'y a donc pas rupture de la cicatrice, mais *non cicatrisation.* Le liquide s'écoule, à mesure qu'il est sécrété, par les points béants de la plaie et la chambre antérieure ne peut se reformer.

B. *Suppuration de la cornée.*—Nous avons vu, en étudiant la cataracte dure, que plusieurs circonstances pouvaient produire cette suppuration. Ainsi les bords de la plaie peuvent être contusionnés par le dos d'un couteau à cataracte mal construit. D'un autre côté, par le passage d'un cristallin trop volumineux, à la suite d'une plaie hachée, non franche, d'une section brusque avec les ciseaux, on s'expose à voir les lèvres ne plus correspondre exactement. Par là, on court les risques de suppuration que nous avons signalés. Enfin, une plaie trop grande ou trop éloignée de la périphérie cornéenne est sujette aux mêmes accidents, parce qu'elle ne trouve plus les moyens de réparation suffisants.

Mais en dehors de ces cas où l'on trouve un motif à la formation du pus, il s'en présente d'autres pour lesquels aucune explication n'est possible. L'opération ne laisse rien à désirer ; le malade est doué d'une excellente constitution.

L'esprit resterait donc fort embarrassé si l'on ne savait que pour l'œil comme pour les autres organes, le chirurgien doit s'attendre, après un traumatisme, à ces inflammations, à ces complications phlegmasiques qui sont l'effet de dispositions morbides passagères de l'économie.

Distinguant les maladies aiguës des chroniques, Sydenham a écrit : *Morbos acutos qui Deum habent authorem, sicut chronici ipsos nos.* Il entendait par là que les maladies aiguës résident dans des influences invisibles et qu'on ne peut les prévenir ni les arrêter par les soins de l'hygiène ou par la résistance d'une constitution robuste.

C'est pour cela que dans certains cas, malheureusement trop nombreux, on voit, au troisième jour, un sphacèle complet de la cornée, sans qu'il ait été précédé d'écart de régime, de douleur, d'œdème ou de gonflement des paupières.

Mais entre cet extrême et les phénomènes habituels de suppuration, il y a des degrés où l'intervention du médecin peut être efficace.

Nous avons remarqué que chez des malades la formation du pus s'arrête brusquement devant le passage de l'iris. Avant la hernie de cet organe, ces malades présentaient les phénomènes qui accompagnent la suppuration, éprouvaient de vives douleurs et, dès le second jour, l'état général lui-même se trouvait modifié, comme il arrive dans les grandes opérations chirurgicales : fièvre, inappétence, insomnie, etc. Or, tout ce cortége d'accidents est dû à l'iris qui semble alors *faire épine* dans la constitution. Il s'enflamme et l'humeur aqueuse augmente de quantité.

Mais alors la pression *à tergo* qui résulte de cette augmentation rompt la plaie de la cornée en voie de suppuration totale, l'iris se hernie, et l'on assiste à ce spectacle instructif : les symptômes généraux s'arrêtent, le trouble des parties non blessées de la cornée disparaît, la suppuration du lambeau cesse.

C'est que l'iris est devenu un *diverticulum;* sa portion herniée a été une cause *perturbatrice*, selon le mot de Barthez. C'est sur elle que se sont concentrés tous ces phénomènes morbides.

S'il se produit des phénomènes inflammatoires généraux dans l'œil comme conséquence d'une intervention chirurgicale nécessitée par un état morbide, ou à la suite d'accidents pathologiques qui surviennent après une opération, autrement dit, si à la suite d'un traumatisme ou d'une maladie de la cornée on observe une inflammation généralisée, on ne peut avoir raison du mal qu'en faisant — passez-nous l'expression — *la part du feu.*

Or, cette part du feu porte sur l'iris, dont il faut sacrifier une portion; on doit donc contribuer volontairement à la hernie et se ménager le *diverticulum* dont nous parlions. D'ailleurs, qu'on le sache bien, si l'on n'ose hâter cette hernie, elle se produira toujours d'elle-même, mais alors trop tard, et, lorsque, au grand détriment de la cornée et de l'œil entier, on aura permis à la suppuration d'étendre ses ravages.

Pour les hernies préméditées, l'action mécanique des vomissements produits par le tartre stibié nous rend les plus grands services. Nous l'employons surtout dans les abcès graves perforants traumatiques ou essentiels, qui se rencontrent aussi bien chez l'adulte que chez les vieillards et les enfants. Mais il faut en même temps tenir compte de l'état général pour instituer une médication appropriée. Ainsi certains sujets diathésiques, débilités ou convalescents, présentent des abcès de la cornée; chez d'autres, au contraire, ces abcès surviennent par suite de blessure ou sans cause connue. Dans le premier cas, il faudra ordonner un traitement général reconstituant; dans le second, on aura recours aux antiphlogistiques, aux hyposthénisants.

D'après ce que nous avons dit, la hernie de l'iris se produit, soit par rupture, soit par suppuration de la plaie de la cornée. Suivant la cause, les moyens de traitement diffèrent.

Dans le premier cas, la hernie se fait sans être accompagnée des troubles physiologiques de la cornée. Elle a même pour résultat de mettre fin à l'inflammation et à la suppuration de cette membrane.

Dans le second, la suppuration n'est pas arrêtée par la hernie de l'iris et continue comme avant.

Que la hernie ait été provoquée ou provienne d'une cause accidentelle, et quelles que soient les conséquences de sa production, il n'en ait pas moins acquis que par le fait même il y a *recours en grâce* pour le malade. Nous parlons ici d'une affection chirurgicale aussi bien que d'un cas pathologique. Le malade trouve là une chance de recouvrer la vue, soit qu'on remédie aux suites immédiates de la hernie, soit qu'on pratique une nouvelle opération, la pupille artificielle. Et souvent ces chances ne se seraient pas présentées si l'on n'avait provoqué la hernie.

Voyons donc la marche à suivre en présence d'une semblable complication.

1° Lorsque la hernie se fait à travers une plaie cornéenne qui reste intacte, exempte de suppurations, une compression régulièrement établie peut amener l'atrophie de la portion herniée. C'est là un moyen de réduction semblable à celui que l'on observe assez fréquemment.

En effet, dans un grand nombre de blessures non pénétrantes, et même pénétrantes de la cornée, bien que d'ailleurs il n'y ait pas d'inflammation consécutive grave, l'iris se hernie. Or, sans compression, sans intervention chirurgicale, la portion herniée s'infiltre, se gonfle. C'est là un phénomène naturel, car cette portion herniée a, tout comme le reste de l'iris, la propriété de sécréter. Dans cet état le pigmentum disparaît, si bien que le segment d'iris, sorti du globe, ressemble à un kyste séreux; le clignement seul des paupières l'oblige à s'affaisser et, d'autre part, l'étranglement continu produit par la plaie cornéenne en amène l'atrophie. Au bout d'un temps plus ou moins long, il ne reste plus trace de l'accident.

Pour favoriser cette atrophie, nous employons, aussi bien après une blessure qu'à la suite d'une opération, la compression faite au moyen d'une boulette de charpie et d'une bande et portant à la fois sur les deux yeux afin d'obtenir une immobilisation plus absolue.

Il est également bon de se servir d'atropine. Ce médicament a la propriété de dilater la pupille et de diminuer, sinon d'arrêter les sécrétions normales de l'iris,—toutes choses qui ont pour résultat d'empêcher la hernie d'augmenter, puisqu'elles modèrent cette force de pression d'arrière en avant due à l'humeur aqueuse sécrétée et qui favorise la propulsion de l'iris.

2° Lorsque la hernie de l'iris s'accompagne de suppuration de la cornée, deux alternatives se présentent.

Dans la première, la suppuration marche lentement, mais sans s'amender et entraîne la destruction totale de la cornée. Le résultat est analogue à celui qu'on remarque dans les diathèses lymphatiques, scrofuleuses, dont le retentissement se fait sentir sur l'œil. On peut donc être certain que la constitution du malade entre pour beaucoup dans cet état de choses. Combien de vieillards, porteurs de cautères, d'affections rénales, hépatiques, vésicales, ignorées du chirurgien, ont-ils puisé là une cause d'accidents suffisante pour perdre la vue ?

Dans la seconde, l'inflammation qui fait cortége à la hernie ne se limite pas à la cornée, mais s'étend à toutes les membranes vasculaires de l'œil. De là, formation d'hypopyons qui disparaissent bientôt pour faire place à des iritis, à des irido-choroïdites, etc.

Lorsque la hernie de l'iris existe indépendamment de toute suppuration, nous avons dit qu'il y avait recours en grâce pour le malade, à la condition de pratiquer une iridorhexis. Cette opération n'est pas urgente; elle peut être pratiquée dans un temps même éloigné, et pour ainsi dire à la volonté du malade. Au contraire, lorsque la hernie s'accompagne de suppuration, la pupille artificielle peut rendre de grands services; mais il faut qu'elle soit pratiquée à bref délai, sans aucun retard, à la condition, bien entendu, qu'on ne trouvera pas dans l'état général une cause capable à elle seule d'entretenir ou d'aggraver les symptômes déjà existants.

Quant aux règles de cette opération, nous les exposerons en temps et lieu.

Pour certaines raisons, le chirurgien peut craindre cette suppuration de la plaie cornéenne que nous venons d'étudier. Or, afin de diminuer les chances d'un tel accident, mon père a imaginé, depuis longtemps, le procédé à *lambeau sous-conjonctival*, signalé à la page 38. On l'a depuis fort exploité sous le nom de procédé *kérato-conjonctival*. En comprenant dans la plaie une partie de la conjonctive qui se cicatrise toujours par première intention, et une portion cornéenne, cette dernière pouvait seule donner lieu à des accidents,—ce qui diminuait singulièrement la quantité d'iris herniée, si cette complication venait à se produire.

Pour opérer suivant cette méthode, à la fin du premier temps et au moment de la formation du pont, on incline la lame du couteau d'avant en arrière, de manière qu'il suive la convexité du globe oculaire, et l'on taille le pont dans la conjonctive au lieu de le laisser dans la cornée; l'opérateur est prévenu qu'il passe de la cornée dans la conjonctive, par la différence de résistance des deux membranes, résistance bien moindre dans la conjonctive, comme on s'en rend compte facilement.

Mais il est impossible de généraliser l'application de ce procédé, tant à cause de l'indocilité des malades en présence de la douleur, qu'en raison des dimensions anatomiques du globe oculaire chez beaucoup de sujets. Et lors même qu'on pourrait toujours le mettre en pratique, il n'en serait pas moins certain que la plaie de la conjonctive donne du sang qui, mêlé aux larmes, remplit la chambre antérieure et nuit à l'exécution du deuxième temps.

Toutefois, malgré cet inconvénient, nous nous plaisons à opérer d'après cette méthode lorsque notre malade est calme, courageux, et que nous sommes convaincu de ne rencontrer de sa part aucune entrave pour la fin de l'opération.

C. *Cicatrisation trop rapide.*—Un troisième résultat malheureux de la kératotomie à lambeau est la cicatrisation trop rapide de la plaie. De prime abord, ce fait ne présente pas les caractères d'un accident; on est même tenté de s'en réjouir. Mais, comme on l'a dit avant nous, le *loup est renfermé dans la bergerie.* Il faut entendre par là qu'à la suite de la blessure faite à l'œil, il y a *révolte* de l'organe entier. Il se passe dans toutes les membranes internes un travail naturel, dont le but est la cicatrisation de la plaie de la cornée, cette membrane met à profit ces moyens de réparation qui lui sont offerts et, la constitution du malade aidant, les lambeaux se réunissent très-vite. Mais la poussée physiologique, le travail qui se fait dans l'iris et dans l'œil entier ne cesse pas à temps; l'iris sécrète au delà de la moyenne, et le liquide produit et conservé amène une pression intra-oculaire considérable. De là des accidents que l'on met à tort sur le compte d'un état morbide de l'iris.

D. *Phlegmon.* — Dans ce chapitre, il est nécessaire de ne pas passer sous silence le *phlegmon.* Les causes qui le produisent sont de deux sortes. Tantôt il est la conséquence, la terminaison de la suppuration de la cornée; tantôt il résulte de l'état général du malade; enfin, il peut être la suite d'un déplacement en bloc du corps vitré.

Quelle que soit son origine, la manière de le traiter est la même et nous l'étudierons plus tard.

2° INFLAMMATION DE L'IRIS ET DES MEMBRANES INTERNES.

Nous devons distinguer ici les complications qui portent seulement sur l'iris et celles qui s'étendent en même temps aux membranes profondes.

A la suite d'une extraction de cataracte, lorsque l'iris est le siége primitif d'une inflammation, celle-ci peut gagner la cornée. Ces accidents de la cornée, nous venons de les étudier en tant qu'ils apparaissaient d'emblée. Notre étude sera donc complète lorsque nous aurons examiné ceux qui résultent d'une inflammation de l'iris.

Nous avons déjà parlé précédemment de cette circonstance fâcheuse où l'on se trouve lors d'une cicatrisation trop rapide. Il importe de se rendre un compte exact des phénomènes produits.

Au troisième jour de l'opération, la chambre antérieure est grande, l'iris enfoncé, la pupille dorée, la conjonctive rouge, surtout dans le voisinage de la périphérie cornéenne. Le malade n'avait pas souffert jusque-là; mais à cette heure on lui trouve de la fièvre, sinon du frisson; l'appétit a diminué; la langue est blanche et la peau chaude; des douleurs portant sur la cinquième paire commencent à paraître.

Il faut aussitôt, vigoureusement et sans hésitation, instituer un traitement antiphlogistique local et général. Ainsi, on appliquera de trois en trois heures des ventouses scarifiées jusqu'à la cessation des douleurs. Nous les appliquons entre l'œil et l'oreille, en nous servant de préférence de demi-sphères de caoutchouc et du scarificateur ordinaire, et nous laissons saigner le plus longtemps possible.

A défaut de ventouses, on peut mettre des sangsues au nombre de 8 à 12. Mais ce moyen entraîne toujours des ecchymoses, le gonflement des paupières, choses qui entravent la circulation externe de l'œil et ne peuvent que nuire à la circulation interne. Dans quelques cas, il est bon de pratiquer une saignée générale.

A ces moyens, nous ajoutons des instillations goutte à goutte, entre les paupières de sulfate neutre d'atropine formulé ainsi :

Eau distillée	10 grammes.
Sulfate neutre d'atropine	2 centigrammes.

Nous faisons encore usage d'onctions, trois ou quatre fois répétées, sur la tempe et le front, du côté malade, avec la pommade suivante :

Cérat simple	15 grammes.
Extrait de belladone	10 —
Laudanum de Sydenham	1 —

Ces deux médicaments ont un triple but :

1° Il faut, par l'absorption de la belladone, obtenir la dilatation de la pupille, qui, en quarante-huit heures, peut s'atrésier;

2° Il faut modifier la circulation de tout le système vasculaire de l'iris et du cercle ciliaire ;

3° Enfin, c'est un avantage d'anesthésier le système nerveux.

L'œil doit être maintenu couvert, uniquement pour rappeler au malade que l'immobilité est plus que jamais nécessaire. Toutefois, les appareils seront aussi simples que possible, afin de permettre facilement l'emploi des médicaments que nous venons d'indiquer.

Le quatrième ou le cinquième jour, le malade prendra un purgatif, de préférence salin, tel que l'eau de Sedlitz. Mais, tout en ayant recours à cet agent, nous croyons qu'on peut trouver de grands avantages dans l'administration du calomel comme altérant.

Cette médication doit être continuée largement jusqu'au sixième jour.

A partir de là, tous les accidents s'amendent; la pupille est dilatée, quoique toujours déformée; la rougeur périphérique existe encore, mais moins vive; les douleurs ont diminué; l'appétit est revenu. Cela étant, il faut continuer uniquement l'usage de l'atropine, dans le seul but d'empêcher le rétrécissement du diaphragme. On fait promener le malade, et, à partir du douzième jour environ, tous les accidents ont cessé.

Cependant les choses ne se passent pas aussi bien chez tous les malades. Malgré le traitement abortif, quelques-uns, au sixième jour de l'opération, voient le mal s'aggraver de la manière la plus funeste; la pupille devient réfractaire aux actions des mydriatiques; l'iris se décolore, et se trouble autant par la formation d'exsudats que par la perte de transparence de la cornée. La rougeur périphérique, de rose qu'elle était dans le cas précédent, prend une teinte sombre, de couleur vineuse. Un fait singulier à noter, c'est que le larmoiement et la photophobie sont moins considérables qu'auparavant. Le malade a de la fièvre et éprouve régulièrement des frissons vers le soir. Sans aucun doute sa constitution entre pour beaucoup dans la marche et le développement des phénomènes morbides.

Dans d'autres cas, l'inflammation de l'iris peut avoir pour conséquence la suppuration de la cornée.

Nous comprenons très-bien que cet accident, relativement assez rare, ait été mis sur le compte du procédé chirurgical employé. Nous comprenons dès lors qu'on ait cherché à le modifier, et que, partant de cette idée que l'iris était seul coupable, on soit arrivé à poser comme règle d'en faire le sacrifice.

Cependant, nous avons tout d'abord (page 6) rejeté l'emploi du procédé d'extraction combiné avec l'iridectomie, en nous appuyant sur trois raisons. Nous pouvons en ajouter une quatrième : c'est que l'iris est toujours d'un grand secours, lors même qu'il vient à s'enflammer.

Bien plus, dans les cas rares auxquels il est fait allusion, on n'a pas encore démontré d'une façon suffisante, péremptoire, soit par la discussion, soit par la statistique, que la suppuration de la cornée, suite d'iritis, était évitée par l'extraction combinée avec l'iridectomie. Nous avons pu constater, au contraire, qu'elle s'était présentée dans des cas où ce procédé opératoire, formellement indiqué, avait été mis en pratique. En outre, il est bien évident que, s'il y a iritis avec suppuration consécutive de la cornée, les agents que nous avons indiqués, — les seuls employés avec succès en ophthalmologie, — s'adressent uniquement à l'iris. Or, ils ont évidemment moins de prise sur cet organe lorsqu'il est mutilé.

Enfin, est-il possible qu'une inflammation de l'iris se produise sans retentissement sur aucun point de l'œil? La choroïde, le cercle ciliaire, n'entrent-ils pas en jeu? Nous ne saurions admettre qu'une simple iridectomie préventive puisse empêcher l'inflammation de tout le système vasculaire de l'œil, lorsqu'on est en présence de causes puissantes, soit locales, soit générales. Et si l'utilité de cette ablation de l'iris n'est rien moins que démontrée, il est certain, en revanche, que la perte d'un organe aussi essentiel nuit singulièrement à la réparation de la plaie cornéenne.

A cet égard, il est bon de se rappeler les dispositions anatomiques de la cornée. Sa table antérieure, celle qui est limitée en arrière par la membrane élastique de Bowman est nourrie, réparée par la conjonctive; la table postérieure, au contraire, reçoit ses vaisseaux de l'iris. Ces faits sont du reste pleinement confirmés par l'anatomie pathologique.

Les choses étant ainsi, on comprend aussitôt que l'iris sera bien moins en mesure de favoriser la cicatrisation de la face postérieure de la cornée, lorsqu'on l'aura excisé, surtout en présence d'une inflammation totale des vaisseaux de l'œil.

Comme preuve à l'appui, rappelons-nous ce qui se passe chez les vieillards cachectiques, débilités. Il y a insuffisance dans les moyens de réparation de la plaie, du côté de la face postérieure. Aussi voyons-nous la face antérieure réunie complétement, mais seule réunie, se rompre sous l'effort d'une pression intra-oculaire, parce que la face postérieure est gonflée et envahie par la suppuration. N'est-ce pas alors une contre-indication d'iridectomie?

En réalité, dans la kératotomie, la plaie de la cornée se comporte comme toutes celles qui arrivent en ce lieu, soit par accident, soit par suite d'une opération quelconque. Les tailleurs de pierres, les mécaniciens, et, en général, tous les ouvriers exposés aux blessures par corps étrangers, présentent souvent de ces plaies accompagnées d'iritis. Chez eux comme chez les opérés, il y a contraction de la pupille, hypopyon, décoloration de l'iris, rougeur périphérique, douleur, larmoiement. Mais le traitement général diffère à ce point que, suivant la constitution, l'âge du sujet, il faut employer, soit les reconstituants et les toniques, soit les antiphlogistiques et les altérants.

A la suite d'une kératotomie à lambeau, nous ne pouvons savoir d'avance si une iridectomie nous préservera des conséquences d'une iritis possible, ou si au contraire elle ne viendra pas les aggraver. Partant de là, nous devons considérer comme chose très-heureuse d'avoir conservé l'iris aux opérés chez lesquels l'inflammation s'explique par l'état constitutionnel.

C'est par un examen attentif de cet état général des malades qu'on peut instituer un traitement rationnel. — Chez les uns, l'atropine, la belladone, le calomel, suffisent pour arrêter tous les accidents inflammatoires; chez les autres, il faudra recourir au quinquina, au fer, augmenter la nourriture.

En résumé, la suppuration de la cornée, suite d'iritis, peut certainement être empêchée dans certains cas, que, du reste, on ne saurait prévoir. Mais, en tous cas, bon nombre de malades convenablement soignés conserveront leurs yeux, précisément par cette raison que l'iris respecté est d'un grand secours pour procurer à l'organe blessé ses moyens de réparation.

ACCIDENTS RELATIFS A L'IRIS SEUL.

Les inflammations de l'iris peuvent assez souvent se concentrer sur cette membrane sans s'étendre aux organes voisins. On en est averti par un symptôme à peu près constant : le chémosis séreux, ou infiltration de la conjonctive. Dans tout autre cas que celui de kératotomie à lambeau, ce chémosis est un accident sans valeur. Quelquefois même, dans la kératotomie, il peut tenir simplement à la compression des paupières par le taffetas. Mais, en général, son apparition doit éveiller l'attention du chirurgien, car il est presque certainement alors un signe précurseur d'iritis, bien qu'en général l'œil paraisse dans les meilleures conditions possibles.

La plaie de la cornée est réunie par première intention; il y a peu de rougeur de l'œil; l'infiltration de la conjonctive peut être assez considérable pour produire la hernie de cette membrane, hernie palpébrale siégeant dans les commissures internes. La pupille est serrée; le malade éprouve une gêne très-forte due au pincement de la conjonctive, de la chaleur qui se fait sentir jusque dans les paupières.

Il faut alors dilater la pupille, et presque toujours, si la santé générale ne s'y oppose pas, appliquer une ou deux ventouses scarifiées. A la suite des instillations d'atropine, on observe au cinquième jour que la dilatation de la pupille s'est faite d'une manière irrégulière. Les symptômes inflammatoires se sont amendés; le chémosis seul persiste et fait souffrir le malade. Avec des ciseaux, il est utile alors de pratiquer des mouchetures sur la conjonctive dans les points où elle se trouve infiltrée.

Dès le sixième jour, la plupart des malades sont guéris. Il leur reste pour l'avenir une pupille moins mobile, mais suffisamment grande pour y voir, et même pour lire.

Chose bien remarquable, plusieurs d'entre eux, lorsque l'iritis n'est pas arrêté dès les premiers jours, ne voient disparaître les symptômes aigus que quand la pupille est complétement fermée.

Il en résulte qu'on devra recourir plus tard à une nouvelle opération, l'iridorhexis.

A propos de l'atropine dont nous venons de conseiller l'emploi, nous ferons remarquer dès maintenant, sauf à y revenir plus tard, que certains yeux sont réfractaires à son action au bout d'un temps plus ou moins long. On peut même dire que cet agent est une cause d'inflammation plus considérable pour l'œil, et qu'elle agit défavorablement sur l'état général de la santé.

ACCIDENTS RELATIFS AUX MEMBRANES PROFONDES.

L'inflammation de la choroïde est ordinairement la conséquence d'une iritis, que celle-ci, d'ailleurs, soit essentielle ou consécutive à la suppuration de la cornée. En dehors de l'état général du sujet, ce qui doit plus particulièrement faire présager une choroïdite, c'est la durée, la persistance des symptômes inflammatoires, qui sont alors beaucoup plus accentués que dans les iritis ordinaires. Ainsi la rougeur de la conjonctive, au lieu de se limiter à la périphérie de la cornée, s'étend jusque vers les culs-de-sac; la circulation est gênée, et, sous la conjonctive, on voit les veines principales, distendues et tortueuses, se présenter avec une couleur sombre.

La cornée est saine, sauf le cas où l'irido-choroïdite serait la conséquence d'une hernie de l'iris. La chambre antérieure est plus petite, et l'iris, infiltré, boursouflé, tend à la remplir entièrement. La pupille est fermée. Le malade éprouve, par accès, des douleurs qui portent sur toutes les divisions terminales de la cinquième paire.

Nous rappellerons que, dans de telles circonstances, une nouvelle opération, l'iridorhexis, doit être pratiquée dans un délai très-court. Son double but est d'arrêter un processus inflammatoire et de conserver la vue. (Voy. *Iridorhexis.*)

ACCIDENTS GÉNÉRAUX.

Notre intention n'est pas de nous étendre longuement sur ce sujet. Mais il est essentiel de dire que, chez certains malades choisis dans les meilleures conditions, l'état constitutionnel est la cause de la destruction de l'œil à la suite de la kératotomie à lambeau supérieur. Il est évident que, chez eux, l'opération a produit un ébranlement du système nerveux, direct ou par action réflexe, et, s'il diffère des désordres observés à la suite d'un simple cathétérisme uréthral, par exemple, son existence n'en est pas moins réelle, et malheureusement trop fréquente.

Nous pouvons citer à cet égard ces malades qui, sans symptômes précurseurs, offrent au troisième jour leur cornée en apparence cicatrisée, mais en réalité parfaitement mortifiée. La chambre antérieure n'existe plus, la cornée paraît plus petite, enfoncée, elle est *louche*, semblable à un verre de vitre sur lequel on aurait soufflé; en un mot, elle est *frippée*. Plus tard, sans douleur, sans inflammation, l'œil disparaîtra entièrement par atrophie.

Pour nous, ces faits dépendent d'un état général particulier, et, sans vouloir expliquer les phénomènes intimes de l'organisme, nous pensons que l'atrophie est due à ce que le malade ne trouve plus, dans son économie, les éléments nécessaires à la nutrition de l'œil et à la réparation de la plaie.

Dans d'autres cas, nous attribuons des iritis, des abcès de la cornée, à l'influence qu'exercent sur la constitution le changement de lit, de régime, d'habitudes, et les soucis de toute nature. Au troisième jour, la cornée semble parfaitement cicatrisée. Mais une odeur spéciale, qui tient à la sueur et à l'haleine du malade, est un signe précurseur des accidents dont nous parlons.

Enfin, on remarque parfois une sorte de révolte de l'œil à la suite de sa blessure. Alors c'est en masse qu'il s'enflamme, et il y a formation de phlegmons qui sont à l'œil, si l'on nous permet de le dire, ce que l'érysipèle, la résorption purulente, sont aux grandes opérations chirurgicales.

Ces phlegmons tiennent à trois causes :

1° Au déplacement en bloc du corps vitré, qui joue le rôle de de corps étranger (voy. p. 39);

2° A l'inflammation, à la suppuration générale des membranes vasculaires de l'œil;

3° A l'extension de la suppuration de la cornée aux membranes voisines.

Premier et second cas.—Dans le premier cas, la cornée peut être cicatrisée, et par suite s'opposer au libre écoulement du pus. Les symptômes s'accusent alors avec une violence extrême; les paupières sont rouges, bleuâtres, épaissies, tendues à ce point qu'on ne peut les écarter. Il y a chémosis séreux et même phlegmoneux. La conjonctive est également épaissie et distendue. La cornée est pâle, et plus tard on la trouvera mortifiée. L'iris, — si l'on peut encore le distinguer, — est d'une couleur verdâtre. Les douleurs sont très-vives et persistantes. La fièvre est intense, l'appétit perdu; les frissons se succèdent régulièrement. Il s'en faut peu qu'on ne soit tenté de croire à un empoisonnement de l'économie. Quelques malades même ne peuvent se lever, et présentent des accidents cérébraux.

Comme traitement, les émollients, les antiphlogistiques, les altérants, ne peuvent avoir aucune efficacité. Au bout d'environ six à huit jours, le pus s'est frayé une issue; mais on doit hâter sa sortie pour soulager le malade. On peut faire, avec le bistouri, une large ponction à travers la sclérotique. On diminue ainsi la pression intra-oculaire; mais, le plus souvent, le pus desséché vient obstruer la fistule qu'on a pratiquée, et chaque jour on est obligé, même à plusieurs reprises, d'entr'ouvrir les lèvres de la plaie au moyen d'un stylet, manœuvre douloureuse et redoutée du malade.

C'est pour obvier à ces inconvénients que mon père a imaginé d'enlever, avec un instrument semblable à l'emporte-pièce (fig. 8), une partie de la sclérotique prise sur le bord de la plaie. On applique ensuite, en permanence, des cataplasmes chauds de fécule, et l'on donne des purgatifs répétés.

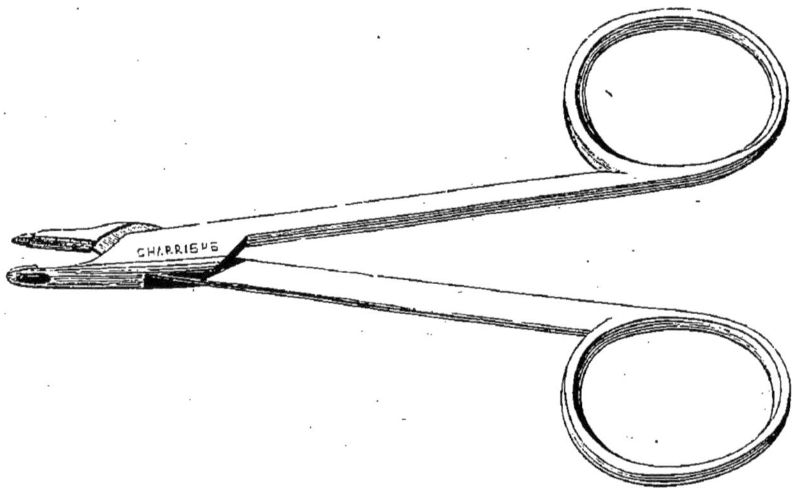

Fig. 8. — Emporte-pièce.

Troisième cas. — En général, et justement parce que la suppuration a commencé par une membrane externe de l'œil, le phlegmon se limite à la cornée et à l'iris. Les phénomènes dus à la pression intra-oculaire ne peuvent exister, parce que le pus trouve une issue à travers la plaie. Malheureusement la suppuration détruit toutes les membranes de l'hémisphère antérieur. Il faut se contenter d'un traitement général approprié à la constitution du malade. Mais, malgré cela, on voit souvent la cornée et l'iris disparaître par l'effet de la suppuration, et même l'œil entier s'atrophier en quelques semaines.

SEPTIÈME LEÇON

DE LA CATARACTE (SUITE).

CATARACTES DE L'ADULTE.

Nous voici maintenant arrivé à l'étude de la cataracte chez les adultes. Elle peut se présenter sous trois formes principales, qui sont :

1° *Cataracte traumatique ;*
2° *Cataracte compliquée ou non de maladie oculaire ;*
3° *Cataracte consécutive à une cataracte congénitale.*

Nous commencerons par étudier la cataracte traumatique, et ce que nous dirons à ce sujet nous sera très-utile dans le traitement de certaines cataractes chez l'adulte par la dilacération et le broiement. Nous renvoyons à ce moment l'étude de la cataracte secondaire dont nous pourrions nous occuper maintenant, mais avec moins de bénéfice.

Cataracte traumatique.

La cataracte traumatique est le résultat d'une blessure du cristallin. De là cette définition :

Toute blessure du cristallin détermine une cataracte traumatique.

Or, nous connaissons, pour notre part des yeux atteints de blessures du cristallin il y a vingt ans, et qui n'ont pas eu depuis lors la moindre opacité du cristallin. Nous avons extrait chez des blessés des corps étrangers qui *embrochaient* la cornée, l'iris, le cristallin, pénétraient jusque dans le corps vitré, et cependant ces individus n'ont pas eu de cataracte traumatique; certains malades peuvent avoir, à la suite d'une blessure du cristallin, une opacité de cet organe qui, après avoir duré vingt-quatre heures, disparaît à la vingt-cinquième. Enfin, dans la discision qui n'est autre chose qu'une blessure du cristallin, il peut fort bien arriver que l'on ne produise pas de cataracte traumatique. Tous ces faits démontrent jusqu'à l'évidence combien est inexacte la définition que les auteurs ont donnée de la cataracte traumatique.

Lorsque nous avons commencé à parler de cette variété on a pu entrevoir notre opinion sur la manière dont les faits avaient été interprétés. Si l'on consulte les auteurs qui ont traité le sujet, on voit que, pour eux, toute blessure du cristallin donne lieu à une cataracte traumatique, ou, en d'autres termes, que toute blessure du cristallin détermine son opacité. Cette définition est vraie dans beaucoup de cas, mais elle ne l'est pas d'une manière absolue; on a donc eu tort de formuler une loi générale applicable à tous les cas sans exception.

Voyons, par anticipation, ce qui se passe dans une opération connue sous le nom de *discision*, et qui consiste à traverser la cornée sur un point quelconque de son étendue avec une aiguille à cataracte, puis à ouvrir la capsule cristalline; l'exagération de cette opération, en augmentant les désordres, constitue la dilacération et le broiement. Après la discision, le cristallin se ramollit et se gonfle sans donner lieu à aucun symptôme d'inflammation de l'œil, ou au contraire le ramollissement ne tarde pas à s'arrêter, si bien qu'après dix, quinze ou vingt jours, il ne s'étend plus et la résolution cesse complétement. On a obtenu cependant une résolution de un quart ou de un tiers du volume total de la lentille. Pour activer ou plutôt pour remettre en mouvement la résolution du cristallin, il faut recommencer la première opération, une, deux, trois, quatre fois, et même plus dans quelques circonstances; les phénomènes de résolution du cristallin diminuent donc progressivement, pour s'arrêter complétement au bout d'un certain temps, et ces faits démontrent que, dans certaines opérations où l'on produit un traumatisme du cristallin, il peut parfaitement se faire, — et c'est le cas le plus fréquent, — que l'on n'obtienne pas une opacité complète du cristallin, et que, pour arriver à ce but, il faille le blesser à plusieurs reprises. Tous ces faits nous obligent à nous élever contre la définition classique, puisque nous sommes forcé de prendre certaines précautions pour produire dans une opération une opacité complète de la lentille, puisque même nous dirigeons cette opacité presque à notre volonté, en agissant suivant des règles bien établies.

Nous maintenons donc qu'à la suite de véritables lésions traumatiques du cristallin, il peut parfaitement se faire qu'il n'y ait pas de cataracte.

A l'appui de notre thèse, qu'on nous permette de citer quelques faits.

Nous connaissons un homme, un serrurier de Barcelone, qui depuis plus de vingt ans porte dans les couches corticales de l'un de ses cristallins un corps étranger dont on constate facilement la présence, et cependant il n'a jamais eu d'opacité de la lentille; il a toujours conservé la vision de cet œil dans l'état où elle était avant l'accident.

Dans une autre circonstance, nous avons enlevé un corps étranger qui, après avoir traversé la cornée et l'iris, *embrochait* le cristallin et pénétrait même jusque dans le corps vitré; malgré cette blessure, le cristallin n'a pas perdu sa transparence un seul moment.

Un individu, en frappant à faux sur un clou qu'il voulait enfoncer dans un mur le brise en morceaux. Un éclat projeté avec force dans l'un des yeux traverse la cornée et vient se loger dans le cristallin; vingt-quatre heures après l'accident cet organe était complétement opaque. En vertu d'un principe que nous formulerons plus tard, nous nous crûmes obligé d'attendre avant de pratiquer une opération, et cela au grand bénéfice du malade, car soixante-douze heures après l'accident, le cristallin était redevenu complétement transparent.

Voici un dernier exemple : un enfant en jouant avec des capsules fulminantes qu'il écrasait à l'aide d'un marteau, reçut dans l'œil un morceau de cuivre qui, après avoir traversé la cornée, l'iris, le cristallin et le corps vitré, alla se loger dans la rétine, à la partie inférieure de la macula. Cet accident remonte à quinze ans, et aujourd'hui le blessé peut lire le n° 1 de Jæger.

Ces cas de lésions traumatiques non suivis d'opacité de la

lentille cristalline ne se réduisent pas à quelques faits. Aussi, toute blessure du cristallin n'entraînera pas désormais dans notre esprit l'idée de cataracte traumatique.

Mais pourquoi ne se produit-il pas toujours une cataracte traumatique? Quelle explication peut-on donner de l'opacité du cristallin dans les cas de blessures? La réponse à ces questions a été faite pour la première fois il y a fort longtemps, depuis elle a été répétée très-souvent, ce qui ne l'a pas empêchée de tomber dans un oubli presque complet, oubli qui a causé les erreurs nombreuses émises au sujet de la cataracte traumatique. Cette réponse peut être formulée d'une manière précise par les deux théorèmes suivants :

1° *Une cataracte traumatique ne peut se produire que s'il existe une fistule permanente de la capsule cristalloïdienne.*

2° *Il faut que les couches corticales soient baignées par l'humeur aqueuse*, et cette condition découle nécessairement de la première.

Voilà l'explication de ce que nous disions plus haut à propos de la discision, — à savoir qu'on devait, en général, pour obtenir l'opacité et la résolution du cristallin, recommencer l'opération un certain nombre de fois. En effet, dans le point où la capsule a été ouverte, les couches corticales imbibées par l'humeur aqueuse se troublent, se ramollissent et perdent peu à peu toutes leurs parties liquides; il ne reste plus que les carbonates et les phosphates calcaires qui, ne pouvant disparaître par la résolution, *bouchent* la fistule capsulaire de façon à empêcher l'action de l'humeur aqueuse de s'exercer sur une autre partie des couches corticales.

Ce fait est démontré par l'exemple de cet homme qui porte depuis plus de vingt ans un corps étranger dans un de ses cristallins; chez lui, la cristalloïde traversée rapidement s'est refermée derrière le corps étranger; il n'a pénétré qu'une très-petite quantité d'humeur aqueuse; il y a donc eu une très-petite portion du cristallin ramolli et devenu opaque.

Dans la seconde observation, celle où le cristallin était embroché par un corps très-fin, une aiguille à coudre, ce corps a été arraché brusquement, et par suite la plaie capsulaire déjà très-petite, revenue sur elle-même, ne permettait pas l'introduction d'une seule goutte d'humeur aqueuse dans la substance du cristallin; il n'y a pas eu de cataracte traumatique. Enfin, dans l'avant-dernier exemple, dans ce cas où vingt-quatre heures après l'accident il existait une opacité complète du cristallin, la quantité d'humeur aqueuse qui avait pénétré par la plaie de la capsule était suffisante pour provoquer l'opacité de toutes les couches corticales antérieures; sous cette influence, ces couches se sont ramollies, et après la résolution de leurs parties liquides, il est resté à découvert une portion du cristallin demeurée transparente.

De tous ces faits, concluons ceci :

« *La cataracte traumatique est toujours le résultat d'une imbibition permanente de la substance cristallinienne, due à une déchirure de la capsule qui permet le contact continuel du cristallin et de l'humeur aqueuse.*

» De plus, *le ramollissement du cristallin et sa résolution se font en raison directe de la quantité d'humeur aqueuse qui a pénétré dans le cristallin.* »

Voyons maintenant ce qui se passe lorsqu'on pratique le *broiement.* Cette opération consiste à multiplier les surfaces absorbantes du cristallin que l'on met en contact avec l'humeur aqueuse. Si, par exemple, nous le coupons en quatre, nous pouvons supposer, sans exagération, que nous aurons une surface d'absorption six fois plus considérable que celle obtenue d'habitude par le procédé de discision ordinaire. Mais si, en même temps, les propriétés absorbantes du cristallin sont suffisantes pour produire rapidement une imbibition générale, au bout de vingt-quatre heures, le gonflement sera si considérable qu'une pression exagérée s'exercera en tous sens; l'iris sera chassé en avant de manière à diminuer la capacité de la chambre antérieure; le cercle ciliaire, la rétine et la choroïde seront également comprimés, — ces deux dernières membranes par l'intermédiaire du corps vitré; enfin, la compression sera telle qu'il se produira des douleurs névralgiques tout à fait analogues à celles que nous observons dans le glaucome.

Il n'est pas nécessaire, pour observer cet ensemble de symptômes alarmants, de *broyer* le cristallin aussi complétement, car ils peuvent se produire après une simple discision bien faite. En effet, à la suite de cette opération, les couches corticales antérieures se ramollissent quelquefois en masse et si rapidement qu'il en résulte très-vite un gonflement et une compression dont les conséquences sont analogues aux précédentes.

Ainsi donc ce qui se passe dans le broiement démontre ce que nous disions, à savoir que : *le gonflement et le ramollissement du cristallin sont proportionnels à la quantité d'humeur aqueuse qui vient au contact de la lentille.*

Si cependant, chez certains individus, le broiement lui-même ne s'accompagne pas de ces symptômes de compression, à quoi devons-nous attribuer cette anomalie apparente? Il est certain qu'alors les conditions absorbantes du cristallin sont moins développées, et que par suite son ramollissement a lieu moins vite ; dans tous les cas, nous pouvons dire que la résorption se fait toujours en raison directe du ramollissement. Cela dit, voici comment on peut comprendre ce qui se passe dans la discision : une quantité d'humeur aqueuse nécessaire pour ramollir un quart, par exemple, du cristallin vient au contact de cet organe, puis la résolution de cette portion s'effectue et les choses en restent là jusqu'au moment où l'on renouvelle l'imbibition du cristallin dans un autre quart de son étendue, et ainsi de suite jusqu'à résolution complète ; telle est la théorie de la discision.

Donc la cataracte traumatique ne se produira que si l'humeur aqueuse pénètre par une déchirure permanente de la capsule, et la résorption des parties opaques du cristallin se fera en raison directe du ramollissement.

Passons maintenant à l'étude de la cataracte traumatique en voie de formation. Nous éloignerons, comme nous l'avons fait jusqu'à présent, les complications qui pourraient survenir, sauf à les étudier plus tard.

Supposons qu'un homme soit blessé par une aiguille à cataracte qui, après avoir traversé la cornée dans son centre, produise une déchirure de la cristalloïde antérieure ; les choses se passeront d'une manière différente suivant que la plaie de la capsule est insuffisante pour que l'imbibition du cristallin se fasse rapidement, ou qu'on se trouve dans des conditions opposées. Dans la première hypothèse, voici la règle à suivre : Tant qu'il n'y a pas de souffrance, tant que le symptôme *douleur* ne se montre pas, il suffit de dilater la pupille et de la maintenir dans cet état sans autre traitement. Dans ces cas de cataracte traumatique ne s'accompagnant pas de douleur, il se fait, à l'insu du malade, un travail de résolution que nous devons laisser s'accomplir sans chercher à le seconder. Il faut laisser le cristallin se réduire de lui-même, puisque l'évolution suit son cours naturel; bien au contraire, la quantité d'humeur aqueuse qui a pénétré par la plaie capsulaire est suffisante pour produire le ramollissement total de la lentille.

Si ce travail de ramollissement et de résorption a lieu sans que le malade accuse de douleur, nous arriverons à un moment où les couches corticales imbibées seront complétement résorbées; nous aurons alors un cristallin réduit à son noyau et aux corps fixes qui entraient dans la composition des couches corticales disparues. Nous serons donc dans les conditions les plus favorables pour l'opération à pratiquer dans l'avenir (voy. *Discision*), et pour rendre facilement la vue au malade, puisque nous aurons une cataracte d'un volume moins considérable.

Maintenons donc simplement la pupille dilatée lorsqu'il ne se présente pas de douleur après une cataracte traumatique. En agissant ainsi, on ne se laissera pas surprendre par les accidents qui peuvent se présenter et qui arrivent quelquefois avec une grande rapidité. En raison de l'imbibition du cristallin, il y a toujours un peu de gonflement de cet organe, et quoique le malade n'accuse pas de douleur, la chambre antérieure est un peu diminuée de volume et l'iris refoulé en avant; or, dans ces conditions, il se trouve en rapports immédiats avec la cristalloïde antérieure, et il peut se produire une inflammation qui parfois reste inaperçue. Il en est ainsi principalement lorsqu'une mauvaise constitution vient aggraver les désordres locaux de l'œil : ainsi qu'une cataracte traumatique apparaisse chez un de ces sujets scrofuleux qui présentent ordinairement des affections du cercle ciliaire, on aura toutes les chances de voir se manifester, consécutivement au traumatisme, une cyclite qui donnera lieu à des synéchies postérieures avec d'autant plus de facilité que, par suite de son augmentation de volume, le cristallin sera venu en contact avec l'iris.

Dans ces circonstances il faut avoir soin de ne pas abuser de l'atropine, car cet agent mydriatique modifie tellement la circulation de l'œil que la résorption pourrait être retardée. C'est l'occasion de faire observer qu'on doit toujours prescrire l'atropine à l'état de *sulfate neutre* afin de ne pas produire d'irritation de la conjonctive.

Mais il est des cas où les choses ne se passent pas aussi heureusement. Il peut se faire que la quantité d'humeur aqueuse entrée dans le cristallin soit très-considérable, que les propriétés absorbantes de cet organe soient très-actives ; on voit alors se produire un gonflement énorme de la lentille qui détermine une compression par augmentation de volume du contenu de l'œil et s'accompagne de douleurs très-vives. Dans la plupart de ces cas les couches corticales gonflent si rapidement qu'une partie passe à travers l'ouverture pupillaire et vient remplir la chambre antérieure; ce fait est très-heureux, car les couches corticales ainsi déplacées sont résorbées avec une plus grande rapidité. Mais la chambre antérieure ne peut recevoir qu'une partie de ces couches corticales ramollies. Du reste, que ce fait se produise ou non, le cristallin augmente rapidement de manière à atteindre un volume une fois ou une fois et demie plus considérable qu'à l'état normal.

On observe les symptômes suivants : il existe une rougeur périkératique assez accentuée ; l'iris prend une coloration jaune verdâtre caractéristique de la désorganisation particulière qu'il éprouve dans les conditions où il est placé ; la chambre antérieure est complétement effacée, ce qui indique que le cristallin a atteint son maximum de développement; il y a arrêt de la sécrétion de l'humeur aqueuse; enfin il se produit une congestion considérable de l'iris, de la choroïde, du cercle ciliaire. La compression exercée sur la terminaison des nerfs ciliaires détermine dans toutes les branches de la cinquième paire des douleurs insupportables, qui peuvent s'irradier dans plusieurs autres paires crâniennes au moyen des anastomoses nombreuses que le trijumeau contracte avec plusieurs d'entre elles.

Les symptômes que nous venons de décrire et qui siégent dans la partie antérieure de l'œil auront leurs analogues dans la partie postérieure. La pression s'exerce dans tous les sens; le corps vitré, chassé par l'augmentation de volume du cristallin, comprime la rétine entre lui et la choroïde, et cette dernière membrane s'y prête d'autant mieux qu'elle est elle-même congestionnée et par conséquent portée un peu en avant. Nous allons voir quels sont les résultats de cette compression et de cette congestion.

Lorsque le cristallin augmente de volume, il se produit dans tous les sens une pression intra-oculaire qui, outre les douleurs violentes auxquelles elle donne lieu, détermine dans l'iris et dans la choroïde un arrêt de circulation dont voici les résultats : ses moyens de nutrition étant détruits ou du moins ayant presque complétement disparus, l'iris s'atrophie et prend alors la couleur jaune verdâtre caractéristique qui est due surtout à l'altération que subissent les cellules pigmentaires dont il est doublé. L'iris s'atrophie non pas de son bord pupillaire vers sa grande circonférence, mais sur place, suivant son épaisseur, de telle sorte que le travail de désorganisation continuant à marcher, sa partie contractile disparaît complétement; il ressemble alors à un crible ou plus exactement à une feuille desséchée, dont le parenchyme a été enlevé et dans laquelle les nervures seules persistent. S'il était permis d'examiner les parties profondes de l'œil, on trouverait des phénomènes semblables. C'est ainsi que la choroïde subit une perte considérable de son pigment; elle présente des foyers apoplectiques plus ou moins récents, des plaques atrophiques bien caractérisées. Enfin on observe un symptôme inséparable de toutes les maladies profondes de cette membrane: le corps vitré est ramolli, diffluent, il perd sa transparence, devient trouble, et l'on remarque dans son intérieur ces corps flottants qui donneraient au malade, si le champ pupillaire était libre et la vision conservée, la sensation de mouches volantes.

On a beaucoup discuté sur la nature de ces corps flottants dans l'intérieur du corps vitré : les uns les ont considérés comme des flocons albumineux tenus en suspension grâce à leur densité. C'est une opinion bientôt formulée; mais l'observation directe n'en a pas encore démontré l'exactitude. On a dit aussi qu'ils étaient produits par les parois de quelques-unes des cellules hyaloïdiennes devenues opaques par défaut de nutrition et suspendues dans le corps vitré liquéfié.

La coloration du corps vitré est due aux granulations pigmentaires de la choroïde. En effet, cette membrane étant privée de sa circulation tend, comme nous venons de le dire, à se désorganiser; les cellules de la couche pigmentaire la plus interne se dissocient, leurs membranes limitantes ne tardent pas à se déchirer; elles laissent alors échapper le liquide qu'elles renferment, ainsi que les granulations pigmentaires de couleur noire que celui-ci tient en suspension. Ces granulations, placées d'abord entre la choroïde et la rétine, ne tardent pas à traverser cette dernière membrane et à se répandre dans le corps vitré ramolli auquel elles donnent la couleur *jumenteuse*. Signalons en passant les cristaux de cholestérine qu'on rencontre quelquefois en suspension dans le corps vitré. Le résultat ultime de la cataracte traumatique se présentant dans les conditions que nous avons supposées est l'atrophie de l'œil à la suite de souffrances toujours longues et cruelles.

Nous venons d'esquisser à grands traits l'histoire de la cataracte traumatique. Nous avons dit qu'au point de vue pratique, — le seul auquel nous nous efforcerons toujours de nous placer, — elle peut se présenter sous deux aspects tout à fait différents : ou bien elle est exempte de complications et sa résorption s'exécute toute seule en suivant une marche très-régulière, ou bien il se produit un gonflement rapide et considérable, une sorte d'hypertrophie du cristallin qui, amenant une compression, donne lieu aux symptômes signalés. Quelle est alors la conduite que le chirurgien doit tenir? Dans le premier cas, si la résorption du cristallin s'arrête, on pourrait abandonner le malade un temps indéfini sans que son état se modifiât en aucune façon ; il faut donc intervenir. Nous verrons plus loin de quelle nature doit être l'intervention du chirurgien. Prenons tout de suite le second cas, celui dans lequel il y a gonflement exagéré de la lentille.

Étant donnée une cataracte traumatique dans ces conditions, il faut enlever le cristallin, car la compression qu'il produit peut amener la destruction de l'œil. L'opération que l'on doit pratiquer porte le nom d'*extraction linéaire*. L'état actuel de la science ophthalmologique, — quant à ce qui touche à l'extraction linéaire, — exige que nous nous arrêtions sérieusement sur ce point et que nous discutions avec toute l'attention nécessaire la valeur d'un procédé *soi-disant nouveau* que non-seulement on a tenté d'appliquer depuis quelques années au traitement des cataractes traumatiques, mais dont on a voulu faire une méthode générale d'extraction pour toutes les cataractes. Nous voulons parler de l'extraction linéaire combinée avec l'iridectomie.

La question se pose de la manière suivante : dans une extraction linéaire, doit-on toujours faire en même temps l'iridectomie ?

Pour répondre, il faut rappeler comment on en est venu à couper l'iris. Chez certains malades atteints de cataracte traumatique, il s'est produit, pendant que l'on pratiquait l'extraction linéaire, une hernie de l'iris, et l'on a été obligé de sacrifier la portion herniée de cette membrane ; mais on n'avait pas encore décidé son excision avant de faire sortir le cristallin. Les malades opérés de cette manière ont guéri, mais ils présentaient après l'opération une déformation de la pupille. En second lieu, certains opérateurs, gênés par le bord pupillaire qu'ils s'exposaient à blesser, à déchirer pendant les manœuvres que nécessite l'opération, ont voulu éviter immédiatement ces risques et ont retranché au préalable une portion de l'iris. D'autres ont tout simplement dit que cette pratique rendait l'opération plus facile.

Ces motifs n'ont pas une grande valeur, car jusqu'à présent le chirurgien a uniquement raisonné à son point de vue sans s'inquiéter du malade. On a bien prétendu qu'en agissant ainsi, on éloignait dans une proportion considérable les chances d'inflammation. C'est encore le but que l'on se propose aujourd'hui en pratiquant l'extraction combinée avec l'iridectomie. Nous concédons, — ce qui n'est pas encore démontré, — que les résultats sont les mêmes avec cette méthode ou par l'extraction à lambeau. Mais discutons cette manière d'opérer en raisonnant au point de vue purement chirurgical. Le rôle de la chirurgie est de détruire, mais de détruire pour conserver. Or, dans une cataracte traumatique, l'iris n'a rien à faire avec le traumatisme du cristallin, il n'est pas la cause du mal, et s'il y participe, ce n'est que tout à fait indirectement; on doit donc le conserver.

Mais il est des raisons plus sérieuses pour lesquelles on doit repousser d'une manière formelle l'iridectomie combinée avec l'extraction linéaire, du moins comme méthode générale. L'iris dans sa position normale est un organe de protection pour la rétine, et il va devenir d'autant plus nécessaire que, le cristallin étant enlevé, les rayons lumineux qu'il faisait converger sur un point de cette membrane vont tendre à se projeter sur une plus grande surface; si nous ajoutons à cette première cause d'irritation rétinienne, en coupant l'iris, la lumière entre à flots dans l'œil, produit de l'éblouissement et une congestion marquée et continue de la rétine. De plus l'iris joue le rôle de diaphragme, et avec d'autant plus de perfection qu'il est mobile; il devient de la plus grande utilité pour corriger en partie l'hyperpresbyopie qui se produit après que le cristallin a été enlevé. Mais, comme nous l'avons dit, on a voulu pousser les choses plus loin et faire de l'extraction combinée avec l'iridectomie la méthode générale d'opération pour toutes les cataractes. On a vu alors des chirurgiens, sous le prétexte d'éviter les chances d'inflammation, faire cette opération dans la cataracte sénile et couper une partie de l'iris chez des vieillards quand il suffit à peine tout entier à la réparation de la plaie de la cornée.

On doit considérer l'extraction combinée avec l'iridectomie, telle qu'on voudrait nous la faire accepter aujourd'hui, comme une manière de faire des plus défectueuses dans les cas où l'iris peut et doit être conservé.

Dans toutes les cataractes traumatiques accompagnées de gonflement très-marqué, on devra faire une extraction linéaire en respectant l'iris, à moins de conditions tout à fait exceptionnelles. Mais, avant de procéder à l'opération, il est de la plus grande importance d'initier le malade à ce que l'on veut faire. On doit le prévenir que le but du chirurgien est de faire cesser les douleurs et de conserver l'œil menacé de destruction; mais qu'à une époque plus ou moins éloignée, il sera nécessaire de pratiquer une nouvelle opération pour lui rendre la vue. Si nous ne prenons pas cette précaution, le malade nous accusera d'avoir fait une opération inutile et ne comprendra pas qu'il est de son intérêt de se faire opérer une seconde fois.

Nous savons, en effet, ce qui va se passer dans l'œil. Le cristallin, quoique ramolli dans une grande partie de son étendue, ne l'est pas complétement; il n'est pas tout opaque; il reste encore des couches corticales transparentes qu'on laissera, sans le vouloir, en arrière en faisant l'extraction; ces couches s'organiseront ultérieurement et formeront ce que l'on appelle une *cataracte secondaire*.

Le malade est placé sur un lit, l'œil maintenu dans une situation déterminée au moyen d'une pince à fixer et les paupières écartées par les élévateurs, instruments que nous connaîtrons lorsque nous nous occuperons de l'iridectomie et de la pupille artificielle. On fait à la cornée une plaie dont les dimensions varient de 0m,004 à 0m,005 environ ; plus grande, elle présenterait trop de chances de suppuration; plus petite, elle pourrait sinon s'opposer à la sortie des couches corticales, du moins faire naître des difficultés si l'on se trouvait en présence d'un noyau un peu volumineux qui n'aurait pas subi de ramollissement. Il faut donc que la plaie de la cornée soit d'une étendue suffisante pour laisser pénétrer les instruments et pour laisser sortir le noyau quelle que soit sa grosseur. Cette plaie peut se faire avec un instrument tranchant quelconque, bistouri, kératotome, etc. On emploie, en général, un couteau lancéolaire. Ces couteaux sont de deux formes : les uns sont carrés à lame large brusquement coudée, les autres présentent une lame plus allongée. C'est à ces derniers que nous donnons la préférence, car avec eux on agit comme on veut, tandis qu'avec les premiers le chirurgien est soumis à son instrument, ce qui ne doit jamais arriver en médecine opératoire. La plaie, de la longueur indiquée, sera toujours située du côté externe; en effet, dans cette opération le lieu de la ponction n'est soumis à aucune règle; on choisira donc de préférence le côté externe de la cornée qui présente plus de facilité au chirurgien, sans qu'il y ait inconvénient pour le malade.

En outre, la plaie de la cornée sera faite en dedans de son bord externe; ce procédé présente les avantages suivants : comme après l'opération on sera obligé de maintenir la pupille dilatée, on évitera les hernies de l'iris dont la circonférence se trouvera en dehors de la plaie de ponction; de plus, le couteau et les autres instruments pourront, si l'humeur aqueuse est conservée, pénétrer librement et aussi souvent qu''il sera nécessaire dans la chambre antérieure, sans courir le risque de blesser l'iris.

La ponction étant faite, le couteau est retiré, et la pression du cristallin jointe à celle des muscles droits suffit à faire sortir les couches corticales ramollies; si ce n'était pas assez de ces forces, la pression que l'on peut produire avec la pince à fixer et les élévateurs est, en général, suffisante pour expulser la cataracte. Mais si, malgré tout, il reste une portion du cristallin, on prend une curette et l'on pénètre dans la chambre antérieure, aussi souvent qu'il le faut, pour aller la chercher. Cette manœuvre n'augmente guère les chances de suppuration.

On peut faire entrer dans la pratique le procédé suivant qui donne de bons résultats s'il est bien employé. Si l'on est certain de ne pas laisser de couches transparentes, ou si du moins la quantité qu'on en laisse est insuffisante pour former plus tard une cataracte secondaire, on va déchirer avec le kystitome la capsule hyaloïdienne. On obtient ainsi l'issue d'une portion du corps vitré qui ne s'échappe pas au dehors, mais vient remplir la chambre antérieure. Le résultat est que le corps vitré remplace le cristallin disparu; il remplit l'ouverture pupillaire, repousse dans la périphérie la petite quantité de couches corticales que l'on peut avoir laissée, et ne leur permet de devenir opaques et de s'organiser plus tard que dans des points où elles ne seront pas gênantes pour la vision.

En résumé, dans une cataracte traumatique avec gonflement du cristallin et compression intra-oculaire, nous devrons faire l'extraction linéaire. La plaie de la cornée ne sera pas très-étendue, car nous n'aurons pas à faire sortir un cristallin volumineux. Une simple pression du doigt suffit, en général, pour l'évacuation des parties opaques de la lentille; s'il en était autrement on irait les chercher avec une curette jusqu'à ce qu'il n'en reste plus. Si la quantité de couches corticales qu'on laisse derrière soi est très-peu considérable, on les éloigne du centre de la pupille en provoquant l'issue d'une petite quantité du corps vitré dans la chambre antérieure; en agissant ainsi, on n'a pas ensuite de cataracte secondaire. Enfin, si l'on croit qu'il existe encore une trop grande quantité de couches corticales transparentes, on laisse les choses comme elles sont et l'on fait le pansement; puis la plaie une fois guérie, on observe le malade jusqu'à ce qu'on ait assisté à la formation de la cataracte secondaire qui est presque inévitable.

Les accidents consécutifs à une extraction linéaire seront étudiés dans les leçons qui traitent de l'iridectomie combinée avec l'extraction.

HUITIÈME LEÇON

DE LA CATARACTE (SUITE)

Cataractes compliquées ou non de maladie oculaire.

En étudiant les conséquences des maladies oculaires qui intéressent les systèmes nerveux, vasculaire ou lymphatique, on est frappé par ce fait qu'elles amènent presque toujours l'opacité du cristallin. Non-seulement cette opacité partielle ou totale se produit à la fin des maladies de l'œil, mais il est certain qu'on peut l'observer pendant leur cours.

Nous savons, par exemple, qu'une maladie bien connue, le glaucome, se complique presque toujours de cataracte lorsqu'il est arrivé à sa période ultime. Nous savons également que l'irido-choroïdite entraîne une semblable conséquence. Enfin, dans les ophthalmies par action réflexe, le système nerveux réagit sur l'organe tout entier et donne lieu à une inflammation générale qui se terminera par une cataracte.

Mais, sans arriver à cette phase de complète opacité, on voit souvent, à la suite des affections de l'œil, survenir un commencement de cataracte. Or, ces cataractes ne débutent pas au même point du cristallin et il existe entre elles une différence marquée.

Chez les sujets atteints d'une affection quelconque des membranes profondes, inflammation, atrophie de la choroïde, apoplexie, épanchements de sang; dans les cas de myopie compliquée de désordres particuliers, la cataracte commence toujours par les couches corticales postérieures. D'autre part, à la suite d'iritis avec récidive, de maladies du cercle ciliaire, l'opacité du cristallin débute par les couches corticales antérieures.

Mais quelle que soit la manière dont elle commence, chez l'adulte la cataracte est toujours molle lorsqu'elle est la conséquence d'une maladie de l'un des deux hémisphères.

Aussi, lorsque nous nous trouvons en présence d'une cataracte de cette forme, nous devons toujours nous tenir en garde et n'agir qu'avec la plus grande réserve.

Il faut se défier des cataractes molles qu'on rencontre chez l'adulte, s'en défier moins chez le vieillard; mais elles doivent toujours éveiller l'attention. La cataracte dure des vieillards, celle que nous avons prise pour type et que nous opérons par kératotomie, est le résultat d'une modification sénile de l'individu. Le cristallin, comme tous les autres organes, comme les os dont la partie organique se résorbe en partie et dont les courbures s'exagèrent, comme les poils dont la couleur primitive disparaît, comme le tissu cellulaire sous-cutané qui s'atrophie, etc., le cristallin, disons-nous, subissant l'influence de l'âge, se trouble, perd sa transparence, mais reste dur. Quand, au contraire, nous avons affaire à une maladie oculaire à la suite de laquelle nous voyons se former une cataracte, celle-ci est toujours molle. Il en est de même quand le cristallin est blessé, et à la suite des cataractes congénitales. C'est donc avec raison qu'il faut se défier des cataractes molles.

La pathologie oculaire vient encore nous fournir des exemples à l'appui de ce que nous avançons sur les mauvaises conditions dans lesquelles on se place, au point de vue chirurgical, en opérant une cataracte molle. En ouvrant le livre de Sichel, on pourra lire un article intitulé : *Cataracte glaucomateuse*, et qui se termine par la description d'un procédé spécial pour opérer ces cataractes. Pour notre part, nous aimerions mieux ne jamais toucher un instrument que d'opérer cette cataracte glaucomateuse; nous allons voir plus loin ce que l'on doit entendre par cette dénomination.

Supposons un malade qui présente un décollement de la rétine; si nous voulons interpréter les choses d'une façon plausible, nous verrons que cette lésion découle primitivement d'une maladie de la choroïde développée le plus ordinairement sous l'influence de prédispositions générales; or, les cataractes qui se développent à la suite de décollement de la rétine sont molles.

Il en est de même quand on a affaire à un glaucome. Si un individu myope entretient par l'usage continu de lunettes une congestion de plus en plus prononcée de la choroïde, cette membrane ne tarde pas à devenir malade; il peut s'y produire des apoplexies, des plaques atrophiques; le cristallin devient encore opaque, mais il est toujours mou.

Chez les sujets atteints d'une maladie du cercle ciliaire, nous voyons, sous l'influence de l'arrêt de nutrition, des dépôts plastiques se former dans la couche granuleuse de la cornée ou au devant d'elle. Ils se montrent sous forme de taches et sont dus à des granulations qui s'accumulent et réfractent fortement la lumière. De là résulte une opacité partielle de la cornée. Ces granulations ont 1 à 3 millièmes de millimètre. On rencontre encore des synéchies qui s'établissent à la suite d'une inflammation de l'iris à forme lente; enfin il survient aussi dans ce cas une cataracte molle adhérente à l'iris.

Les exemples qui précèdent viennent directement à l'appui du théorème suivant : le cristallin doit être compté parmi les organes que la choroïde et l'iris sont chargés de nourrir. En effet, pourquoi cette richesse circulatoire si considérable dans ces membranes? Ce n'est certainement pas pour elles et pour la rétine seules qu'elles sont composées en grande partie de vaisseaux; c'est aussi pour le corps vitré et une partie du cristallin, organes qui exigent autour d'eux une circulation d'autant plus riche qu'ils en sont eux-mêmes complétement dépourvus. Ainsi, les maladies de l'iris et de la choroïde auront un retentissement inévitable sur le cristallin, et ce retentissement sera plus marqué dans les couches les plus rapprochées de l'organe malade et par conséquent les plus directement nourries par lui.

Le cristallin peut être, au point de vue de sa nutrition, divisé en deux parties : une antérieure et une postérieure. C'est pour cela que dans les maladies de l'iris et du cercle ciliaire, nous avons vu l'opacité du cristallin commencer par ses couches antérieures; tandis que si nous avons affaire à une maladie de la choroïde, cette opacité débutera par les couches postérieures de la lentille. Il en est de même dans le glaucome, dans le décollement de la rétine, dans la rétinite pigmentaire, dans la choroïdite spécifique ou dans la congestion qui la précède; on voit alors se former une cataracte corticale postérieure. Chez un individu atteint d'albuminurie, nous observons au début un œdème de la papille dû à une compression exercée sur le trajet du nerf optique; la choroïde ne tarde pas à être influencée et présente des désordres qui déterminent, par trouble de nutrition, l'opacité des couches corticales postérieures du cristallin. Mais dans les deux cas, l'opération arrive trop tard, car si elle permet d'enlever le cristallin opaque, elle ne rétablit pas la fonction disparue par suite de lésions plus profondes.

Pour le glaucome, les choses se passeront identiquement de même. Lorsque le glaucome sera *complet*, nous aurons une opacité totale du cristallin qui constituera la vraie cataracte glaucomateuse. Si dans un cas semblable nous enlevons le cristallin, rétablirons-nous la circulation iridienne et choroïdienne? Évidemment non; nous aurons fait courir au malade les risques d'une opération dont il ne pourrait retirer aucun bénéfice. Ainsi donc, en fait de cataractes chez l'adulte, il est tout une catégorie pour lesquelles il ne faut jamais tenter d'opération.

Voici quelques exemples que nous avons observés. Il existe un homme chez lequel deux fois l'extraction d'une cataracte a été tentée, chaque fois, la ponction et la contre-ponction étant faites, le corps vitré s'échappait avant même que le pont fût achevé, et la cataracte, qui était molle, ne put être extraite, car les couches corticales se mêlaient au corps vitré liquide, ce qui empêchait le troisième temps.

Chez un autre malade, on néglige de chercher les phosphènes. Il est opéré et guérit bien, mais la vue ne se rétablit pas. Nous l'examinons alors à l'ophthalmoscope et trouvons une atrophie complète des rétines.

Enfin, un professeur de Paris, qui touche de près à l'enseignement de la médecine, se fait opérer, après de longues instances, d'une cataracte molle. L'opération fut recommencée trois fois, et ce n'est qu'à la troisième tentative, par hasard, qu'on put empêcher le corps vitré de sortir avant la cataracte. Dans ces cas, en effet, le corps vitré ramolli n'est plus collé aux parois de l'œil; il se conduit comme le mercure qui n'adhère en aucune façon aux vases qui le renferment.

De ces considérations il résulte que l'on doit toujours examiner, — 1° l'iris : est-il décoloré? — 2° la pupille : est-elle adhérente? — 3° la cornée présente-t-elle dans son épaisseur des leucomes, des néphélions, traces certaines de maladies du cercle ciliaire, surtout lorsque l'iris n'est pas normal? Et quand même l'hémisphère antérieur ne donnerait lieu à aucune défiance, il faudrait encore interroger le malade, s'assurer qu'il n'y a pas de tremblement de l'iris,—indice non douteux de ramollissement du corps vitré, — rechercher les phosphènes, en un mot se convaincre que le fond de l'œil est sain.

Si cet organe, en un quelconque de ses points, n'est pas en bon état, c'est une contre-indication formelle de toute opération. Mais en dehors de ces complications, il faut encore, pour pouvoir intervenir, se trouver en présence d'une cataracte *complète*. Si elle était incomplète, on devrait la considérer comme une cataracte traumatique dont la résolution est suspendue, et la traiter comme telle. Le procédé opératoire sera décrit sous le nom de *discision*.

Lorsque la cataracte est complète et exempte de complications, on l'opère d'après la méthode employée dans les cas de cataractes traumatiques avec gonflement. Et comme il n'existe pas ici de pression d'arrière en avant, à plus forte raison faudra-t-il respecter l'iris. La ponction est faite, du côté externe, avec un couteau lancéolaire, en obéissant aux règles données à propos de l'*iridorhexis*.

Mais quel que soit le degré de maturité de la cataracte molle chez l'adulte, il reste souvent, après l'opération, dans la chambre antérieure, des débris transparents ou demi-opaques qui donneront dans l'avenir une cataracte secondaire. L'analogie est donc entière entre cette cataracte et la cataracte traumatique.

Enfin, si la cataracte molle est compliquée d'adhérences à la capsule, d'exsudations pupillaires, de leucomes centraux, — en admettant, bien entendu, que le fond de l'œil soit sain, — on peut encore l'opérer, mais au moyen de procédés spéciaux qui seront décrits plus tard.

En résumé, chez l'adulte, une intervention chirurgicale n'est justifiée que si la cataracte est complète et si l'hémisphère postérieur ne présente aucun désordre. En dehors de ces cas, on ne peut espérer aucune chance de succès.

Comme exceptions, nous avons cependant opéré quelques sujets dont l'œil, sain quant au reste, présentait un tremblement de l'iris, symptôme de ramollissement du corps vitré, et nous avons pu leur rendre la vue. Mais, au deuxième temps, nous avions pris soin d'aller chercher le cristallin avec une grande rapidité à l'aide de la curette. C'est que, dans ce cas, il faut absolument éviter une déperdition trop grande d'humeur vitrée, qui si elle vient à disparaître outre mesure, laissera sé produire à la surface de l'iris des hémorrhagies le plus souvent faibles, mais quelquefois graves si elles partent du fond de l'œil. Alors le sang s'accumule, chasse le corps vitré tout entier et prend sa place.

Il devient indispensable de faire une compression méthodique pour arrêter l'hémorrhagie. Mais le résultat final est la perte de l'œil qui disparaît par atrophie ou même à la suite d'un phlegmon.

Cataractes consécutives à une cataracte congénitale.

Elles sont de trois sortes :

1° Cataractes molles ;

2° Cataractes à noyau opaque et à couches corticales encore transparentes ;

3° Cataractes *complètes*.

1° *Cataractes molles.* — Les cataractes de ce genre peuvent être *simples* ou *compliquées d'adhérences avec la capsule.*

Quand elles sont simples, il faut les opérer comme la cataracte traumatique dont la résolution est suspendue et comme la cataracte non compliquée du groupe précédent, c'est-à-dire par extraction linéaire. Mais il importe de se souvenir qu'on sera plus tard exposé à la formation d'une cataracte secondaire pour laquelle on devra recourir à une nouvelle opération.

Lorsqu'elles sont compliquées d'adhérences avec la capsule, il faut les soumettre également à la discision. La chirurgie ne saurait, dans l'état actuel, faire disparaître les points d'adhérences qui existent; mais elle peut éviter au malade les lenteurs toujours nécessaires pour la formation d'une cataracte complète. De plus, il y a lieu d'espérer qu'en hâtant la terminaison de la maladie, on empêchera la multiplication de ces produits pathologiques qui unissent le cristallin à son enveloppe.

C'est là un résultat d'autant plus favorable qu'il simplifie les manœuvres chirurgicales que nous avons décrites en traitant de la cataracte adhérente à la capsule.

2° *Cataractes à noyau opaque et à couches corticales encore transparentes.* — Cette variété diffère, quant aux causes, de la cataracte traumatique incomplète. Mais, au point de vue chirurgical, il faut la placer sur la même ligne. Si l'on pratiquait l'extraction linéaire proprement dite, on laisserait, dans la chambre postérieure, une assez grande quantité de couches corticales qui, par suite d'imbibition, de gonflement, occasionneraient des désordres graves dont le résultat serait de faire renouveler l'extraction linéaire.

Afin d'éviter cette complication, il est nécessaire de pratiquer la *discision*, pour ramollir le cristallin et pour favoriser sa résolution partielle ou même totale. On peut ensuite pratiquer l'extraction linéaire. Mais, dans les deux cas, on peut être conduit, dans l'avenir, droit à une *cataracte secondaire.*

3° *Cataractes complètes.* — Nous désignons la troisième variété sous ce nom, parce qu'effectivement nous sommes en présence d'une véritable cataracte *complète*, et qui correspond d'une manière très-exacte à la définition que nous en avons donnée dès le commencement de nos leçons.

Le malade, atteint de cataracte depuis sa naissance, a vécu suffisamment pour que toutes les parties du cristallin liquides et susceptibles de résorption aient disparu. Il se présente à nous avec une affection parvenue à son point culminant, et qui est le dernier mot de la résolution du cristallin.

La chambre antérieure a augmenté d'étendue en s'agrandissant à mesure que la lentille devient plus petite.

En employant l'atropine, on aperçoit dans le champ pupillaire une plaque blanche plus ou moins volumineuse suspendue par un nombre variable de fils de la même couleur, et rappelant assez bien, par sa disposition, la texture de certaines toiles d'araignées. Le cristallin a alors abandonné tout ce qui pouvait disparaître; il est réduit au plus petit volume possible. Telle est la vraie cataracte complète, celle qui ne se modifiera plus sous aucune influence. L'œil a fait tout ce qu'il a pu pour se débarrasser de la cause qui mettait obstacle à la vision; les parties liquides ont disparu, mais les phosphates et les carbonates calcaires ne peuvent être éliminés. Les filaments blancs qui maintiennent la cataracte dans sa position sont constitués par la capsule étirée par la rétraction lente du cristallin.

Quand la pupille n'est pas dilatée, cette forme de cataracte congénitale ressemble à une cataracte ordinaire; elle présente seulement une couleur beaucoup plus blanche. Elle se reconnaît par l'époque de la vie à laquelle elle remonte. Lorsqu'on rencontre cette affection chez un adulte, et qu'on lui demande depuis combien de temps il est aveugle, s'il fait remonter l'origine de la cécité à son enfance, il faut dilater la pupille, et si l'on voit les fils dont nous venons de parler, on peut être sûr d'avoir affaire à une cataracte congénitale complète, que les auteurs rangent dans la catégorie des cataractes secondaires.

A l'état normal les malades sont aveugles, parce que la masse de la cataracte occupe le champ de la pupille; mais lorsque celle-ci est dilatée, ils voient clair par une série de pupilles secondaires et de forme quadrangulaire, comprises chacune entre le foyer de résolution d'une part, de l'autre entre les deux fils, débris de la capsule distendue, recroquevillée et rapprochée vers le centre, et ayant enfin, comme quatrième côté, le bord pupillaire dilaté.

Qu'on nous permette d'insister sur cette forme de cataracte. Restée intacte, elle a vieilli et nous donne l'explication de la théorie exposée au début de nos leçons. Le ramollissement et la résolution se sont faits lentement, pas à pas et en raison directe l'une de l'autre. C'est par elle que nous avons la clef des cataractes adhérentes à la capsule, et que nous sommes autorisé à déduire les considérations exposées précédemment. Jusqu'à présent nous n'avons vu le cristallin disparaître chez l'adulte qu'à l'aide de manœuvres chirurgicales, de blessures; nous ne l'avons observé que dans les états intermédiaires par lesquels il passe avant d'arriver à l'état définitif. Mais ici, sans intervention d'aucune sorte, par la seule action du temps, ce cristallin est parvenu à sa dernière période de transformation, celle où l'on rencontre seulement la capsule ne contenant plus que les sels fixes.

Cette cataracte ne peut être opérée que par un seul procédé, — celui que nous mettrons en usage pour les cataractes secondaires. En effet, le cristallin n'est pas assez volumineux pour que les extractions linéaire ou à lambeau soient possibles. Il en est de même des méthodes anciennes dites de *réclinaison* ou *d'abaissement*. Quant à la discision, elle n'a que faire ici.

Il nous a été donné d'assister une fois aux tentatives faites par un chirurgien, pour opérer ce genre de cataracte par le procédé *à l'aiguille*. Après avoir fait une leçon clinique sur le malade et repoussé l'extraction, il prit une aiguille à cataracte, traversa la sclérotique, et se mit à la recherche du cristallin pour l'abaisser. Il fit pendant sept minutes des efforts inutiles; le cristallin, comme ces portes qui se ferment au moyen d'un ressort, remontait aussitôt que l'aiguille ne le maintenait plus dans sa nouvelle position. Le chirurgien avait, en effet, détaché quelques-uns des fils dont nous avons parlé, mais ceux qui restaient ramenaient chaque fois le cristallin à la place qu'il occupait d'abord. L'opérateur fut obligé de retirer son aiguille et de laisser dans le même état qu'avant l'opération le malade qui, du reste, eut un phlegmon. Il fallait faire dans ce cas une extraction avec la serretelle, comme nous le verrons plus tard. On ne pouvait pas plus abaisser le cristallin que l'extraire par la kératotomie ordinaire. En effet, au troisième temps, le cristallin manquant de consistance et de plus retenu par ses adhérences ne serait pas venu par la pression; en outre, la capsule n'existant en quelque sorte plus, la kystotomie n'aurait pas été possible, et l'on aurait été exposé à déchirer l'hyaloïde.

CATARACTES DES ENFANTS.

Elles se divisent en :

1° *Cataractes capsulaires;*
2° *Cataractes lenticulaires, complètes ou incomplètes;*
3° *Cataractes compliquées.*

1° *Cataractes capsulaires.* — Les cataractes capsulaires ont soulevé un grand nombre de discussions. On les a divisées en plusieurs classes, dont l'une portait et porte encore le nom de *pyramidale*. Le professeur Malgaigne, notre savant maître, soutenait « qu'elle n'avait de pyramidal que le nom. »

Sans vouloir entrer dans ces détails purement théoriques, nous admettrons que les cataractes capsulaires chez les enfants proviennent de deux sources. Elles sont *congénitales* ou *consécutives*. Dans les deux cas elles occupent toujours le centre de la cristalloïde antérieure, et s'étendent sur une surface qui varie entre un simple point et une circonférence d'un demi-millimètre de rayon.

Lorsqu'elles sont consécutives, elles surviennent à la suite d'altérations graves de la cornée, d'abcès essentiels ou engendrés par des ophthalmies purulentes.

Quelquefois l'opacité gagne la chambre antérieure où elle fait saillie en pointe : de là le nom de pyramidale. C'est un cas extrêmement rare. Mais le reste du cristallin est toujours transparent, normal, et la vision se fait d'une façon régulière. Les rayons lumineux, passant autour de l'axe principal du globe oculaire, trouvent un libre cours. Aussi nous nous gardons bien de faire aucune tentative chirurgicale.

Il arrive parfois que les couches corticales qui correspondent aux points opaques de la capsule adhèrent avec eux. C'est l'état rudimentaire de la cataracte adhérente. Mais, à moins que l'opacité ne s'étende à un grand nombre de points et ne finisse par gêner la vision, il ne faut pas opérer.

2° *Cataractes lenticulaires complètes ou incomplètes.* — Jusque vers dix ans et plus, les enfants présentent des cataractes molles incomplètes, mais qui augmentent progressivement chaque année. Le centre est opaque et les couches corticales restent transparentes. D'autres fois c'est l'inverse qui a lieu.

Chez d'autres enfants on trouve la cataracte lenticulaire molle complète, et cela dès le premier jour de la naissance.

Mais quelle que soit le genre d'affection, il faut bien se garder de pratiquer une extraction linéaire. Les pleurs, l'indocilité du jeune malade nuiraient singulièrement aux résultats définitifs de l'opération. Il faut, dans tous les cas, avoir recours à la discision de la capsule. Ne pouvons-nous pas, en effet, considérer ces cataractes comme identiques avec la cataracte traumatique dont la résolution est suspendue, ou avec la cataracte molle de l'adulte, quelle que soit d'ailleurs l'origine de cette dernière? Il est même à remarquer, — la pratique chirurgicale nous l'apprend, — qu'on peut renouveler souvent la discision chez l'enfant sans courir le risque d'un gonflement trop rapide de la lentille.

3° *Cataractes compliquées.* — Lorsqu'un enfant, — et le fait n'a lieu que chez les plus jeunes, — présente une pupille étroite, une chambre antérieure diminuée en même temps qu'une cataracte, l'attention du chirurgien doit être éveillée. C'est un signe certain de maladie des parties profondes, et l'affection du cristallin est consécutive à celle de l'hémisphère postérieur.

Cet état morbide a-t-il débuté avec la vie fœtale ou pendant l'existence extra-utérine? Nous ne saurions le dire. Toujours est-il que les tumeurs malignes du fond de l'œil, l'encéphaloïde par exemple, entraînent avec elles la cataracte avec le cortége de symptômes que nous avons signalés. On pourra en rencontrer d'autres si l'enfant arrive à un âge plus avancé. Telles sont les douleurs, la rougeur de l'œil, l'inflammation de l'iris, etc.

Alors il n'est plus question de faire une opération de cataracte : il faut énucléer l'œil.

NEUVIÈME LEÇON

DE LA CATARACTE (SUITE)

DE LA DISCISION.

La discision est une opération dont le seul but est de rendre possible la résolution de la lentille. Elle hâte la *terminaison* de la cataracte en lui permettant de parcourir ses diverses phases dans un temps beaucoup plus court qu'elle ne le ferait si on l'abandonnait à ses seules ressources naturelles. Il importe peu de savoir, du reste, si l'on aura ou non, comme *terminaison*, une cataracte secondaire.

En pratiquant cette opération, on évite les lenteurs accoutumées de la résolution et l'on arrive à rendre la vue au malade dans un délai très rapproché. Mais ce procédé, — né de l'observation, — a donné naissance à son tour à des procédés secondaires, dilacération, broiement, qui ne sont que l'exagération de la méthode primitive.

Par ces mots : *née de l'observation*, nous voulons dire que la discision n'est qu'une mise en application de ce que l'on observe dans les blessures du cristallin. Une lentille transparente blessée peut se ramollir et se résorber, et ce double phénomène est gouverné par les lois immuables que nous avons énoncées précédemment.

De même, blesser un cristallin demi-opaque, c'est hâter son ramollissement et sa résorption en facilitant l'imbition des couches corticales.

Discision, dilacération, broiement, sont trois formes qui ne diffèrent que très-peu entre elles. La discision consiste à faire à la capsule une seule ouverture; dans la dilacération, on multiplie les déchirures de la cristalloïde; enfin, dans le broiement, on fait participer le cristallin aux désordres que l'on produit. De ces trois opérations, la meilleure est sans contredit la première; la seconde et surtout la troisième sont mauvaises en ce qu'elles multiplient beaucoup trop les surfaces absorbantes mises en contact avec l'humeur aqueuse et qu'il se produit rapidement un gonflement considérable du cristallin, ce qui expose à tous les désordres résultant d'une compression intra-oculaire exagérée. Si bien que l'on est assez souvent obligé, pour éviter la perte de l'œil, de pratiquer une opération que l'on avait d'abord éloignée : l'extraction linéaire.

Nous avons vu qu'à la suite d'une blessure entraînant la formation d'une cataracte traumatique, le cristallin finit par disparaître de lui-même lorsque les choses se passent avec lenteur; ce que le hasard fait dans ce cas, nous le ferons donc avec intention en pratiquant la discision.

Mais dans la discision, ce n'est pas la blessure que nous allons faire à la capsule qui entraînera des modifications dans l'état du cristallin, ce sont les rapports nouveaux dans lesquels cet organe va se trouver placé. Il va être mis en contact avec l'humeur aqueuse qui modifiera d'une manière particulière les couches corticales, — elle les ramollira. Si la discision est peu étendue, l'imbibition du cristallin sera lente, son ramollissement s'effectuera dans la même progression, et la résolution, — qui lui est proportionnelle, — s'exécutera avec la même lenteur. Le malade se trouvera exactement dans les conditions d'une cataracte traumatique à développement lent, et si la discision a été faite pour une de ces cataractes dont la marche est arrêtée, le cristallin passera par les mêmes transformations que lors de sa blessure primitive, la maladie reprendra son cours interrompu, la lentille diminuera peu à peu de volume, puis finira par disparaître complétement.

Ainsi donc, la discision pratiquée sur un cristallin blessé, mais dont le ramollissement sera suspendu, sur une cataracte molle complète ou incomplète de l'adulte, sur une cataracte congénitale de l'enfance, etc., a pour but de produire une cataracte traumatique, mais faite avec intelligence et dirigée de manière à éviter au cristallin un gonflement qui pourrait compromettre le résultat de l'opération.

Cette conséquence est à redouter si l'on pratique la dilacération ou le broiement.

La discision est une opération des plus simples; elle consiste à faire une piqûre à la cornée au moyen d'une aiguille à cataracte (fig. 9); elle n'exige donc pas la description d'un manuel opératoire. On peut cependant la pratiquer par deux procédés : par kératonyxis ou par scléronyxis; le premier consiste à passer à travers la cornée pour arriver sur la capsule; dans le second, au contraire, on traverse la sclérotique. De ces deux manières d'agir, la première est la meilleure. En effet, en passant par la cornée, on voit ce que l'on fait, et il n'en est pas de même si l'on passe par la sclérotique, car durant la plus grande partie de son trajet dans

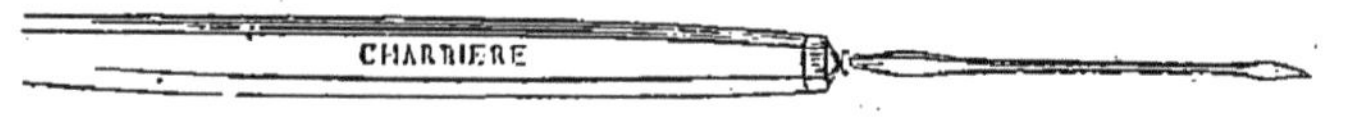

Fig. 9.

l'œil, l'aiguille est cachée derrière l'iris; de plus, dans le second procédé, on blesse une fibreuse très-pauvre comme circulation propre, et par conséquent se réparant mal; dans la kératonyxis, on passe à travers une membrane composée de fibres lamineuses et dont les moyens de réparation sont très-riches à l'état normal; aussi la petite plaie est-elle cicatrisée en général vingt-quatre heures après l'opération, et souvent il faut encore moins de temps.

Lorsqu'on fait la discision par kératonyxis, on doit obéir aux principes suivants : il ne faut pas piquer la cornée dans son centre, car, quoique l'opération n'ait pas en général de résultat fâcheux, on peut cependant voir la piqûre suppurer, on aurait alors un leucome central qui gênerait la vision. Il faut donc choisir un point excentrique qui n'expose pas à cet accident et agir de préférence au côté externe qui présente plus de facilité. La déchirure de la capsule une fois produite, l'humeur aqueuse imbibe les couches corticales du cristallin et détermine leur ramollissement et leur résolution absolument par le même mécanisme que dans la cataracte traumatique.

Or, les trois malades, placés dans les conditions que nous avons dites, exigent absolument le même traitement. Ou bien la cataracte produite par le chirurgien, de même que la cataracte accidentelle, par exemple, va se développer lentement et entrer peu à peu en résolution, ou bien il va se produire rapidement un gonflement considérable qui déterminera de la compression et pourra entraîner la perte totale de l'organe. Alors il faudra faire immédiatement l'extraction linéaire comme s'il s'agissait d'une cataracte traumatique.

Si le ramollissement peut, au contraire, se faire lentement, nous n'aurons qu'à attendre le moment où la résolution s'arrête. Et comme une seule opération n'a pas suffi pour faire disparaître le cristallin tout entier, nous recommencerons la discision, et cela jusqu'à ce qu'il ne reste plus que ce qui ne peut pas disparaître par la résolution, c'est-à-dire, — comme nous l'avons déjà répété plusieurs fois, — la capsule doublée des carbonates et des phosphates calcaires.

Telles sont les raisons qui nous ont fait réunir, pour les étudier ensemble, les cataractes de l'adulte, cataracte traumatique, cataracte suite d'une maladie du cristallin, cataracte consécutive à une cataracte congénitale. Nous y joignons la cataracte molle de l'enfant. En effet, dans tous ces cas, les malades ne doivent-ils pas être soumis à une même opération ?

Il suffit après l'opération d'employer l'atropine pour dilater l'iris d'une manière permanente, afin qu'il ne participe pas à l'inflammation qui pourrait se développer et ne contracte pas d'adhérences avec la cristalloïde antérieure contre laquelle il se trouve appliqué.

CATARACTE SECONDAIRE.

Lorsqu'un malade présente une cataracte traumatique avec gonflement, et qu'on se trouve dans la nécessité de faire une extraction linéaire, il faut, avons-nous dit, prévenir le malade qu'on agit alors uniquement pour arrêter les accidents qui menacent de lui faire perdre l'œil, mais que plus tard il y aura une autre opération à faire si l'on veut lui rendre la vue d'une manière définitive. En effet, après la première opération, il reste encore la capsule et une quantité plus ou moins considérable de couches corticales transparentes, qui constitueront dans l'avenir une cataracte secondaire formée par la capsule et les corps fixes carbonates et phosphates calcaires du cristallin. En second lieu, chez les malades opérés par discision, le cristallin ne peut disparaître complétement, puisque quelques-unes de ses parties constituantes échappent à la résorption. En d'autres termes, dans une cataracte d'adulte, après que la résolution a enlevé tout ce qui peut disparaître, il reste la capsule et les calcaires qui forment une cataracte secondaire.

Faisant un retour en arrière, nous trouverons des faits exactement semblables si nous pratiquons l'extraction par kératotomie ordinaire d'une cataracte sénile encore incomplète ; nous laisserons inévitablement des couches corticales transparentes qui s'organiseront et formeront, par la résolution de leurs parties liquides, une cataracte secondaire.

C'est la raison pour laquelle beaucoup d'auteurs parlent si souvent de cette espèce de cataracte survenant à la suite d'extractions. Pour éviter cet inconvénient, on a imaginé, en Italie, un procédé qui consiste à faire sortir la capsule en même temps que le noyau dans toutes les opérations de cataracte. Ce procédé est dangereux ; il expose à faire sortir le corps vitré en même temps que le cristallin. Nous n'en conseillons donc pas l'emploi. Il n'est du reste pas exact de dire qu'on a des cataractes secondaires après toutes les extractions ; ce fait n'a jamais lieu si l'on a soin de n'opérer que des cataractes complètes. A la vérité, il n'est pas toujours facile de dire si les couches corticales sont complétement opaques ; dans la plupart des cas, on pourra avoir une certitude presque absolue, mais il en est d'autres où il est permis de rester dans le doute. Quoi qu'il en soit, toutes les fois qu'un chirurgien verra se former une cataracte secondaire après une kératotomie, il ne devra pas en accuser la capsule, mais l'attribuer aux couches corticales non encore opacifiées qu'il a laissées à la suite de l'opération.

Dans un autre cas le même résultat peut se produire. Après le troisième temps d'une kératotomie pratiquée pour une cataracte complète et dont le diagnostic a été bien fait, il se peut qu'on trouve dangereux d'aller chercher une partie des couches corticales opaques restées dans le champ pupillaire. On laisse alors derrière soi les matériaux d'une cataracte secondaire qui ne manquera pas de s'organiser ; mais c'est alors un inconvénient inévitable.

Pour qu'une cataracte traumatique réclame l'extraction linéaire, il faut que le cristallin détermine une compression dangereuse ; or, pour amener ce résultat, il n'est pas nécessaire qu'il soit opaque dans toute son étendue, il suffit que le gonflement et l'opacité se soient montrés dans une de ses moitiés. Donc, en opérant dans ces conditions, nous laisserons encore, quoi que nous puissions faire, une quantité suffisante de couches corticales transparentes qui, en s'organisant et devenant opaques, formeront une cataracte secondaire. Lorsqu'une cataracte traumatique exige une récidive de traumatisme pour reprendre sa marche suspendue, nous serons obligé de faire des divisions réitérées de la capsule et souvent un grand nombre de fois; dans ce cas encore, nous aurons des résidus de résorption comme résultat définitif, c'est-à-dire une cataracte secondaire. Il en est de même dans les cataractes congénitales de l'adulte et dans celles qui se présentent chez lui à la suite d'une maladie du cristallin dont la cause est inconnue.

En résumé, nous aurons des cataractes secondaires :

1° Après la kératotomie ordinaire, à la suite d'un diagnostic mal posé, soit qu'on ait opéré une cataracte incomplète, soit que dans une cataracte complète, on ait été obligé de laisser des couches corticales dans la crainte de compromettre le succès de l'opération;

2° Après les cataractes traumatiques à développement lent ou rapide, traitées par extraction linéaire ou par discision ;

3° Après une cataracte compliquée ou non d'une maladie oculaire complète ou incomplète ;

4° Après les cataractes congénitales molles ou à noyau transparent.

Le moment est venu de bien nous entendre sur ce que l'on doit appeler cataracte secondaire. Pour nous, cette désignation est mauvaise; en effet, si l'on voulait prendre les mots dans leur acception propre, il faudrait supposer, pour admettre la formation d'une cataracte secondaire, qu'il s'est produit un nouveau cristallin redevenu opaque; or, cela ne peut avoir lieu. Dès le début de ces leçons, nous avons dit que nous considérions comme impropre la définition donnée par tous les auteurs de la cataracte complète, définition qu'ils formulent : une opacité de toutes les parties du cristallin. Dans notre opinion, pour qu'une cataracte soit complète, il faut que son évolution soit achevée, qu'elle ait subi spontanément toutes ses transformations; or, c'est ce qui se produit dans toutes les formes de cataractes dont nous

nous sommes occupés jusqu'à présent. Dans tous ces cas, en effet, après un temps suffisant, la lentille se trouve réduite à l'épaisseur d'une feuille de papier, elle occupe une surface égale à peine au tiers d'un cristallin normal, et ne renferme plus de parties liquides. Il résulte de ce qui précède que ce qui constitue la cataracte secondaire n'est autre chose pour nous qu'une cataracte complète modèle.

Le nom de cataracte secondaire donné par les auteurs aux débris du cristallin organisés avec la capsule, à la suite de traumatismes ou d'opérations, doit être conservé, au point de vue de la classification et des procédés chirurgicaux, qui sont les mêmes pour les deux cas.

Commençons maintenant l'étude des cataractes secondaires. Un premier point particulier à ces cataractes, c'est qu'il faut toujours se préoccuper de l'iris lorsqu'il s'agit de faire l'opération, non qu'il ait exercé une influence quelconque sur la formation de la cataracte, mais parce qu'il présente toujours des adhérences avec elle. Il est important de ne pas oublier cette particularité. Or, dans ces conditions, est-il nécessaire de toucher à l'iris, faut-il faire une iridectomie ou une iridorhexis pour extraire cette cataracte? La question sera toute élucidée quand on aura vu quelles sont les variétés de cataracte secondaire.

Toute cataracte secondaire, quelle que soit la forme de cataracte à laquelle elle succède, se présentera dans une des conditions que nous allons dire. Nous supposerons toujours que la pupille est dilatée, de façon à laisser le plus de champ possible à l'observation.

Dans une première variété, le champ pupillaire tout entier est masqué par la cataracte, et il n'existe, sur aucun point, d'espace libre permettant de voir les parties profondes de l'œil. La limite de l'exsudation dépasse le bord de la pupille, de telle sorte qu'il n'est pas possible de faire passer derrière elle les branches d'une pince quelque fine qu'elle soit.

Dans une deuxième forme de cataractes secondaires, l'opacité n'est pas aussi étendue, elle n'occupe pas tout le champ pupillaire, elle laisse entre elle et le bord de l'iris quelques ouvertures de dimensions variables, qui forment autant de pupilles réelles par lesquelles la lumière peut passer pour arriver jusque sur la rétine. Si le malade ne jouit pas habituellement de ces pupilles supplémentaires, c'est que l'iris, contracté sous l'influence de la lumière, circonscrit le champ de vision au centre de la pupille qui est occupé par la partie la plus opaque de l'exsudation. La première de ces variétés se rencontre le plus souvent après une cataracte opérée par kératotomie ordinaire, et ne peut être opérée que par iridectomie ou iridorhexis ; c'est en décrivant ces deux procédés que nous étudierons cette première forme de cataracte secondaire, ainsi que les autres cataractes compliquées, qui demandent un procédé opératoire spécial.

La deuxième forme est plus fréquente après la discision ou l'extraction linéaire, et on l'opère au moyen de la serretelle.

La serretelle (fig. 10) est un instrument qui a été construit il y a assez longtemps par M. Charrière père ; elle se compose d'une tige en acier assez fine, terminée à son extrémité par deux bran-

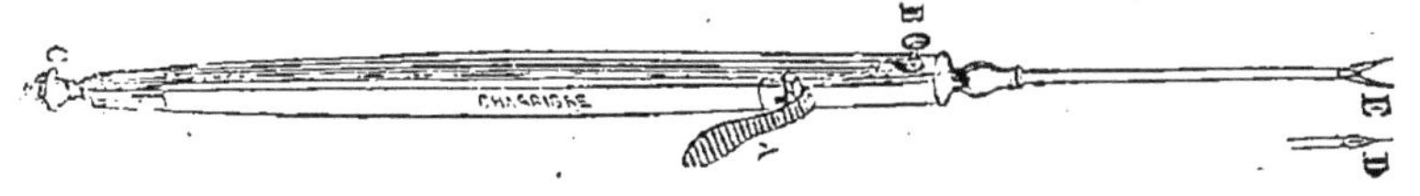

Fig. 10.

ches de pinces minces et flexibles (fig. 10, E), qui peuvent se rapprocher avec une grande facilité (fig. 10, D). La tige se place dans un véritable manchon métallique dans lequel elle joue facilement; la tige et le manchon sont portés par un manche sur lequel est fixée une pédale (fig. 10, A). Par suite du jeu de celle-ci et des ressorts auxquels elle communique, le manchon subit, lorsqu'on appuie sur elle, un mouvement de bas en haut, il s'élève suffisamment pour que les branches de la pince soient complétement rapprochées, et l'instrument représente alors simplement une tige droite. Un pas de vis (fig. 10, B) permet de donner aux branches la direction voulue. En un mot, la serretelle n'est autre chose qu'une pince très-fine dont le jeu ou le rapprochement des branches est dû à un mouvement d'ascension d'un cylindre. Cet instrument présente de grands avantages, dans les cas où il faut faire manœuvrer une pince dans la chambre antérieure.

Procédé opératoire. — La cataracte secondaire, du moins celle qui nous occupe, est formée par des débris opaques laissant subsister un nombre plus ou moins grand de petites pupilles libres. Pour l'opérer, on couche le malade, on place des élévateurs afin de tenir les paupières écartées; l'œil est maintenu dans une position déterminée au moyen de la pince à fixer. La place à donner à ce dernier instrument n'est pas indifférente, et comme il doit faire résistance au couteau, on devra le placer dans un point diamétralement opposé au lieu d'élection de la ponction; or, la ponction correspond à la pupille la plus considérable, et cela parce qu'il est plus facile de manœuvrer dans cet endroit, où l'espace est moins restreint.

La ponction pourra être faite avec n'importe quel instrument; on prendra cependant de préférence un couteau lancéolaire, qui coupe par ses deux bords et ne produit pas de contusion des angles de la plaie. On peut employer, à son défaut, une lancette ou un kératotome. Le lieu d'élection de la ponction doit être choisi de manière à remplir les trois indications suivantes : il doit répondre à la plus grande pupille qui existe en dehors des limites de la cataracte; il faut qu'il soit en dedans du bord pupillaire dilaté; en prenant cette précaution, nous éloignons toute possibilité de blesser l'iris; enfin, quand l'opération sera terminée et le malade couché, comme il faut maintenir la pupille toujours dilatée, on ne risquera pas, si l'on a fait la plaie en dedans du bord pupillaire, de voir l'iris s'y engager, et l'on évitera ainsi une hernie.

Ce point une fois déterminé, on conduit l'instrument suivant le diamètre du cristallin correspondant et l'on fait une plaie à la cornée. Il faut dans toutes les opérations que l'on pratique sur cette membrane et lorsqu'on pénètre dans la chambre antérieure, diriger les instruments parallèlement au diamètre du cristallin correspondant à leur point d'entrée : c'est là une règle générale. En effet, la chambre antérieure n'a guère que de 1 à 1 centimètre et quart de diamètre; or, comme les instruments dont nous nous servons ne peuvent être réduits outre mesure, il faut leur donner une direction qui présente le moins de danger pour les organes environnants; si l'on donne au couteau une autre position, on risque, suivant qu'il est porté en arrière ou en avant, de blesser ou l'iris ou la cornée, et lorsqu'on cherche à éviter ces accidents, on arrive à faire une plaie trop petite. On peut, du reste, se guider d'après ce précepte : il ne faut pas laisser échapper l'humeur aqueuse, et pour cela l'instrument ne doit éprouver aucun mouvement de latéralité. Si le couteau ne suit pas une marche parallèle au diamètre du cristallin et qu'on veuille le ramener à sa direction réglementaire, il faudra nécessairement le déplacer; il en résultera, sur un des côtés de la lame, un vide par lequel l'humeur aqueuse s'échappera. Dans ces conditions, on ne pourra pas continuer l'opération, ou du moins on sera obligé de faire une iridectomie, — et nous avons vu que nous devons respecter l'iris toutes les fois qu'il n'est pas en cause. Par conséquent, après avoir fait la ponction dans un lieu choisi à l'avance, nous conduirons notre instrument suivant le diamètre du cristallin correspondant à son point d'entrée.

Si nous nous rappelons que la cataracte secondaire est formée par les deux feuillets de la capsule séparés par une petite quantité de carbonates et de phosphates calcaires, que nous n'avons pas de noyau, pas de couches corticales, qu'il existe seulement un résidu sans consistance, se plissant facilement, nous verrons qu'il n'est pas nécessaire de faire une plaie bien étendue; elle sera toujours assez grande, pourvu qu'elle permette le jeu facile des instruments. Il suffit de lui donner 2, 3 ou 4 millimètres; si l'on allait plus loin, on augmenterait les chances de suppuration. Quand le couteau aura cheminé suffisamment dans la chambre antérieure pour produire une plaie de 4 millimètres par exemple, divisée en deux parties égales par le diamètre du cristallin correspondant au point d'élection de la ponction, nous aurons soin de le retirer le plus rapidement possible dans une direction exactement opposée à celle qu'il a suivie pour entrer, afin que les bords de la plaie puissent venir en contact avant que l'humeur aqueuse ne se soit échappée. Si, en effet, nous laissions sortir ce liquide, — ce qui arriverait si le couteau n'était pas retiré brusquement, — la pupille se contracterait et il ne serait pas possible de terminer régulièrement l'opération.

On introduit donc la serretelle vivement dans la chambre antérieure par le milieu de la plaie de ponction; arrivé devant la pupille supplémentaire la plus grande, on laisse revenir la pédale de manière que les branches de la pince s'écartent l'une de l'autre; la branche postérieure est alors portée en arrière et disparaît derrière les résidus opaques de la lentille; l'antérieure, au contraire, reste au devant d'eux. Si, à ce moment, nous serrions les branches de la serretelle, quand nous voudrions tirer sur ces résidus pour les décoller de leurs adhérences et les amener au dehors, au lieu de les avoir en entier, nous n'en amènerions qu'une petite portion qui se déchirerait entre les mors de l'instrument; nous ferions une sorte de pupille insuffisante; il faudrait recommencer l'opération un grand nombre de fois, ce qui serait dangereux, — l'humeur aqueuse ne pouvant manquer de s'échapper dans ces manœuvres répétées. Pour avoir les couches opaques en entier, il faut pousser l'instrument en tenant ses branches écartées de manière à accumuler entre elles le plus grand nombre de plis possible, chose facile, puisque le point de réunion des deux branches trouve un point d'appui sur le bord de la cataracte. Lorsqu'on a atteint ou à peu près le bord opposé, on presse sur la pédale de manière à rapprocher les branches et à tenir solidement tout ce que l'on a saisi; on tire alors par un mouvement un peu brusque, de manière à déchirer les adhérences qui retiennent la cataracte en place suivant sa circonférence, et on l'amène tout entière au dehors.

Il y a grand profit à se servir de la serretelle, au lieu de pinces ordinaires, pour l'extraction des cataractes secondaires, car, outre que ce dernier instrument est bien moins facile à manœuvrer dans la chambre antérieure, on ne peut pas accumuler une grande partie de la lentille entre ses branches, on la déchire et il faut recommencer l'opération un certain nombre de fois, ce qui crée des difficultés et exige une grande habitude pour terminer d'une manière satisfaisante.

On observe, après l'opération, un écoulement de sang le plus souvent peu abondant et provenant de l'iris, avec lequel la cataracte pouvait avoir contracté des adhérences que les tractions déchirent lorsqu'on cherche à entraîner les couches opaques au dehors; mais, dans presque tous les cas, il y a issue d'une portion du corps vitré.

Le procédé que nous venons de décrire est bien préférable à celui qui consiste à entr'ouvrir la cataracte dans son centre avec une aiguille ordinaire. Toutefois, il faut, lorsqu'on emploie cette dernière méthode, déchirer légèrement l'hyaloïde, de manière que le corps vitré écarte vers la périphérie de la pupille les lambeaux de la cataracte secondaire. Mais si cette manière de faire présente plus de facilité au chirurgien, elle a l'inconvénient de laisser les couches opaques en place, tandis qu'en se servant de la serretelle, on les extrait véritablement.

RÉSUMÉ.

Cataractes secondaires.

Diagnostic : Leur origine : exsudation avec pupilles latérales.

Règles :

1° On couche le malade, on dispose les élévateurs et l'on place la pince à fixer dans un point diamétralement opposé au lieu d'élection de la ponction.

2° Le couteau lancéolaire fait à la cornée une plaie de 4 millimètres d'étendue..... { 1° en dedans du bord pupillaire préalablement dilaté. 2° en regard de la plus grande pupille latérale.

3° Le couteau demeure parallèle au diamètre du cristallin correspondant au point de ponction.

4° L'instrument sort brusquement en conservant sa direction.

5° La serretelle fermée est introduite rapidement au devant de la plus grande pupille.

6° Elle saisit entre ses branches tous les plis de l'exsudat que l'on peut réunir entre ses mors.

7° Par un mouvement brusque on déchire les adhérences, et on amène l'exsudation au dehors.

Accidents :

1° La pince placée en tout autre point laisse rouler l'œil, ce qui déplace le lieu de ponction.

2° { 1° Plaie trop grande : inconvénients des plaies de la cornée. 2° La serretelle ne pourrait pas saisir l'exsudat.

3° Le couteau porté { en avant : blessure de la cornée. en arrière : blessure de l'iris.

4° Issue de l'humeur aqueuse, d'où : contraction de la pupille.

5° Ouverte, la serretelle accroche soit la plaie, soit l'iris.

6° et 7° La serretelle n'enlève l'exsudation qu'en partie ; on décolle l'iris à sa périphérie.

DIXIÈME LEÇON

DE LA CATARACTE (SUITE)

CATARACTES COMPLIQUÉES.

Elles se divisent en :

1° Cataractes compliquées chez les vieillards ;
2° Cataractes compliquées chez les adultes ;
3° Cataractes compliquées chez les enfants.

1° Cataractes compliquées chez les vieillards.

Les cataractes compliquées des vieillards comprennent deux catégories bien distinctes, selon qu'elles tiennent :

A. — *A des causes locales ;*
B. — *A des causes générales.*

A. — Causes locales.

1° *Maladies de la cornée.*—Aucun malade atteint d'affection aiguë de la cornée ne peut être opéré par extraction avant que la cicatrisation de la membrane ne soit complète ; autrement la suppuration du lambeau deviendrait inévitable.

Lorsqu'une cicatrice ancienne, un leucome, se trouvera placé au centre de la cornée, il est certain qu'après l'extraction la vision restera imparfaite et qu'il faudra recourir à une nouvelle opération, l'iridectomie. Or, il vaut toujours mieux *combiner* ces deux opérations et n'en faire qu'une dès le début (voir IRIDECTOMIE); c'est un cas particulier qui plaide en faveur de l'extraction dite COMBINÉE.

Il peut se faire qu'on ait à opérer un malade atteint d'un leucome adhérent à l'iris, ou, ce qui est synonyme, d'une hernie ancienne et cicatrisée de l'iris sans staphylôme partiel, mais entraînant à elle seule une paralysie partielle de la pupille. Au troisième temps, le cristallin, surtout s'il est volumineux, ne pourra pas sortir; de plus, il faudra changer le lieu d'élection de la plaie d'après l'emplacement qu'occupe la hernie; par conséquent, un procédé spécial devra être appliqué. C'est l'extraction combinée avec l'iridectomie.

Il va sans dire qu'un néphélion, qu'un leucome excentrique à la pupille ne gêne en rien pour le manuel opératoire et ne diminue pas la vision à la suite de l'opération par kératotomie à lambeau supérieur.

2° *Maladies de la conjonctive, des voies lacrymales et des paupières.* — Les granulations, enflammées ou non, avec ou sans pannus, sont une contre-indication formelle à l'extraction. Cependant, il nous est arrivé, devant la longueur du traitement des granulations, l'impatience des malades, d'opérer quand même. Nous avons alors toujours choisi l'instant, l'époque où les granulations, qu'on nous passe cette expression, *sommeillaient*, c'est-à-dire une époque où ces végétations ne donnaient lieu à aucune sécrétion de mauvaise nature, et nous avons pu réussir à rendre la vue, mais en pratiquant l'extraction dite combinée et en faisant une plaie à la cornée dans un point tout à fait normal, c'est-à-dire opposé à la région supérieure, où toujours, — même sans que cela soit apparent, — la cornée est devenue maladive, ulcérée, vasculaire, par le frottement des granulations qui siégent sur la conjonctive palpébrale supérieure. Le procédé dit combiné offre encore là de grands avantages, mais nous répétons qu'il faut que les granulations *sommeillent*, que la conjonctive ne produise aucun liquide et que la cornée soit saine, au moins dans sa moitié inférieure.

Comme fait singulier, nous devons faire remarquer combien certains points appartenant à des surfaces éloignées, opposées de la cornée, sont indépendants les uns des autres et pour ainsi dire isolés, car la plaie linéaire se guérit, se cicatrise complétement sans que les parties malades modifient en rien le travail cicatriciel.

Les simples conjonctivites aiguës qui tiennent à l'état général, — embarras gastrique par exemple, — ou bien à un état particulier des annexes de l'œil, devront être guéries ou modifiées par un traitement antérieur avant de songer à une extraction faite par un procédé quelconque.

Comme nous l'avons déjà dit, les maladies des voies lacrymales sont presque toujours une cause de suppuration du lambeau dans la kératotomie. En voici les raisons :

Les glandes lacrymales sécrètent davantage lorsque les conduits excréteurs sont malades ; c'est là un fait connu. Par conséquent, lorsque les yeux sont immobilisés par les bandages de taffetas d'Angleterre ou de charpie, l'excrétion se fait mal pour deux motifs, d'abord à cause de l'état des conduits excréteurs, ensuite à cause de l'absence absolue de l'évaporation des larmes. Les malades éprouvent donc plus que les opérés ordinaires cette sensation de corps étranger, de *grain de sable* dont nous avons parlé ; ils sont donc plus tourmentés, plus irrités, — et d'ailleurs le liquide sécrété, les larmes ne sont-elles pas modifiées, ne sont-elles pas devenues plus *âcres*, pour nous servir d'une vieille expression ? Par suite, leur action, devenue plus irritante, est une cause véritable d'inflammation.

D'autre part, lorsque les voies excrétantes des larmes, c'est-à-dire les méats, les conduits lacrymaux, le sac lacrymal, etc., sont malades, même à un très-faible degré, ne voyons-nous pas, outre cette *hypersécrétion* des larmes, la conjonctive presque toujours continuellement enflammée ? Elle est rouge, tuméfiée, les angles palpébraux sont ulcérés ou à peu près, le bord des paupières dans les commissures donne lieu à des démangeaisons, à une cuisson déjà bien gênante chez les malades dont les globes oculaires sont sains ; à plus forte raison, cette situation, après l'opération par extraction à lambeau, s'exagère-t-elle ; les opérés seront agités, ils éprouveront le besoin de *frotter* leurs yeux ; la cuisson empêchera le sommeil et entravera la cicatrisation d'une manière toute mécanique. Par suite, les ectropions, les tumeurs lacrymales et même le simple larmoiement sans altération du sac lacrymal ou des conduits, deviennent une contre-indication à la kératotomie à lambeau.

Il va sans dire que les tumeurs, les fistules lacrymales accompagnées de suppuration du sac ou des os qui le limitent, seront un voisinage fâcheux pour une plaie étendue de la cornée, soit à cause du contact direct de la matière catarrhale ou purulente baignant la plaie, soit à cause de l'inflammation presque chronique de la conjonctive, soit enfin, comme nous l'avons déjà dit, par suite de la modification apportée dans la composition chimique des larmes, devenues plus abondantes et peut-être même plus irritantes.

Parmi les maladies de la conjonctive, il en est une que l'on rencontre assez souvent, surtout chez les vieillards, sans que pour cela il y ait de relation entre son développement et celui de la cataracte; nous voulons parler du ptérygion (voyez cet article).

Si un ptérygion se présente au premier ou au deuxième degré sans être enflammé et sans conjonctivite, nous pratiquons volontiers l'extraction de la cataracte par la méthode à lambeau. Nous savons par ce qui a été dit plus haut qu'on peut impunément blesser la cornée dans un point où elle est saine, lors même que la partie opposée serait malade, comme on le voit dans le pannus granuleux par exemple. Partant de là, s'il y a un ptérygion, nous pratiquons l'extraction à lambeau en modifiant légèrement le premier temps comme il suit :

La plaie de ponction est faite au-dessous du diamètre transversal, à 2 ou 3 millimètres environ. Le couteau traverse la chambre antérieure en obéissant aux règles connues.

La contre-ponction est faite au-dessus du diamètre transversal, 2 ou 3 millimètres environ, de manière que le sommet du ptérygion ne puisse être blessé.

Le reste de l'opération ne présente rien de particulier.

Le malade a été opéré en réalité par la méthode à lambeau supérieur, mais par le procédé dit *oblique*.

La guérison se fait bien en général, c'est-à-dire sans complications fâcheuses.

Les maladies des paupières, le trichiasis ou renversement des cils, l'entropion ou renversement de l'une ou de l'autre des paupières en dedans, sont des causes d'abstention. Il faut, au préalable, corriger la déviation des cils ou des paupières (voyez cet article), attendre la guérison complète, non-seulement de la plaie chirurgicale, mais encore de l'inflammation conjonctivale, quelquefois même des ulcérations de la cornée qui sont la conséquence de ces différentes maladies.

Les tumeurs peu volumineuses et non enflammées des paupières, chalazions et autres, ne s'opposent nullement à une parfaite guérison après l'extraction à lambeau.

3° *Maladies de l'iris.* — Les maladies aiguës sont, on le comprend, une contre-indication formelle à l'extraction.

Les synéchies postérieures, n'y en eût-il qu'une seule, quand bien même il n'y aurait pas d'inflammation de l'iris, nuisent à la parfaite exécution du troisième temps. Nous avons dit que, par crainte de surprise, il fallait dilater la pupille avant l'opération pour vérifier ses propriétés, quitte à attendre qu'elle ait repris sa forme et ses dimensions normales avant de pratiquer la kératotomie. Nous n'insisterons pas davantage sur ce point.

4° *Des phosphènes.* — Cette question est devenue très-importante et nous voulons la mettre plus en relief par la concision même de l'article que nous lui consacrons. Quand l'existence des phosphènes est douteuse, quand un seul manque absolument, nous renonçons à toute opération, même devant la question d'humanité qui se dresse devant nous; car un phosphène de moins, c'est un quart complet de la rétine sinon mortifié, du moins annulé comme fonction. Or, nous ne saurions admettre que les trois autres quarts de cette membrane ne soient pas singulièrement affaiblis, et cet état du fond de l'œil ne nous permet pas d'espérer que la vue puisse être rendue. Cependant, dans quelques cas particuliers où le malade intelligent, mis au courant de la situation et à même de comprendre qu'une opération n'offre que peu de chances de succès, réclame notre secours, nous consentons à pratiquer l'extraction linéaire *simple*, soit sans iridectomie, car l'iris nous sera nécessaire plus que jamais au milieu de désordres aussi graves.

5° *Cas particuliers.* — Sous ce titre, nous entendons comprendre quatre situations différentes que certains malades nous ont présentées et qui appartiennent à notre pratique. Quelques auteurs en ayant parlé avant nous, nous ne voulons pas qu'on nous en attribue la découverte; cependant nous tenons à les décrire d'une manière spéciale, parce que nous avons eu l'occasion de les observer plusieurs fois et qu'en les retrouvant nous nous sommes mis en garde contre les tristes conséquences qu'une opération pourrait amener.

a. *Synchisis.* — Lorsque l'iris tremble, remue dans la chambre antérieure, et que le vieillard présente une cataracte complète, il faut réfléchir avant de songer à pratiquer la kératotomie à lambeau.

Si la cataracte est dure, ancienne, ou si elle est adhérente à la capsule, en un mot si le cristallin a diminué de volume, les chambres antérieure et postérieure sont plus considérables; l'iris ne reposant plus sur le cristallin a un peu plus de jeu, de liberté qu'à l'état normal. Il peut donc remuer, trembler dans les mouvements brusques que l'œil exécute; rien de plus naturel, de plus régulier même; ce symptôme est de bon augure, il est expliqué; l'extraction doit réussir. Mais si la cataracte est molle ou même mixte, la chambre antérieure diminuée, l'iris chassé en avant par la lentille gonflée, et s'il y a synchisis, tremblement du diaphragme, l'extraction à lambeau ne peut pas être appliquée, car le corps vitré doit être ramolli. Comme nous l'avons dit, l'existence des phosphènes prouve que la rétine est saine, mais elle ne peut démontrer que le corps vitré, voire même que la choroïde soient à l'état normal; nous irons même plus loin en disant que les phosphènes indiquent bien que les éléments rétiniens *nerveux* sont encore sains, mais ils ne démontrent pas que les autres soient exempts d'altérations pathologiques. Est-ce que le malade atteint d'atrophie presque complète des choroïdes, est-ce que l'albuminurique, dont la rétine est couverte d'apoplexies, est-ce que le syphilitique, dont l'entourage papillaire est envahi par une exsudation qui peut s'organiser, n'ont pas de phosphènes? Et cependant, qui oserait tenter dans ces conditions une opération d'extraction, par quelque procédé que ce soit?

Or, nous l'avons dit, le corps vitré est sous la dépendance de la choroïde; la pathologie de cette membrane nous fait voir son action sur ce liquide (corps flottants, ramollissement, etc.).

D'autre part, n'avons-nous pas vu qu'une cataracte molle devait être examinée attentivement, parce que son développement pouvait être la conséquence d'une maladie des membranes profondes?

Donc le synchisis ou tremblement de l'iris est un signe, un symptôme grave, un avertissement qui doit toujours faire réfléchir le chirurgien, — dans ce dernier cas particulièrement.

L'extraction pratiquée, constamment et malgré tout, est suivie d'accidents graves : suppuration de la cornée si l'iris a déjà épousé la cause de la choroïde presque toujours malade, irido-choroïdites, souvent phlegmons, etc.

Nous refusons toujours l'opération aux infortunés qui se présentent à nous dans de semblables conditions, et si par humanité nous nous laissons tenter, nous pratiquons l'extraction linéaire avec iridectomie. Nous sacrifions à contre-cœur une partie de l'iris, afin qu'ayant une pupille plus grande, un champ de manœuvre plus étendu, le noyau de la lentille, — et il y en a toujours un chez les vieillards, — ne nous échappe pas en plongeant dans le corps vitré liquéfié lorsque nous ouvrons la capsule.

b. *De la cataracte noire.* — Il nous est arrivé quelquefois de rencontrer, dans notre pratique chirurgicale, une variété de cataracte que nous avons rangée parmi les cataractes noires, nous conformant en cela aux classifications établies par ceux qui nous ont précédé. Nous n'avons pas à examiner les questions qui traitent de l'étiologie des maladies ; cependant il faut dire que nous ne saurions préciser la cause qui amène ou produit une cataracte noire, mais nous rappelons que sa couleur a été attribuée à la présence du pigmentum, du sang, du fer ou du manganèse.

Nous avons extrait trois cataractes noires, et nous pouvons donner les caractères anatomiques suivants qui doivent les faire reconnaître :

1° La chambre antérieure est plus grande qu'à l'état normal ;

2° La pupille est d'un noir sombre ;

3° La cataracte est très-ancienne ;

4° Presque toujours il y a tremblement de l'iris ou synchisis.

Ce dernier caractère tend à nous démontrer que la coloration de la cataracte noire, au lieu d'être due à la présence du sang, du fer ou du manganèse, pourrait bien tenir au passage du pigment dans les éléments constitutifs de celle-ci, car le ramollissement du corps vitré ne peut guère se produire que s'il y a des maladies organiques de la choroïde.

L'extraction à lambeau supérieur mise en pratique permet

l'exécution régulière du premier temps, à cela près que l'humeur aqueuse, s'échappant, est remplacée à l'instant par le corps vitré ramolli, ce dont le chirurgien est averti par un soi-disant écoulement de larmes plus considérable qu'à l'état habituel. Le second temps s'exécute aussi d'une manière régulière, mais les manœuvres, les mouvements du kystitome font qu'une nouvelle perte de corps vitré vient s'ajouter à la première. Par conséquent, le troisième temps devient pénible, dangereux, presque impossible, le corps vitré s'écoulant toujours et sans cesse.

Il faut, pour opérer une cataracte noire, coucher le malade sur un lit d'opération, immobiliser les paupières à l'aide des élévateurs, paralyser l'œil au moyen de la pince à fixer, pratiquer une large ponction au côté externe de la cornée avec un couteau lancéolaire, faire la kystitomie et aller chercher rapidement le noyau avec une curette.

Il existe encore une variété de cataracte que les classiques appellent cataractes *pierreuses*, *phosphatiques* ou *plâtreuses*. Nous n'avons pas eu, dans notre pratique, l'occasion de nous faire à ce sujet une opinion différente de celle que l'on connaît.

Nous rapporterons donc en entier l'article que mon père a écrit dans la seconde édition de son ouvrage.

« *Cataractes pierreuses ou plâtreuses.* — On a souvent trouvé la lentille pétrifiée ; presque toujours, dans ces cas, le plus grand nombre des membranes de l'œil sont désorganisées à un haut degré, et le globe est atrophié. C'est, la plupart du temps, sur des individus très-âgés et aveugles depuis de longues années qu'on a rencontré ces espèces de cataractes. M. Middlemore en a observé dix cas dans sa seule pratique. Quelquefois la lentille a la densité d'un cartilage, ainsi que l'a remarqué Cooper. La pétrification peut être partielle ou générale, comme l'a vu Gibson. Un cas très-curieux est celui de Wenzel : la jeune fille qu'il opérait paraissait être atteinte d'une cataracte ordinaire, mais la capsule fut trouvée si dure, qu'aucun instrument ne put la percer, et qu'elle fut extraite en même temps que le cristallin. Peut-être n'était-ce là qu'une cataracte capsulaire phosphatique. Morgagni, Saint-Yves, Maître Jan, Heister, Janin, Gendron, Morand, etc., ont rapporté des cas à peu près semblables.

» J'ai observé un cas très-curieux de la cataracte pierreuse ; le voici :

» *Observation.* — Le nommé ..., habitant Passy, près de Paris, reçut, pendant la guerre de Russie (1812), une balle morte sur l'œil gauche. Une violente ophthalmie s'ensuivit, et la vue fut dès ce moment perdue de ce côté. Depuis lors il n'y eut plus de repos pour cet homme, à chaque instant tourmenté par les douleurs que son œil lui occasionnait; ces douleurs étaient excessivement vives, duraient plusieurs jours, et revenaient bientôt après avoir disparu. Je vis le malade pour la première fois en juillet 1846.

» L'examen me fit reconnaître sur la cornée, en partie staphylomateuse, une tache occupant le tiers inférieur de cette membrane, et, dans cet endroit, une synéchie antérieure partielle. La sclérotique était parcourue, près de la cornée, de nombreux vaisseaux rouge brun, arrangés en cercle et formant une injection diffuse. Au loin, dans le tissu cellulaire sous-conjonctival, il y avait de gros vaisseaux variqueux de couleur violacée, comme cela se voit dans les affections internes très-anciennes de l'œil, et en particulier dans les maladies de la choroïde. La sclérotique était en outre parsemée de taches bleuâtres peu élevées, qui en attestaient l'amincissement. L'iris décoloré avait perdu tous ses mouvements; dans la pupille ouverte et déformée, on voyait le cristallin de couleur jaune orangé pâle. Ce corps, luxé sans doute par le coup, s'était abaissé, de telle sorte que son bord supérieur, incliné en bas et en avant, laissait voir une partie du fond de l'œil et avançait dans la chambre antérieure au point de toucher la cornée. Il n'y avait rien de particulier à noter derrière la pupille. La vision était perdue depuis trente-quatre ans. Des douleurs très-vives, comme nous l'avons dit, survenaient toutes les fois que l'œil s'enflammait, ce qui avait lieu très-souvent.

» Le malade, grand, maigre et d'une constitution assez chétive, m'assure qu'il a perdu la santé depuis qu'il souffre ainsi de l'œil, et me prie instamment de le lui enlever. Pensant que les douleurs pouvaient être dues à la présence du cristallin dans la chambre antérieure, je me propose de l'extraire, et dans ce but je ponctionne la cornée, comme dans l'opération de la cataracte par la kératotomie oblique. Des pinces introduites saisissent le corps opaque qui résonne comme une pierre, mais elles ne peuvent parvenir à l'extraire à cause des adhérences solides qu'il a contractées avec les parties voisines. A plusieurs reprises le même essai recommencé demeure sans résultat. Le lambeau cornéen, que j'examine alors, offre une multitude de rides (comme cela se voit sur les cornées de cadavre exposées quelque temps à l'air), et ne s'adapte plus, faute d'étendue suffisante, à l'autre lèvre de la plaie. Je me décide à enlever la cornée : j'emporte une très-grande partie de cette membrane avec le kératotome, comme on le fait dans l'opération du staphylôme opaque, et je parviens, au moyen de pinces et de ciseaux, à diviser les adhérences de la lentille, que j'extrais, et qui se trouve entièrement pierreuse.

» Pendant l'opération, il ne s'écoula de l'œil qu'un peu d'humeur aqueuse ; l'œil ne s'affaissa pas, ce qui dut me faire croire, malgré la pétrification de la lentille, que le corps vitré était demeuré sain ; ce qui était, en effet, car il n'avait rien perdu de sa consistance.

» Le malade, couché à ma clinique, ne ressentit aucune douleur ; mais trois ou quatre heures après l'opération, une hémorrhagie très-forte étant survenue, je fus appelé par l'infirmier. Le sang coulait abondamment en nappe, le lit du malade en était tout mouillé ; des compresses glacées, appliquées sur l'œil pendant cinq ou six heures, diminuèrent, mais n'arrêtèrent pas l'écoulement de sang qui durait encore douze heures après l'enlèvement de la cornée. J'essuyai alors les paupières, que je rapprochai avec de nouvelles bandelettes de taffetas d'Angleterre, posées en assez grand nombre pour couvrir complétement l'œil. Un caillot volumineux se forma sous la paupière supérieure, et l'hémorrhagie s'arrêta ; mais l'œil fondit complétement par suppuration. Depuis trois mois le malade n'a plus souffert et se trouve mieux portant qu'il ne l'a jamais été.

» Le cristallin examiné est de consistance absolument pierreuse ; lorsqu'on le frappe avec un stylet, l'instrument résonne comme si l'on touchait une pierre. Cette pièce, préparée par M. Stout, de New-York, présent à l'opération, est conservée au musée Dupuytren. La cornée, placée dans l'alcool, présente des traces de la synéchie antérieure ; elle est surtout épaisse dans l'endroit où elle était opaque. La surface antérieure de la cataracte offre de nombreuses stries assez régulières, convergeant vers le centre du cristallin ; elle est recouverte de la capsule, en partie pierreuse aussi, en partie saine. La surface postérieure étant d'une densité moins grande que l'antérieure, on a pu, en grattant avec un canif, en extraire une certaine quantité, qui, lavée et placée à sec dans un flacon à part, ressemble à du moellon écrasé. Le cristallin pierreux, conservé entre deux plaques de verre arrangées à cet effet, est du même volume, à peu de chose près, que le cristallin à l'état normal.

» Voici ce qu'a présenté à l'examen microscopique une autre cataracte pierreuse que j'ai extraite et remise à M. Robin.

» *Cristallin.* — Le cristallin, qui a conservé sa forme, présente une couche extérieure épaisse d'un millimètre environ, formant une coque qui a la consistance et la friabilité d'une coquille d'œuf; la partie centrale du cristallin est également composée d'une matière crétacée ayant la consistance du plâtre mouillé. L'une et l'autre de ces parties du cristallin, encore que de consistance différente, offrent la même composition anatomique. Elles sont entièrement composées : 1° d'une grande quantité de granulations jaune brunâtre, larges de 1 millimètre à 1^{mm},6, polyédriques, à contour foncé, à centre assez brillant. L'acide chlorhydrique montre que ces granulations se dissolvent à la manière du sulfate de chaux, en dégageant une petite quantité d'acide carbonique, et laissant après elles une légère trame amorphe, parsemée de substance azotée ; 2° après les granulations précédentes, ce qu'on trouve plus abondamment dans ce tissu, ce sont des corpuscules sphériques larges d'un centième de millimètre, soit isolés, soit réunis ensemble au nombre de trois à quatre. Les corpuscules sphériques sont granuleux, froncés, peu transparents, et sont entièrement formés par accumulation des mêmes granulations calcaires décrites plus haut, ce qui montre l'action de l'acide chlorhydrique, qui, après avoir dissous ces granulations, laisse une trame azotée finement granuleuse, transparente, qui reproduit exactement la forme des corpuscules mêmes, et avec plus d'élégance et de délicatesse. Autour de ces globules transparents, que met à découvert l'acide chlorhydrique, reste presque toujours une légère couche de fines granulations moléculaires.

» La plus grande partie du tissu crétacé, et particulièrement la coque extérieure, est formée de lambeaux ou fragments d'une étendue assez considérable, aplatis, lamelleux, opaques par suite de la grande quantité de granulations, comme les précédentes, et de la même composition ; ils renferment des fragments lamelleux dont il est d'abord impossible de déterminer la nature, pouvant, par suite de l'action de l'acide chlorhydrique, être reconnus comme ayant pour trame les fibres du cristallin. On voit, en effet, qu'à mesure que l'acide chlorhydrique dissout les granulations, les fibres dentelées du cristallin deviennent peu à peu très-nettement reconnaissables, et elles apparaissent alors les unes à côté des autres avec une grande régularité, et aussi transparentes qu'à l'état normal. Toutefois, on peut remarquer qu'elles sont un peu granuleuses, sans cependant l'être autant que dans le cas de cataracte lenticulaire orcinaire. »

Nous ferons suivre ce passage de l'auteur de cette remarque. Les cataractes pierreuses sont toujours l'indice d'une maladie grave du fond de l'œil. Il n'est pas rare de les rencontrer accompagnées de désordres profonds des membranes de l'hémisphère postérieur; souvent même elles sont accompagnées de tumeurs malignes de la rétine. Dans tous les cas, le procédé opératoire à mettre en pratique est — l'extraction combinée.

B. — Causes générales.

Tous les vieillards porteurs de cautères, atteints de maladies de vessie (voy. les travaux récents de Hogg), de catarrhes pulmonaires, d'affections cardiaques, de paralysie générale progressive, d'ataxie locomotrice, d'alcoolisme, etc., doivent toujours être opérés par le procédé linéaire.

L'iridectomie combinée avec l'extraction rendra de grands services dans la plupart de ces complications, en particulier lorsqu'il y aura des accès, des quintes de toux, qui pourraient amener facilement une hernie de l'iris, accident qu'on éviterait en employant le second procédé.

En présence de l'albuminurie, nous refusons presque toujours d'intervenir, depuis que nous nous sommes aperçu que la cicatrisation de la plaie cornéenne était sinon impossible, du moins toujours accompagnée de suppuration du lambeau.

Enfin, la glycogénie, complication assez fréquente chez les vieillards obèses, qui vivent retirés, inoccupés, ne nous a pas laissé découvrir encore de règle à laquelle nous devions obéir. Parmi nos opérés, les uns ont rapidement perdu la vue par phlegmon de la cornée, les autres ont guéri.

Tout ce que nous pouvons dire aujourd'hui, c'est qu'il est bon d'examiner les urines des malades qui viennent demander une opération, et qu'il convient, lorsque l'analyse chimique décèle la présence du sucre, d'instituer un traitement général conforme aux prescriptions de notre savant maître, le professeur Bouchardat, pendant un temps qui varie entre deux et trois mois. Il faut pratiquer l'extraction, — soit par le procédé à lambeau supérieur, soit par le procédé linéaire, — lorsque l'état général a subi une amélioration telle que la disparition sinon complète, du moins notable du sucre, nous permette d'espérer une réunion par première intention.

Mais, d'une manière formelle, nous repoussons l'iridectomie, car l'iris plus que jamais jouera un rôle important et même indispensable.

ONZIÈME LEÇON

DE LA CATARACTE (SUITE)

2° Cataractes compliquées chez les adultes.

Les cataractes des adultes, compliquées de leucomes centraux, doivent être opérées par extraction linéaire combinée avec l'iridectomie, afin que la vue soit rendue aussi complétement que possible. (Voy. IRIDECTOMIE.)

Les sujets atteints de conjonctivite catarrhale aiguë ou chronique, de granulations, devront suivre un traitement qui assure le résultat définitif.

Les maladies des voies lacrymales, lorsqu'elles ne sont pas aiguës, permettent jusqu'à un certain point l'extraction linéaire.

Lorsqu'on se trouve en présence de ptérygions, ce qui ne change rien à la règle générale, on fait la plaie au côté externe.

Les malades qui, en même temps qu'une cataracte, présenteront une hernie ancienne de l'iris, cicatrisée ou tournant au staphilôme partiel, sont opérés par l'extraction combinée en choisissant comme lieu d'élection de la plaie cornéenne un point qui sera déterminé lorsque nous parlerons des staphylômes en général.

Si la cataracte est compliquée d'adhérences, de synéchies postérieures, on opérera par l'extraction linéaire combinée avec l'*iridorhexis*. Nous soulignons ce mot, car nous ne voulons pas que l'on confonde jamais iridorhexis avec iridectomie.

Enfin, les opérations que l'on pratique chez les adultes sont soumises aux mêmes contre-indications que celles que l'on pratique chez les vieillards.

Nous sommes obligé de nous arrêter néanmoins un peu plus longtemps sur les complications de la cataracte traumatique. Nous en distinguerons de quatre sortes :

1° Cataracte avec plaie suppurante de la cornée.

2° Cataracte avec plaie de la périphérie intéressant le cercle ciliaire.

3° Cataracte avec hernie de l'iris.

4° Cataracte avec corps étranger.

1° *Cataractes avec plaie suppurante de la cornée.* — La cornée suppure pour deux motifs : à la suite d'une phlogose ou par insuffisance des moyens de réparation. Nous l'avons déjà dit (p. 79), deux sujets de même constitution, blessés à la cornée de la même façon, par un éclat de pierre par exemple, guérissent en suivant un traitement diamétralement opposé.

Dans les deux cas, il faut attendre pour intervenir avec le bistouri que la cicatrisation de la cornée soit complète, car dans les deux cas la plaie suppurera inévitablement.

Mais la cataracte, ou mieux le cristallin gonflé, peut déterminer une inflammation des membranes internes, — une compression ; il peut être la cause d'une gêne dans la circulation de l'hémisphère antérieur de l'œil. S'il en est ainsi, on doit quand même porter secours au malade, mais il ne faut pas croire que les conséquences d'une opération soient sans gravité ; il est même rare qu'elle soit couronnée de succès, en particulier lorsqu'on tente d'extraire en entier le cristallin blessé.

Nous pensons qu'à la suite d'une action chirurgicale il se fait un trop grand vide dans le globe oculaire, que cette disparition si absolue de la pression interne est suivie d'un véritable *choc en retour* qui, réagissant sur les fonctions sécrétantes de l'iris, détermine un fâcheux appel en faveur de la production de l'humeur aqueuse. La suppuration de la cornée, loin de s'arrêter, augmente et peut détruire complétement l'organe.

Nous avons remarqué, — par hasard, — qu'il n'en était pas ainsi lorsqu'une partie seulement du cristallin était extraite; aussi nous trouvons-nous bien, lorsque la cornée suppure et que le cristallin gonflé menace de tout compromettre, de pratiquer une plaie linéaire limitée et de n'enlever de la lentille que les couches corticales ramollies, qui déjà ne tendent qu'à s'échapper.

Avant d'opérer le malade, nous nous rendrons un compte exact de sa constitution, nous chercherons à déterminer si la suppuration de la cornée tient à l'une ou à l'autre des raisons énoncées plus haut, et, l'opération faite, nous nous appliquerons à obéir à la loi des indications. Dans le premier cas, nous tiendrons le malade à la diète, nous réagirons à l'aide du calomel à dose altérante, des ventouses, des sangsues; dans le second, nous chercherons à rétablir la constitution en soignant l'alimentation, en administrant des reconstituants, etc. Nous ferons toujours en sorte d'employer les mydriatiques qui doivent agir comme agents mécaniques: ils maintiennent la pupille dilatée et empêchent par conséquent la formation d'exsudats et d'adhérences, etc. Mais, nous l'avons déjà dit, l'atropine diminue la circulation des vaisseaux terminaux; aussi en exagérerons-nous l'emploi, et sous toutes les formes, lorsque la blessure s'accompagnera d'accidents inflammatoires.

2° *Cataractes avec plaie de la périphérie cornéenne.* — En apparence, les blessures faites perpendiculairement à la périphérie de la cornée, intéressant en outre la sclérotique, le cercle ciliaire, et déterminant la formation d'une cataracte traumatique, sont des plus simples, des plus bénignes. Or, depuis dix années, nous ne connaissons qu'un malade se trouvant dans ce cas qui n'ait pas perdu l'œil. Les conséquences de cette blessure semblent varier cependant, et nous croyons qu'elles tiennent à une seule cause, la section du cercle ciliaire.

Cet organe est formé d'éléments nerveux de tous genres, de vaisseaux veineux, artériels, lymphatiques; mais il est certain qu'il est le rendez-vous des circulations terminales des hémisphères antérieur et postérieur de l'œil. Les canaux de Schlemm, de Hovius, de Fontana, etc., sont autant de réservoirs comparables aux sinus cérébraux. Conclusion : les plaies pénétrantes jettent la perturbation dans cette circulation si importante et ne peuvent amener que de funestes conséquences.

Aussi l'on remarque que :

1° A la suite de ce genre de blessures, l'œil s'atrophie, grâce à la fistule qui reste permanente, et sans qu'il y ait inflammation.

2° L'iris s'enflamme lentement d'abord. L'inflammation gagne les membranes profondes. Le blessé est atteint d'irido-choroïdite sans que le cristallin, devenu opaque, participe en quoi que ce soit à ce qui se passe autour de lui. Il y a irido-choroïdite aiguë.

Deux mois, trois mois après l'accident,—période pendant laquelle l'œil a présenté les désordres suivants : larmoiement continuel, photophobie, douleur avec accès,—l'iris, d'abord normal en apparence, puis plus tard infiltré, boursouflé, fait hernie dans la chambre antérieure; enfin il y a menace d'action réflexe sur l'œil sain, témoin ce dernier exemple observé chez un jeune homme que nous a adressé notre savant confrère le docteur Legrand du Saule, et auquel nous avons pratiqué l'iridorhexis avec extraction des débris du cristallin, non dans l'espoir de lui rendre la vue, mais dans le but de protéger l'autre œil qui est sain.

Les désordres qui résultent de la blessure du cercle ciliaire sont très-réels. Pour en être convaincu, il suffirait de connaître quelques-uns des faits qui se sont présentés à nos yeux, et nous en connaissons une dizaine qui ont offert les mêmes symptômes à la suite de ce genre de blessures. Par suite de la rupture du cercle ciliaire, il s'est formé dans l'œil blessé soit des tumeurs presque toujours de mauvaise nature, soit des phlegmons de l'organe entier, soit encore des ossifications partielles ou totales de la rétine.

En résumé, lorsqu'un malade se présentera avec une cataracte traumatique compliquée d'une plaie pénétrante de la cornée intéressant le cercle ciliaire, nous nous tiendrons toujours sur une grande réserve; nous modifierons l'état aigu mais passager qui pourrait survenir, en faisant usage des moyens habituels. Si le cristallin gonfle et menace l'œil dans son existence, nous ferons l'extraction linéaire, mais en prévenant le malade de la gravité de notre pronostic. Si le cristallin ne nous oblige pas à une opération, il suffira de faire la compression de l'œil, afin de favoriser la cicatrisation de la plaie scléro-cornéenne. Nous emploierons les mydriatiques à dose raisonnée et nous resterons dans l'expectative. Aucun symptôme nouveau ne se manifestant, ce qui est très-rare, comme nous l'avons dit, le blessé rentre dans l'une des classes des cataractes traumatiques déjà étudiées, et nous n'avons pas à revenir sur la question chirurgicale. Mais si l'œil est larmoyant, photophobe, occasionne des douleurs, et surtout si l'iris est bombé, chassé dans la chambre antérieure, il faut à temps faire une iridorhexis, enlever les exsudats, les débris de la lentille, c'est-à-dire *faire de la place* et modifier le processus morbide (voy. IRIDORHEXIS), sous peine d'être exposé plus tard à extraire sinon l'œil entier, du moins l'hémisphère antérieur en partie.

3° *Cataractes compliquées de hernie de l'iris.* — Les blessures de la cornée compliquées de hernie de l'iris sont variables à l'infini ; les unes sont étendues, les autres petites, tantôt elles sont centrales et tantôt périphériques. Pour bien faire comprendre ce que nous voulons dire, nous admettrons que les plaies peuvent être centrales ou excentriques. Cette division nous permettra d'envisager la question dans son ensemble, et de nous rendre plus facilement compte du développement de la cataracte traumatique et des conséquences qui peuvent en résulter.

D'une manière générale, il faut cependant admettre que les hernies centrales ou excentriques de l'iris peuvent s'accompagner d'accidents spéciaux qui relèvent tous de la sécrétion naturelle de l'humeur aqueuse ou de l'hypersécrétion consécutive aux inflammations des membranes vasculaires.

Un staphylôme partiel ou total peut se produire, et dans le cas où le développement de la cataracte reste en suspension, il n'y a pas de complications qui doivent nous préoccuper (voyez STAPHYLÔMES). Mais si au gonflement du cristallin s'ajoute aussi celui de la portion herniée de l'iris, l'extraction linéaire simple de la cataracte ne suffit plus pour conjurer l'avenir.

En effet, le malade se trouve dans deux conditions bien différentes, l'œil est menacé de deux manières : par le cristallin et par les conséquences d'une irido-choroïdite inévitable. Cette dernière affection est une résultante de l'inflammation de la portion herniée de l'iris (voyez STAPHYLÔMES). Il devient donc absolument nécessaire de paralyser les effets produits par ces deux causes. Il faudra, dans le premier cas, pratiquer l'extraction linéaire, et dans le second exciser l'iris par iridorhexis ou par iridectomie, suivant les indications particulières.

Quand les hernies de l'iris sont centrales, la pupille, par cela seul, est détruite, engagée qu'elle est dans la cornée, et quelle que soit la variété des cataractes traumatiques, il faut toujours pratiquer l'iridorhexis et l'extraction linéaire pour rendre la vue.

Quand la hernie est excentrique, on est tenté, encore plus que dans le cas précédent, d'exciser cette partie de l'organe. Il semble de prime abord que c'est là un service à rendre, que la plaie de la cornée devra se cicatriser plus rapidement. Mais on oublie que l'excision ne porte que sur la partie herniée, que la chambre antérieure ne se rétablira pas, car il restera toujours entre les lèvres de la plaie une portion du lambeau iridien primitivement poussé en avant; or, cette partie blessée remplira le rôle d'un véritable séton qui pourra souvent et quand même déterminer la suppuration de la cornée. Enfin, la sécrétion normale de l'iris augmentant à la suite de sa blessure provoquera, à cause de la pression d'arrière en avant, un tel écartement des lèvres de la plaie que l'humeur aqueuse s'écoulera au fur et à mesure de sa production. Jusque-là il n'y a guère d'accidents à redouter, du moins tant que le cristallin ne causera aucune inquiétude et ne produira pas de pression intra-oculaire.

Mais lorsque la cicatrice de la plaie sera complète, c'est-à-dire lorsque l'humeur aqueuse ne pourra plus s'échapper hors de l'œil, elle n'en sera pas moins sécrétée par l'iris en aussi grande quantité qu'auparavant, et son séjour forcé produira une pression anormale qui donnera lieu, du côté des membranes profondes, à des accidents, ou bien qui, s'exerçant sur le point rendu le plus faible de la cornée, c'est-à-dire le lieu de la blessure, déterminera tôt ou tard la formation d'un staphylôme (voyez plus loin).

Ces considérations nous dictent la conduite à tenir lorsqu'il se présentera une cataracte traumatique compliquée de hernie de l'iris.

S'il y a une hernie centrale, nous ne pratiquerons l'extraction linéaire qu'à la dernière extrémité, et si le cristallin menace les membranes profondes, — encore pratiquerons-nous l'iridorhexis; c'est l'opération qui nous donnera les résultats les plus favorables. Si le cristallin ne gonfle pas, nous attendrons patiemment la cicatrisation complète de la hernie en établissant la compression, et plus tard nous pratiquerons l'extraction combinée à l'iridorhexis.

Si la hernie est excentrique, placée dans le voisinage de la périphérie cornéenne, nous établirons une compression soutenue, afin de favoriser la formation d'une cicatrice solide et durable. Nous maintiendrons la pupille dilatée, ce qui nous évitera les conséquences d'une inflammation de l'iris et empêchera la hernie d'augmenter. Mais si, pendant le cours de ce traitement, le cristallin vient à gonfler, nous ferons l'extraction linéaire sans iridectomie, en choisissant pour lieu d'élection de la ponction un point diamétralement opposé à la hernie, car il faut éviter toute cause de suppuration de la cornée.

4° *Cataractes avec corps étranger.* — Les corps étrangers peuvent :

1° Traverser l'hémisphère antérieur de part en part ou à peu près;
2° Séjourner dans le cristallin;
3° Franchir la lentille pour se fixer dans les membranes profondes.

1° Nous avons cité l'exemple d'un individu qui s'est présenté à nous avec une aiguille traversant la cornée, l'iris, le cristallin et même le corps vitré dans une certaine étendue. Au total, l'aiguille était entrée de plus d'un centimètre et demi. Nous avons eu le bonheur, en retirant ce corps étranger, de conserver la vue au malade. C'est là un fait rare, mais il nous a démontré que le cristallin pouvait être blessé sans qu'une cataracte puisse se produire. Depuis, le cas ne s'est pas représenté sous cette forme, avec ces caractères importants, mais nous avons vu encore tout récemment un blessé dont l'observation instructive vient s'ajouter à la précédente. Il s'agit d'un ouvrier qui, blessé par un poinçon, a été atteint d'une cataracte traumatique *passagère*. Le cristallin, paraissant opaque dans une grande étendue, est redevenu transparent au bout de quelques semaines.

Le premier malade a eu la chance de ne pas avoir de fistule *persistante* de la capsule; le ramollissement même partiel de la lentille ne s'est pas produit; le second, de même que l'ouvrier qui frappait sur un clou et dont nous avons parlé (p. 96), a eu le bonheur d'avoir une plaie de la capsule qui n'a laissé pénétrer qu'une très-petite quantité d'humeur aqueuse, de telle sorte que le cristallin ramolli dans une surface très-limitée s'est résorbé en proportion, et les parties malades disparues ont laissé derrière elles un cristallin transparent. La vue s'est rétablie d'elle-même.

2° Nous n'avons que deux cas à fournir en faveur de la division que nous avons donnée, à savoir qu'un corps étranger peut séjourner dans un cristallin sans qu'il y ait cataracte traumatique: le serrurier de Barcelone, dont il a été question, et un fondeur en cuivre. Tous deux présentent un cristallin transparent, dans lequel on voit très-nettement avec l'éclairage du réflecteur ophthalmoscopique un corps étranger enveloppé de débris phosphatiques provenant du ramollissement et de la résolution des couches corticales tout d'abord traversées; le trajet parcouru par le corps vulnérant laisse lui-même une traînée opaque; mais les deux blessés voient clair, nettement, sans lunettes; le cristallin fonctionne.

Habituellement les choses ne se passent pas ainsi. Bon nombre de malades, à la suite de la présence d'un corps étranger dans le cristallin, ont une cataracte traumatique, et il est à remarquer, surtout d'après ce qui précède, que ce n'est pas la blessure qui en règle le développement. On pourrait, à la rigueur, soigner une cataracte traumatique présentant cette complication particulière comme on traiterait les cataractes congénitales molles, ou traumatiques des adultes, arrêtées dans leur développement, si ce n'était la crainte de voir tôt ou tard le corps étranger jouer un rôle actif; car il peut se déplacer par la disparition des couches corticales, il peut se trouver en contact avec l'iris ou le cercle ciliaire et déterminer dans l'hémisphère antérieur de l'œil des inflammations toujours funestes.

Lorsqu'une cataracte traumatique quelconque est compliquée de la présence du corps étranger, nous faisons toujours l'extraction linéaire simple; mais qu'on nous comprenne bien : nous voulons extraire avant tout le corps étranger, abandonnant même à dessein la plus grande partie du cristallin. N'est-ce pas là d'ailleurs une discision exagérée ou même un broiement, et les conséquences, si redoutables qu'elles soient, ne sont-elles pas rachetées par la certitude que l'on sera désormais à l'abri des désordres que le corps étranger pourrait provoquer par sa présence?

Un mot encore. Il convient de faire la ponction à la cornée dans un point opposé au lieu qu'occupe le corps étranger. Ainsi la manœuvre chirurgicale sera rendue beaucoup plus facile.

3° Nous parlions un peu plus haut d'un enfant qui, jouant avec des capsules, a reçu un débris de cuivre qui, après avoir traversé l'œil d'avant en arrière, est venu se loger dans la rétine sans donner lieu à aucune espèce d'accidents. L'enfant, devenu homme, voit à lire. Ceci démontre une fois de plus que le cristallin peut être blessé sans pour cela devenir opaque, puisque le corps étranger avait traversé cornée, iris, cristallin et corps vitré.

Prenons deux autres exemples qui nous permettront de conclure brièvement.

M. B..., ancien militaire, blessé à l'œil droit devant Sébastopol par un éclat de pierre, est venu nous consulter en 1864 ; la cornée, l'iris, étaient atrophiés; l'œil était perdu depuis longtemps. Le malade supportait depuis plusieurs mois des douleurs intolérables. Afin de les modérer et de mettre l'œil sain à l'abri d'une ophthalmie par action réflexe, nous pratiquâmes l'amputation de l'hémisphère antérieur de l'œil, nous préoccupant de conserver un moignon qui pût plus tard permettre la prothèse oculaire. Ce malade, pendant plusieurs années, porta un œil artificiel, jusqu'au jour (en 1868) où il fut repris de douleurs violentes et continuelles qui nous obligèrent à extraire le moignon, toujours dans la crainte d'assister à une complication du côté de l'œil sain. L'œil extrait nous a montré une rétine ossifiée renfermant le corps étranger, un corps vitré rempli d'exsudations et de fausses membranes. Ces trois altérations profondes sont bien la conséquence de la présence du corps étranger.

M. X... a été blessé, le 11 novembre 1872, par un morceau d'acier qui, après avoir franchi la cornée, la chambre antérieure, l'iris sur son bord pupillaire où une échancrure se voit encore, a traversé le cristallin et certainement réside dans les membranes profondes. Depuis l'époque de l'accident, la cornée est bien cicatrisée; l'iris, maintenu soigneusement dilaté, n'a donné lieu à aucune inflammation, car la conjonctive n'est pas enflammée, même dans le voisinage de la cornée, et le malade n'accuse que des douleurs sourdes. Le cristallin est en partie opaque, sans le moindre gonflement, car la chambre antérieure est normale. Cependant, depuis deux mois, le blessé est inquiété ; l'œil est larmoyant, craint la lumière; évidemment il y a un état inflammatoire grave de la choroïde et de la rétine avec formation d'exsudats. S'il n'y a pas de douleurs aiguës, c'est que la rétine est un organe de sensibilité spéciale, c'est que la choroïde est très-pauvre en éléments nerveux sensibles; mais cet état prolongé d'inflammation sourde doit nous faire redouter d'abord une ophthalmie par action réflexe, ensuite la formation de tumeurs malignes du fond de l'œil, comme cela se voit assez souvent. Nous prenons le parti de pratiquer l'extraction de la lentille, en la combinant avec une large iridectomie, et de suivre le malade après l'opération pour lui porter secours si, malgré ces moyens préventifs, la présence du corps étranger amenait de nouvelles complications. A notre avis, il vaudrait mieux extirper l'œil, mais il nous répugne toujours d'en venir à cette dure extrémité.

Pour conclure, lorsqu'un corps étranger est logé dans le fond de l'œil, il faut :

1° S'il n'y a aucun signe inflammatoire, rester dans le *statu quo*, à moins qu'il ne survienne des complications du côté du cristallin (voyez *Cataracte traumatique*).

2° S'il y a inflammation lente et progressive,—inexpliquée par l'état de la lentille,—il faut songer à l'inflammation des membranes profondes, et dans un délai qui peut varier entre six semaines et deux mois environ faire une excision de l'iris et une extraction du cristallin, dans le but de protéger l'œil sain. Plus tard, c'est à une énucléation qu'il faudrait recourir.

3° Cataractes compliquées chez les enfants.

Il n'y a que deux cas de complications, qui même peuvent se réunir en un seul. Tout enfant, — et nous parlons des enfants en bas âge, jusqu'à cinq ans environ, — qui présente des cataractes avec disparition de la chambre antérieure, doit être observé avec attention, car de deux choses l'une : ou l'iris est boursouflé, adhérent, se présente avec les caractères habituels de l'irido-choroïdite, ou bien il est chassé en avant par une pression *a tergo*. Il y a dans les deux cas presque toujours une tumeur de mauvaise nature (encéphaloïdes) dont le siége est dans la rétine ; la tumeur, désorganisant le corps vitré ou les membranes, exerce une pression en tous sens. Chacun sait combien ces lésions sont graves, et notre statistique à cet égard est des plus concluantes. Nous pouvons ajouter, comme remarque particulière, que souvent la maladie est binoculaire.

La plupart des auteurs s'étendent longuement sur les questions relatives à l'époque où l'on doit opérer la cataracte, à la conduite à tenir lorsque les deux yeux sont malades à la fois, etc. Nous n'attachons pas une importance exagérée à ces considérations; nous pensons, au contraire, qu'il faut laisser à cet égard une grande latitude au chirurgien et ne pas enchaîner son initiative par une série de règles superflues. Nous nous bornerons donc à passer rapidement en revue ces questions. On trouvera des détails très-minutieux dans tous les livres classiques.

Faut-il opérer les deux yeux dans la même séance, lorsque les cataractes sont complètes ?

Dans un grand nombre de cas, la constitution du malade offrant de sérieuses garanties, on peut opérer les deux yeux et nous agissons souvent ainsi ; mais si l'état général présentait quelques symptômes défavorables, il vaudrait mieux, surtout chez les vieillards, pratiquer l'extraction à lambeau sur un seul œil. Les conséquences de l'opération seront, pour l'avenir de l'autre œil, d'un enseignement utile.

L'extraction linéaire ou la discision pratiquée sur un seul œil, chez l'adulte et chez l'enfant, offriront les mêmes avantages.

Faut-il opérer une cataracte complète lorsque l'autre œil est sain?

Nous répondrons très-nettement : on ne doit jamais le faire, à moins que la cataracte ne s'accompagne de maladies plus profondes qui menacent l'organe de destruction.

Ne vaut-il pas mieux, en effet, attendre qu'il soit urgent d'intervenir, autrement dit que la cataracte ou toute autre maladie menace la vision de l'autre œil, avant d'opérer le premier?

Pour le malade il y a tout avantage à patienter.

Faut-il opérer en toutes saisons?

Dans notre dispensaire, et dans notre pratique de la ville, nous opérons à toute époque de l'année les cataractes des vieillards, des adultes et des enfants. Cependant, les malades sensibles à l'action du froid ou de l'humidité, ceux qui s'enrhument facilement doivent être opérés à la belle saison. Les grandes chaleurs sont plus dangereuses que les grands froids, parce que les malades sont tourmentés, agités et incommodés à ce point qu'ils ne peuvent rester immobiles. Nous ferons remarquer en particulier un fait que tous les ophthalmologistes ont pu constater, à savoir, qu'un orage survenant, les malades sont exposés à divers accidents tenant à l'agitation qui les tourmente pendant les heures qui précèdent l'événement.

Faut-il faire usage du chloroforme ?

A cette question nous répondrons par les considérations suivantes : quoique soumis aux exigences de son instinct, de la peur, etc., le malade, pendant le cours d'une opération, peut avoir, à un moment donné, assez de calme et d'énergie pour venir en aide à l'opérateur et exécuter les mouvements qu'on lui ordonne. Cet avantage disparaît devant l'anesthésie.

Enfin, une opération quelconque de cataracte et même d'iridorhexis ou d'iridectomie n'est ni assez douloureuse ni assez longue pour que l'opérateur s'expose à être gêné par son malade pendant les manœuvres chirurgicales, ou pour que l'état général du patient puisse lui inspirer des inquiétudes. Nous pensons que même chez les enfants, même chez les gens pusillanimes, l'emploi du chloroforme est inopportun.

Tous les malades opérés de cataracte deviennent, par ce seul fait, hyperpresbyopes au plus haut degré ; ils doivent être mis sur le même rang que les individus qui viennent au monde privés de cristallin ou atteints d'*aphakie*, suivant le mot scientifique donné à ce genre d'affection par le professeur Donders, d'Utrecht. La lumière pénètre librement dans l'œil et les rayons lumineux ne sont plus rendus convergents par le cristallin, organe naturel de la réfraction, comme le reconnut Keppler ; le diaphragme pupillaire tend bien à le remplacer, mais comme la pupille ne peut pas être assez petite et que d'ailleurs elle est mobile et qu'elle obéit aux lois de l'intensité de la lumière, il s'ensuit que les rayons lumineux ne peuvent pas être renversés ; il faut donc intervenir à la fois pour régler, réunir en un seul faisceau les rayons qui pénètrent dans l'œil et déterminer la formation d'un foyer ou d'une image sur la rétine. On arrive à ce résultat en faisant porter des lunettes.

Le cristallin, sans aucun doute, jouit de propriétés réfringentes, spéciales et parfaites ; son action, combinée avec celle de la pupille et peut-être à celle du muscle tenseur de la choroïde, donne des résultats qu'à la vérité la science ne peut atteindre. Pour s'en rapprocher autant que possible, les opérés de cataracte sont obligés de faire usage de deux espèces de lunettes, les unes pour voir distinctement de près, les autres pour voir de loin.

En général, pour voir de près, il faut indiquer un verre bi-convexe du n° 2 1/2, très-rarement il faut varier, mais quelquefois le n° 2 ou le n° 3 donnent un bon résultat et tous ces verres permettent la lecture facile du n° 5 de Jæger. Pour voir de loin, c'est le n° 5 bi-convexe qu'il faut donner; les opérés peuvent alors se conduire seuls et facilement reconnaître les objets même à d'assez grandes distances.

Nous ne donnons les lunettes qu'à partir du vingtième jour qui suit l'opération, quel que soit l'état de guérison du malade, car il ne faut pas oublier que la rétine est toujours congestionnée pendant un temps très-long, soit à cause des nouvelles conditions dans lesquelles elle se trouve, soit à cause de la diffusion des rayons lumineux. Il faut attendre qu'elle soit habituée à l'action de la lumière, que le malade ait repris l'habitude de voir pour que les verres convexes ne viennent ajouter que fort peu à la congestion du fond de l'œil. Les opérés doivent de préférence commencer par se servir des verres du n° 5 qui donnent lieu à moins d'efforts d'accommodation et encore doivent-ils le faire avec ménagement. Plus tard, lorsque l'œil est habitué à l'emploi de ces lunettes, ils peuvent commencer peu à peu à se servir des verres destinés à voir de près.

Il est bon que les opérés, lorsqu'ils n'ont pas un besoin absolu de leurs lunettes, longtemps après l'opération aussi bien que dans les premiers jours, s'habituent à porter des conserves de couleur fumée, sans numéros, par exemple celles de forme *à coquille ;* il en est surtout ainsi lorsqu'ils vont au soleil.

En prenant ces précautions, on évite une congestion si facile et toujours funeste de la rétine et de la choroïde.

DOUZIÈME LEÇON

MALADIES DE L'IRIS

Avant de décrire les divers procédés opératoires mis en usage pour pratiquer la pupille artificielle, il n'est pas sans utilité de faire voir les transformations par lesquelles ils ont passé depuis leur origine jusqu'à nos jours. En examinant les différentes méthodes qui se sont succédé, on comprendra facilement les avantages et les inconvénients de chacune d'elles et les raisons qui nous les ont fait rejeter pour ne conserver que deux procédés spéciaux : l'*iridorhexis* et l'*iridectomie*.

Il y a près d'un siècle et demi qu'on a tenté, pour la première fois, l'opération de la pupille artificielle.

Woolhouse avait essayé, au moyen d'une aiguille, d'enlever les fibres blanchâtres qui retiennent l'iris dans les cas de synizesis. Cette opération, qu'il nommait *diœresis*, ne réussit pas; mais ce fut un premier pas dans la voie qui devait conduire à l'iridectomie.

Les diverses méthodes employées varient presque à l'infini, mais nous pouvons les ranger en quatre classes principales :

Première méthode. — *Incision* (Magendie) ou *iridotomie.*

Woolhouse n'osait pas toucher à l'iris. Après lui, *Cheselden*, vers 1728, coupa largement cette membrane, et sa tentative hardie fut couronnée de succès. A l'aide d'un petit couteau ou d'une aiguille à un seul tranchant, il pratiquait une incision étendue aux deux tiers du diamètre de l'iris, en pénétrant par la sclérotique.

Guérin, de Lyon (1769), modifie ce procédé en pénétrant par la cornée, comme pour l'opération de la cataracte. Il pratique sur l'iris deux incisions en forme de croix.

Flajani adopte cette méthode.

Janin (1772) attribue la réunion des lèvres de la plaie au sens de la section, il coupe les fibres rayonnées obliquement et non dans une direction horizontale et suivant les interstices de ces fibres. Il fait la plaie de ponction à travers la cornée.

Beer (1805) opère de la même manière; mais il incline son couteau de façon que la plaie de l'iris se trouve beaucoup en dehors de la circonférence de la cornée.

Cette méthode, longtemps abandonnée pour l'excision et le décollement, fut reprise par Maunoir et Adams.

Maunoir (1812) perfectionne le procédé opératoire et pratique sur l'iris deux incisions en forme de V, sans exciser le lambeau. Celui-ci s'enroule sur lui-même et finit par disparaître.

Adams (1819) remplace le couteau de Cheselden par son *couteau à l'iris* et incise peu à peu au lieu de couper franchement et d'un seul coup.

Vers la même époque, *Jüngken*, en pénétrant par la cornée, détruisait la membrane pupillaire quand elle persiste après la naissance.

DEUXIÈME MÉTHODE. — *Excision* (Magendie) ou *iridectomie*.

Dans tous les procédés dont nous venons de parler, on courait le risque de voir se réunir les lèvres de la plaie faite à l'iris. Après divers insuccès dus à cet accident, *Wenzel* père (1764) imagina d'exciser l'iris. Sa méthode consistait à diviser d'un seul coup l'iris et la cornée, et à enlever un lambeau de la première membrane à l'aide de petits ciseaux.

Forlenze (1805) imite Wenzel.

Sabatier (1796) propose de sectionner seulement la cornée, de saisir ensuite l'iris avec des pinces et de l'exciser.

Demours (1795) coupe la cornée, près de l'iris, avec un couteau à cataracte et va ensuite en enlever un morceau avec de petits ciseaux.

Furnari ouvre la cornée de la même façon, mais enlève le lambeau d'iris au moyen d'une pince à l'emporte-pièce.

Gibson incise la cornée à 2 millimètres de la sclérotique et produit la hernie de l'iris en exerçant des pressions répétées.

Marc-Antoine Petit (1796) met en pratique la méthode de Demours et coupe un lambeau d'iris, soit après la hernie de cette membrane, soit en allant le détacher avec de petits ciseaux.

Jüngken (1817) se sert du même procédé opératoire, mais il laisse la hernie se produire d'elle-même, et ne conseille les pressions que si elles deviennent indispensables.

Luzardi emploie une aiguille à coulisse. Avec cet instrument il va chercher une petite portion d'iris correspondant au point le plus transparent de la cornée, l'amène au dehors et l'excise.

Beer fait à la cornée une incision de 2 millimètres. Par cette ouverture, l'iris fait hernie ou, dans le cas contraire, est attiré au dehors au moyen d'une érigne. On l'excise ensuite.

Maunoir (1812), s'apercevant que le lambeau d'iris, tel qu'il le taillait, ne s'enroule pas toujours sur lui-même, modifie son premier procédé, et, au lieu d'abandonner comme avant le lambeau à lui-même, va le chercher avec de petites pinces à crochets et l'excise.

TROISIÈME MÉTHODE. — *Décollement ou iridodyalisie.*

Scarpa (1801), par l'observation des *fausses pupilles* durables qui résultent de décollements accidentels de l'iris, eut l'idée de décoller cette membrane d'avec la choroïde dans une étendue suffisante. Il opérait avec l'aiguille; mais il est difficile de manœuvrer dans la chambre antérieure, et, de plus, le lambeau peut se ressouder.

Schmit, vers la même époque (1802), employait un semblable procédé.

Donegana (1809), remarquant que l'iris, détaché de sa grande circonférence, remontait peu à peu et contractait de nouvelles adhérences, crut devoir inciser le lambeau détaché.

Huguier, modifiant encore le procédé, fait d'abord l'incision et ensuite le décollement.

Schmidt, *Reisenger*, *de Graefe*, *Wagner*, de peur de blesser les parties de l'œil avoisinantes, inventèrent des instruments plus ou moins analogues au kystitome caché ou à la serretelle.

Langenbeck (1817) se servait d'un crochet renfermé dans un tube en or, et abandonnait l'iris entre les lèvres de la plaie, où il devait contracter des adhérences. Mais ce résultat n'est rien moins qu'assuré.

Assalini (1787), frappé des insuccès du procédé de Langenbeck, proposa de retrancher immédiatement la partie d'iris amenée au dehors.

Jaeger opérait de la même façon, mais en remplaçant l'instrument de Langenbeck par le simple crochet de Beer.

Ces deux chirurgiens réunissent ainsi l'iridectomie à l'iridodyalise.

QUATRIÈME MÉTHODE. — *Enclavement ou corencléisis.*

Lorsque l'iris est sain et que la vue est abolie parce qu'il existe une opacité de cornée en regard de la pupille naturelle, on a proposé de déplacer cette pupille et de l'amener en dehors de la partie opaque de la cornée.

Adams (1812), inventeur de la méthode, incise la cornée, provoque la hernie de l'iris par des pressions répétées et enclave le lambeau dans la plaie.

Himly, vers la même époque, met ce procédé en usage ; mais, au lieu d'employer les pressions pour hernier l'iris, il va chercher cette membrane au moyen d'un crochet.

Guépin (de Nantes), afin de rendre la hernie plus facile, taille un lambeau dans la cornée lorsqu'une simple incision ne suffit pas.

Stœber, *Furnari*, *Carron du Villards*, pensent qu'il vaut mieux exciser le lambeau amené au dehors que de l'enclaver. Ils soutiennent qu'avec le procédé par enclavement la pupille ne se déplace pas, mais s'allonge, se rétrécit et finit par disparaître.

Critchett (1859) attire une portion de l'iris en dehors, en le saisissant vers son milieu et produit son atrophie en la liant avec un fil de soie.

CINQUIÈME MÉTHODE. — *Pupille scléroticale ou sclérectomie.*

La sclérectomie a été proposée pour la première fois par *d'Autenrieth* (vers 1814) pour les cas où la cornée et l'iris sont dégénérés, tandis que les autres tissus de l'œil sont restés sains. Il divise verticalement avec le couteau à cataracte la conjonctive près de la cornée, excise un lambeau plus ou moins grand de la sclérotique dénudée et pratique ensuite une ouverture dans la choroïde et la rétine. Mais ses expériences ne portaient que sur des animaux.

Riecke (1823) tenta l'opération sur l'homme, mais sans grand succès. La conjonctive conservée pour recouvrir l'ouverture faite à la sclérotique et aux autres membranes s'épaissit toujours et empêche le passage des rayons lumineux.

Stilling (1833), convaincu des inconvénients du procédé opératoire, propose d'enlever la conjonctive en même temps que les autres membranes et de former une pupille en retranchant un morceau de la sclérotique, de la cornée et de la partie correspondante du corps ciliaire. Mais, dans ce cas encore, l'ouverture s'oblitère peu à peu par exsudation plastique ou par adhérence de ses bords. Cette opération n'aurait donc guère que l'avantage de faire percevoir une lumière diffuse aux malades condamnés à vivre dans une nuit continuelle.

Nous avons dit que les opérations qui se pratiquent sur l'iris sont de deux sortes; nous entendons par là que de tous les procédés opératoires mis en pratique, deux seuls doivent être conservés: ils portent les noms d'*iridorhexis* et d'*iridectomie*.

Depuis que von Græfe, l'élève si distingué de mon père, devenu plus tard le savant professeur de Berlin, a découvert l'application de l'iridectomie au glaucome, on a confondu volontiers les deux procédés dont nous avons à nous occuper, et cela au mépris de la chronologie et même au risque de se tromper sur des maladies qui diffèrent essentiellement; on a même pu aller, dans ce désordre, jusqu'à ne faire qu'un seul procédé de deux bien distincts cependant. Car si, en apparence, les instruments employés sont les mêmes, si la manœuvre et les divers temps de l'opération se ressemblent, en réalité, — nous le montrerons, — l'opération diffère du tout au tout, suivant que l'on pratique une iridorhexis ou une iridectomie. Nous ajouterons que dans leurs indications ou leurs conséquences les deux procédés ne présentent aucun point de contact. On doit la confusion au laisser-aller, à l'habitude du langage, à la ressemblance que les procédés ont entre eux; on la doit plus encore au retentissement si grand, à l'enthousiasme mérité que la nouvelle opération de von Græfe a provoqué. Or, dans l'ordre chronologique, l'iridectomie telle que l'a enseignée le professeur allemand est née de l'iridorhexis; qu'on nous laisse dire qu'elle en est la fille. Jadis, lorsqu'un malade était atteint d'une atrésie de la pupille, suite d'iritis ou d'irido-choroïdite, il était destiné à demeurer aveugle pour le reste de son existence, jusqu'au jour où Maunoir de Genève vulgarisa la méthode qui consiste à couper une portion de l'iris à l'aide de ciseaux coudés; il est vrai que toujours le cristallin était sacrifié et nous verrons que *le plus souvent*, derrière une exsudation pupillaire, il peut demeurer transparent. Or, c'est pour faire une pupille artificielle tout en conservant le cristallin que mon père a imaginé le procédé qui porte le nom d'*iridorhexis.* Ce procédé, presque cette méthode, d'où devront découler toutes les opérations qui se pratiquent sur l'iris, a été créé par lui, et les instruments employés actuellement encore, même pour l'iridectomie, sont ceux dont il s'est servi et qu'il a fait construire ou modifier lors de ses premières tentatives; la première édition de son ouvrage, publiée en 1847, et le journal de Martin-Lauzer donnent avec un texte bien explicite des planches qui montrent les différents temps de l'opération et la variété d'instruments que l'on doit employer. Ceci est dit pour bien arrêter l'histoire de l'iridectomie et pour établir, une fois de plus, et c'est notre devoir, l'importance des travaux de mon père sur ce point.

On dit volontiers et indifféremment *iridectomie*, *pupille artificielle*, *iridorhexis*, *excision de l'iris;* on confond ces quatre opérations et d'aucuns même les englobent sous le seul nom d'*iridectomie.*

Nous allons prendre quelques exemples pour bien faire comprendre que, non-seulement ces opérations n'atteignent pas un but identique, ne donnent pas lieu à un même résultat, mais encore que leurs indications diffèrent, que le manuel opératoire n'est pas le même et que les avantages ou les inconvénients des deux procédés ne sont pas de même ordre.

A la suite d'une iritis, la pupille peut s'obstruer complétement et la vue être anéantie, parce que la lumière ne pénètre plus jusqu'au fond de l'œil.

Les opérations qui se pratiquent sur l'iris, — quel que soit d'ailleurs le nom qu'on leur donne, — ont pour but de sacrifier une portion du diaphragme et de permettre à la lumière de parvenir à la rétine; on fait une *pupille artificielle.*

Quand un malade, après un abcès de la cornée, présente un leucome central étendu, bien que la pupille soit libre et que l'iris n'ait jamais été malade, la vision est amoindrie, les rayons lumineux ne pénètrent que d'une manière oblique par les points demeurés sains de la cornée; il devient nécessaire d'enlever, d'exciser une partie de l'iris pour leur permettre de traverser l'œil directement. On fait *une pupille artificielle.*

Dans ces deux exemples, dont le résultat est le même au point de vue du rétablissement de la vision, on applique deux procédés différents. Dans le premier on pratique l'iridorhexis, dans le second on pratique l'iridectomie.

La manœuvre opératoire diffère dans les deux cas. Nous nous trouvons, en effet, dans deux situations bien différentes. Dans le premier exemple, la pupille est emprisonnée, l'iris est intimement uni à la capsule, tandis que dans le second la pupille est libre, mobile et l'excision de l'iris détruit un organe réellement sain.

Continuons à présenter quelques exemples:

Un malade atteint d'irido-choroïdite, affection que nous allons étudier bientôt, présente une pupille complétement atrésiée, mais accompagnée d'une inflammation des membranes profondes qui peut être très-violente et qui amènera la destruction de l'organe si l'on n'intervient pas à temps. Les auteurs disent qu'il faut pratiquer une iridectomie, et nous, nous disons avec notre maître qu'il faut pratiquer une iridorhexis.

La pupille est emprisonnée, il faudra donc arracher, *déchirer* une portion de l'iris pour pouvoir l'amener hors de la chambre antérieure et l'exciser.

Le premier but de l'opération est de faire une pupille artificielle.

D'un autre côté, il est démontré que l'iridorhexis, de même que l'iridectomie, arrête souvent un processus inflammatoire et en particulier dans ce dernier exemple.

Le second but de l'opération est donc d'arrêter ou de modifier l'inflammation des membranes vasculaires de l'œil, de l'iris et de la choroïde et de rendre la vue en faisant une pupille, disparue tout d'abord, soit une *pupille artificielle.*

Lorsqu'un malade est atteint de cette affection qu'on appelle *glaucome*, la pupille est libre, elle est même plus grande qu'à l'état normal, puisque, comme nous le verrons, sa dilatation est un symptôme de la maladie. Or, pour arrêter la marche générale du glaucome et conserver la vision, il est nécessaire de pratiquer une opération qui est cette fois l'iridectomie.

Mais, dans ce cas, le résultat obtenu est de faire une pupille nouvelle à côté de celle qui existait déjà et cela, — remarquons-le, — en déformant l'iris. C'est un mal nécessaire; mais il faut reconnaître qu'il y a une grande différence entre cette intervention chirurgicale et celle qui consiste à créer une ouverture pupillaire dans un organe qui en avait été privé accidentellement : c'est là le but de l'iridorhexis.

Le manuel opératoire diffère essentiellement dans les deux procédés. Les instruments employés dans l'iridorhexis et dans l'iridectomie sont les mêmes, les différents temps de ces opérations semblent divisés de la même manière; cependant aller chercher l'iris quand il adhère à la capsule présente une difficulté de plus que s'il était libre, — surtout lorsque la pression intra-oculaire propulse cette membrane à travers la plaie cornéenne, alors que le couteau dont on s'est servi pour faire la ponction a été retiré.

Par ce qui précède, nous avons voulu faire bien comprendre que l'on confond trop facilement les deux méthodes opératoires en question. Pour éviter pareille erreur, nous distinguerons donc les deux méthodes d'iridorhexis et d'iridectomie. La différence entre elles porte, comme nous l'avons dit, sur les conséquences et sur les causes déterminantes ; elle porte également, ainsi qu'on va le voir, sur le manuel opératoire.

Pour toutes les opérations qui se pratiquent, le malade étant couché sur un lit, comme dans l'extraction à lambeau lorsqu'une complication vient à survenir, comme dans l'extraction de la cataracte à noyau mobile, dans l'extraction linéaire, dans la discision, dans l'extraction de la cataracte secondaire, etc., le rôle de l'aide change complétement, si on le compare à celui qu'il doit remplir dans l'extraction à lambeau ordinaire. — Toutefois, dans l'iridorhexis et dans l'iridectomie il doit maintenir les paupières écartées en obéissant à des règles qui sont les mêmes non-seulement pour ces deux derniers cas, mais encore pour tous ceux que nous venons d'énumérer. Pour éviter des répétitions, il convient donc d'établir une fois pour toutes la manière dont on doit faire usage des élévateurs.

Dans notre deuxième leçon, nous avons dit que les doigts d'un aide devaient fixer les paupières et les tenir écartées l'une de l'autre en les éloignant du globe oculaire. Dans la kératotomie à lambeau supérieur, ce procédé suffit, en effet, et l'on peut assurer qu'il est le meilleur ; mais dans les opérations qui se pratiquent sur l'iris, on doit obéir à une nouvelle exigence chirurgicale devant laquelle ce moyen de contention devient impuissant : ici les paupières doivent être écartées de l'œil avec le plus grand soin.

On y arriverait encore plus difficilement si le malade demeurait assis. Aussi faisons-nous toujours mettre nos opérés sur un lit. Voici les avantages qui en résultent et pour le patient et pour l'aide. Pour le premier, le décubitus dorsal lui permet de résister plus longtemps aux fatigues de l'opération. Le second y trouve également un bénéfice, car s'il était contraint, comme pour l'extraction à lambeau, de rester debout derrière le malade, il n'arriverait qu'au prix d'une fatigue excessive à remplir son rôle jusqu'au bout ; obligé de se pencher en avant, courbé en deux, il serait réduit à cette position pénible jusqu'à la fin de l'opération.

Nous verrons de plus que, pour pratiquer l'iridectomie ou faire une extraction linéaire d'une façon convenable, il est de la plus grande importance pour rendre le deuxième temps plus facile de conserver l'humeur aqueuse dans la chambre antérieure ; or, il est presque impossible, en maintenant les paupières écartées avec les doigts, de ne pas exercer une pression même légère sur le globe de l'œil, pression dont la conséquence forcée sera l'issue d'un liquide qui doit être conservé.

Des élévateurs. — Afin d'éviter ce danger, on se sert des élévateurs. Ces instruments sont de plusieurs sortes : les plus anciennement construits sont évidés, c'est-à-dire que la partie qui se place entre le globe de l'œil et la paupière est formée par un anneau métallique dont le principal inconvénient est de laisser la conjonctive palpébrale faire hernie *dans son centre ;* lorsque les paupières sont relevées, les contractions de l'orbiculaire font saillir la conjonctive dans l'anneau et diminuent par contre le champ de section nécessaire à toutes les manœuvres.

Il est donc préférable de se servir d'élévateurs pleins, en les choisissant autant que possible d'un seul morceau, ou tout au moins en s'assurant à l'avance de leur bonne construction, s'ils sont composés de deux parties. Qu'adviendrait-il, en effet, si dans le cours d'une opération dont la marche doit être très-régulière, une partie de l'instrument venait à se déplacer ? Si les paupières n'étaient plus exactement maintenues suivant les lois que nous établirons plus loin, le manuel opératoire serait singulièrement modifié, Nous repoussons donc les instruments faits de deux moitiés vissées entre elles, pouvant jouer l'une sur l'autre.

Les élévateurs (fig. 11) les mieux faits pour écarter les paupières

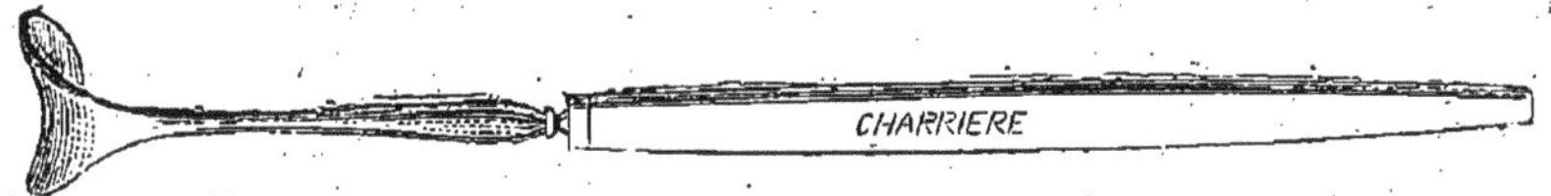

Fig. 11. — Élévateurs (2/3 de graudeur).

l'une de l'autre se composent d'un manche généralement de métal dont une des extrémités est terminée par une partie large et aplatie de forme ovalaire et recourbée à environ 35 degrés sur le manche ; cette portion présente deux faces : une oculaire et une palpébrale. Elles sont construites de manière à se mouler parfaitement sur la forme du globe oculaire et des paupières.

Le choix du métal ne doit pas être indifférent ; il faut prendre les instruments en argent, car ils servent non-seulement dans les opérations, mais encore pour examiner les yeux atteints d'affections contagieuses lorsque les paupières sont tuméfiées ou que le malade est indocile, et, à moins de pouvoir en changer à chaque instant, on s'exposerait à voir les élévateurs s'oxyder et le pus provenant d'une conjonctivite purulente, par exemple, séjourner dans les interstices des points rouillés. Ce serait là une cause redoutable de contagion.

Ces instruments doivent être de dimensions différentes, le plus grand des deux sert à relever la paupière supérieure et le plus petit à abaisser l'inférieure.

On a cherché à remplacer les élévateurs par des appareils nommés *ophthalmostats*, dans le dessein de maintenir les paupières écartées en se passant du concours d'un aide.

Ils sont composés d'une tige d'argent, repliée d'après le modèle des serres-fines, mais dont les deux extrémités ne s'entrecroisent pas et se terminent en forme d'élévateurs creux. Mais souvent le ressort était insuffisant pour résister à l'effort des paupières qui venaient se rapprocher. Aussi en est-on venu à tenir les deux branches écartées au moyen d'uue tige fixée par un pas de vis.

L'instrument (fig. 12), tel que l'a construit M. Collin, se place à la partie interne de l'œil et vient reposer sur la racine du nez, de sorte que le champ de section reste à découvert, et lorsqu'on veut enlever l'instrument, on n'a qu'à tourner légèrement la vis qui le tient ouvert; les branches se rapprochent et les paupières se trouvent dégagées.

Nous verrons, en discutant la cinquième règle appliquée à l'emploi des élévateurs, la raison qui nous fait repousser l'usage de

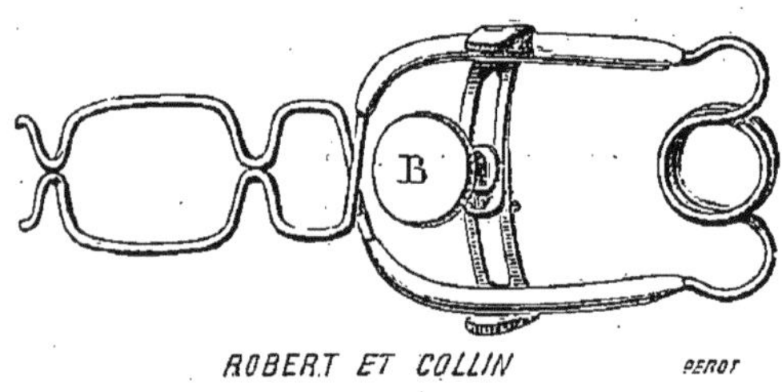

Fig. 12. — Ophthalmostat.

cet instrument, tout en reconnaissant qu'il peut rendre de grands services dans certains cas, et en particulier lorsque le chirurgien est privé d'aides.

TREIZIÈME LEÇON

MALADIES DE L'IRIS (Suite)

RÈGLES.

Les règles appliquées à la manœuvre des élévateurs sont au nombre de six.

Règles : 1° Les élévateurs sont placés l'un après l'autre : le supérieur d'abord, l'inférieur ensuite; le malade regarde en bas pour le premier et en haut pour le second. Pendant l'application de l'élévateur supérieur, il faut paralyser l'orbiculaire en bas.

2° Les paupières doivent être maintenues écartées l'une de l'autre et éloignées du globe oculaire.

3° L'aide doit se placer de telle façon que le champ de section soit et demeure toujours complétement à découvert.

4° La main qui tient l'élévateur supérieur doit reposer sur le front du malade pendant que la main qui tient l'inférieur prend un point d'appui sur l'os maxillaire supérieur.

5° La position des élévateurs doit varier suivant les exigences de l'opération.

6° L'opération terminée, les élévateurs sont retirés avec ensemble dans une direction oblique et en sens contraire.

1° On place les élévateurs l'un après l'autre, en commençant par celui de la paupière supérieure, et en ayant soin de faire regarder l'œil dans une direction opposée à celle que doit prendre l'instrument, c'est-à-dire que, pour l'élévateur supérieur, la cornée sera dirigée en bas et réciproquement pour l'élévateur inférieur. Ce détail, futile au premier abord, a bien son importance. Si, pendant que l'on met les élévateurs, l'œil conserve sa direction normale, on ne peut éviter de frotter la cornée et par suite d'enlever un peu d'épithélium. Quand cet accident n'aurait pour résultat que d'irriter l'œil et de rendre le malade craintif, il faudrait éviter avec soin de le produire. Cette recommandation de ne pas blesser la cornée devient de la plus grande importance dans la cataracte traumatique, où il existe déjà une plaie de cette membrane, — car nous savons que dans certains cas, pour prévenir une compression de l'œil par suite du gonflement du cristallin, nous faisons l'extraction linéaire, quoique l'accident soit récent, afin d'éviter l'irido-choroïdite consécutive. Si dans ce cas, en plaçant les élévateurs, on frotte sur la cornée, il se produit sous l'influence de la douleur une pression musculaire considérable qui peut aller jusqu'à faire éclater la plaie cornéenne, et l'humeur aqueuse s'échappant, il devient alors très-difficile de continuer l'opération.

Il faut de plus, lorsqu'on place l'élévateur supérieur, avoir soin de paralyser la portion inférieure de l'orbiculaire pour empêcher l'action du muscle de se porter tout entière sur le globe oculaire.

Chez certains individus, les paupières s'imbriquent, et la supérieure recouvre l'inférieure. Dans ce cas, pour peu que les cils soient longs et qu'on veuille placer l'élévateur inférieur le premier, on éprouvera quelque difficulté à le faire passer derrière la paupière, car on ne pourra atteindre le cul-de-sac conjonctival qu'après avoir tiraillé les cils et fait subir au patient une sensation désagréable.

2° L'aide doit maintenir les paupières écartées l'une de l'autre, et en même temps les éloigner du globe oculaire ; il doit donc, en les écartant, imprimer aux élévateurs un mouvement d'arrière en avant qui les éloigne de la surface du globe. Le but de ce mouvement est d'entraver l'action de l'orbiculaire, car si nous neutralisions seulement la portion inférieure de ce muscle en la portant en avant, la puissance de la partie supérieure serait augmentée et quelquefois même doublée ; dans tous les cas, elle serait toujours suffisante pour faire sortir l'humeur aqueuse, et même, dans quelques circonstances, on pourrait voir s'échapper une partie plus ou moins considérable du corps vitré.

3° Le but de la troisième règle est de préciser la position que doit occuper l'aide et la place à donner aux élévateurs, afin que le champ de section reste le plus large possible.

Si nous supposons que l'opération est pratiquée sur l'œil gauche et que la ponction doit se faire au côté externe, l'aide se placera à la tête du lit, derrière le malade; de la main gauche il tiendra l'élévateur supérieur, de la main droite celui de la paupière inférieure. Dans cette position, le côté externe de la cornée gauche sera parfaitement à découvert, et donnera au chirurgien toute liberté d'action au moment de la ponction.

L'aide se placera donc en ayant bien à l'esprit que le champ de section doit toujours demeurer à découvert. Ceci nous évitera de décrire toutes les positions intermédiaires qu'il doit prendre, suivant que la ponction se fait en haut, en bas ou en dedans de la cornée, d'après les différentes indications chirurgicales qui pourraient se présenter.

4° Les opérations qui se pratiquent sur l'iris sont d'assez longue durée, quelquefois même des accidents imprévus viennent encore les rendre plus laborieuses pour le chirurgien et plus fatigantes pour l'aide. Si ce dernier n'a pas pris un point d'appui suffisant pour ses instruments, il en résulte un tremblement qui des mains se communique à l'œil du malade.

Les os frontal et maxillaire supérieur n'étant pas mobiles offrent un point d'appui des plus sûrs. Il faut éviter avec soin de placer la main sur le maxillaire inférieur, car si le malade ouvrait brusquement la bouche pour se plaindre ou pour parler, la main de l'aide serait entraînée en bas. Ce mouvement seul pourrait déplacer les élévateurs, mais en tout cas nuirait à l'exécution de la deuxième règle.

5° L'aide doit suivre l'opération avec l'attention la plus scrupuleuse, de manière à modifier la position des élévateurs si cela devient nécessaire, quelquefois même avant que le chirurgien l'en ait averti.

Il ne doit pas un seul moment oublier le rôle qui lui est confié, car souvent, en faisant manœuvrer à temps l'un ou l'autre des élévateurs, il pourra rendre l'opération plus facile. Si, par exemple, au moment où la ponction est commencée, l'œil échappe aux moyens de contention et fuit derrière l'un ou l'autre des élévateurs, son intervention sera de la plus grande utilité en maintenant la cornée dans le champ de section. Cependant l'attention qu'il prête à ce qui se passe ne doit pas le distraire au point de le rendre inactif ou même inattentif aux ordres qui pourraient lui être donnés. Nous avons vu un médecin prendre tant d'attraits à une opération de ce genre que, s'oubliant lui-même et ne songeant plus qu'il tenait les élévateurs, il assista en étranger à la sortie de l'humeur aqueuse, du cristallin et du corps vitré, sans même entendre les ordres répétés du chirurgien.

6° L'opération terminée, l'aide retire les élévateurs en même temps, de telle façon que l'orbiculaire exerce sa pression simultanément et d'une façon uniforme sur tous les points du globe oculaire. Mais ces instruments sont placés en face l'un de l'autre, et si l'on cherchait à les faire sortir suivant une ligne verticale, ils se rencontreraient et ne pourraient être retirés que l'un après l'autre, ce que l'on peut éviter en les dirigeant l'un vers l'angle externe de l'œil et l'autre vers l'angle interne.

De la pince à fixer. — La pique de Pamard pourrait, dans l'iridectomie, servir à maintenir l'œil en place, comme dans la kératotomie, mais nous lui préférons la pince à fixer. C'est, à la vérité, un assez bon instrument de contention de l'œil, mais il n'est pas

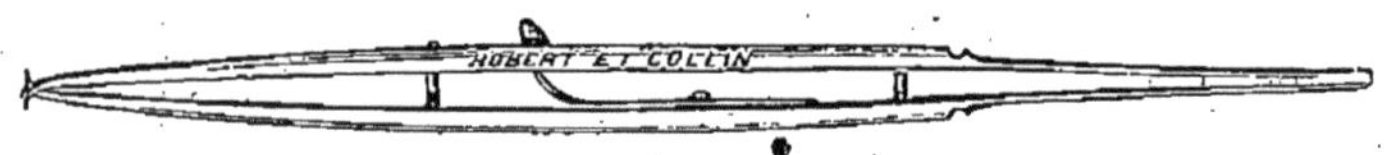

Fig. 13. — Pince à fixer (3/4 de grandeur).

exempt d'inconvénients. Il a la forme d'une pince à disséquer, d'un modèle plus petit; ses branches se terminent par des crochets qui ont reçu le nom de dents de souris. Lorsqu'on rapproche les branches l'une de l'autre, elles restent maintenues dans cette position au moyen d'un ressort. Il suffit de presser sur lui pour les écarter.

On pourrait supprimer le ressort et le remplacer par la simple pression des doigts, mais il faudrait que l'attention du chirurgien fût toujours éveillée; ce serait pour lui une préoccupation.

Règles: 1° La pince à fixer (fig. 13) doit être placée à l'extrémité du diamètre de la cornée correspondant au lieu d'élection de la ponction, à un demi-centimètre environ de la périphérie cornéenne.

2° Elle doit comprendre entre ses mors, non-seulement la conjonctive, mais les tissus sous-jacents et même une portion du fascia sous-conjonctival.

3° Elle doit maintenir l'œil, en comprenant entre ses mors le moins possible des tissus sous-jacents.

1° Pour justifier la première règle, nous dirons qu'il y a intérêt à agir comme nous l'indiquons, car si nous placions la pince plus bas que l'extrémité du diamètre qui correspond au lieu de ponction, nous serions exposés à faire la plaie kératique ailleurs que dans le point choisi; l'œil pourrait facilement tourner, car si à l'action des muscles nous ajoutons la puissance de la pince, variable à l'infini, le résultat sera un mouvement de l'œil de bas en haut, de dehors en dedans si la pince est placée en dehors, en sens inverse si elle est placée en dedans.

2° Nous avons dit que la pince à fixer présentait des inconvénients. En effet, elle doit comprendre entre ses mors, non-seulement la conjonctive, mais une partie des tissus sous-jacents et du fascia formé, comme on le sait, par la partie réfléchie de l'aponévrose orbito-palpébrale. Cette aponévrose, après avoir tapissé les os qui forment la cavité orbitaire et doublé le périoste, arrive au rebord de l'orbite, auquel elle se fixe solidement; puis elle se réfléchit d'avant en arrière pour former une loge fibreuse dans laquelle est contenu le globe de l'œil; à ce niveau des culs-de-sac conjonctivaux, cette aponévrose fournit une lame fibreuse qui vient doubler la conjonctive en s'appliquant sur la sclérotique (voyez *Richet*).

Il est bien démontré que l'œil, même à l'état normal, alors qu'il n'y a pas d'augmentation des liquides intra-oculaires, est exactement plein; on ne pourrait ajouter à son contenu sans avoir des symptômes de compression. Or, comme l'aponévrose orbito-palpébrale est unie intimement à la sclérotique, si nous faisons un pli à la première de ces membranes, nous produirons une pression intra-oculaire assez marquée qui, s'ajoutant à celle préexistante, dans le glaucome par exemple, fera surgir une nouvelle difficulté dans l'opération.

3° La pince à fixer a donc l'inconvénient d'augmenter la pression intra-oculaire; ce fait est encore démontré dans certaines iridectomies où, après le premier temps, on voit l'humeur aqueuse s'échapper brusquement et l'iris se hernier à travers les lèvres de la plaie.

Cependant il ne faut pas, par crainte de voir la pression augmenter, pécher par excès contraire et ne saisir que la conjonctive et le tissu cellulaire sous-jacent. car ces tissus se déchirent avec facilité et en tous cas glissent sur la sclérotique. Bien plus, la conjonctive déchirée donne du sang, surtout si l'on a blessé un vaisseau important; ce sang dilué dans les larmes peut pénétrer dans la chambre antérieure par la plaie cornéenne et venir masquer l'iris pendant tout le temps de l'opération. Nous ajouterons simplement comme mention que la déchirure de la conjonctive peut laisser après elle un thrombus plus ou moins volumineux. Cet inconvénient est des plus légers quant à sa terminaison.

La pince, placée suivant ces règles, est tenue fermée et sa position ne doit pas changer jusqu'à la fin de l'opération, car pendant tout ce temps elle joue un rôle des plus importants.

Supposons qu'elle soit placée au côté interne de la cornée; au moment où se fera la ponction vers le côté externe, l'œil fuira devant la pointe du couteau et tentera de se réfugier vers l'angle interne; la pince devra le maintenir et faciliter la ponction en résistant à la force imprimée au couteau sans exercer pour cela sur l'œil une pression exagérée, mais simplement en résistant et en empêchant son déplacement. Si l'œil fuyait vers l'angle interne, on pourrait perdre de vue le couteau, alors qu'il aurait déjà pénétré dans la chambre antérieure, et l'on serait exposé à blesser la face postérieure de la cornée, l'iris ou le cristallin. La pince, dans ce cas, ramènera l'œil en position. Comme nous le voyons, ce n'est pas seulement un instrument de contention, il sert encore à diriger l'œil et à le faire obéir aux exigences qui peuvent survenir pendant le cours d'une opération quelconque.

Pour pratiquer l'iridectomie, il faut, outre les instruments déjà mentionnés, c'est-à-dire les élévateurs et la pince à fixer, employer un couteau lancéolaire, une pince courbe, des ciseaux, une curette, en tout sept instruments.

La ponction se fait avec le couteau lancéolaire (fig. 14). On en a construit de deux sortes, les uns droits, les autres courbes. Les premiers ne doivent être employés que lorsque la ponction est faite du côté externe de la cornée. En effet, avec ce couteau, il ne serait pas possible de faire la section à la partie supérieure, car, nous le pressentons déjà, la lame ne pourrait pas demeurer

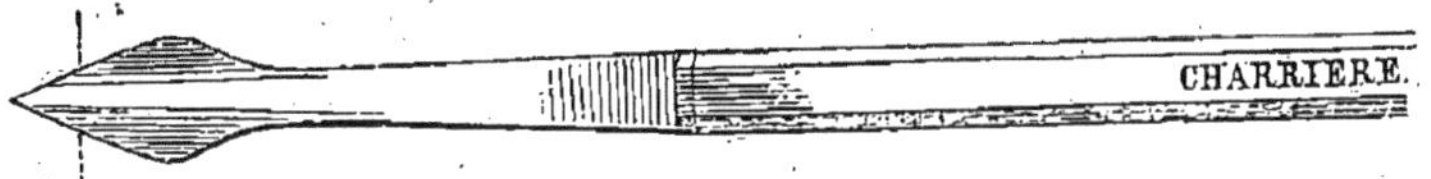

FIG. 14. — Couteau lancéolaire droit.

parallèle au plan de l'iris, alors que nous serions gênés par les élévateurs et les rebords orbitaires; il en serait de même si nous avions à faire la ponction en bas ou en dedans.

C'est pour remédier à cet inconvénient que l'on a fait des couteaux courbes (fig. 15); il faut préférer ceux dont la lame est

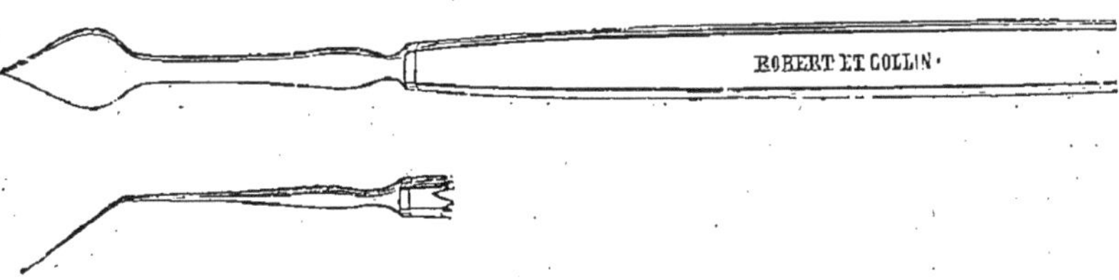

FIG. 15. — Couteau lancéolaire courbe.

longue et étroite, car avec un couteau à lame courte et large on ne peut faire qu'une plaie carrée dont les angles sont trop rapprochés de la périphérie, tandis que la plaie elle-même en est trop éloignée. Le couteau que nous emploierons devra avoir des angles arrondis et tranchants, ce qui permettra, si la ponction a été trop petite, de l'agrandir avec plus de facilité.

La pince à pupille artificielle, à iridectomie, à iridorhexis, etc., en un mot la pince à employer pour pénétrer dans la chambre antérieure et chercher une portion quelconque de l'iris, est formée de deux branches qui peuvent être maintenues rapprochées par l'action seule des doigts; il n'y a pas de ressort, comme cela existe pour la pince à fixer. L'extrémité de chaque branche se termine par des dents de souris. Ainsi disposée, la pince ferait supposer que l'on doit saisir l'iris dans sa portion sacrifiée d'avance, et cela en faisant usage de moyens excessifs; il semble qu'il est nécessaire de tenir l'iris, non-seulement en le serrant entre les branches de la pince, mais encore en l'entamant à l'aide des griffes dont l'instrument est armé : erreur grave, car pour prendre l'iris avec les extrémités d'une pince, il faudrait risquer toujours de blesser la capsule ; en un mot, les extrémités des pinces sont armées de griffes pour rendre des services dans quelques cas particuliers.

La pince est courbe, cela suffit à faire comprendre que la pointe de chaque branche ne doit pas servir, car l'instrument est destiné à saisir l'iris seulement par la portion qui vient se hernier entre ses branches. Il n'y a que le cas d'iridorhexis où l'on se sert des pointes de l'instrument, et encore la portion de l'iris à dé-

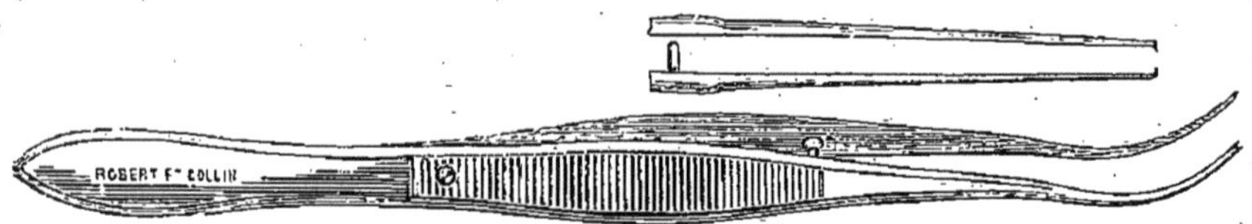

FIG. 16. — Pince à iridectomie.

chirer se présentera-t-elle d'elle-même entre les deux branches de l'instrument (fig. 16).

Il est nécessaire d'avoir aussi les ciseaux dits à iridectomie. Cet instrument, ainsi que les élévateurs, le couteau lancéolaire, la pince à fixer, la pince à iridectomie, figure depuis longtemps dans tous les traités d'ophthalmologie, dans toutes les revues scienti-

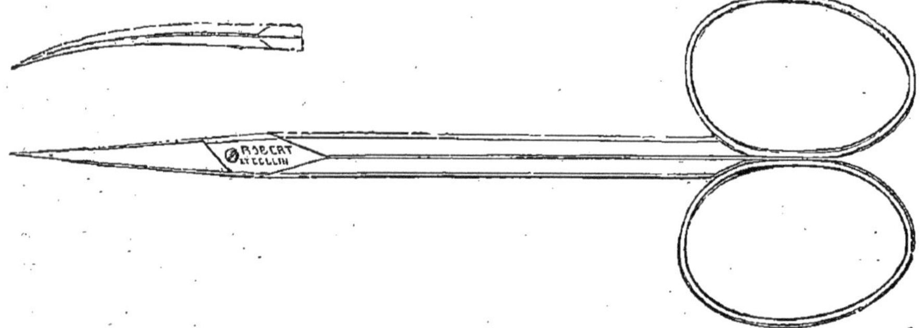

FIG. 17. — Ciseaux courbes.

fiques et en particulier dans l'édition de l'ouvrage de mon père publiée en 1847, et dans le *Journal des connaissances médico-chirurgicales* de Martin-Lauzer. Ces ciseaux sont de petite dimension, à pointes mousses surtout d'un côté, et recourbés sur le plat. Ils doivent couper la portion d'iris amenée au dehors de la chambre antérieure : ils sont mousses pour éviter des blessures pénétrantes quelconques de la conjonctive ou de la cornée ; ils sont courbes parce que, l'œil étant convexe, la portion d'iris à exciser ne peut tenir que par un point, une ligne tangente à la sphère oculaire. Comme notre but est de couper cette partie de l'iris d'un seul coup et d'une manière franche, si les ciseaux sont courbes on le fera d'une manière plus facile et plus nette, n'ayant jamais qu'un seul point de contact entre la courbure des ciseaux d'une part et la courbure normale de l'œil de l'autre.

L'aide tient les élévateurs ; ses deux mains sont employées.

L'opérateur tient d'une main la pince à fixer pendant que de l'autre il fait la ponction à la cornée, puis amène au dehors la partie de l'iris à exciser.

Ces deux points établissent qu'il faut un second aide. En effet, c'est lui qui, dans toutes les opérations dont nous parlons, se charge de couper l'iris en faisant usage des ciseaux courbes ; il doit couper l'iris en dirigeant la section parallèlement à la circonférence de la cornée et jamais suivant une direction correspondant à l'un de ses diamètres.

Ces questions seront étudiées plus en détail dans ce qui va suivre.

Nous ne parlerons de la curette que pour mémoire, ayant déjà eu l'occasion de nous en occuper plusieurs fois.

Après avoir donné l'historique des opérations qui se pratiquent sur l'iris, nous espérons qu'il sera utile de présenter tout d'abord quelques considérations anatomiques, pour lesquelles nous mettrons à contribution les recherches de notre savant maître et ami le professeur Ch. Robin.

Le tissu irido-choroïdien est mou, d'un gris brunâtre.

Ses éléments sont les mêmes que ceux du tissu lamineux, mais ils en diffèrent par leur texture. On y trouve des fibres lamineuses, la plupart en nappes, quelques-unes en faisceaux ; des granulations pigmentaires et un grand nombre de vaisseaux sanguins et lymphatiques. L'iris contient, en outre, des fibres musculaires de la vie végétative et la choroïde des fibres élastiques fines et peu nombreuses.

Les fibres lamineuses de la choroïde sont minces et à bords très-nets, comme dans la sclérotique. Cette membrane contient en outre des corps fibro-plastiques. Sa fonction est d'absorber les rayons lumineux qui ne servent pas à la vision.

En détachant la choroïde de la sclérotique, on laisse un certain nombre de fibres laminéuses à l'état de corps fibro-plastiques qui forment la couche appelée *lamina fuscâ*. Ce n'est donc pas là une membrane spéciale.

Les nerfs longent la face postérieure de la choroïde pour se rendre au muscle ciliaire, à l'iris, à la cornée, etc.

Les vaisseaux de la choroïde sont très-nombreux; vers la face libre ou rétinienne de la membrane, ils s'épanouissent brusquement en capillaires très-gros et qui atteignent même $0^{mm},08$.

De ces capillaires naissent les *vasa vorticosa* qui constituent les veinules ciliaires, et leur réseau terminal forme du côté de la rétine la *membrane de Ruysch*.

Les procès ciliaires, saillies formées par la choroïde, ont la même composition que cette membrane, mais ils ne contiennent pas de fibres élastiques.

Au bord de la pupille, on trouve des fibres-cellules. Disposées en nappes et circulairement dans une étendue de 1 à 2 millimètres, elles forment le sphincter de la pupille. Toutefois les pupilles artificielles jouissent, à un certain degré, de la propriété de dilatation et de contraction.

L'iris ne contient pas de fibres élastiques. A sa face postérieure on trouve une plus ou moins grande quantité de granulations pigmentaires. Ce sont elles qui, — avec le tissu lamineux, — donnent à la membrane ses différentes colorations.

La face antérieure n'a pas d'épithélium et est baignée par l'humeur aqueuse.

Les vaisseaux de l'iris se subdivisent dans son épaisseur en formant des mailles polygonales et sont de plus en plus petits en se rapprochant de la pupille. Pour chaque artériole il existe une ou deux veinules qui se réunissent en troncs, traversent la sclérotique vers son point de jonction avec la cornée et constituent le cercle qui se congestionne dans l'iritis.

Les végétations mamelonnées, rougeâtres, friables et demi-transparentes qu'on rencontre sur l'iris et la choroïde sont formées par l'hypertrophie du tissu et en particulier des fibres lamineuses. Elles sont toujours très-vasculaires, ressemblent à des bourgeons charnus et ont été souvent désignées sous le nom de *cancers*.

QUATORZIÈME LEÇON

MALADIES DE L'IRIS (SUITE)

DE L'IRIDORHEXIS.

Procédé opératoire :

Nous nous servons d'un lit d'opération, disposé de telle manière que le malade étant couché occupe une position tout à fait horizontale, et dépourvu de montants, afin d'éviter une gêne pour les aides et pour l'opérateur.

Nous choisissons la position horizontale, parce que si la tête du malade est trop élevée la respiration devient difficile, et les opérateurs se trouvent gênés dans leurs mouvements; la tête placée trop bas peut, au contraire, amener des congestions céphaliques toujours fâcheuses.

Sauf quelques cas particuliers, l'aide se place à la tête du lit, et pour un œil gauche tient l'élévateur supérieur de la main gauche et l'inférieur de la main droite en arrondissant les bras et en inclinant la tête à droite, afin de laisser au chirurgien la liberté de ses mouvements et de permettre à la lumière d'éclairer en entier le champ de manœuvre.

Le chirurgien doit placer les élévateurs lui-même et les confier l'un après l'autre à l'aide en suivant les règles indiquées plus haut. Il doit attendre quelques instants pour que l'effet produit par le contact de ces instruments soit passé, que le patient ait retrouvé le calme, que les muscles du corps en général ne résistent plus et que la respiration ait repris son cours régulier.

L'opérateur place la pince à fixer à l'extrémité du diamètre de la cornée correspondant au lieu d'élection de la ponction. Nous verrons plus tard que ce point peut varier suivant les indications. Dans tous les cas, la loi que nous venons de formuler est immuable, car la pince doit maintenir l'œil fixe et immobile; elle doit donc à la fois paralyser, anéantir l'action combinée des muscles droits et obliques de l'œil, et de plus résister à l'action exercée par le couteau lancéolaire; enfin elle doit maintenir le champ de section à découvert, ce qu'on obtient à la condition expresse d'obéir aux règles sus-énoncées. La pince placée comme nous venons de le dire, et tenue de la main gauche, doit comprendre entre ses mors la conjonctive, le tissu cellulaire sous-jacent et même le fascia. Il va sans dire qu'on doit bénéficier de l'action du ressort, c'est-à-dire éviter de maintenir les branches rapprochées à l'aide de la pression des doigts, ce qui compliquerait singulièrement le travail opératoire.

Admettons que l'opérateur doive faire la ponction au côté externe; il place la pince à fixer du côté interne, à 2 millimètres en dehors de la périphérie de la cornée et à l'extrémité du diamètre mené par le lieu d'élection de la ponction; de la main droite il saisit un couteau lancéolaire courbe (il pourrait en prendre un droit, le côté externe de l'œil n'offrant pas d'obstacles à son emploi), de forme allongée et à angles arrondis, mais tranchants; il fait pénétrer l'instrument dans la chambre antérieure, de manière que son axe suive une direction constante, autrement dit et pour simplifier :

L'opération par iridorhexis comprend trois temps :

Premier temps : ponction.

Deuxième temps : l'iris est saisi par les pinces à pupille artificielle et attiré au dehors.

Troisième temps : excision de l'iris.

PREMIER TEMPS.

Règles générales : 1° La ponction doit être faite à 0m,001 en dedans de la périphérie de la cornée.

2° La plaie doit être faite à la même distance de la cornée dans toute sa longueur.

3° Son étendue doit être calculée d'avance et réglée sur les fibres iridiennes limitantes.

4° Pour faire la ponction, il faut prendre un point de repère sur la conjonctive.

La plaie doit être faite,— quel que soit d'ailleurs le lieu d'élection de la ponction, — à $0^{m},001$ en dedans de la périphérie, afin que les conditions de réparation soient plus favorables. Trop près de la périphérie, la plaie peut suppurer facilement, et dans tous les cas l'introduction des pinces dans la chambre antérieure donne lieu à une difficulté de plus, parce que l'humeur aqueuse s'échappe. Si la plaie est trop éloignée de la périphérie, il se présente une conséquence grave ; les pinces n'amènent hors de la chambre qu'une longueur insuffisante du lambeau de l'iris, et comme l'aide ne peut en exciser qu'une portion déterminée, — puisqu'il fait la section au ras de la plaie, — il en résulte que la portion de cette membrane, comprise entre la périphérie de la cornée d'une part et la plaie de l'autre, reste dans la chambre antérieure. Nous disons que c'est là une conséquence fâcheuse, parce que la pupille sera petite et pourra se fermer facilement à la suite de l'inflammation de l'iris et de la formation d'exsudats, enfin parce que l'action de l'iridorhexis sera considérablement amoindrie si elle a été pratiquée dans le double but de rendre la vue et d'arrêter un processus morbide.

Comme il arrive dans la kératotomie à lambeau, la plaie cornéenne ne se trouvant pas à égale distance de la périphérie dans toute sa longueur présente certains points qui se cicatrisent plus rapidement que les autres et, la réparation ne se faisant pas d'une manière uniforme, la pression exercée par l'humeur aqueuse ne peut avoir que de funestes conséquences sur les points de la plaie encore peu résistants, mais déjà en voie de cicatrisation.

Il ne faut pas oublier, — et on le comprendra bientôt, — que dans la plupart des opérations par iridorhexis la pupille est complétement fermée ; or, il est impossible de savoir d'avance si le cristallin est demeuré transparent : par suite, il peut se faire qu'à la suite de l'opération, le malade ne recouvre pas la vue, ou bien que l'opération pratiquée d'une certaine manière ne permette pas l'extraction d'un cristallin opaque ; nous voulons dire par là, que la plaie trop petite, que l'indocilité du malade, empêcheraient de modifier le procédé opératoire tout d'abord adopté.

Dans ce cas, il faut agrandir la plaie à l'aide des moyens ordinaires.

En résumé, si l'on suppose, si l'on redoute que le cristallin soit opaque, la plaie de la cornée doit avoir une étendue suffisante pour en permettre l'extraction.

Conclusion : *Dans l'iridorhexis, la plaie doit toujours être assez grande pour permettre, après l'excision de l'iris, la sortie du cristallin quelque volumineux qu'il soit.*

Enfin, l'étendue de la plaie peut être déterminée, limitée par deux fibres rayonnées correspondantes de l'iris ; or, il faut se rappeler que la pince courbe prend de la place et diminue son étendue ; il faut donc qu'elle soit environ de 1 millimètre plus grande que le diamètre du cristallin afin de rendre la manœuvre des instruments plus facile.

L'action des élévateurs, des pinces à fixer, des muscles de l'œil et de ceux du cou, la résistance qu'oppose le sujet, etc., suffisent à faire admettre que l'œil peut se déplacer dans l'orbite, rouler dans sa cavité naturelle de telle sorte que le lieu d'élection de la ponction se trouve déplacé. Dans les cas ordinaires, cet inconvénient est sans importance, mais, dans quelques cas particuliers, il est très-utile de ne pas laisser le lieu d'élection se déplacer. D'une manière générale, le chirurgien doit remarquer sur la conjonctive soit un vaisseau, soit une anastomose qui se trouve en rapport avec le point de la cornée primitivement choisi ; il évitera ainsi, dans le cas où l'œil roulerait dans l'orbite, de faire à la cornée une ponction peu en rapport avec le but définitif de l'opération.

Règles spéciales :

1° Le couteau pénètre dans la chambre antérieure de manière que son axe corresponde au diamètre de la cornée mené par le lieu d'élection de la ponction.

2° Il progresse jusqu'à ce que la plaie ait une étendue déterminée.

3° Il doit marcher parallèlement au plan de l'iris.

4° Il doit masquer le trou qu'il fait, en évitant tout mouvement de *latéralité*.

5° On doit le retirer brusquement afin de conserver l'humeur aqueuse dans la chambre antérieure.

6° Pour sortir, l'axe de l'instrument suivra une direction opposée à la première.

Le couteau lancéolaire est triangulaire ; il est donc bien clair que de chaque côté de son axe la plaie s'étend d'une manière uniforme, au fur et à mesure que l'instrument est poussé en avant, par conséquent, lorsque la direction du couteau sera défectueuse, la plaie se trouvera plus étendue d'un côté que de l'autre et la portion d'iris à enlever ne sera plus celle qu'on s'était proposé d'exciser tout d'abord; les conséquences peuvent être graves dans certains cas particuliers.

Le couteau lancéolaire, engagé dans la chambre antérieure suivant une direction oblique, peut facilement blesser l'iris dans un point où il ne doit pas l'être.

Le couteau dont nous nous servons est étroit et allongé : nous avons dit précédemment que cette forme était en général d'un usage plus commode ; cependant lorsqu'on veut conserver l'humeur aqueuse dans la chambre antérieure il convient, pour rendre le second temps plus facile, d'employer un couteau à lame large afin de faire à la cornée une plaie ayant les dimensions vo ulues.

Si le couteau était trop étroit, on serait obligé, en retirant l'instrument, ou bien d'agrandir la plaie en haut ou en bas, ou bien encore de se servir des ciseaux, du couteau mousse dont nous avons parlé dans nos premières leçons.

Lorsque le couteau lancéolaire ne pénètre pas dans la chambre antérieure suivant un plan parallèle au plan de l'iris, les blessures de la cornée ou de l'iris sont de même nature que celles déjà étudiées à propos de la kératotomie à lambeau : lorsque le kératotome cheminait dans l'épaisseur de la cornée, la plaie postérieure de cette membrane diminuait l'ouverture nécessaire à la sortie du cristallin. Le même inconvénient existe dans l'opération par iridorhexis, surtout lorsqu'il y a nécessité d'extraire une cataracte ; de plus, si la plaie est taillée en *biseau*, son bord postérieur empêche au troisième temps l'excision totale du lambeau iridien.

L'instrument, pendant le temps nécessaire à la ponction, ne doit ni reculer ni exécuter des mouvements de latéralité, parce qu'ainsi l'humeur aqueuse pourrait s'échapper ; or il deviendrait difficile de continuer l'opération sans s'exposer à blesser ou la cornée sur sa face postérieure, ou l'iris.

On pourra faire l'objection suivante : Quelle importance peut avoir la piqûre de l'iris dans l'iridorhexis puisque la lésion porte sur un point de la membrane qui va être sacrifiée?

A la vérité, nous allons l'enlever, cette portion blessée de l'iris, mais déjà nous aurons donné lieu à un ébranlement qui a porté sur tout le système nerveux de l'organe et l'a prédisposé aux inflammations; et ce qu'il y a de curieux dans les lésions de l'iris, c'est que la gravité du traumatisme ne résulte pas tant de la blessure elle-même, que de cet ébranlement de l'appareil nerveux de l'organe, qui retentit même sur toute la cinquième paire. La vérité de cette assertion nous apparaît d'une manière frappante dans l'iridorhexis, et la piqûre faite sur un point de l'iris qui va être immédiatement excisé, détermine quand même une iritis. Donc si le couteau n'est pas dans un plan parfaitement parallèle à l'iris, on risque de blesser cette membrane, et il peut en résulter consécutivement les accidents que nous venons de signaler.

Si, pour éviter la blessure de l'iris, on pèche par excès contraire et qu'on incline le couteau trop en avant, la plaie faite est un peu oblique et se trouve située en grande partie dans l'épaisseur de la cornée. On s'expose alors aux mêmes inconvénients que si l'on avait fait l'incision trop près du centre. Dans ces conditions la plaie a deux ouvertures : l'une, à la face antérieure de la cornée, correspond exactement au lieu d'élection, c'est-à-dire à $0^{m},001$ en dedans de la périphérie de la cornée, tandis que l'autre, postérieure et située sur la table interne (membrane de Demours), est beaucoup plus rapprochée du centre de la cornée ; on a une plaie dont les lèvres ne sont pas parallèles. Cela étant, nous ne pourrons jamais exciser de l'iris que la portion de lambeau entraînée au dehors, et nous serons obligé d'en laisser une grande partie entre les lèvres de cette plaie taillée en biseau. Nous ne pourrons pas enlever une portion suffisante de l'iris, parce qu'en réalité les deux lèvres de la plaie ne sont ni parallèles, ni par conséquent assez rapprochées de la périphérie. Comme résultat, nous aurons donc fait une opération incomplète, et la blessure, plus étendue que dans une plaie régulière, augmentera de beaucoup les chances de suppuration. Donc, pour que la direction du couteau soit régulière, il faut qu'il reste constamment en avant de l'iris, et que, de plus, il traverse immédiatement la cornée de manière à entrer dans la chambre antérieure par le chemin le plus court, — et cela, sans mouvement de recul ou de latéralité.

Il est bon d'ajouter que, l'humeur aqueuse une fois sortie, la pression d'arrière en avant chasse l'iris et le cristallin. Alors la pointe du couteau traversant l'iris peut blesser la cristalloïde antérieure, — cas très-grave si la lentille est demeurée transparente, parce que le chirurgien crée une cataracte traumatique dont le malade subira toutes les conséquences.

Quand le couteau est arrivé à la fin de sa course, — c'est-à-dire quand la plaie a atteint les dimensions voulues, — il doit être retiré brusquement et dans une direction diamétralement opposée à celle qu'il a suivie pour entrer. En manœuvrant ainsi, les lèvres de la plaie viennent en coaptation avec une telle rapidité, que l'humeur aqueuse est conservée; elle n'a pas le temps de s'échapper. Si au contraire on retire le couteau lentement, l'humeur aqueuse s'échappe par la plaie qui ne se referme pas assez vite. Ce n'est pas là un accident à redouter; il y a même dans quelques circonstances avantage à le provoquer; mais, en général, il faut s'arranger de manière à obéir à la règle qui veut que l'on conserve ce liquide; en le ménageant on a beaucoup plus de facilité pour faire pénétrer la pince à pupille artificielle dans la chambre antérieure, et on évite de froisser la membrane iridienne.

Il va sans dire que si le couteau est amené au dehors suivant toute autre direction que celle indiquée, on s'expose à agrandir inutilement la plaie, ce qui augmente les chances de suppuration.

DEUXIÈME TEMPS.

Le deuxième temps consiste à aller chercher la portion d'iris qui doit être enlevée. On se sert pour cela, ainsi que nous l'avons dit, d'une pince qui porte le nom de pince à pupille artificielle. Elle est courbée; à l'extrémité de ses branches se trouvent de petites dents très-utiles dans l'opération qui nous occupe. La portion courbe a seule une réelle importance, et pour que cet instrument soit dans de bonnes conditions, il faut que lorsqu'on les rapproche, ses branches viennent en contact dans toute leur étendue, car s'il existait un intervalle, si petit qu'il fût, l'iris fuirait entre les branches et il faudrait s'y reprendre à plusieurs fois pour terminer l'opération.

Nous rappellerons que le chirurgien tient l'œil avec la pince à fixer et que cet instrument ne doit pas changer de place.

Règles : 1° La pince doit être introduite fermée par le milieu de la plaie de ponction, sa convexité tournée en arrière.

2° On la pousse dans la chambre antérieure suivant le diamètre de la cornée correspondant à son point d'entrée, c'est-à-dire au lieu d'élection de la ponction. Elle marche dans cette direction jusqu'à ce que son extrémité corresponde environ au milieu de la face postérieure de la cornée.

3° Arrivée en ce point, la pince est rendue libre, c'est-à-dire que l'on permet à ses branches de s'écarter en diminuant la pression des doigts. Par ce seul fait, l'humeur aqueuse s'écoule et l'iris vient faire saillie entre les branches de l'instrument.

4° Les deux branches sont rapprochées en ayant soin de ne pas exercer de pression sur la cristalloïde.

5° Dans les points adhérents déterminés, l'iris est saisi fortement entre les branches de la pince exactement rapprochées.

6° Le lambeau est séparé de l'exsudat pupillaire par un mouvement brusque et court.

7° Le lambeau détaché de l'exsudat est déchiré du reste du diaphragme et amené au dehors.

Nous avons dit que la pince à iridectomie doit être introduite fermée dans la chambre antérieure. Elle constitue ainsi une seule tige métallique, et il est évident que son passage à travers la plaie et sa progression dans la chambre seront beaucoup plus faciles que si l'on avait deux branches écartées à introduire et à diriger. On serait alors très-exposé à léser l'iris ou la face profonde de la cornée.

Il faut que la pince soit introduite par le milieu de la plaie de ponction ; si en effet on pénètre autrement dans la chambre antérieure, on saisira l'iris dans un point où l'on n'avait pas d'abord l'intention de l'enlever.

Elle doit suivre le diamètre de la cornée correspondant au lieu d'élection de la ponction ; si l'instrument pénètre par un point autre que celui-là et ne suit pas le diamètre que la règle indique, le sommet du triangle formé par la portion que l'on va enlever, au lieu de se trouver sur le diamètre mené par le lieu d'élection de la ponction, est au-dessus ou au-dessous de lui, et les côtés du triangle sont inégaux.

Les accidents consécutifs à toute infraction aux autres règles sont faciles à voir. Il suffit presque de les énoncer pour comprendre ce qui peut arriver quand on ne les suit pas exactement. On doit saisir l'iris sans prendre le cristallin comme point d'appui, et cela est facile, puisque la membrane vient d'elle-même entre les branches de la pince. Si, en effet, on exerce une pression exagérée sur le cristallin, on peut le luxer facilement. On n'a pas, il est vrai, à craindre d'accidents immédiats, rien ne s'oppose à l'excision de l'iris, la nouvelle pupille produite est très-noire immédiatement après l'opération ; mais il survient des accidents consécutifs très-graves auxquels on ne peut pas échapper. A ce sujet, nous rappellerons en peu de mots ce que nous disions à propos de l'extraction, quand l'accident dont nous parlons se produit. En avant, le corps vitré est en rapports avec le cristallin ; la membrane hyaloïde, qui se déprime de façon à former une petite fossette, est adhérente à la cristalloïde postérieure ; dans tout le reste de son étendue, le corps vitré est en contact avec la rétine. Or, ces deux organes ne sont pas simplement juxtaposés, il existe certainement entre le corps vitré et la rétine, et surtout la choroïde, des liens qui, s'ils n'ont pas été démontrés par l'anatomie, le sont d'une manière suffisante par la logique. En effet, le corps vitré étant dépourvu de vaisseaux, doit tirer ses moyens de nutrition des organes vasculaires qui l'environnent ; pour cela, il faut qu'il soit en relation directe avec eux ; il faut donc admettre l'existence de moyens d'union entre ce milieu transparent et les membranes qui l'entourent. Si maintenant nous venons à appuyer sur un point de la périphérie du cristallin, — et c'est précisément ce que nous ferions dans l'iridorhexis, — le mouvement que nous communiquons à cet organe se transmet dans le corps vitré et agit sur lui circulairement, de façon que la portion du cristallin opposée à celle sur laquelle on a appuyé se porte en avant ; pour que ce mouvement se produise, il faut que le corps vitré ait été déplacé en totalité, ses moyens d'union avec les membranes voisines sont détruits, il se trouve privé des matériaux nécessaires à sa nutrition, et nous voyons toujours se produire dans ces cas des accidents consécutifs.

Nous avons dit que l'iris, une fois saisi, devait être fortement maintenu entre les branches de la pince. Quand on fait les choses comme la loi l'indique, on n'a pas d'accidents à redouter ; mais on hésite quelquefois et la pression devient insuffisante. Supposons par exemple que nous ayons saisi avec la pince quatre fibres de l'iris qui représentent exactement la portion de cette membrane qu'il est nécessaire de retrancher ; si nous ne serrons pas avec une force suffisante, les deux fibres les plus en dehors nous échappent et nous avons une excision de l'iris qui est juste moitié de celle que nous avions décidé de pratiquer. Pour éviter ce résultat, nous irons rechercher à nouveau les fibres qui s'échappent, et en agissant ainsi nous prendrons le plus souvent avec la pince un peu moins d'iris que la première fois; nous serons donc exposé à laisser dans l'œil une partie de cet organe contusionnée par l'instrument, qui suppurera d'une manière presque certaine et compromettra ainsi le succès de l'opération.

Il peut encore arriver que l'on ait tout d'abord saisi solidement l'iris et qu'on le lâche après l'avoir attiré jusqu'entre les lèvres de la plaie ; l'accident qui se produit alors est identiquement le même dans ses résultats que celui que nous venons de décrire. Il faut donc avoir une pince qui permette de serrer l'iris et ne le laisse pas échapper.

La sixième règle est des plus importantes; elle constitue presque à elle seule la différence qui existe entre l'iridorhexis et l'iridectomie.

Comme nous le verrons, dans la seconde méthode l'humeur aqueuse s'échappe et entraîne l'iris dans la plaie ; dans la première, bien que le liquide de la chambre antérieure ait disparu, l'iris demeure à sa place, la pupille reste la même, il devient nécessaire d'intervenir d'une manière directe.

L'iris, dans sa circonférence pupillaire (à la suite des iritis, des irido-choroïdites), fait corps d'une manière intime avec les exsudats, lesquels adhèrent également à la cristalloïde antérieure ; mais la face postérieure ou uvéenne de l'iris demeure libre dans tout le reste de son étendue ; il y a seulement contact entre cette membrane et la capsule.

Pour faire une iridorhexis, il faut donc détacher le lambeau iridien non de la capsule du cristallin, mais bien des exsudations qui maintiennent la pupille prisonnière.

Avec les extrémités des branches de l'instrument on saisit la portion du bord pupillaire où se trouvent réunies en masse toutes les fibres iridiennes, comprises entre les deux fibres limitantes et précisées tout d'abord, même avant la ponction. Par un mouvement brusque on détache des exsudats le segment iridien à sacrifier, en le saisissant sur les exsudats mêmes.

Le mouvement doit être brusque, mais cependant peu étendu ; il faut que la pince reste dans la chambre antérieure, elle doit arracher l'iris de l'exsudation et commencer la déchirure suivant les fibres limitantes du lambeau.

Si, au lieu d'imprimer une secousse à la pince pour détacher la portion de la pupille adhérente, on exerçait simplement une traction continue, on s'exposerait soit à entraîner l'exsudation tout entière, soit à déchirer la capsule d'abord et même à déterminer à la grande marge de l'iris et à l'extrémité opposée un décollement, ce dont on est averti par la présence du sang qui vient dans la chambre antérieure.

Ces deux accidents sont très-graves, à moins cependant que dans le premier cas, l'exsudation cédant facilement, on ne se trouve en présence d'une cataracte.

Or, nous répéterons que, dans la plupart des opérations par iridorhexis, il est impossible de prévoir d'avance si le cristallin est opaque ou si l'opération doit être faite en prévision d'une lentille demeurée transparente.

Au moment où le déchirement de l'iris a lieu, le chirurgien doit remarquer l'état de la pupille, afin de savoir si le cristallin est transparent ou non; dans le premier cas, la pupille artificielle paraît noire, dans le second elle est trouble. Nous disons *au moment où le déchirement a lieu* parce que le sang qui apparaît l'instant d'après masque le champ pupillaire. Il est vrai qu'après le troisième temps, on peut faire évacuer la chambre antérieure et s'assurer de l'état du cristallin. Nous reviendrons sur ce point.

Quand le lambeau iridien est séparé des exsudations pupillaires l'opérateur le déchire lentement suivant les fibres limitantes et l'amène au dehors en faisant marcher la pince dans le sens du diamètre de la cornée correspondant au lieu d'élection de la ponction; toute autre direction laisse échapper quelques fibres iridiennes, et l'on fait sortir par la plaie un lambeau dont la base est irrégulière.

Lorsque le chirurgien tient au dehors de la plaie le lambeau iridien, il doit le développer en le serrant fortement entre les branches de la pince. Pour rendre le troisième temps plus facile, il faut que le lambeau puisse se replier sur la lèvre de la plaie faisant office de charnière.

QUINZIÈME LEÇON

MALADIES DE L'IRIS (SUITE)

TROISIÈME TEMPS.

L'exécution du troisième temps est confiée à un aide; il consiste à détacher avec des ciseaux la portion d'iris séparée des exsudations. Les règles qui président à ce temps de l'opération sont peu nombreuses, cependant il est important de les bien connaître :

1° L'opérateur doit tenir la portion d'iris qu'il a ramenée hors de la chambre antérieure tout à fait développée, de manière à ce que le triangle qu'elle forme soit aussi complétement déployé que possible.

2° L'aide doit couper l'iris avec des ciseaux courbes et suivant une ligne demi-circulaire.

En effet, la ligne suivant laquelle l'iris doit être coupé faisant partie d'une surface convexe est elle-même courbe; comme l'iris doit être coupé suivant cette ligne et au ras de la sphère oculaire, il faut que l'aide incline les ciseaux d'un angle à l'autre de la plaie, à mesure qu'il fait la section du lambeau iridien.

Telles sont les deux règles qui régissent le troisième temps de l'iridorhexis.

Voyons les accidents qui peuvent se produire si l'on s'en écarte. Si l'opérateur ne développe pas aussi complétement que possible le triangle d'iris à couper, l'aide ne peut pas en faire une section parfaite, il laisse dans les angles de la plaie cornéenne un pinceau de fibres iridiennes qui jouent là le rôle d'un séton, de telle sorte que le milieu de la plaie se réunit par première intention, tandis que les extrémités suppurent.

Il est de la dernière importance que l'aide en coupant l'iris se conforme à la règle et incline ses ciseaux de manière à bien suivre la courbure du globe oculaire, sans quoi il est exposé à laisser des lambeaux d'iris, d'où peut résulter une série d'accidents consécutifs plus ou moins graves. Enfin, si l'aide a peur d'entamer la cornée, s'il veut couper l'iris d'un seul trait, on comprend qu'il laisse à coup sûr dans les angles une grande quantité de fibres iridiennes qui empêcheront plus tard la cicatrisation. Par cela seul qu'il coupe suivant une tangente à la sphère oculaire, il ne peut pas suivre la courbe représentée par la plaie de la cornée, et toute la portion d'iris située en dehors de la tangente suivant laquelle a eu lieu la section est donc laissée dans la plaie; elle joue là le rôle de corps étranger, retarde la cicatrisation qui n'a lieu que par seconde intention, ce qui augmente de beaucoup les chances de suppuration de la cornée.

En somme, comme on le voit, le troisième temps ne repose que sur deux règles et ne présente pas, en général, de difficultés.

Il arrive quelquefois que l'aide coupe, en même temps que l'iris, un lambeau de conjonctive ; c'est là un petit accident, mais qu'il est bon d'éviter; il ne peut guère se produire que si la plaie de ponction a été faite près de la périphérie ou même par le procédé sous-conjonctival ou sclérotical lorsqu'on est obligé de modifier la méthode générale en présence d'un cas particulier.

Lorsque l'iris est excisé, l'opérateur doit faire sortir le sang que pourrait contenir la chambre antérieure; en écartant les lèvres de la plaie, toutes les parties liquides s'échappent d'elles-mêmes; si quelques caillots déjà formés se refusent à sortir, on doit les aller chercher avec soin à l'aide de l'instrument que nous connaissons, la curette.

Lorsque la chambre antérieure est vidée, le chirurgien doit se rendre compte de l'état du cristallin, qui peut se montrer sous trois aspects différents :

1° Le cristallin est transparent ;

2° La cataracte est complète ;

3° La cataracte est incomplète.

1° Lorsque le cristallin est transparent, on s'assure que la chambre antérieure ne contient plus de sang.

On vérifie avec le plus grand soin s'il ne reste rien dans la plaie. Nous disons *rien*, parce qu'il peut se faire que l'aide ait laissé dans les angles quelques débris d'iris; il convient alors de prendre avec une pince chacun de ces débris, de les déployer en tirant légèrement et de les faire exciser.

Si les débris sont réellement trop petits pour être excisés, il faut les refouler doucement dans la chambre antérieure avec la curette. On comprendra aisément que, par leur présence, ces restes de l'iris peuvent compromettre le résultat de la cicatrisation.

Enfin, quelques débris de caillots sanguins peuvent s'être interposés dans les lèvres de la plaie ; il convient de les retirer pour la même raison.

A ce moment, le chirurgien retire la pince à fixer, il appuie sur le ressort ménagé dans les branches, celles-ci s'écartent, l'œil est rendu à la liberté ; le premier aide retire les élévateurs de la manière indiquée, le chirurgien nettoie les culs-de-sac conjonctivaux qui peuvent contenir du sang et procède au pansement (voyez plus loin).

2° Lorsqu'il y a une cataracte complète et que la plaie de la cornée ainsi que le déchirement de l'iris ont été pratiqués suivant les règles indiquées, il n'y a pas d'obstacle qui puisse s'opposer à l'extraction linéaire. Si la plaie est trop petite, il faudra l'agrandir en faisant usage des ciseaux courbes dont nous avons déjà parlé.

Le chirurgien tient l'œil immobile à l'aide de la pince à fixer qui ne doit pas changer de place, pendant que de la main droite il procède à la kystitomie. A cet effet, on peut faire usage d'une aiguille à cataracte (fig. 9), du kystitome à crochet (fig. 3) ou du cryptotome (fig. 6). L'instrument le meilleur est celui qui est le plus familier, car en allant déchirer la capsule, on ne peut rencontrer l'iris, puisque l'iridorhexis vient d'être pratiquée.

Lorsque, page 105 et suivantes, nous avons parlé de l'extraction linéaire appliquée aux cataractes traumatiques, il n'a pas été question de kystitomie, et l'on comprendra facilement que la blessure, que le traumatisme avait suffi amplement à déchirer la capsule.

Mais actuellement, de même que dans tous les cas d'extraction linéaire combinée avec l'iridorhexis ou avec l'iridectomie et même dans les extractions linéaires simples, la kystitomie devra être faite en se servant de l'un ou de l'autre des trois instruments indiqués plus haut.

La capsule ouverte, on fait sortir le cristallin à l'aide de la curette. Si la cataracte est molle ou à noyau, les couches corticales sortent facilement de l'œil; dès que la plus grande partie a été entraînée au dehors, on plonge la curette derrière le noyau et on le ramène en avant, puis on l'entraîne au dehors. Les quelques débris de couches corticales qui pourraient demeurer sont extraits peu à peu. Il ne faut pas craindre de pénétrer dans la chambre, autant que cela peut être nécessaire.

Si la cataracte est dure, volumineuse, la curette doit passer immédiatement derrière elle en contournant son bord externe. Il faut tenir la lentille par son centre et la faire passer dans la chambre antérieure par un mouvement combiné d'arrière en avant et de dedans en dehors, puis la faire sortir par la plaie en l'accompagnant toujours de la curette. Il est rare, quand la manœuvre est bien exécutée, que l'hyaloïde soit déchirée; le cas échéant, voici la conduite à tenir : sans s'occuper outre mesure de l'écoulement du corps vitré qui n'est d'ailleurs jamais brusque, on cherche avec la curette tous les débris du cristallin que la pression du corps vitré peut avoir refoulés dans la périphérie de la chambre antérieure ou de la chambre postérieure, car plus tard ces débris pourraient, par leur présence, déterminer de l'inflammation. On s'assure que les lèvres de la plaie sont bien en coaptation, autrement dit qu'il n'y a pas d'humeur vitrée interposée entre elles, auquel cas on excise la portion engagée au ras de la plaie à l'aide de ciseaux courbes. Si la pression d'arrière en avant produit une nouvelle hernie de corps vitré, on en renouvelle l'excision autant de fois que cela peut être nécessaire.

La plaie bien dégagée, on procède au pansement.

3° Lorsqu'il y a une cataracte incomplète, peu avancée, il convient de laisser le malade avec son cristallin en l'avertissant que plus tard il faudra de nouveau pratiquer une opération pour lui rendre la vue. Il est certain d'abord qu'en conservant le cristallin la vision sera toujours meilleure que si on le sacrifie, et cela pour un temps peut-être long, et d'autant plus grand que l'opération d'iridorhexis peut avoir modifié une irido-choroïdite par exemple; ensuite on s'exposerait à laisser trop de débris, qui pourraient donner lieu à une iritis toujours grave ou à une cataracte secondaire.

Enfin, lorsque la cataracte, sans être complète, paraît trop avancée pour que la vision soit suffisante après l'iridorhexis en laissant le cristallin, il faut en faire l'extraction en se servant du procédé indiqué plus haut et s'assurer tout d'abord que la plaie de la cornée est assez large; enfin il faut considérer le cristallin comme une cataracte dure et le faire sortir de l'œil comme dans le deuxième cas. Ici plus que jamais on doit éviter toute compression à la cataracte; il est nécessaire qu'elle puisse sortir de l'œil librement, sans quoi les couches corticales encore molles resteraient facilement dans la chambre postérieure. Prévoyant cet accident, on peut arriver à extraire tout le cristallin, mais en y mettant beaucoup de soin et de temps.

PANSEMENT.

Dans tous les cas d'iridorhexis avec ou sans extraction, de même que dans les extractions de cataracte traumatique, de cataracte compliquée de maladies oculaires, etc., le pansement consécutif est le même, à moins que l'issue du corps vitré n'ait été trop considérable, ce qu'on observe surtout lorsqu'il est ramolli.

On applique sur les deux yeux des plaques de taffetas d'Angleterre semblables à celles que nous employons à la suite des extractions à lambeau et taillées de la même manière.

Le malade est couché immédiatement après l'opération, et toutes les deux heures environ on instille entre les paupières une ou deux gouttes du collyre au sulfate neutre d'atropine dont l'action est de calmer les douleurs et par suite de prévenir les inflammations qui pourraient résulter du traumatisme amené par l'opération.

Lorsqu'il n'y a pas de blessure faite à l'iris, comme dans l'extraction linéaire simple, l'atropine agit en dilatant la pupille pour empêcher la formation d'une hernie de l'iris; nous avons vu comment ce résultat est obtenu. Elle empêche, par cette même dilatation, la formation d'exsudats formés de matières plastiques qui s'organisent avec la capsule et avec les débris de la lentille.

Lorsqu'il y a issue grave du corps vitré, il convient de tenir l'œil comprimé à l'aide d'une boulette de charpie et d'une bande qu'on soulève toutes les quatre ou cinq heures pour instiller de l'atropine entre les paupières. Mais il faut au préalable employer les onctions belladonées sur le front et la tempe et ne recourir à à l'atropine que si elles demeurent sans effet.

Le malade doit être nourri de la même manière que les opérés de cataracte.

Au deuxième jour, souvent même dès le premier, on décolle l'appareil en se servant d'eau tiède, et presque dans tous les cas la réunion est faite par première intention. La cornée présente toujours dans le voisinage de la plaie un peu de trouble, qui va en diminuant pour disparaître vers le cinquième jour. La pupille artificielle est noire, le reste de l'iris est normal.

Il convient de protéger l'œil contre la lumière pendant quelques jours, de surveiller l'état général, et dans la semaine qui suit l'opération le malade se trouve guéri.

Il devient nécessaire de faire porter des lunettes appropriées suivant que le cristallin a été extrait ou non.

RÉSUMÉ DES RÈGLES A SUIVRE
POUR
L'OPÉRATION PAR IRIDORHEXIS

Élévateurs.

Les élévateurs :
- Écartent les paupières.
- Paralysent l'action de l'orbiculaire.
- Laissent et maintiennent le champ de section à découvert.

Règles :

1° Ils sont placés l'un après l'autre : le supérieur d'abord, l'œil regardant en bas; puis l'inférieur, l'œil regardant en haut.

2° Ils doivent tenir les paupières écartées l'une de l'autre et les éloigner complétement du globe.

3° La main qui tient l'élévateur supérieur s'appuie sur le front du malade, l'autre s'appuie sur le maxillaire supérieur.

4° Les élévateurs doivent pouvoir facilement glisser.

5° Ils sont retirés avec ensemble suivant une direction oblique et opposée.

Accidents :

1° Froissement de la cornée, irritation de l'œil; quelquefois rupture de la plaie de la cornée, après traumatisme.

2° Au premier temps, en comprimant l'œil ils gêneraient la marche du couteau.
Au deuxième temps, ils amèneraient la hernie de l'iris.
Au troisième temps, ils pourraient amener l'issue du corps vitré.

3° Afin d'éviter un tremblement qui se produirait surtout si le point d'appui était pris sur la mâchoire inférieure.

4° Autrement s'il survient une complication qui nécessite leur déplacement, ils deviennent un obstacle.

5° Suivant l'axe vertical, ils se rencontreraient et ne pourraient sortir.

Pince à fixer.

La pince à fixer
- Est destinée à immobiliser l'œil.
- Aide à la précision de la ponction.
- Laisse et maintient le champ de section à découvert.

Règles :
- 1° Elle doit comprendre entre ses mors : la conjonctive, le tissu cellulaire sous-jacent et le fascia.
- 2° Elle doit être placée à l'extrémité du diamètre de la cornée correspondant au lieu d'élection de la ponction.
- 3° Elle paralyse l'action des muscles correspondants et résiste au couteau.
- 4° Elle doit être tenue par le chirurgien.

Accidents :

1° En ne prenant que la conjonctive, il y a déchirement, sang, déplacement de l'œil, par suite, le lieu d'élection de la ponction est changé.

2° Placée ailleurs, la pince laisse rouler l'œil et l'on perd de vue le lieu d'élection de la ponction.

3° et 4° Le chirurgien, confiant la pince à un aide, n'a plus conscience de la pression nécessaire à donner au couteau, n'ayant plus de point d'appui.

Iridorhexis.

L'iridorhexis se divise en trois temps :
- A. — Ponction.
- B. — Séparation de l'iris d'avec les exsudats, on attire le lambeau iridien au dehors.
- C. — Excision.

PREMIER TEMPS.

A. — Ponction.

Règles générales :
- 1° La ponction doit être faite à 1 millimètre en dedans de la périphérie de la cornée.
- 2° La plaie doit conserver les mêmes rapports dans toute sa longueur.
- 3° Son étendue doit être calculée d'avance et réglée sur des fibres iridiennes limitantes.
- 4° Point de repère pour la ponction.

Règles spéciales :

1° Le couteau pénètre de telle façon que son axe corresponde au diamètre de la cornée mené par le point d'élection de la ponction.
2° Jusqu'à ce que la plaie ait l'étendue voulue.
3° Le couteau doit marcher parallèlement au plan de l'iris.
4° Le couteau doit masquer le trou qu'il fait en évitant les mouvements de latéralité.
5° Le couteau doit sortir brusquement de l'œil pour laisser l'humeur aqueuse dans la chambre antérieure.
6° Pour sortir, l'axe de l'instrument suivra une direction opposée à la première.

Accidents (règles générales).

1° Trop près de la périphérie. Réunion par deuxième intention.

2° Trop loin de la périphérie. { *a.* Réunion par deuxième intention. *b.* Iridorhexis incomplète.

3° Si la plaie est oblique, les angles se cicatrisent, mais le milieu suppure.

4° Si l'on oublie les points de repère, l'œil peut tourner, le lieu de la ponction se déplace, l'iridorhexis ou la pupille artificielle est défectueuse, et la plaie est trop petite ou trop grande.

Accidents (règles spéciales).

1° Toute autre direction change le lieu de l'iridorhexis et fait une plaie en biseau.

2° Si la plaie est trop petite, l'iridorhexis est incomplète.

3° Blessure de la cornée, piqûre de l'iris. { *a.* Hémorrhagie. *b.* Ébranlement du système nerveux.

4° Sans quoi l'humeur aqueuse s'échappe, la ponction est plus difficile à achever.

5° Si l'on sort lentement, l'humeur aqueuse s'échappe, et au deuxième temps la pince peut blesser l'iris.

6° Le couteau sortant suivant toute autre direction, l'humeur aqueuse s'écoule.

DEUXIÈME TEMPS.

B. — RECHERCHE DE L'IRIS.

Règles :

1° La pince est introduite fermée, la convexité dirigée en arrière, par le milieu de la plaie cornéenne.
2° Elle est poussée dans le champ pupillaire suivant le diamètre du cristallin.
3° On laisse écarter les branches, l'humeur aqueuse s'écoule.
4° On saisit l'iris fortement par l'extrémité des branches de la pince sur l'exsudation pupillaire, sans peser sur le cristallin.
5° On sépare l'iris des exsudats par un mouvement brusque et court.
6° Détaché des exsudats, le lambeau est séparé du reste de l'iris, suivant les fibres limitantes. On l'amène au dehors.

Accidents :

1° Introduite ouverte, la pince peut blesser l'iris ou la cornée; elle ne peut avoir d'action si la convexité est dirigée en avant.

2° Suivant toute autre direction, elle saisirait l'iris sur un point autre que celui qui a été choisi et la fin de l'opération pourrait en souffrir.

3° En ne maintenant pas l'iris solidement entre les branches, une partie peut glisser, la pupille sera moins grande; en pesant sur le cristallin, on peut ouvrir la capsule, déterminer une cataracte traumatique et peut-être déplacer le corps vitré.

4° Par un mouvement lent, on pourrait entraîner exsudats et capsule, peut-être décoller l'iris à sa marge. Si le mouvement brusque est trop étendu, on sort de la chambre antérieure, et l'iris peut être déchiré suivant une mauvaise direction, etc.

5° Ce qui ne peut être exécuté avec précision qu'à la condition d'aller lentement et toujours suivant le diamètre mené par le lieu d'élection de la ponction.

TROISIÈME TEMPS.

C. — Excision.

Règles :
1° Le chirurgien doit développer hors de la plaie et par une traction douce le lambeau d'iris à extraire.
2° L'aide coupe le lambeau au ras de la plaie, avec des ciseaux courbes en suivant la courbure sphéroïde de la cornée.

Accidents :

1° Sans quoi l'excision ne peut être qu'incomplète; il reste dans la plaie des débris qu'on doit aller rechercher.

2° Avec des ciseaux droits ou en coupant suivant une ligne droite, il reste des débris dans les angles.

Quand il y a lieu d'extraire le cristallin, on pratique la kystitomie après l'iridorhexis et on fait sortir la lentille à l'aide de la curette. La marche à suivre pour cette opération a été décrite assez longuement pour qu'un résumé ne soit pas nécessaire.

Accidents consécutifs. — Les accidents consécutifs à l'iridorhexis simple ou combinée avec l'extraction sont de même ordre, de même nature que ceux que nous avons étudiés après les opérations de cataracte.

Ils se présentent avec des caractères semblables et les moyens d'action pour y remédier ou les amoindrir sont les mêmes.

Il faut cependant noter en passant que les débris d'iris qui pourraient rester dans la plaie favorisent la suppuration de la cornée; toutefois, lorsque l'état général est bon et que dans l'œil l'iris seul est malade, la suppuration ne porte guère que sur des points très-circonscrits de la cornée qui ne tarde pas à se cicatriser. D'autres fois il faut un temps considérable pour que la guérison soit complète; la cornée ne suppure pas, mais la portion d'iris laissée dans la plaie, herniée par conséquent, détermine une inflammation de l'iris tout entier et il peut en résulter de nouveaux accidents très-graves, car le mal peut gagner la choroïde. Il convient de cautériser à plusieurs reprises la portion herniée avec la pointe d'un crayon de nitrate d'argent convenablement taillé.

SEIZIÈME LEÇON

MALADIES DE L'IRIS (SUITE)

DES INDICATIONS DE L'IRIDORHEXIS.

1° Cataractes compliquées de synéchies.

Les vieillards et les adultes peuvent présenter des cataractes compliquées de synéchies, et tout d'abord nous nous occuperons des synéchies postérieures.

Ce genre d'altération ne doit pas faire naître dans l'esprit de l'opérateur plus d'inquiétude qu'il ne convient.

Lorsque nous avons parlé de la cataracte chez le vieillard, nous avons dit qu'il était nécessaire, surtout dans certains cas, de dilater la pupille, afin de s'assurer que l'iris n'avait pas contracté avec le cristallin des adhérences qui pourraient nuire à l'opération. S'il en est ainsi, avons-nous dit, il est nécessaire de modifier le manuel opératoire, — même si l'on ne constatait qu'une seule synéchie postérieure, — parce que l'exécution du troisième temps deviendrait pénible, souvent impossible, et en général que la compression de l'iris, au moment de la sortie du cristallin, serait une cause presque fatale d'inflammation des membranes profondes et vasculaires de l'œil.

Étant donnée une cataracte quelconque, dure ou molle, mais en apparence généralisée, des vieillards ou des adultes, si la lentille présente des points adhérents avec l'iris, il faut pratiquer l'extraction linéaire combinée à l'iridorhexis.

La seule raison qui nous fasse choisir ce procédé est que nous éviterons certainement ainsi des inflammations graves de l'iris qui ne manqueraient pas de survenir aussi bien après la kératotomie à lambeau qu'après l'extraction linéaire simple, parce que le volume de la cataracte détermine alors un frôlement, un froissement dangereux de l'iris pendant l'exécution du troisième temps.

Les synéchies postérieures sont généralement l'indice, la trace de maladies inflammatoires qui portent le nom d'*iritis* et que nous allons étudier en détail tout à l'heure ; mais le plus souvent il est facile de voir si ces maladies sont aiguës ou si elles ont contribué à la formation de la cataracte. Nous voulons dire que tout chirurgien qui se trouve en présence d'une cataracte compliquée de synéchies postérieures doit examiner :

1° Si les synéchies sont récentes et résultent d'un état aigu, et peu ancien d'inflammation de l'iris.

2° Si elles s'accompagnent de complications graves du côté des membranes profondes.

3° Si elles n'indiquent pas les traces d'une maladie ancienne n'ayant eu aucune influence sur le développement de la cataracte.

Dans le premier cas, si les adhérences sont de formation récente, il y a tout lieu d'espérer que par un traitement local et général on arrivera à un moment où tous les accidents inflammatoires disparaîtront avec l'emploi de l'atropine, des mydriatiques en général, avec les antiphlogistiques, etc., auquel cas le malade rentre dans la troisième variété indiquée plus haut.

Si au contraire l'état inflammatoire de l'iris, au lieu de se localiser, de s'amoindrir, vient à s'étendre et à se généraliser, le malade doit être considéré comme appartenant à la seconde variété, c'est-à-dire qu'il peut être nécessaire d'aller au-devant des conséquences d'une opération faite dans des conditions fâcheuses, mais en poursuivant toujours le but d'arrêter un mal qui menace l'organe de destruction ; — il faut pratiquer l'extraction combinée avec l'iridorhexis.

Enfin, si l'inflammation de l'iris a disparu, s'il n'existe aucune rougeur de l'œil, si la chambre antérieure est normale ou à peu près, le malade doit être opéré par extraction ; mais en présence des synéchies il faut modifier le procédé opératoire et pratiquer l'extraction combinée avec l'iridorhexis afin de pouvoir rendre la vue au malade.

Nous nous sommes servi de cette expression : « si les synéchies n'ont pas eu d'influence sur le développement de la cataracte », parce qu'il peut se faire que la cause générale déterminante ait suffi pour produire l'opacité de la lentille et se soit généralisée dans l'organe, à ce point que non-seulement la cataracte en est la conséquence, mais encore que le corps vitré, la choroïde, la rétine, etc., ont pu en souffrir. C'est assez dire qu'avant d'opérer une cataracte adhérente à l'iris, la recherche des phosphènes est absolument indiquée, quand bien même l'œil ne présenterait aucun autre des caractères de la maladie connue sous le nom générique d'irido-choroïdite et que nous allons étudier dans un instant.

Lorsqu'un malade, adulte ou âgé, se présente dans des conditions telles que le cristallin est opaque et que la pupille renferme des adhérences avec le cristallin, il faut non-seulement rechercher les phosphènes, mais encore voir si l'état aigu est éloigné, ce qui devient facile par l'interrogatoire, et, selon les résultats, attendre pour pratiquer l'extraction combinée.

Le lieu de la ponction doit être déterminé d'après celui qu'occupent les synéchies, et à cet égard il faut partir de ce principe, qu'il doit être choisi de préférence dans un point où l'iris est resté libre, à la condition que la pupille artificielle qui en résultera ne soit pas masquée par la paupière supérieure ; autrement dit on pratiquera une extraction combinée non avec une iridorhexis, mais bien avec une iridectomie.

Lorsque les synéchies sont peu nombreuses, mais occupent toute la région supérieure de la pupille, on devra faire en bas une extraction combinée alors avec l'iridectomie. En effet, plus de la moitié de la pupille artificielle serait cachée par la paupière.

Lorsque les synéchies occupent la région inférieure, il devient nécessaire d'aller chercher l'iris dans les points où il adhère avec la capsule; il faut pratiquer l'extraction combinée avec l'iridorhexis.

Il est un troisième cas, trop fréquent, celui où la pupille tout entière est emprisonnée et obstruée par des exsudations de formation ancienne. Nous avons dit précédemment que tous les malades, dans ces conditions, devaient être opérés par iridorhexis, d'abord pour rendre la vue, quelquefois même pour arrêter un processus inflammatoire. Nous avons ajouté qu'ils doivent être considérés comme atteints de cataracte, quoiqu'il ne soit pas possible de s'en assurer d'avance. Dans ce cas, le lieu de la ponction doit être choisi au côté externe.

Nous avons étudié la marche chirurgicale à suivre et même nous avons insisté sur ce point que les deux premiers temps de l'opération par iridorhexis étaient subordonnés à la nécessité possible d'extraire un cristallin volumineux. Nous avons réglé la ponction en lui donnant les dimensions déterminées. Nous ne reviendrons pas sur ce point.

Dans le cas où les exsudations sont assez étendues pour que le diagnostic exact de la cataracte ne puisse pas être établi, — ce qui peut arriver même lorsque les synéchies sont peu nombreuses, — il peut se faire que celle-ci soit à noyau mobile ou adhérente à la capsule. Le procédé opératoire doit encore être modifié. Il faut pratiquer l'iridorhexis, débarrasser la chambre antérieure du sang qui peut l'obscurcir, puis, si la cataracte est à noyau mobile, agir avec le kystitome-curette, — et la manœuvre est d'autant plus facile que l'iris ne peut plus l'entraver; s'il y a des adhérences, il convient de pratiquer l'extraction du noyau sans enlever en entier la capsule doublée de ses concrétions calcaires. La pupille artificielle préalablement faite ne suffira-t-elle pas assez à la vision?

A la suite d'une blessure intéressant le cristallin, le retard que le malade met à demander du secours ou le gonflement rapide de la lentille peuvent avoir pour conséquence la formation d'exsudats pupillaires, auquel cas l'œil présente des désordres tels que l'on se trouve en présence d'une inflammation de l'iris qui pourrait devenir assez grave pour menacer l'organe tout entier. Il devient nécessaire d'intervenir et de pratiquer l'extraction combinée avec l'iridorhexis, pour éviter ce double accident.

Il en est de même pour les malades soumis à une discision de la capsule suivie de complications.

Deux alternatives se présentent : ou bien la cataracte est tout entière ramollie ou bien elle ne l'est qu'en partie, — et il reste un noyau, une partie solide, volumineuse. Dans le second cas, il faut pratiquer l'extraction combinée suivant les règles établies ; dans le premier, la plaie et le déchirement de l'iris doivent être plus limités : la plaie, parce que la cataracte ramollie en entier s'échappera de l'œil facilement ; l'iris, parce qu'il n'est pas nécessaire de lui enlever plus du quart de sa circonférence pour arrêter les progrès de l'inflammation, et que dans ces limites on obtient plus aisément les bénéfices d'une réunion de la cornée par première intention.

Nous entendons bien établir que, s'il existe le moindre doute, la plaie doit toujours être assez grande pour permettre la sortie d'une lentille dure et aussi volumineuse qu'on peut le supposer. L'habitude seule, jointe aux antécédents de la maladie, doit autoriser à faire une plaie plus petite.

Un certain nombre de malades, à la suite d'affections de la cornée assez graves pour déterminer sa perforation, présentent des adhérences avec cette membrane, qui portent le nom de synéchies antérieures ; l'iris est alors engagé dans la cornée, quelquefois sur un point seulement, très-souvent sur toute la circonférence de la pupille qui disparaît en entier. Quand nous étudierons la maladie qui porte le nom de *staphylôme*, nous reviendrons sur ce point particulier.

2° Cataracte secondaire.

A la page 125, nous avons établi que les cataractes secondaires en général devaient être divisées en deux classes distinctes, relativement au procédé chirurgical à mettre en pratique. Nous avons dit que lorsque la pupille n'est pas entièrement cachée par les exsudats, on devait faire usage de la serretelle pour rendre la vue au malade.

Or, dans une autre variété le champ pupillaire tout entier est masqué par la cataracte, de telle sorte qu'on ne peut la saisir en aucun point. Dans cette variété il faut pratiquer l'iridorhexis.

En général, on fera la ponction au côté externe ; son étendue sera de $0^m,004$ à $0^m,005$ environ.

On ira chercher l'iris avec la pince courbe au niveau de la pupille et l'on achèvera l'opération comme si l'on pratiquait une iridorhexis ordinaire. Le malade aura donc une pupille artificielle limitée par la cataracte secondaire.

Dans quelques cas, la cataracte secondaire est étendue et masque la nouvelle pupille, soit parce que des exsudations sont venues la grossir, soit encore parce que les feuillets de la capsule renferment une quantité plus ou moins grande de couches corticales. Il devient nécessaire alors d'ouvrir la capsule, de faire sortir les débris de la lentille qu'elle renferme et de n'extraire l'exsudation, l'ensemble de la cataracte, que si la pupille artificielle est vraiment insuffisante. On ne doit en venir à cette extrémité que si l'on y est absolument obligé, car pour extraire la cataracte secondaire, il faudra l'arracher de la pupille; on risque toujours ainsi de décoller l'iris en partie dans sa circonférence et dans tous les cas on renouvelle les causes d'inflammation.

3° Des iritis.

Les iritis peuvent amener l'atrésie de la pupille; elles peuvent donc, et nous venons de le constater dans l'article qui précède, donner lieu à l'application de l'opération qui porte le nom d'iridorhexis.

Nous pensons qu'il convient d'examiner les différentes variétés que présentent les maladies de l'iris, quoique ce sujet sorte un peu de notre programme.

Depuis le mois de janvier 1864, époque à laquelle notre maître nous a laissé seul diriger le dispensaire qu'il a créé en 1840, nous avons été à même d'examiner les yeux de plus de 54 000 malades nouveaux, et par suite un très-grand nombre d'iritis ont été soumises à notre observation. Nos recherches ont eu pour résultat de nous convaincre que les iritis se divisent en trois grandes classes :

1° Iritis spécifiques, syphilitiques;
2° Iritis rhumatismales :
3° Iritis par suite de maladie du système lymphatique.

Nous noterons pour mémoire les iritis traumatiques.

DE L'IRITIS SYPHILITIQUE.

En général, les iritis syphilitiques se présentent avec des caractères qui diffèrent essentiellement de ceux donnés habituellement comme absolus dans les auteurs classiques à propos des iritis en général. Nous allons établir les symptômes que nous avons reconnus propres à cette variété; nous agirons de même à l'égard des autres classes et nous pensons que les caractères différentiels seront suffisamment appréciables pour qu'il ne reste aucun doute dans les esprits.

On a divisé la marche de la maladie connue sous le nom de syphilis en plusieurs périodes devenues classiques. En dehors des signes primitifs, il y a entre autres les accidents dits secondaires et dont les symptômes ordinaires, quand la maladie suit une marche régulière, sont par exemple la roséole, l'alopécie, les laryngites, etc. Concurremment avec ces désordres, l'œil peut montrer des altérations de même nature, de même cause. Il obéit à la loi posée par Bœhm que cet organe est un théâtre sur lequel toutes les maladies générales viennent jouer leur rôle.

Il est bien démontré que les accidents généraux s'amoindrissent sous l'influence d'un traitement général approprié ; ainsi la chute des cheveux s'arrête, le mal de gorge disparaît, la roséole ne laisse plus de traces apparentes, mais si les soins ont été donnés tardivement, on peut admettre que l'infection aura, dans l'avenir, plus d'action sur l'économie et aussi que les désordres généraux connus sous le nom d'accidents secondaires auront des conséquences immédiates fâcheuses. Ainsi, par exemple, un malade pourra perdre un pilier du voile du palais, voire même les deux piliers antérieurs ; de même les cordes vocales pourront être plus ou moins couvertes d'ulcérations, etc., autrement dit les accidents secondaires disparaissent en raison directe de l'action des agents thérapeutiques et laissent d'autant moins de traces que le traitement général a été plus tôt institué.

D'autre part, les accidents secondaires intéressent des tissus riches en circulation, tissus que nous pouvons appeler *superficiels*. Il semblerait que la syphilis agit de la circonférence vers le centre ; elle atteint d'abord ces tissus pour envahir plus tard des couches plus profondes.

Or, l'iris est l'organe vraiment *superficiel* de l'œil ; la cornée et la sclérotique ne sont que des enveloppes, et c'est lui qui se charge de distribuer la lumière, d'en modérer l'éclat, de perfectionner la fonction de la vision. Il doit aussi jouer son rôle dans les moyens de réparation nécessaires à la cornée dans une de ses faces ; il est chargé de la nutrition de la portion antérieure du cristallin, etc. En un mot, l'iris est, non le poumon de l'œil, comme dit Jüngken, mais il en est bien à la fois le cerveau, le cœur, le poumon, etc.

Par suite, les maladies infectantes auront un retentissement grave sur les éléments qui le constituent, et si la maladie générale suit une phase qui comprend plusieurs périodes, l'iris pourra dans son isolement en manifester toutes les époques. Nous ne voulons pas dire que toujours la vérole donne lieu à des iritis, mais en revanche combien de fois l'iritis seule, sans autres symptômes, nous a-t-elle servi à déterminer la diathèse ?

La syphilis suivie d'accidents secondaires ou superficiels donne lieu à des accidents *intermédiaires* ou *profonds*, mais qui ne sont pas encore de l'ordre des accidents tertiaires.

L'iris présente, dans ce genre de maladie, des altérations secondaires ou superficielles et des altérations plus profondes, d'où deux iritis syphilitiques, l'une que nous appellerons *iritis spécifique bénigne*, l'autre que nous nommerons par opposition *iritis spécifique maligne*.

La première, lorsque le traitement médical est mis en pratique dès le début de la maladie, ne laisse pas plus de traces que les affections du larynx n'en peuvent laisser dans les mêmes conditions.

La seconde est toujours suivie de conséquences fâcheuses dont la moindre est la formation de synéchies postérieures.

DE L'IRITIS BÉNIGNE.

L'iritis bénigne débute presque toujours en même temps que les accidents secondaires généraux ; on la rencontre donc simultanément avec la roséole, l'alopécie, etc. Cependant il arrive qu'elle apparaît tout d'abord ou au contraire longtemps après la disparition des autres symptômes ; quelquefois encore l'iritis est le seul symptôme de syphilis que le malade présente dans l'ordre des accidents secondaires. Il est rare que les deux yeux soient affectés en même temps.

Les caractères généraux, essentiels et frappants de toutes les iritis syphilitiques sont l'*absence des symptômes aigus.* Les malades n'accusent aucune douleur, il n'existe pas de rougeur réelle de l'œil, c'est à peine si la conjonctive est un peu rosée ; il n'y a pas de photophobie, pas de larmoiement, mais l'iris paraît trouble, la chambre antérieure et la cornée sont *louches*, la pupille même ne paraît pas noire, en un mot l'œil a un aspect flétri, une couleur terne ; on pourrait dire qu'il est *cachectique.*

Les malades sont pâles, anémiques, souffreteux, et cet état général sert beaucoup pour donner de la précision au diagnostic s'il vient s'ajouter à l'état particulier de l'organe oculaire.

Suivant le degré, l'âge de la maladie, les caractères anatomiques sont plus ou moins accentués, mais voici les symptômes habituels que l'on rencontre :

Les paupières sont ouvertes, le malade ne porte même pas de bandeau, l'œil ne craint pas, ne fuit guère la lumière vive.

La conjonctive bulbaire est seule rouge, et encore cette coloration est peu marquée et existe seulement çà et là dans le voisinage de la cornée.

La cornée est transparente ; on peut s'en assurer en se servant de l'éclairage oblique ou même en examinant cette membrane non d'avant en arrière, mais latéralement.

Le fond de l'œil paraît trouble, ce qui tient à ce que l'humeur aqueuse est anormale et a perdu sa transparence. Souvent aussi cet accident est produit par les synéchies.

L'iris est décoloré ou mieux il nous apparaît avec une teinte grisâtre, d'un gris sale, qui tient en partie à ce que l'humeur aqueuse le couvre sur sa surface.

La pupille elle-même n'est plus d'un noir foncé et pour le même motif. Sur quelques points elle peut adhérer à la capsule du cristallin. Elle n'est pas serrée et ses dimensions sont presque normales.

Les douleurs, si elles existent, sont sourdes, irrégulières et facilement supportées.

Il existe trois degrés différents dans la formation d'une synéchie :

Ou bien le travail n'est pas assez avancé pour que les traces de l'adhérence ne disparaissent pas devant l'action des mydriatiques ;

Ou bien la synéchie est en voie de formation, auquel cas la pupille peut encore se dégager en abandonnant du pigmentum, c'est-à-dire que la face uvéenne seule adhère à la capsule, et dans l'avenir, après guérison, on peut constater des dépôts uvéens sur la cristalloïde, traces indélébiles et évidentes d'iritis ancienne ;

Ou bien enfin l'adhérence de la pupille, de l'iris à la capsule est définitive, complète.

Ces trois degrés sont vérifiés dès le premier our du traitement.

Il est certain qu'ils sont en rapport avec l'époque où le malade vient réclamer des soins.

Ici comme pour le larynx, le fait accompli subsiste; le malade a pu perdre un des piliers du voile du palais, ou bien il a pu conserver des adhérences de la pupille, et aucun de ces accidents ne serait survenu si les traitements général et local avaient été institués dès le début de la maladie.

Si le médecin peut intervenir dans des délais peu éloignés du début de la maladie, l'iris reprend sa liberté, la pupille demeure ronde et mobile, l'humeur aqueuse redevient transparente et l'œil reprend ses fonctions normales.

Plus tard cependant, il peut demeurer quelques synéchies postérieures qui nuisent à la vision en en modérant la portée. Mais une intervention chirurgicale ne devient pas nécessaire.

Avec le temps encore ou bien à cause du degré d'intensité de la maladie générale, la pupille peut se resserrer à ce point qu'elle disparaît, enveloppée qu'elle est par des exsudats.

D'après l'état de l'autre œil d'abord ou suivant les conséquences fâcheuses que l'iritis pourrait amener, il faut pratiquer l'iridorhexis. Voici d'une manière générale notre ligne de conduite :

Lorsque les synéchies sont anciennes, que l'autre œil est sain et qu'il n'y a pas lieu de redouter une irido-choroïdite, nous nous abstenons de toute intervention; la vue que nous pourrions rendre serait-elle assez parfaite pour expliquer notre conduite? et d'ailleurs le malade ne peut-il pas être mis en observation? Lorsque l'autre œil est atteint d'un leucome, d'un strabisme, de maladies de la fonction optique, etc., nous consentons à pratiquer l'iridorhexis, quel que soit l'état de l'œil atteint jadis d'iritis. C'est qu'alors il existe une indication réelle.

Enfin, s'il y a menace d'irido-choroïdite, si l'œil peut disparaître ou tout au moins être compromis, nous n'hésitons pas à pratiquer une iridorhexis dont le résultat est, en définitive, de rendre la vue, d'arrêter une maladie intercurrente dont les suites ne peuvent être que funestes et peut-être même d'empêcher dans l'avenir les redoutables conséquences d'une ophthalmie par action réflexe pour l'autre œil.

En résumé, l'iritis syphilitique bénigne débute en même temps que les accidents secondaires.

Elle n'intéresse que les parties superficielles de l'œil et peut être rapidement arrêtée.

Ses conséquences sont peu fâcheuses, si l'on intervient à temps.

Un caractère spécial, important pour établir le diagnostic, est l'absence de symptômes aigus.

L'iritis bénigne, dans quelques rares circonstances, de même que toutes les iritis, peut se compliquer d'altérations graves de la cornée. D'autre part, la moins compliquée des maladies de la cornée peut s'accompagner d'iritis, et on l'observe tous les jours; cela tient soit à la constitution du malade, soit à un véritable hasard, ou mieux encore à une cause particulière qui nous échappe. Toujours est-il qu'une simple maladie de la cornée peut être suivie d'iritis grave, et par contre l'iritis, ou inflammation de l'organe réparateur de l'hémisphère antérieur de l'œil, peut avoir une action grave sur les membranes qui se trouvent sous sa dépendance. L'iritis bénigne, pour conclure, peut s'accompagner ou être suivie de maladie de la cornée, d'abcès qui, pour ne pas être aigus, n'en sont pas moins dangereux, puisque, en somme, la cause relève de l'état général nouveau dans lequel se trouve le malade.

DIX-SEPTIÈME LEÇON

MALADIES DE L'IRIS

DE L'IRITIS MALIGNE.

Lorsque la syphilis a franchi la période des accidents secondaires, les désordres généraux ne se manifestent plus par des accidents superficiels. Ainsi les ulcères graves, étendus, qui existent sur la peau, par exemple, sans être de l'ordre des accidents tertiaires vrais, n'en intéressent pas moins des systèmes profonds. Nous disions que la vérole modifiait la constitution en agissant de la circonférence vers le centre : d'abord les surfaces sont atteintes, plus tard des couches plus intimes, dont la circulation est moins visible, deviennent malades. Il semble que la vitalité s'éteint progressivement au fur et à mesure que la maladie générale envahit un organe ; elle abandonne à l'ennemi ce qu'elle ne peut défendre, mais dans cette lutte ses propriétés directement atteintes s'affaiblissent et sortent de là si appauvries que les organes, les tissus, privés par là de leurs moyens naturels de réparation, se désorganisent et restent exposés à la formation de produits hétérogènes.

En particulier, l'iritis maligne n'est, il est vrai, qu'une maladie consécutive à la vérole, mais elle est due à l'empoisonnement des organes qui sont nécessaires à la vitalité de l'iris.

L'iris possède des systèmes artériels, veineux, nerveux, lymphatique, etc., mais il est sous la dépendance du cercle ciliaire qui, lui aussi, est riche en éléments divers chargés de nourrir l'iris.

Est-ce que les canaux de Schlemm, de Fontana, de Hovius, serven à la choroïde seulement? Est-ce que leur rôle n'est pas aussi d'aider à la circulation de retour de l'iris? Enfin le système lymphatique du diaphragme iridien n'est-il pas soumis à celui du cercle ciliaire? Rappelons-nous à cet égard les maladies scrofuleuses de l'œil, qui débutent, comme nous le verrons, par le cercle ciliaire pour s'étendre aux membranes voisines.

Nous voulons, en résumé, établir que les iritis syphilitiques malignes sont la conséquence de désordres qui débutent dans le cercle ciliaire, en un mot qu'elles sont symptomatiques. Or, tous les accidents généraux dus à la diathèse scrofuleuse se produisent avec une lenteur caractéristique; leur marche est insidieuse; — il en est de même pour l'iritis.

L'iritis maligne peut se rencontrer isolément; elle peut être le seul symptôme existant de la syphilis; d'autres fois on la rencontre avec des gommes, des ulcérations cutanées, etc.

La cornée est trouble, elle est réellement malade; dans son épaisseur, on trouve des épanchements interstitiels qui ressemblent à ceux que l'on voit dans les maladies scrofuleuses de l'œil. Nous avons dit que les couches profondes de la cornée étaient sous la dépendance de la circulation du cercle ciliaire et de l'iris; or, les maladies de l'œil de nature scrofuleuse ou lymphatique ne peuvent exercer leurs ravages que sur les organes à système lymphatique, soit le cercle ciliaire en particulier. Donc les épanchements interstitiels qui accompagnent l'iritis syphilitique dépendent bien de désordres préexistants dans cet organe.

Ces épanchements se montrent assez souvent avec un caractère spécial, et lorsqu'on les rencontre ils doivent éveiller l'attention et faire penser à la syphilis. Ils occupent la cornée dans sa moitié inférieure; leur ensemble affecte une forme triangulaire, le sommet du triangle étant placé au centre de la membrane tandis que la base est dirigée en bas.

Sous le rapport des lésions, la kératite ressemble à celle qui porte le nom de *kératite ponctuée.*

La conjonctive est beaucoup plus rouge que dans l'iritis bénigne, mais avec une teinte sombre éloignant toute idée d'une maladie aiguë. La rougeur part de la périphérie de la cornée pour aller, en s'affaiblissant, vers les culs-de-sac conjonctivaux, qu'elle n'atteint guère.

L'humeur aqueuse est trouble à un haut degré, ce qui tient

d'une part à ce que la transparence de la cornée est considérablement diminuée, de l'autre à ce que la sécrétion normale de l'iris a changé de nature en présence des altérations qui existent dans tout l'hémisphère antérieur.

L'iris est d'un jaune sale caractéristique qu'on ne rencontre que dans la maladie qui nous occupe; cette couleur tient à une désorganisation intime du parenchyme.

On trouve quelquefois un ou plusieurs condylomes qui donnent alors une certitude au diagnostic. Beer, à cet égard, est formel, et nous partageons sa manière de voir.

Ces condylomes occupent presque toujours le bord de la pupille, quelquefois on les observe sur l'iris, et même dans le voisinage de sa circonférence. Ils se développent dans le cours de la maladie et débutent par une petite élevure d'une couleur d'un roux sombre, qui, dans une période de trois à cinq jours, devient de plus en plus saillante et prend une couleur jaune purulente au sommet, tandis que la base conserve sa coloration primitive. Enfin, le travail de résolution s'établissant, la tumeur s'affaisse pour disparaître, mais elle laisse irrévocablement après elle une adhérence solide entre l'iris et la cristalloïde.

La pupille est petite et d'un aspect grisâtre; elle est couverte presque toujours en totalité par une exsudation qui grandit sans cesse.

Nous avons observé deux fois seulement le fait particulier qui suit :

Pendant le cours d'une iritis syphilitique, la périphérie de la cornée et de la sclérotique ont été soulevées dans leur partie supérieure, à ce point que le malade en a éprouvé des douleurs violentes et qu'en fin de compte une fistule naturelle s'établissant nous a permis de recueillir un liquide assez semblable à de la gelée. Était-ce là une gomme? Était-elle de même nature que le condylome? Nous laissons à d'autres le soin de classer ce nouveau symptôme. Toujours est-il que, pour nous, cette tumeur s'est développée dans le cercle ciliaire, que l'iris a souffert de sa présence; en un mot, elle se joint à la kératite interstitielle pour établir que l'iritis maligne est bien consécutive à une maladie du cercle ciliaire.

L'ensemble de l'œil n'indique pas qu'il soit atteint d'une maladie à forme aiguë; la teinte générale en est sombre, sale, caractéristique; il a perdu de son *brillant*.

Le malade n'accuse que des douleurs sourdes, n'affectant pas la forme par accès; il fuit la lumière très-vive, mais sans exagération; il n'y a pas de larmoiement habituel, les larmes ne viennent en abondance que si le malade veut lutter contre une lumière trop vive ou si l'on prolonge l'examen nécessaire pour établir le diagnostic.

L'iritis maligne laisse toujours après elle des traces indélébiles qui sont des synéchies postérieures et des exsudats dans le champ pupillaire.

Le traitement local ou général peut certes, dans la plupart des cas, entraver la maladie; aussi observe-t-on des malades qui, après guérison, voient clair, mais dans une certaine limite, car la pupille est plus ou moins rétrécie. Mais dans beaucoup de circonstances la pupille est et demeure absolument fermée. Il semble même que les accidents commencent à s'amoindrir et que l'inflammation s'arrête alors que l'atrésie est complète. Il convient, dans le premier cas, de laisser le malade abandonné à lui-même; dans le second, une opération d'iridorhexis peut être pratiquée, mais aux conditions suivantes :

1° Si l'autre œil est sain, l'opération ne peut être que d'une faible utilité.

2° S'il est insuffisant, affaibli pour un motif quelconque, l'opération devra être pratiquée, et le malade en retirera un véritable avantage.

3° S'il y a danger de voir l'inflammation s'étendre aux membranes profondes, l'iridorhexis doit être pratiquée pour rendre la vue, pour arrêter le mal et pour empêcher une ophthalmie réflexe.

Le procédé opératoire a été étudié; il n'y a pas lieu de revenir sur ce point. Cependant, il est important de savoir en quel lieu il faudra pratiquer l'iridorhexis. On agira toujours sur une portion aussi saine que possible du diaphragme, surtout si l'on doit modifier la circulation générale de l'œil. Si l'ensemble de l'iris est assez normal, on fera de préférence la pupille artificielle en bas et en dehors.

Le traitement médical des iritis spécifiques sort trop de notre cadre pour que nous nous y arrêtions; nous renvoyons aux auteurs qui se sont particulièrement occupés de la syphilis et aux traités classiques d'ophthalmologie.

Un mot encore : il existe, comme pour les affections spécifiques de la peau, de véritables iritis malignes précoces. Ainsi on peut observer des iritis malignes qui débutent simultanément avec d'autres altérations générales sans qu'aucun des accidents secondaires n'ait paru ou même ne paraisse. Les malades, au point de vue de la chirurgie oculaire, rentrent dans la classe des iritis malignes.

Enfin les iritis malignes peuvent se compliquer ou être suivies d'irido-choroïdites (voyez cet article).

4° De l'iritis rhumatismale.

Sous ce nom, nous entendons comprendre l'iritis rhumatismale admise par la plupart des auteurs, se développant sous l'influence d'une diathèse, et l'iritis accidentelle due à un refroidissement subit, à une suppression brusque de la transpiration, etc. Cette maladie est redoutable, autant que l'iritis spécifique ; les conséquences locales sont les mêmes, mais les deux maladies diffèrent essentiellement dans leur marche, l'intensité des symptômes et leur durée.

Dans l'iritis spécifique, c'est presque sans se défendre, sans lutter, que l'œil se laisse détruire ; dans l'iritis rhumatismale, il se révolte ; la maladie se développe avec une grande puissance, avec énergie, — mais l'organe résiste. Aussi en résulte-t-il cette différence absolue entre les deux maladies : dans l'une, pas de douleurs, pas de rougeur, pas d'inflammation réelle, tandis que dans l'autre les symptômes s'accusent avec une violence extrême.

En général, les malades éprouvent un malaise analogue à celui qui précède l'embarras gastrique. Ils ont de la fièvre, de l'inappétence, des frissons qui se font sentir le soir surtout et qui se représentent pendant tout le cours de la maladie.

L'œil devient peu à peu larmoyant, il craint la lumière ; les douleurs commencent à paraître, puis les symptômes s'accusent, et l'on assiste à leur développement successif.

1° La cornée est plus brillante qu'à l'état normal.

2° La conjonctive est d'un rouge vif très-marqué, surtout dans la périphérie de la cornée, mais elle ne fournit pas de sécrétion.

3° La chambre antérieure est transparente au plus haut degré, et l'humeur aqueuse contribue pour beaucoup à donner à l'œil cet éclat qui lui est particulier.

4° L'iris paraît congestionné, le petit cercle iridien est tuméfié, et le gonflement des veines contribue à expliquer la saillie qu'il fait dans la chambre antérieure; quelquefois on voit à sa surface de petites hémorrhagies qui peuvent même être assez considérables pour amener du sang à la partie inférieure de la chambre antérieure (hyphéma). La pupille est serrée, réduite à un point; elle est noire.

5° Le larmoiement est très-abondant; lorsqu'on ouvre les paupières, c'est à flot que les larmes s'écoulent.

6° La photophobie est excessive, les malades se couvrent les yeux d'un bandeau, ils s'enveloppent la tête, se tiennent dans une chambre noire et redoutent l'examen de leurs yeux.

7° Les douleurs sont intolérables et reviennent vers le soir avec redoublement de violence. Elles portent sur toute la cinquième paire, jusque dans ses dernières ramifications. Les malades comparent volontiers leurs souffrances à ce qu'on appelle vulgairement une rage de dents.

8° Ils sont atteints d'une fièvre dont l'intensité est au maximum tous les soirs.

Ils ont de la constipation; la langue est saburrale, l'appétit a disparu.

Enfin les frissons, qui indiquent bien un état grave, se montrent chaque jour.

Ce que nous venons de dire n'est qu'un simple résumé destiné à bien établir le diagnostic différentiel entre les iritis spécifiques et les iritis rhumatismales. Nous n'avons pas besoin de nous appesantir plus longtemps sur ce point, non plus que sur le traitement à établir pour soigner cette variété d'iritis.

Les conséquences sont graves; il y a presque toujours formation de synéchies, par suite indication de pratiquer une pupille artificielle. Il faut suivre les règles que nous avons établies un peu plus haut à propos des iritis spécifiques, c'est-à-dire opérer un œil atteint d'atrésie pupillaire par iritis rhumatismale lorsque l'œil opposé n'est pas sain ou bien lorsqu'il y a menace d'irido-choroïdite ou d'ophthalmie sympathique.

Souvent l'iritis rhumatismale frappe les deux yeux, sinon en même temps, du moins à un intervalle assez rapproché. Dans tous les cas, les iritis rhumatismales récidivent fréquemment, de sorte que l'opération d'iridorhexis peut, dans certaines circonstances, être pratiquée dans le but d'empêcher une ophthalmie sympathique (voyez *Irido-choroïdite*).

5° Des iritis par maladie du système lymphatique.

Sous ce titre, nous comprenons toutes les maladies qui intéressent le système lymphatique de l'hémisphère antérieur de l'œil, par exemple les affections qui donnent lieu à la formation de synéchies postérieures, comme dans la scrofule.

Ce sujet sera traité lorsque nous aurons à nous occuper des irido-choroïdites, où d'ailleurs il se trouvera mieux à sa place; nous avons voulu seulement indiquer ici le rang qu'occupe dans la chirurgie oculaire certaines iritis que les uns appellent lymphatiques, que d'autres nomment séreuses, etc., et que nous appelons iritis, suite ou consécutive à des maladies du système lymphatique de l'œil; et ce fait nous démontre une fois de plus combien l'iris assume facilement toutes les conséquences des maladies de l'œil, d'origine locale ou générale.

Nous avons fait mention (page 204) des iritis traumatiques: nous devons ajouter ici qu'elles tiennent à plusieurs causes:

1° Elles sont directes et sans complication.

Il suffit d'agir par les moyens thérapeutiques ordinaires pour les guérir, et si, malgré les soins, les adhérences de la pupille deviennent nombreuses, le malade peut et doit être opéré par iridorhexis, le chirurgien se soumettant aux règles déjà établies à propos de cette opération.

2° Si les iritis sont de causes indirectes, c'est-à-dire sont soumises à l'action d'une complication qui peut être le gonflement du cristallin, il faut pratiquer l'extraction linéaire *simple* pour arrêter les symptômes graves, dangereux pour l'avenir de l'organe. L'opération faite, l'iritis disparaît.

3° Si l'iritis se complique à la fois de gonflement de la lentille avec pression intra-oculaire ou bien de manifestations sérieuses du côté des membranes profondes; en un mot, s'il y a danger de voir soit une irido-choroïdite, soit une ophthalmie sympathique se déclarer, il faut pratiquer l'iridorhexis, sans s'occuper de la cataracte traumatique. Le mobile qui doit nous décider à une opération ne réside pas dans l'état de la lentille, mais bien dans le danger que peut courir le malade. L'extraction de la lentille blessée, pour ne venir qu'en second ordre, n'en est pas moins formellement indiquée, car le chirurgien peut à la fois arrêter les progrès d'un mal envahissant et amoindrir la durée, diminuer le temps nécessaire à la résolution de la cataracte traumatique, tout en s'exposant aux conséquences possibles de la formation d'une cataracte secondaire.

4° Si l'iritis est la suite d'une blessure pénétrante du cercle ciliaire, de la sclérotique, de la choroïde, l'iridorhexis peut être indiquée, mais elle n'est soumise qu'à une seule loi : l'organe blessé étant perdu, il ne peut y avoir de danger que pour l'œil sain. C'est la seule règle qui devra nous guider, et même trop souvent serons-nous obligé de sacrifier bien plus qu'une partie de l'iris (voyez *Staphylotomie*).

5° Enfin l'iritis peut être le résultat de la présence d'un corps étranger. Si les accidents sont véritablement graves, l'iridorhexis n'aurait pas d'utilité. La formation des exsudats dans le corps vitré, dans la choroïde, dans l'hémisphère antérieur de l'œil, se compliquent toujours de menace grave d'ophthalmie par action réflexe, et c'est alors plus qu'une simple iridorhexis qu'il faudrait faire, ce serait l'énucléation de l'œil.

A côté des accidents graves qui résultent en général de la blessure de l'iris, il faut cependant dire et rappeler que souvent des accidents dont les conséquences pourraient être redoutables et funestes n'ont été suivies d'aucune complication. Ainsi les malades pris comme exemple par nous et chez lesquels l'iris a été traversé par des corps étrangers, n'ont pas eu le moindre symptôme d'inflammation. D'autres ont l'iris troué, à ce point qu'une pupille nouvelle est venue s'établir à côté de la pupille naturelle, et cela sans symptômes aigus.

Il faut en conclure que les blessures ont porté sur des points de la substance iridienne peu riches d'éléments anatomiques vasculaires ou nerveux, ou bien que la constitution générale des malades s'est opposée par sa résistance aux suites d'une complication quelconque.

Ne voyons-nous pas tous les jours des faits bien plus graves, des traumatismes des autres organes n'être pas suivis de désordres aussi bien après des accidents involontaires qu'à la suite de grandes opérations ?

6° De l'irido-choroïdite.

L'irido-choroïdite consiste, suivant les auteurs, dans l'inflammation simultanée de la choroïde et de l'iris, organes qu'on désigne sous le nom de membranes vasculaires de l'œil.

Il importe de rappeler que l'iris et la choroïde ont une circulation propre, indépendante, mais aussi que leur circulation terminale ou veineuse a des points véritablement communs, qui se trouvent dans le cercle ciliaire. Par conséquent, lorsque l'une ou l'autre de ces deux membranes subira une lésion capable d'entraver le cours du sang, il y aura toujours un retentissement dans la membrane voisine.

L'iris et la choroïde sont constitués à peu près de la même manière ; tous deux ont une circulation artérielle riche, — l'iris surtout ; tous deux ont une circulation veineuse importante, — la choroïde en particulier. Ces deux organes, formés de tissu lamineux, possèdent des cellules pigmentaires qui diffèrent toutefois comme forme et comme nombre. Enfin ils ont un système nerveux sensible ; il est vrai que l'iris est le mieux partagé ; n'est-il pas chargé de protéger la rétine? N'est-il pas le poste avancé de l'œil? Il joue un rôle actif, tandis que la choroïde ne remplit que des fonctions passives. Enfin l'iris possède un système musculaire puissant, auquel les nerfs de la troisième paire ou moteurs donnent le mouvement. De plus, le diaphragme est mis en rapport direct avec les nerfs de la vie organique.

La choroïde possède au contraire un système nerveux très-pauvre, puisque les nerfs ciliaires viennent tous ou à peu près se jeter dans le cercle ciliaire ; elle ne possède pas de système musculaire réel, à moins qu'on n'admette l'existence du muscle tenseur de la choroïde.

Le *cercle* ou, comme on l'a dit, le *muscle ciliaire*, est formé d'éléments nerveux très-multipliés, de fibres lamineuses et de fibres cellules ; c'est l'organe actif de l'accommodation sur laquelle il influe, soit parce qu'il se contracte, soit en restant inactif. Nous rappellerons le rôle important des canaux de Schlemm et d'Hovius et la richesse en capillaires de cet organe.

Ces quelques considérations font assez voir que si l'iris et la choroïde ont entre eux un assez grand nombre de points de ressemblance, ces deux membranes diffèrent cependant de beaucoup. Il en résulte évidemment que les maladies dont elles peuvent être atteintes seront aussi de nature essentiellement différente.

Toutes les affections de l'iris se traduiront par des symptômes aigus; la choroïde, au contraire, n'en fournira jamais. Les faits cliniques sont très-concluants à cet égard : d'un côté les iritis, de l'autre les atrophies, les congestions choroïdiennes, les altérations pigmentaires.

On observe bien, il est vrai, une production d'éléments hétérogènes dans le parenchyme de la choroïde, dans le tissu cellulaire dépourvu de pigment qui accompagne les petits vaisseaux et leur fournit une sorte d'enveloppe. Mais, en général, les caractères propres à cette affection sont une atrophie due à la tension exagérée qui se remarque aussi bien dans les autres membranes de l'œil que dans la choroïde.

Schweigger, qui désigne cette maladie sous le nom de *choroïdite ectasique*, emploie ce mot sous la réserve expresse qu'il n'a jamais pu constater la nature inflammatoire de l'affection.

Ce qui prouve bien du reste, selon nous, l'absence d'inflammation et l'effet de la pression intra-oculaire, c'est que les altérations anatomiques se présentent toujours aux environs du nerf optique et par points isolés : lorsque la choroïde est distendue par la pression, ses différents points n'en subissent pas également le contre-coup. L'effet principal se produit à l'endroit où elle est attachée et ne peut se mouvoir librement, — dans le voisinage du nerf optique.

Les maladies de l'iris et de la choroïde dépendent, pour nous, de la constitution anatomique de ces organes; comme les éléments diffèrent, les altérations anatomiques ne sont pas de même nature, et les causes n'auront pas les mêmes effets. Pour apprécier les phénomènes, il faut faire la part de la richesse variable des tissus vasculaires et nerveux; il faut tenir compte des moyens de nutrition plus ou moins puissants qu'ils possèdent.

Mais il existe un point de réunion, un rendez-vous où ces deux tissus viennent se joindre; nous voulons parler du cercle ciliaire, dont les maladies peuvent être indépendantes du reste de l'œil jusqu'à une certaine limite, mais qui, le plus souvent, gagnent l'iris (iritis spécifique maligne, scrofule) à cause de son voisinage très-rapproché, qui peuvent s'étendre à la choroïde d'une manière moins directe il est vrai et qui, dans tous les cas, ont pour conséquence, à un moment donné et sous l'influence d'une diathèse, d'amener des désordres sérieux dans tout le système vasculaire de l'œil.

Lorsque nous nous occuperons du glaucome, nous en admettrons plusieurs variétés basées sur la circulation générale de l'œil, — dont nous nous sommes déjà servi pour la division des maladies mixtes de la choroïde et de l'iris.

Les auteurs considèrent les irido-choroïdites comme une série de maladies particulières. Or, d'un côté, il est facile de voir que toutes ces affections ont les mêmes conséquences, les mêmes terminaisons, tandis que, d'autre part, elles diffèrent dans leurs causes. C'est pour cette raison qu'il vaut mieux les classer d'après leurs origines.

Toutes les maladies qui portent le nom d'irido-choroïdites aiguës, à marche lente, de choroïdo-iritis, etc., prennent leurs sources dans l'hémisphère antérieur de l'œil ou dans son hémisphère postérieur; de là découle pour nous la division suivante :

Irido-Choroïdites, ou maladies des membranes vasculaires de l'œil :

- A. Ayant leur origine dans l'hémisphère antérieur, consécutives à des iritis :
  - 1° rhumatismales.
  - 2° spécifiques.
  - 3° suite de blessures.
  - 4° suite de lymphatisme.
- B. Ayant leur origine dans l'hémisphère postérieur, ou choroïdo-iritis :
  - 1° A marche lente.
  - 2° Spécifique.
  - 3° Par corps étranger.
- C. — Par ophthalmie sympathique.

DIX-HUITIÈME LEÇON

MALADIES DE L'IRIS (SUITE)

A. — IRIDO-CHOROÏDITES ANTÉRIEURES.

1° Lorsqu'une iritis rhumatismale a récidivé plusieurs fois, — ce qui arrive presque toujours, — l'inflammation passe dans la choroïde. Il y a irido-choroïdite.

Les symptômes aigus de l'iritis, au lieu de disparaître dans les délais voulus, persistent avec une opiniâtreté inquiétante sans qu'aucun des moyens thérapeutiques ordinairement employés aient d'action sur eux. Les altérations, les désordres dans l'hémisphère antérieur s'accentuent à ce point que la cornée peut devenir malade et montrer des épanchements interstitiels analogues à ceux que l'on voit à la suite des maladies du cercle ciliaire ; la pupille est tout à fait fermée, des exsudations épaisses et étendues l'obstruent complétement ; sur la surface de l'iris se voient de nombreux épanchements de sang, souvent il y a hyphéma. L'iris est décoloré et prend une couleur verte, soit à cause de la présence du sang qui séjourne dans sa substance, soit à cause de la disparition ou de la décoloration de son pigmentum.

Presque toujours,—et c'est là un caractère important, spécial à l'irido-choroïdite,—la chambre antérieure n'existe plus, si ce n'est dans l'axe antéro-postérieur. L'iris boursouflé fait hernie dans la chambre, il vient se coller à la face postérieure de la cornée sur toute sa surface, excepté au niveau de la pupille retenue à la capsule par les synéchies. Ses fibres radiées distendues laissent le parenchyme iridien passer à travers leur écartement, de telle sorte que l'ensemble de l'iris présente un aspect godronné, mais de forme géométrique.

Le malade accuse des douleurs persistantes et se plaint de voir, même dans l'obscurité, des lueurs, des étincelles, qui ne sont en réalité que des phosphènes produits par la pression que la choroïde congestionnée exerce sur la rétine. D'ailleurs ces lueurs se voient toujours dans toutes les maladies congestives de la choroïde et redoublent d'intensité aux moments du jour où physiologiquement l'œil est plus congestionné, par exemple pendant la digestion ou bien à la suite d'exercices, d'efforts que souvent la profession du malade exige.

Il est bien clair que si l'on ne modifie pas la maladie, si l'on n'arrête pas son invasion en agissant sur la circulation d'une manière active, on laissera se produire dans l'hémisphère postérieur de l'œil des ravages de même nature que ceux qui existent déjà dans l'hémisphère antérieur. Ainsi la rétine pourrait être détruite parce que la compression exercée par la choroïde suffirait à la désorganiser mécaniquement. Et d'ailleurs la circulation intime de cette membrane ne serait-elle pas gênée par la compression exercée? Le corps vitré deviendra trouble, se ramollira, renfermera des corps étrangers fixes provenant soit de la mortification des tissus qui le constituent, soit des débris des membranes voisines. Le cristallin lui-même, au milieu de la destruction des organes dont il dépend, deviendra opaque.

Enfin cette affection, l'irido-choroïdite, fera supporter à l'organe tout entier les conséquences d'une altération profonde et les éléments nerveux lésés à leur tour amèneront inévitablement dans l'œil opposé des maladies graves qui pourront donner lieu à l'ophthalmie sympathique.

En résumé, l'iritis rhumatismale est une cause d'irido-choroïdite; cette maladie peut, si on ne l'arrête pas, détruire l'œil et déterminer souvent aussi une ophthalmie par action réflexe. C'est l'iridorhexis qui remédie à tout, c'est elle qui peut, lorsqu'on la pratique à temps, rendre la vue dans une certaine limite, empêcher la destruction complète de l'organe et protéger l'œil sain.

Ce double bénéfice est le résultat le plus complet que l'on puisse obtenir. On n'y arrive que chez des malades avertis, prévenus d'avance ou que le hasard amène de bonne heure au-devant des ressources de l'art. Malheureusement, beaucoup d'entre eux viennent demander secours à une époque où la vue ne peut leur être rendue et même où l'organe est détruit, mais cependant encore dans des délais qui permettent de protéger l'œil opposé. Enfin, dans certaines circonstances l'iridorhexis ne suffit pas pour arrêter une ophthalmie sympathique, et l'on doit pratiquer l'amputation de l'hémisphère antérieur de l'œil (voyez *Staphylotomie*).

L'existence d'une iritis rhumatismale doit donc faire redouter une irido-choroïdite. Il faut dans tous les cas pratiquer l'iridorhexis, qui peut, si l'affection est monoculaire, arrêter le mal dans sa course, rendre la vue et protéger l'œil sain.

Si la maladie est binoculaire, l'opération sera pratiquée sur les deux yeux, afin que l'un ne nuise pas à l'autre.

On devra toujours choisir le lieu de la ponction dans un point où l'iris semblera le moins malade, mais toujours dans la région inférieure, afin que le malade profite de l'opération au point de vue de la vision. La pupille artificielle faite en haut serait masquée par la paupière supérieure.

La manœuvre, les temps de l'opération, sont conformes aux lois générales établies.

2° Les iritis spécifiques syphilitiques peuvent être suivies d'irido-choroïdite, et cette complication tient à deux causes : ou bien l'inflammation de l'iris s'est propagée aux membranes voisines, ou bien l'infection générale en a été la cause directe.

Dans le premier cas, les malades doivent être classés dans l'ordre correspondant des irido-choroïdites suites d'iritis rhumatismale, c'est-à-dire qu'il convient de les opérer par iridorhexis et qu'il y a lieu d'espérer à la fois de rétablir la vision, de protéger l'œil sain et d'arrêter le processus inflammatoire. Dans le second cas, il est certain que la maladie générale a donné lieu, dans l'hémisphère postérieur, à des désordres de même nature que ceux qui existent dans l'antérieur. On a le droit de supposer que la choroïde, profondément altérée, a permis à la rétine de devenir malade, que le corps vitré n'est plus transparent, et par conséquent l'opération par iridorhexis ne peut plus qu'arrêter le résultat ordinaire des irido-choroïdites, c'est-à-dire faire disparaître les douleurs; elle ne peut plus que protéger l'œil sain. La vue ne sera jamais rendue.

3° Lorsque l'iris, le cercle ciliaire ou même les parties profondes de l'œil sont blessées, il peut y avoir une iritis suivie d'une irido-choroïdite. Si le corps étranger séjourne dans l'œil, il faut chercher à l'extraire tout d'abord (voyez *Corps étrangers de l'œil*); mais si le corps vulnérant a eu pour effet d'amener une inflammation toujours violente des membranes vasculaires, il peut se faire qu'une irido-choroïdite se déclare et que l'on doive recourir à l'iridorhexis. Dans bon nombre de cas l'opération pratiquée suivant les règles établies, — et qui sont ici assujetties au lieu où la blessure s'est produite, — amène un amendement favorable; mais la vue ne sera jamais complétement rendue. Il n'en est pas toujours ainsi, et il devient nécessaire, devant le danger d'une ophthalmie sympathique, de pratiquer l'amputation de l'hémisphère antérieur de l'œil.

4° Les sujets scrofuleux, lymphatiques, de même que les convalescents, les enfants, etc., peuvent, à la suite de maladies spéciales de l'œil, être atteints d'irido-choroïdite; mais l'altération des membranes vasculaires de l'œil est toujours consécutive à des désordres partiels, limités à l'hémisphère antérieur, et sur cette question nous désirons nous arrêter quelques instants.

Il existe parmi les maladies de la cornée, de la sclérotique et de l'iris, une série d'altérations qui relèvent toutes de la même cause: le lymphatisme, la scrofule, etc., et qui ont reçu des noms particuliers. A l'époque où la chimie portait le nom d'alchimie, les savants donnaient aux choses et aux faits des noms puisés dans l'observation, et d'après le système que nous appellerons de *comparaison*, système le plus propre à frapper les esprits.

C'est ainsi que les anciens avaient la *pierre divine*, l'*eau régale*; que Brandt donnait à un corps qu'il venait de découvrir le nom de *phosphore*. C'est ainsi que, longtemps après, on introduisait dans la science les mots *oxygène*, *chlore*, etc.

La chimie a fait d'immenses progrès; ses découvertes depuis un siècle environ en ont réglé non-seulement l'étude, mais encore les découvertes à venir. Combien de sciences nouvelles en sont encore au point de l'alchimie? Et en ophthalmologie, combien reste-t-il à faire à l'ophthalmoscopie? La découverte si admirable de l'ophthalmoscope a permis de voir le fond de l'œil, elle a facilement permis de reconnaître des maladies jusque-là méconnues, elle a pu faire préciser dans certains cas les lésions au point de vue de l'étiologie, de l'anatomie; mais le dernier mot n'a pas encore été dit. Bon nombre de maladies observées chaque jour ne portent qu'un nom de convention; nous en ignorons tous et la marche et le développement. En un mot, nous en sommes encore, sur beaucoup de points, à l'époque de l'alchimie, si on la compare à cette science exacte qu'on nomme la chimie. Nous reviendrons d'ailleurs sur cette question.

Les maladies de la cornée sont généralement connues; cependant nous trouverons, en ouvrant les ouvrages classiques, qu'il est bien difficile de les classer d'une manière satisfaisante. Ainsi, il y a des kératites chroniques, d'autres aiguës; celles-ci sont superficielles, celles-là profondes; enfin les unes sont primitives (à la première ou à la deuxième période), les autres sont scrofuleuses, lymphatiques, etc. Parfois on rencontre des abcès superficiels ou des abcès profonds. Les observations cliniques nous ont donné la conviction qu'il faut classer les maladies de la cornée et même celles de l'hémisphère antérieur de l'œil en se basant sur la circulation du cercle ciliaire et sur celle de la cornée.

Les maladies scrofuleuses de l'œil donnent lieu à des irido-choroïdites, c'est là le point important quant à la chirurgie oculaire; mais bien que notre intention soit d'être bref, on nous pardonnera de nous occuper de la pathologie et de présenter sous un jour nouveau une question importante et que nous trouvons le plus souvent traitée d'une manière obscure.

Pour rendre notre pensée plus claire, nous rappellerons ce que nous avons déjà dit à propos de la nutrition de la cornée, et nous choisirons quelques exemples pathologiques pour mieux frapper l'esprit.

La cornée, avons-nous dit, tire ses moyens de nutrition de deux organes différents; ses portions antérieures, jusqu'à la membrane élastique de Bowmann, sont sous la dépendance de la conjonctive, et ses parties profondes sous celle de l'iris et du cercle ciliaire.

Ainsi, lorsque la conjonctive est altérée profondément dans ses éléments anatomiques, la cornée devient malade. Il en est ainsi lorsqu'une ophthalmie purulente, par exemple, de quelque nature qu'elle soit, désorganise la conjonctive. Ce n'est que quand la circulation conjonctivale est suspendue en partie ou en totalité que l'on observe un ramollissement de la cornée qui peut s'étendre à toute sa surface. Le pus, quelle que soit sa provenance, n'a pas d'action sur la cornée; c'est seulement dans les cas où la conjonctive est en réalité détruite, ou du moins a perdu sa vitalité, que la cornée se sphacèle.

Cela est tellement vrai que si, à l'aide de moyens thérapeutiques assez puissants, on peut rendre à la conjonctive son rôle physiologique et la ramener à son état normal, la cornée ne devient jamais malade; tandis que le contraire a toujours lieu lorsque la première membrane est désorganisée.

Lorsque la circulation générale de sa portion antérieure est assez profondément modifiée pour que le cours du sang reste suspendu, la cornée suppure dans son centre; la suppuration gagne les parties profondes, une perforation a lieu et l'iris se hernie. Le centre de la membrane n'est-il pas, en effet, privé le premier de tous les moyens possibles de réparation, et l'ulcération ne commence-t-elle pas par les couches superficielles? Lorsque l'inflammation de la conjonctive, bien que généralisée, se localise dans un point de telle sorte que la circulation demeure suspendue, il se produit toujours, suivant le diamètre correspondant de la cornée et en dedans de sa périphérie, un ramollissement partiel de la surface qui peut gagner les parties profondes et produire une perforation de la membrane suivie d'une hernie partielle de l'iris, source de staphylome antérieur, ou tout au moins de synéchies antérieures qui limitent la portée de la vision dans l'avenir, en admettant que le reste de l'œil puisse être sauvé.

Par ces exemples exposés brièvement, notre but est de faire admettre que, dans les maladies les plus graves de la conjonctive, — à savoir les ophthalmies purulentes, — la cornée ne devient malade que dans ses parties superficielles, que plus tard les parties profondes s'altèrent à ce point qu'il peut y avoir perforation, mais dans tous les cas que la destruction de la membrane commence sur la surface et quelquefois dans des points variables d'après la forme, la marche que la maladie affecte.

Voici un autre exemple bien frappant :

Lorsque la conjonctive est brûlée dans le voisinage de la cornée par du fer chaud, du feu, du phosphore, etc., les conséquences ne sont et ne peuvent être graves que si le tissu conjonctival a été assez profondément altéré pour que la cornée doive s'en ressentir. Ainsi toute brûlure de la conjonctive profonde, grave, nuit à la nutrition du point correspondant de la cornée, si bien que la cicatrice du point primitivement blessé devient un obstacle au passage des vaisseaux nécessaires à la sclérotique transparente. Les brûlures conjonctivales voisines de la cornée amènent vers le quinzième jour qui suit l'accident, — époque de la cicatrisation, — un abcès kératique qui ne se produit d'abord que dans les couches superficielles et plus tard s'étend aux couches plus profondes.

Dernier exemple : Un sujet convalescent, varioleux, lymphatique ou anémique, les enfants chétifs, mal nourris, présenteront souvent des maladies de la cornée ou de la conjonctive qui seront essentielles. Nous n'avons pas à nous occuper de cette question pour le moment ; cependant nous observerons souvent qu'une simple phlyctène de la conjonctive développée dans le voisinage de la cornée donnera lieu à une phlyctène ou même à un abcès de la seconde membrane, qui ne se produira que parce qu'elle est privée, dans le point qui correspond à la phlyctène, de ses moyens de nutrition habituels. Si la cicatrisation tarde, s'il survient une complication quelconque, la cornée malade offrira des désordres aussi graves que ceux qui font suite aux maladies les plus redoutables de la conjonctive.

Ces exemples montrent que la cornée, dans ses parties antérieures, est bien sous la dépendance de la conjonctive.

Nous pourrions les multiplier, parler des blessures, des corps étrangers qui viennent à séjourner dans cette membrane, mais notre tâche est toute tracée et nous ne voulons pas trop nous étendre sur des faits qui se trouvent un peu en dehors de notre sujet.

Lorsqu'une maladie diathésique quelconque ou infectante vient modifier l'hémisphère antérieur de l'œil, la cornée en souffre ; nous avons dit, lorsque nous parlions de l'iritis syphilitique maligne, qu'il existait souvent dans l'épaisseur de cette membrane des lésions auxquelles on donne le nom d'épanchements interstitiels.

Lorsqu'un malade est scrofuleux, lymphatique ou simplement anémique, on peut observer dans son économie des manifestations qui sont toujours précieuses pour le diagnostic ; sans nous étendre sur les maladies des ganglions, des glandes, des os, etc., nous croyons utile de préciser ce fait que l'œil peut présenter des désordres qui relèvent de l'état général et qui ne peuvent se montrer que dans des tissus de même ordre anatomique que ceux qui sont atteints en un point quelconque du corps. Les malades placés dans ces conditions sont frappés de kératites, de sclérotites, d'iritis, — dont la cause est dans le cercle ciliaire. Cet organe est, par excellence, la personnification des éléments lymphatiques de l'œil; les maladies générales qui intéressent le système lymphatique, quelle que soit la cause déterminante, auront donc une action sur lui. Or, comme il exerce aussi une action active très-réelle sur les membranes qui forment l'hémisphère antérieur de l'œil, celles-ci deviendront malades à leur tour.

A ce point de vue, nous admettons donc formellement que les maladies du cercle ciliaire ou *cyclites* relèvent d'un état général particulier et que ces maladies donnent lieu à des désordres dans les membranes, cornée, iris, sclérotique, qui sont sous sa dépendance directe. Nous insisterons sur ce fait que les maladies du cercle iridien n'ont d'action que sur les parties profondes de la cornée.

De ce qui précède, il résulte que certaines maladies du cercle ciliaire amènent des altérations des membranes qui forment l'hémisphère antérieur; or, avons-nous dit, le cercle ciliaire est le trait d'union entre l'iris et la choroïde. Donc les maladies du système lymphatique qui intéresseront cet organe pourront amener des irido-choroïdites qui seront des alors maladies consécutives.

Les maladies de l'hémisphère antérieur, ou mieux encore celles qui partent du cercle ciliaire pour avoir un retentissement sur les autres membranes qui le constituent, peuvent être aiguës ou chroniques, comme disent les auteurs; aiguës parce qu'elles marchent vite, donnent lieu à des douleurs, à de la rougeur de l'œil, etc.; chroniques parce que ces symptômes sont négatifs.

Pour nous, les maladies qui partent du cercle ciliaire sont des maladies *lymphatiques*, par suite à durée longue, à forme indolente, sans caractères d'acuité, et ce n'est qu'accidentellement que des symptômes aigus peuvent paraître.

Par conséquent, les kératites scrofuleuses, interstitielles, primitives, vasculaires, etc., ne sont pour nous que des maladies du système lymphatique de la cornée résultant de l'état morbide du système lymphatique du cercle ciliaire et se présentant avec des formes différentes ou à des degrés variables.

La kératite interstitielle, primitive, etc., ne se montre jamais que chez les sujets dont l'état général est sous l'influence tout au moins du lymphatisme ou encore lorsque le système du cercle ciliaire a été modifié par une maladie infectante, comme la syphilis. Ce n'est que par un traitement local approprié, basé sur les moyens capables de rappeler ou d'entretenir la vitalité des tissus malades que l'on peut espérer, obtenir une guérison. Et même il faut que le traitement général, à part quelques indications exceptionnelles, soit reconstituant.

Les maladies du cercle ciliaire amènent en outre des kératites qu'on nomme d'ordinaire strumeuses ou primitives. L'iris devient malade; il se produit dans son épaisseur de nouveaux éléments analogues à ceux que l'on trouve dans la cornée, la pupille devient plus petite qu'à l'état normal; il se fait des exsudations, des synéchies.

Un fait particulier, qui trouverait mieux sa place dans un traité de pathologie oculaire, est le suivant :

La formation des synéchies, des exsudations, se fait le plus souvent sans douleur, sans photophobie, sans larmoiement; n'est-ce pas une preuve que la scrofule et la syphilis s'adressent bien à des tissus, à des éléments anatomiques de même nature ? Nous avons établi que l'action du virus se faisait sentir dans le cercle ciliaire et dans son système ganglionnaire. La maladie affecte dans l'œil une marche, lente, régulière, semblable à celle qu'elle suit lorsqu'elle intéresse tout autre point de l'économie de même ordre.

D'autre part, nous avons déjà répété plusieurs fois que le cercle ciliaire était le point de réunion entre la choroïde et l'iris, par conséquent après qu'il aura modifié l'hémisphère antérieur en le désorganisant, en donnant lieu çà et là à quelques inflammations passagères, il servira de *pont*, si l'on peut employer cette expression, pour permettre à la maladie de gagner les parties profondes et de donner lieu à une irido-choroïdite que nous nommons lymphatique.

La maladie est très-longue, offre peu de régularité dans sa marche, en ce sens que tantôt la cornée paraît plus malade, tantôt c'est la sclérotique, tantôt l'iris est seul atteint. Quelquefois ces trois membranes s'enflamment à la fois, et sous l'influence de tous ces désordres la pupille se rétrécit, et le malade perd la vue parce que la cornée devient opaque et que la pupille s'atrésie.

Les maladies du cercle ciliaire, en temps qu'elles peuvent nécessiter une intervention chirurgicale, doivent être réunies sous deux groupes ou mieux divisées en deux périodes :

1° Le cercle ciliaire malade n'agit que sur les membranes qui sont directement sous sa dépendance.

Les malades sont alors atteints de kératite, d'iritis, de sclérotite, et l'ensemble de la maladie peut prendre le nom de cyclite.

Les causes sont le lymphatisme, la scrofule, et, en particulier pour la sclérotite, peut-être une diathèse rhumatismale; nos observations à cet égard sont assez nombreuses, mais nous n'oserions pas cependant en tirer une conclusion trop affirmative.

Le traitement local combiné à un traitement général approprié doit être mis en usage. Si, pour éviter des complications, on avait le dessein de pratiquer une opération quelconque sur l'iris, — et nous l'avons malheureusement tenté, — on ne tarderait pas à voir tous les symptômes de la maladie s'exagérer; en effet, diminuer la richesse de l'iris dans sa circulation, c'est ajouter à la cause de la maladie, c'est hâter le développement de ses conséquences habituelles.

Aussi la pupille artificielle produite se remplit-elle lentement, peu à peu, sans inflammation des tissus; la cornée subit de profondes altérations; en un mot, la maladie s'aggrave, se généralise avec plus d'intensité que jamais, et l'opération amène toujours une atrophie lente de l'œil.

2° Le cercle ciliaire malade envahit les membranes profondes, après avoir désorganisé celles qui constituent l'hémisphère antérieur.

Dans ce cas, l'œil est voué à une atrophie certaine, l'opération ne peut être d'aucune utilité; elle ne pourrait rendre service que si par hasard les membranes venant à s'enflammer sous une influence étrangère quelconque, l'œil opposé était menacé d'ophthalmie sympathique.

DIX-NEUVIÈME LEÇON

MALADIES DE L'IRIS (SUITE)

B. — IRIDO-CHOROÏDITES POSTÉRIEURES.

Les maladies du cercle ciliaire ont une action directe sur l'hémisphère antérieur, nous venons de le démontrer; plus tard la choroïde est atteinte : il y a cyclo-irido-choroïdite ou plus simplement irido-choroïdite.

Lorsque la maladie débute par la choroïde et que les conséquences de l'état morbide des membranes profondes sont suffisantes pour que le cercle ciliaire devienne malade à son tour, l'hémisphère antérieur de l'œil présentera, lui aussi, des désordres semblables à ceux que nous venons d'étudier; il y aura choroïdo-cyclo-iritis, ou mieux choroïdo-iritis. Comme nous l'avons établi, cette variété de maladie comprend trois formes différentes que nous allons passer en revue.

1° Les maladies de la choroïde étudiées avec soin à l'aide de l'ophthalmoscope ont permis de découvrir une série d'altérations qui portent des noms devenus classiques. On les a étudiées chacune isolément; leur description en a été donnée par ceux qui nous ont précédé. Dans l'origine, l'usage de l'instrument a permis des découvertes faciles. Aujourd'hui il n'en est plus de même; on ne découvre plus de maladies soi-disant nouvelles, on est obligé de se reporter en arrière, de compléter l'étude des altérations déjà connues du fond de l'œil. L'anatomie pathologique, l'histologie, le rapprochement entre les lésions locales et les causes générales qui ont pu les déterminer, suffisent amplement à des études sérieuses dont le but, non encore atteint, sera de classer les maladies de la choroïde dans un ordre et suivant une division réellement utile et scientifique.

Ce but, nous ne prétendons pas y être arrivé, mais cependant un assez grand nombre d'observations nous ont permis de croire qu'entre certaines maladies simples de la choroïde et d'autres plus graves, il y avait une relation réelle. Nous pensons, par exemple, qu'entre une atrophie choroïdienne et une congestion simple de la membrane, il n'y a qu'un pas, que les apoplexies non *traumatiques* de la choroïde sont souvent précédées de maladies congestives, que les décollements de la rétine n'arrivent guère qu'après des désordres préexistants dans le tissu vasculaire choroïdien. Nous sommes d'avis, enfin, que parmi toutes les variétés de choroïdites, plusieurs ne sont que la conséquence, la suite de choroïdites précédentes, et comme une nouvelle période de l'affection primitive.

Les maladies générales, cardiaques ou autres, ont un retentissement réel sur les vaisseaux de la choroïde, de même que sur les vaisseaux du rectum, par exemple, et bon nombre de sujets ont de véritables hémorrhoïdes de la choroïde, sources d'hémorrhagies lorsque l'état général s'y prête.

Sans nous étendre trop longuement sur ces questions, il est bon d'établir en passant que la choroïde est un organe dont l'activité physiologique est très-restreinte, qu'il est en butte, de même que le cercle ciliaire, à des influences particulières relevant de l'état général. Pour celui-ci, c'est le système lymphatique qui le modifie, tandis que pour le premier c'est la circulation générale veineuse.

Nous l'avons dit, les éléments anatomiques constitutifs de la choroïde ne peuvent donner lieu à des symptômes aigus lorsque cette membrane devient malade. Il en résulte que les sujets peu frappés, peu effrayés par l'apparence bénigne des symptômes, se laissent aller à une insouciance très-naturelle. Ce n'est que plus tard, lorsque la maladie s'accentue, devient plus tenace, qu'ils se décident à demander des soins.

Le malade qui travaille enfermé pendant plusieurs semaines s'aperçoit des symptômes de congestion de la choroïde alors qu'il va à la lumière vive. Cette transition brusque se manifeste par des phénomènes étranges de la vision, et il est contraint de demander du secours. Au contraire, le sujet qui vit en plein air, en pleine lumière, doué pour ce motif d'une élasticité congestive naturelle de la choroïde, n'aura recours au médecin qu'au moment où le maximum de congestion des vaisseaux étant atteint, il surviendra véritablement des symptômes persistants et graves qui finiront par l'alarmer.

Le premier malade sera inquiété parce que la rétine, en se congestionnant, donnera lieu à de la photophobie qui, après tout, est un symptôme de douleur; le second parce que la vision sera gênée, modifiée.

Sans vouloir entrer dans l'étude des maladies de la choroïde, nous tenons à faire comprendre comment la choroïdo-iritis à marche lente peut se développer.

La maladie débute par la choroïde sous l'influence d'un état général modificateur de la circulation et pouvant s'adresser plus particulièrement aux organes de l'économie présentant une circulation de retour très-riche.

Il est certain que le plus souvent la cause générale reste inconnue et les phénomènes intimes qui en découlent échappent à nos investigations. Mais si l'on veut bien se rappeler que les artères ciliaires forment dans la choroïde un réseau superficiel de gros capillaires circonscrivant des mailles curvilignes étroites, d'où partent les veinules ciliaires, on comprendra que cet organe soit exposé aux mêmes causes de stase sanguine, de congestion, que les autres tissus pourvus abondamment de réseaux capillaires. Si l'état général du sang s'y prête, si le grand sympathique et les nerfs vaso-moteurs sont excités, il se produira dans cette membrane des accidents congestifs analogues à ceux que l'on rencontre dans le cerveau, dans le poumon, etc.

La choroïdo-iritis frappe presque toujours les deux yeux à la fois, souvent cependant ils ne deviennent malades que l'un après l'autre. Mais il est très-rare que les choses ne se présentent pas de l'une ou de l'autre façon. La maladie offre les caractères suivants :

Dans un premier cas :

a. La choroïde est congestionnée, particulièrement au niveau des troncs veineux principaux. L'*ora serrata* peut offrir, outre des points congestionnés, des altérations, des plaques atrophiques, des déplacements du pigmentum, des infiltrations, des apoplexies, indices certains d'un arrêt, d'une entrave dans la circulation.

b. La pupille est congestionnée à ce point que sa circonférence peut être difficilement déterminée. Les veines rétiniennes sont plus volumineuses, plus tortueuses.

c. L'iris est d'apparence normale; la pupille cependant présente quelques synéchies postérieures. Le reste des membranes de l'œil est sain.

d. Le malade se plaint de voir depuis longtemps des mouches volantes qui tiennent simplement à l'état de la choroïde. Il annonce que, sous l'influence des veilles, de la lumière vive, des efforts, de la marche, ces scotomes augmentent; il les compare tout d'abord à des mouches, puis à des toiles d'araignée, plus tard enfin à des paquets de *cheveux entremêlés;* par l'interrogatoire, on peut se convaincre que l'état de la santé générale modifie également les fonctions de l'œil. Le malade apprécie les conséquences de la constipation, il sait dire que les mouches volantes augmentent de nombre, lorsqu'il n'est pas allé à la garde-robe. S'il est hémorrhoïdaire, il nous apprend que ses yeux le gênent davantage lorsque le flux s'est fait attendre; il sait se rendre compte que pendant la digestion les phénomènes morbides s'accentuent; durant ces périodes variées de congestion de la choroïde, il se plaint de voir des flammes, des étincelles, des lueurs qui ne sont pas autre chose que des phosphènes produits sur certains points de la rétine par les points correspondants et congestionnés de la choroïde.

e. Il n'y a jamais de douleurs, jamais de rougeur de l'œil, *la rougeur n'existe que dans la choroïde.*

f. Le champ de vision est rétréci à la fois, parce que la pupille est en partie paralysée par les synéchies, et parce que la choroïde congestionnée nuit aux fonctions de la rétine.

Dans cette situation, il convient de chercher à rompre les adhérences de la pupille en faisant usage des mydriatiques, mais il faut surtout modifier l'état général. Si la cause est l'anémie, un traitement reconstituant devra être établi ; si au contraire la cause relève de l'état de la circulation, l'aloès à dose congestive, les ventouses scarifiées, les sangsues appliquées à l'anus, les purgatifs, un régime spécial, pourront sinon amener la guérison, du moins suspendre, arrêter les progrès du mal.

Nous insistons sur ce point que la maladie a besoin d'être surveillée et que ce n'est qu'avec des soins presque de chaque jour qu'on pourra retarder l'apparition de symptômes véritablement graves, qui donnent à l'affection les caractères que nous allons étudier.

Dans un second cas :

Tous les symptômes primitifs se sont accentués :

a. La pupille est fermée en entier ou si rétrécie qu'il est impossible, même en la dilatant, de faire passer dans le fond de l'œil la lumière réfléchie par l'ophthalmoscope.

b. L'iris est décoloré, il prend déjà même une couleur verdâtre spéciale.

c. La cornée présente parfois çà et là quelques épanchements interstitiels, affectant la forme triangulaire spéciale à la kératite ponctuée, lorsqu'elle est la conséquence d'une maladie profonde de l'œil.

d. Lorsque la pupille est encore un peu perméable, les malades accusent la présence de nombreuses mouches volantes ; l'apparition des phosphènes est presque continuelle.

Les malades quelquefois y voient à lire le n° 1 de Jœger, malgré les désordres que présente l'œil, mais à la condition de chercher à placer le texte suivant la ligne, l'axe de l'œil qui traverse des points demeurés intacts.

Ce fait se présente assez fréquemment, mais il tient uniquement au hasard, car à ce degré de maladie la choroïde peut s'être atrophiée en grande partie ; la rétine, par suite, a pu perdre également ses propriétés spéciales sur un grand nombre de points. Le cristallin et le corps vitré, bien que profondément altérés, permettent cependant à la lumière de passer pour atteindre la *macula*, point important de la rétine ayant échappé encore à la destruction.

Il n'est pas besoin de dire qu'il n'y a plus de champ périphérique ou d'avertissement.

e. Il y a souvent et par intervalle de la rougeur de l'œil au niveau de la périphérie de la cornée. Quelquefois même cette rougeur s'accompagne de douleurs assez tolérables d'ailleurs.

En général, quelques-uns de ces caractères échappent absolument, parce que la pupille est fermée ou bien parce que le cristallin est opaque.

f. Par l'interrogatoire, le malade nous apprendra que, depuis plusieurs années, les symptômes qu'il a éprouvés sont ceux qui relèvent de l'état congestif de la choroïde ; nous pourrons suivre pas à pas les symptômes énoncés lorsque nous nous occupions de la première forme des irido-choroïdites à marche lente.

Si les deux yeux sont malades à la fois, l'opération devra être pratiquée sur tous deux, car il est bien clair que, la maladie partant de la choroïde avec une allure et une marche lentes, on pourra espérer de l'entraver en modifiant profondément le système circulatoire iridien.

En même temps on pourra rendre la vue.

Si un seul œil est atteint, l'opération sera pratiquée dans un triple but: arrêter le progrès du mal, conserver la vue et peut-être même la rendre; enfin empêcher une action réflexe de s'exercer sur l'œil sain, bien que la cause étant générale il y ait toujours lieu de craindre son action sur lui.

Au point de vue opératoire, la pupille est fermée ou non, le malade y voit ou au contraire la vision est abolie.

Dans le premier cas, il convient, après avoir constaté la présence des phosphènes, de pratiquer l'opération d'iridorhexis, de telle façon que la plaie de la cornée permette l'extraction d'une cataracte possible, même si elle est volumineuse.

Dans le second, la pupille artificielle doit être assez grande pour que la vision reste assurée pour l'avenir et que l'inflammation soit arrêtée.

Le lieu d'élection de la ponction doit être choisi au côté externe, avec cette restriction que l'iris présentera des conditions de vitalité telles que son excision dans ce point pourra donner le résultat qu'on attend de l'opération.

Dans un troisième cas :

La choroïdo-iritis est complète, l'œil s'atrophie, il n'y a plus d'espoir de rendre la vue, et même les opérations faites sur l'iris ne peuvent plus avoir d'action pour empêcher une ophthalmie par sympathie.

Cependant l'atrophie de l'œil, avant d'être complète, passe par une série de désordres qu'il est bon de connaître et que l'on rencontre à la période terminale de toutes les irido-choroïdites :

1° La cornée présente de nombreux épanchements interstitiels;

2° La chambre antérieure est troublée;

3° L'iris est vert jaune; par l'éclairage direct on constate que son pigmentum et son parenchyme ont disparu; entre les mailles que forme son *squelette*, la lumière peut pénétrer. L'iris, en un mot, s'est atrophié, mais il s'est *atrophié sur place*, tendu qu'il a été pendant toute la maladie sur la capsule antérieure comme sur une *claie*.

4° La pupille est fermée entièrement.

5° Le cristallin est opaque et présente les caractères propres à une cataracte molle; il n'a succombé qu'à défaut de nutrition.

6° Le corps vitré est d'un jaune brun; il ressemble, comme l'a dit mon père, à l'urine des herbivores; il est *jumenteux*. Il est ramolli, il renferme des corps flottants, du pigmentum à l'état de suspension provenant des cellules choroïdiennes déchirées.

7° La rétine est atrophiée, détruite.

8° La choroïde n'a laissé que sa trame; elle présente des exsudations, des apoplexies de tout âge, et des dégénérescences.

En un mot, l'œil est détruit, les enveloppes seules ont résisté et permettent à l'organe de conserver sa forme.

Plus tard les enveloppes mêmes, cornée et sclérotique, se mortifient peu à peu, l'œil devient mou, la cornée se ternit de plus en plus, elle se rétrécit, l'iris vient faire corps avec elle, enfin il ne demeure plus dans l'orbite qu'un véritable moignon, dernier vestige de l'organe.

En général, dans toutes les irido-choroïdites comme dans toutes les choroïdo-iritis, bien que les membranes internes soient détruites et que l'œil soit destiné à disparaître, il arrive quelquefois que le système nerveux sensible se réveille et provoque des douleurs aussi vives, aussi persistantes que s'il s'agissait d'une iritis rhumatismale..

Ces douleurs sont-elles essentielles ? C'est un point que nous ne saurions préciser. Ne sont-elles pas plutôt dues à une pression intra-oculaire venant subitement se manifester, parce que dans l'œil une apoplexie séreuse a pu se produire? Nous penchons pour cette opinion.

Il convient d'opérer le malade non par iridorhexis, puisque l'iris n'existe plus qu'à l'état rudimentaire. Il faut extraire la lentille, enlever de l'iris le plus possible, faire sortir une grande partie du corps vitré, en un mot provoquer une atrophie prompte de l'organe, tout en faisant disparaître des souffrances désormais inutiles.

2° Les maladies syphilitiques de la choroïde demandent une étude spéciale complétement en dehors du sujet qui nous occupe, c'est-à-dire de la chirurgie oculaire. Toutefois, nous ferons remarquer en passant que les choroïdites syphilitiques sont des maladies qui portent un nom d'emprunt, si l'on veut que les symptômes présentés par les auteurs soient très-exacts. On dit, en général, que la choroïdite spécifique est caractérisée *par une exsudation particulière qui masque le champ de la papille, de telle manière qu'elle n'est plus visible, qu'elle est confuse, noyée*, etc.

Nous n'insisterons pas sur ce fait qu'une maladie particulière de la choroïde donne lieu à des altérations anatomiques, à des symptômes ophthalmoscopiques qui portent sur un organe voisin, mais bien différent en réalité.

La choroïdite syphilitique existe, nul ne peut le contester, elle donne lieu à la formation d'exsudats, de fausses membranes qui siégent tout d'abord dans des points où la membrane choroïdienne n'existe pas, autrement dit les désordres syphilitiques de la choroïde donnent lieu à des manifestations qui portent sur la papille, favorisent la formation d'exsudations qui la masquent et la rendent trouble.

La choroïdite syphilitique n'existe que longtemps après et consécutivement à des désordres intimes de la membrane, qui échappent à l'observation. Ces altérations, qui donnent à la papille un aspect particulier, ne sont que la suite d'une modification de la circulation choroïdienne. Les choroïdites syphilitiques, en résumé, sont peu appréciables à l'ophthalmoscope. Alors que nous en portons le diagnostic, nous n'en voyons réellement que les conséquences.

Quels que soient d'ailleurs les désordres produits, il est parfaitement clair, évident, que les maladies syphilitiques de la choroïde intéressent un tissu dont les moyens de réparation, de vitalité, sont méconnus. On a bien compris cependant que le tissu choroïdien étant composé en grande partie de vaisseaux veineux, privé de système nerveux sensible, les affections pathologiques qui portent sur lui ne peuvent donner lieu à des symptômes aigus.

D'autre part, et nous l'avons déjà dit, les maladies à marche lente ou même aiguë, ayant une cause soit générale, soit locale, n'ont jamais, quand elles débutent par la choroïde, qu'une marche insidieuse.

La choroïdite spécifique se rencontre à une période particulière de la vérole; ce n'est ni un accident secondaire ni un accident tertiaire; elle tient le milieu entre ces deux ordres de manifestation.

La choroïdite syphilitique se développe comme les maladies du cercle ciliaire; sa marche et ses conséquences influent énergiquement sur l'hémisphère postérieur de l'œil; mais, comme nous l'avons vu, les maladies de la choroïde, quelles que soient d'ailleurs leurs causes initiales, marchent lentement, sans aucun signe qui puisse servir d'avertissement. Le lymphatisme, la scrofule, la syphilis, sont autant d'affections qui ne peuvent intéresser que des tissus spéciaux et qui n'ont jamais qu'une marche lente, mais progressive.

La choroïdite spécifique, après avoir modifié, désorganisé l'œil dans ses parties profondes, envahit le cercle ciliaire; alors l'iris devient malade à son tour; des synéchies postérieures plus ou moins nombreuses se forment, l'iris s'enflamme et présente tous les symptômes de l'iritis syphilitique.

L'opération d'iridorhexis ne doit être pratiquée que lorsqu'il y a menace de destruction de l'organe ou d'ophthalmie par action réflexe: mais en général il en est de la choroïdite syphilitique comme de toutes les maladies profondes de l'œil; l'opération peut modifier un état inflammatoire, en suspendre les conséquences, mais elle ne peut pas corriger les désordres qui existent dans la rétine.

Dans l'espoir qu'ils en retireraient quelque bénéfice, nous avons opéré quand même des malades atteints de choroïdo-iritis syphilitiques, mais sans jamais obtenir d'amélioration; presque toujours nous avons eu à nous repentir de nos tentatives. L'œil atteint de maladie syphilitique doit être ménagé; le traitement général seul peut le modifier, — et cette opinion ne nous est pas particulière. Les actions chirurgicales quelconques sont inutiles, dangereuses ou funestes. En présence de la vérole, le chirurgien le plus habile compte sans son hôte.

3° Les inflammations de la choroïde par suite de blessures dépendent ou de la présence, du séjour du corps étranger dans sa substance (voyez *Corps étrangers de l'œil*) ou de l'inflammation des membranes de l'hémisphère antérieur qui se propagent par l'intermédiaire du cercle ciliaire. Dans le deuxième cas, le malade doit être considéré comme atteint d'une affection quelconque de la cornée ou de l'iris, autrement dit d'une irido-choroïdite d'origine antérieure.

Lorsque le corps étranger séjourne dans l'hémisphère antérieur de l'œil, il devient nécessaire de l'extraire d'abord et de modifier la circulation interne de l'œil en pratiquant l'iridorhexis (voyez *Corps étrangers de l'œil*).

C. — IRIDO-CHOROÏDITES PAR OPHTHALMIE SYMPATHIQUE.

Nous avons rangé l'ophthalmie sympathique dans les irido-choroïdites. Son origine est toute nerveuse. Nous y reviendrons en détail alors que nous parlerons de l'énucléation de l'œil et de la staphylotomie.

VINGTIÈME LEÇON

MALADIES DE L'IRIS (SUITE)

DE L'IRIDECTOMIE.

Le malade est couché sur le lit d'opération ; le chirurgien place les élévateurs et la pince à fixer d'après les règles établies précédemment (voyez pages 178 et 179). Nous admettrons que la ponction est faite au côté externe.

L'iridectomie comprend trois temps :

Premier temps : ponction.

Deuxième temps : l'iris est attiré au dehors avec les pinces courbes.

Troisième temps : excision de l'iris.

PREMIER TEMPS.

Règles générales : 1° La ponction doit être faite à $0^m,001$ en dedans de la périphérie de la cornée.

2° La plaie doit être faite à la même distance de la cornée dans toute sa longueur.

3° Son étendue doit être calculée d'avance et réglée sur les fibres iridiennes limitantes.

4° Pour faire la ponction, il faut prendre un point de repère sur la conjonctive.

Nous avons donné, pages 180 et 181, les motifs qui exigent l'observation de ces règles générales. Nous devons cependant faire une remarque très-importante, car elle constitue à elle seule une première différence essentielle entre les deux méthodes par iridorhexis et par iridectomie.

Nous avons dit, page 181 : *dans l'iridorhexis, la plaie doit toujours être assez grande pour permettre, après l'excision de l'iris, la sortie du cristallin, quelque volumineux qu'il soit.*

Nous voulions montrer par là qu'il nous est impossible de savoir d'avance, puisque la pupille est fermée, s'il n'existe pas une cataracte derrière elle. Comme il peut se faire que la cataracte soit dure, volumineuse, etc., on doit donc faire à la cornée une plaie en rapport avec les nouvelles conditions que le malade pourrait présenter.

Dans les opérations par iridectomie, nous saurons toujours s'il y a une cataracte ; car la pupille étant libre, l'examen à l'œil nu et surtout l'éclairage artificiel du fond de l'œil nous permettront d'être parfaitement renseigné. Dans un premier cas, la plaie devra être faite en prévision d'une extraction linéaire de la lentille ; dans un second, on la fera plus petite, on se bornera à lui donner des dimensions en rapport avec le but que l'on se propose d'atteindre avec l'iridectomie.

Quand nous traiterons des indications de l'iridectomie, nous reviendrons sur ce point et nous étudierons les résultats que l'on peut attendre de cette opération. Nous répéterons que l'iridectomie, sauf dans quelques cas particuliers, n'établit pas, ne crée pas de pupille artificielle; le chirurgien se trouve même, comme dans le glaucome par exemple, en présence d'une pupille naturelle très-grande que l'opération déforme et détruit. L'enlèvement de l'iris a uniquement pour but de couper court à un état inflammatoire grave et d'en arrêter les conséquences fatales.

Règles spéciales: 1° Le couteau pénètre dans la chambre antérieure, de manière que son axe corresponde au diamètre de la cornée, mené par le lieu d'élection de la ponction.

2° Jusqu'à ce que la plaie ait l'étendue déterminée.

3° Le couteau doit marcher parallèlement au plan de l'iris.

4° Masquer le trou qu'il fait en évitant des mouvements de latéralité.

5° Sortir brusquement de l'œil pour conserver l'humeur aqueuse dans la chambre antérieure.

6° Pour sortir, l'axe de l'instrument suivra une direction opposée à la première.

Ces règles spéciales sont les mêmes que celles relatives au premier temps de l'iridorhexis.

Leur discussion ne saurait être qu'une répétition. Nous renvoyons donc aux pages 182 et suivantes. Cependant les mouvements de latéralité que le couteau lancéolaire pourrait exécuter ont un inconvénient plus grave pendant l'iridectomie, car la pupille n'étant pas immobilisée est entraînée à travers la plaie de la cornée, particulièrement lorsqu'il y a une pression oculaire exagérée. Quand on provoque à dessein cette hernie, — et nous allons revenir sur ce point, — on y trouve avantage, et l'exécution du deuxième temps est rendue plus facile; mais lorsque sans avertissement, brusquement, l'humeur aqueuse s'échappe pendant le premier temps, il faut redouter de blesser la lentille, chose d'autant plus facile, qu'elle-même vient se jeter au devant de l'extrémité vulnérante. Quand le cristallin est transparent, on crée une cataracte traumatique; s'il est opaque et mou, la pression intra-oculaire devenue considérable fait que la cataracte sort brusquement et vient, par sa présence, gêner l'exécution des temps qui suivent. Nous avons vu que, dans l'iridorhexis, la sortie de l'humeur aqueuse créait quelques difficultés et même qu'on pouvait blesser l'iris et la capsule. Cet accident est souvent moins facile à éviter dans l'iridectomie, parce que, comme dans le glaucome par exemple, on opère sur des yeux où la pression peut être considérable.

La cinquième règle est des plus importantes; son exécution rigoureuse permet de faire le second temps avec précision et sécurité, ainsi que nous allons le voir.

DEUXIÈME TEMPS.

Le deuxième temps de l'iridectomie diffère essentiellement de celui de l'iridorhexis. Il n'est pas nécessaire ici d'arracher l'iris des exsudats qui le retiennent immobile au centre de la capsule; les quatrième, cinquième et sixième règles de l'iridorhexis ne sont pas applicables à l'iridectomie, on n'a pas de résistance à vaincre de la part de la pupille; c'est le contraire qui a lieu.

Dans l'iridorhexis, l'iris, une fois arraché du bord de la pupille, ne peut être amené hors de la chambre antérieure qu'à la condition expresse d'être déchiré suivant les fibres limitantes ayant servi de base à toute l'opération; dans l'iridectomie, l'iris vient de lui-même dans la plaie; souvent il n'est pas nécessaire de l'aller chercher dans la chambre antérieure, rarement il se sépare suivant les fibres limitantes, mais à cause de l'élasticité, de la mollesse du tissu, on peut développer le lambeau, ce qui permet l'exécution du troisième temps.

Lorsque la ponction est faite et que le couteau a été retiré en permettant de conserver l'humeur aqueuse dans la chambre antérieure, il suffit d'exercer, au niveau de la plaie de la cornée, une petite pression avec le dos d'une curette pour, que l'écartement des lèvres se produisant, l'humeur aqueuse s'échappe en entraînant l'iris avec elle au travers de la plaie. Ce fait se présente chaque fois qu'il y a une cause de pression intra-oculaire qui motive l'opération d'iridectomie, et particulièrement dans le glaucome.

Lorsque la pression intra-oculaire est nulle, la pupille, au moment de l'évacuation de l'humeur aqueuse, se contracte, et l'iris ne peut être entraîné au dehors.

Le second temps de l'iridectomie varie donc suivant :

1° Que l'iris s'est engagé de lui-même dans la plaie;

2° Qu'il est possible de le faire engager dans la plaie sans pour cela pénétrer dans la chambre antérieure ;

3° Qu'il faut pénétrer dans la chambre pour l'aller chercher.

1° L'humeur aqueuse s'est échappée et l'iris vient obstruer la plaie cornéenne. On saisit le lambeau iridien avec la partie courbe de la pince à pupille artificielle et suivant la direction de la plaie, c'est-à-dire suivant une ligne tangente au globe oculaire, en comprenant autant que possible entre les branches de l'instrument toute la portion de l'iris engagée dans la plaie. On tire suffisamment sur le lambeau iridien pour le développer, et l'aide exécute le troisième temps.

Si nous disons qu'il faut tirer suffisamment sur le lambeau, c'est afin de l'étendre autant que possible. Le mouvement de traction doit être cependant très-modéré, car on s'exposerait, en l'exagérant, à décoller l'iris sinon entièrement, du moins en partie. Les accidents inflammatoires consécutifs pourraient être des plus graves.

2° Il y a avantage à ne pas pénétrer dans la chambre antérieure si l'on suppose la pression à tergo assez forte pour que l'iris passe dans la plaie quand l'humeur aqueuse s'échappe ; on évite ainsi de blesser l'iris ou la cornée, on évite de contusionner les angles de la plaie avec les branches de la pince; en somme, on simplifie la manœuvre opératoire. Il suffit, comme nous le disions tout à l'heure, de presser légèrement avec le dos d'une curette sur l'une des lèvres de la plaie pour provoquer la hernie du lambeau, auquel cas le malade rentre dans le premier cas.

3° Lorsque la pression intra-oculaire est nulle ou insuffisante pour que l'iris passe dans la plaie alors que l'humeur aqueuse s'échappe, on pénètre dans la chambre avec la pince à pupille artificielle en se rappelant bien que les extrémités ne doivent pas servir à prendre, à saisir l'iris.

Règles : 1° La pince est introduite fermée par le milieu de la plaie de ponction et sa convexité tournée en arrière.

2° Elle sera poussée rapidement dans la chambre antérieure suivant le diamètre de la cornée correspondant à son point d'entrée ; elle marchera dans cette direction jusqu'à ce que sa partie courbe corresponde au lambeau d'iris à saisir.

3° Arrivée en ce point, la pince est rendue libre, l'humeur aqueuse achève de s'écouler, l'iris se hernie de lui-même entre les branches de l'instrument.

4° On rapproche les branches en saisissant *sur place* toute la portion d'iris herniée entre elles.

5° L'iris est entraîné doucement au dehors, suivant une direction opposée à celle que la pince avait tout d'abord prise.

Nous ne reviendrons pas sur la discussion de la première règle.

La seconde est, en apparence, la même que dans l'iridorhexis ; cependant, si nous disons que la pince doit marcher rapidement, c'est afin de profiter du temps, très-court d'ailleurs, pendant lequel la chambre existe encore, et de ne pas froisser l'iris en passant.

Nous disions aussi, en parlant de cette règle dans l'iridorhexis, que la pince doit être poussée dans la chambre jusqu'à ce que ses extrémités, arrivées en rapport avec le centre de la pupille, permettent d'arracher l'iris des exsudats qui le maintiennent adhérent à la capsule.

Dans l'iridectomie, au contraire, il y aurait danger à manœuvrer ainsi, et l'on pourrait blesser la capsule, peut-être même ne saisir qu'une partie de l'iris, tandis qu'en prenant le lambeau à exciser suivant toute la longueur des fibres limitantes, on est assuré de faire une pupille convenable.

Relativement aux trois dernières règles, nous prescrivons de saisir l'iris *sur place*, c'est-à-dire sans déplacer le manche de la pince, car si on le ramène en avant, les branches sont portées en arrière et peuvent blesser la capsule; si on le ramène en arrière, les fibres iridiennes limitantes ne sont plus comprises en totalité entre les branches, elles glissent, et le lambeau iridien à exciser est plus petit qu'il ne convient.

Il ne faut en outre imprimer à la pince aucun mouvement de rotation.

En un mot, le second temps de l'iridectomie est basé sur la liberté de mouvements que possède la pupille, sur la pression pathologique que l'œil peut présenter, ou la pression artificielle que l'on peut produire. De sorte qu'en réalité l'iris est actif, il vient en aide à l'opérateur, — ce qui n'existe pas dans l'iridorhexis.

TROISIÈME TEMPS.

Il n'est pas besoin de répéter les règles qui gouvernent le troisième temps de l'iridectomie; elles sont les mêmes que celles indiquées à propos du troisième temps de l'iridorhexis (voyez page 189); cependant, quand le chirurgien saisit l'iris alors que le lambeau s'est hernié de lui-même, l'aide rencontre une difficulté, mais facile à vaincre et qui tient à la nouvelle position que la main droite de l'opérateur est obligée de prendre. Avec de l'habitude, cependant, l'excision se fait très-régulièrement.

Lorsque l'excision est achevée, l'opérateur débarrasse la chambre antérieure du sang qu'elle peut renfermer, en s'y prenant de la manière indiquée déjà ; il examine les angles de la plaie, enlève tous les caillots qu'elle peut contenir, vérifie bien si quelque lambeau ou débris d'iris, — si petit qu'il soit, — ne demeure pas compris dans ses lèvres, et dans ce cas les excise.

Si une cataracte complique l'opération, le chirurgien a pu en établir le diagnostic exact tout d'abord ; il a donc fait à la cornée une plaie en rapport avec la nature, le volume et la densité de la cataracte. Il ne peut donc pas y avoir de surprise pour lui.

Si la cataracte est incomplète, peu avancée, nous tiendrons vis-à-vis des malades la même conduite que lorsque nous opérions par iridorhexis (page 193). Pour le glaucome, cependant, en présence du danger qui menace l'œil, il faudra quelquefois faire l'extraction d'un cristallin peu malade.

Le pansement et les soins consécutifs sont semblables à ceux que nous avons indiqués à propos de l'iridorhexis.

RÉSUMÉ.

L'iridectomie se divise en trois temps :
- A. — Ponction.
- B. — Sortie de l'iris.
- C. — Excision.

PREMIER TEMPS.

A. — Ponction.

Règles générales : Comme pour l'iridorhexis.

Accidents :

Comme pour l'iridorhexis.

Règles spéciales : Comme pour l'iridorhexis.

Accidents :

Comme pour l'iridorhexis. Cependant, relativement à la quatrième règle, les mouvements de latéralité du couteau lancéolaire ont une gravité spéciale.

DEUXIÈME TEMPS.

B. — Sortie de l'iris.

1° 2° 3°. Comme pour l'iridorhexis.

4°
- *a.* L'iris s'engage de lui-même dans la plaie.
- *b.* On peut, sans pénétrer dans la chambre antérieure, obliger l'iris à s'engager entre les lèvres de la plaie, en les écartant à l'aide de la curette.

  (*a* et *b* :) L'opérateur saisit le lambeau en donnant à la pince une direction parallèle aux lèvres de la plaie, et le développe au dehors.
- *c.* Il faut aller chercher l'iris en pénétrant dans la chambre antérieure : on rapproche les branches et l'on saisit entre elles et sur place toute la portion herniée de l'iris.

5° et 6. N'ont plus de raison d'être.

Accidents :

1°, 2° et 3°. Comme pour l'iridorhexis.

4° Par un mouvement brusque, on peut décoller l'iris, surtout à sa marge : hémorrhagie, etc. En déplaçant la pince lorsqu'elle est dans la chambre antérieure, on peut blesser le cristallin.

5° et 6°. N'existent plus.

TROISIÈME TEMPS.

Comme pour l'iridorhexis.

DES INDICATIONS DE L'IRIDECTOMIE.

1° Glaucome.

Le glaucome est une affection que les auteurs les plus anciens avaient remarquée. Le mot même qui a servi à la distinguer — γλαυκος, vert — était usité chez les Grecs pour désigner une couleur particulière des yeux. Qui de nous ne se souvient des paroles d'Homère lorsqu'il s'adresse à Minerve? Il l'appelle « la déesse aux yeux verts, — θεὰ γλαυκῶπις Ἀθήνη. » Et l'épithète a été appliquée aux gens chez lesquels une lésion pathologique avait produit cette coloration verte.

Le mot *glaucome* dérive de γλαυκόω, rendre glauque, plutôt que de γλαυκός et ὄμμα (œil), comme le dit Weller. Mais on lui a donné les synonymes les plus variés : *Glaucedo, cataracte verte, amaurose glaucomateuse, œil blafard,* etc.

Les auteurs diffèrent essentiellement d'opinion sur le siége de la maladie et les lésions qui la déterminent ou l'accompagnent. Ils ont cherché les causes du glaucome dans l'altération des muscles, du nerf optique, de la sclérotique, du cristallin, du corps vitré, de la rétine, des nerfs constitutifs de l'organe, de la choroïde; enfin on en a encore attribué la cause aux vices rhumatismaux et arthritiques et à l'atrophie de l'œil.

Nous avons résolu de passer en revue les différentes théories qui ont acquis de la valeur, soit par leur durée, soit par l'autorité des savants qui les ont émises, et si nous agissons ainsi, par exception, c'est à cause de l'incertitude qui règne encore sur cette maladie, malgré les services qu'a pu nous rendre l'ophthalmoscope.

Pour rendre cette revue plus claire, nous grouperons ensemble, autant que possible, les opinions de même ordre.

Hippocrate (400 ans avant J.-C.) parle du glaucome dans son livre *De visu* et à la fin du 31e aphorisme, sect. 3.

Aristote (350 ans avant J.-C.) se sert du mot dans le même sens.

Celse (10 ans avant J.-C.) n'emploie pas le mot *glaucome*, mais *Pline* (60 ans après J.-C.) parle fréquemment de cette affection sans la distinguer de la cataracte.

Galien (160 ans après J.-C.), *De oculis*, § 4, chap. XII, et *De medico*, chap. XV, donne le glaucome comme une maladie propre du cristallin.

On rencontre la même opinion dans *Fernel* (1550), dans *Paré* (1560), dans *J. Guillemeau* (1585), etc.

C'est seulement vers 1640 que l'on trouve, dans un petit nombre d'auteurs, une tendance à placer le siége de l'affection dans l'humeur vitrée.

Mais longtemps encore nous verrons régner la théorie qui assimile le glaucome, sinon à la *suffusion* (cataracte), du moins à l'opacité du cristallin.

Maître-Jan (1707) dit : « C'est une altération toute particulière du cristallin, par laquelle il se dessèche, diminue de volume, change de couleur et perd sa transparence en conservant sa figure naturelle. Il y a apparence que le défaut du suc nourricier est la cause de cette altération. » Il pense que c'est une maladie absolument incurable et, à cet égard, cite *Oribase : glaucomata omnia curationem non recipiunt.*

Woolhouse (1715), *Valsalva* (1717), adoptent l'opinion de Maître-Jan.

Saint-Yves (1722) dit que le glaucome ne diffère de la vraie cataracte que par la complication d'une *goutte sereine*. Il entend par goutte sereine une paralysie des parties principales de l'œil. Pour lui, le dessèchement du cristallin n'est pas un glaucome. Enfin, le pronostic est très-fâcheux, parce que les remèdes n'ont aucune efficacité et qu'on doit redouter des complications pour l'œil sain.

Morgagni (1738) dit que le glaucome est dû à l'opacité du cristallin ou du *corps vitré*.

Deshaïs-Gendron (1770) pense, avec les auteurs connus, que c'est une altération du cristallin qui se dessèche et devient opaque. Selon lui, aucune opération n'est à tenter.

Brisseau (1705) est le premier qui ait émis l'idée que le glaucome « consiste dans l'humeur vitrée et non dans le cristallin, qu'on abattra très-inutilement ».

Heister (1715) confirme les vues de Brisseau. Pour lui, le glaucome est une maladie incurable, une opacité du corps vitré.

Guérin (1769). Le glaucome est l'épaississement et la perte de transparence de l'humeur vitrée et non l'épaississement du cristallin.

Desmonceaux (1786) admet que le glaucome n'est autre chose que l'obstruction de la capsule membraneuse de l'humeur vitrée. Toutefois, il constate qu'en ouvrant des yeux atteints de glaucome il a remarqué une altération de la choroïde, de la rétine et du cristallin.

Beer (1791-1813) décrit très-exactement les symptômes de cette maladie, mais en place le siége dans le corps vitré.

Il semble cependant, d'après *Canstatt* (1831), qu'il n'a pas rencontré dans ses dissections une altération de l'hyaloïde ou du corps vitré, mais seulement l'atrophie de la rétine. Néanmoins il adopte dans son livre (1813) la doctrine de Brisseau.

D'après Chelius, il ferait dépendre le glaucome d'une composition vicieuse de l'humeur vitrée et de l'amaurose.

Il assigne à la goutte (arthritis) un rôle presque exclusif dans la production de cette maladie (Jaumes, thèse, 1861).

Il n'admet aucun traitement.

Benedict (1809). Élève de Beer, il en admet les théories sur le glaucome. Il n'a jamais observé de teinte verdâtre du corps vitré.

S. Cooper (1818). Même opinion.

Delarue (1820) attribue le glaucome à l'état variqueux des vaisseaux microscopiques du corps vitré ; c'est une affection particulière dans laquelle il a perdu sa transparence pour *la recouvrer en partie après la mort.*

Leblanc (1824) croit à une altération de l'hyaloïde.

Boyer (1831), *J. Cloquet*, *Bérard*, placent le siége du glaucome dans le corps vitré.

Jüngken (1832) déclare que le glaucome est une opacité du corps vitré produite par exsudation et conséquence d'une hyalite chronique.

Middlemore (1835) distingue les glaucomes en *séniles* et *aigus.* Les premiers sont une maladie ou un reflet particulier du cristallin, les seconds tiennent à la phlegmasie de l'hyaloïde. Cette phlegmasie est suivie de coloration verdâtre et d'augmentation de volume du corps vitré et même d'inflammation de la choroïde.

Flesch (1839). Pour cet auteur, le glaucome est dû à une altération, à une désorganisation de l'hyaloïde.

Carron du Villards (1838). « Nous pensons, avec *Guthrie*, que le glaucome consiste essentiellement dans l'altération d'une des parties constituantes de l'humeur vitrée accompagnée d'un dérangement de structure de la membrane hyaloïde et de la choroïde, dont les vaisseaux sont plus ou moins variqueux. »

Velpeau (1840). « On a placé le siége du glaucome dans le corps vitré, la rétine, le cristallin, la choroïde. » Sans entrer dans une semblable discussion, qui, dit-il, ne rentre pas dans le cadre de son livre, il admet cependant que la coloration verte doit être attribuée à une lésion du corps vitré.

Van Onsenoort (1840) donne comme cause de la maladie une inflammation, un obscurcissement de la membrane vitrée (hyaloïde).

Denonvilliers et *Gosselin* (1855) pensent également que le glaucome tient à une lésion du corps vitré ; mais comme ils ont observé d'autres altérations dans l'œil, ils admettent trois espèces de glaucome :

1° Le glaucome simple, qui consiste dans une altération du corps vitré ;

2° Le glaucome compliqué de cataracte ;

3° Le glaucome rétinien ou choroïdien, dans lequel les membranes sont altérées.

Stilling, de Cassel (1869), pense que, dans le glaucome, l'ensemble des symptômes tient à une augmentation de la pression intra-oculaire. La cause de cette augmentation ne peut tenir qu'à une sécrétion plus forte des liquides de l'œil, et comme la lentille est poussée en avant et que la chambre antérieure se rétrécit, il faut bien en chercher l'origine dans une augmentation de volume du corps vitré.

Autenrieth (1807) est le premier qui ait placé le siége du glaucome dans la choroïde, qui est, dit-il, la membrane la plus sécrétante de l'œil.

Rosas (1834) donne pour origine au glaucome une choroïdite chronique ; toutefois, il en admet deux autres espèces dont l'une siége dans l'hyaloïde et l'autre dans la rétine. Il a remarqué que la choroïde est variqueuse, la rétine épaissie, le cristallin et le corps vitré très-altérés.

Eble, comme Rosas, a vu la choroïde fortement variqueuse, surtout là où elle se continue avec les procès ciliaires ; son pigment était plus rare et manquait en plusieurs endroits. La rétine était ramollie, le cristallin très-altéré, le corps vitré était remarquable par sa couleur jaunâtre.

Chelius (1839). La cause prochaine du glaucome consiste dans une dilatation des vaisseaux produite par une congestion lente, une inflammation chronique ou aiguë de la choroïde, dans une sécrétion augmentée ou diminuée du pigmentum, d'où résulte un changement de couleur à la choroïde, qui devient alors apparente à travers la rétine nécessairement altérée dans cette circonstance, à travers le corps vitré et le cristallin, et donne lieu à cette couleur gris verdâtre qu'on observe au fond de l'œil.

La diathèse arthritique joue un certain rôle dans la formation du glaucome.

Sichel (1842) pense que le glaucome succède à une inflammation ou du moins à une congestion aiguë ou chronique de la choroïde. Le corps vitré ne présente pas à l'autopsie des lésions capables d'expliquer la maladie. En revanche, la choroïde est désorganisée ; il en est de même de la rétine, mais plus tard.

La théorie qui consiste à donner pour cause au glaucome une pression intra-oculaire a été soutenue avec un grand talent par von Graefe. Ses idées ont été admises par un grand nombre de chirurgiens.

De Graefe (1858). Pour cet auteur, le fait essentiel dans le glaucome est la pression intra-oculaire. Cette pression intra-oculaire est le résultat d'une hypersécrétion séreuse due à une choroïdite ou à une irido-choroïdite, et elle a pour effet de comprimer la rétine.

Tous les symptômes qui constituent l'habitus glaucomateux peuvent être réduits à une exagération de pression intra-oculaire. Alors les veines conjonctivales se dilatent, la cornée devient anesthésique; on observe un mydriasis avec immobilité de la pupille; il y a excavation du nerf optique; on remarque le phénomène du pouls artériel, absolument comme dans le cas où, par suite d'une pression externe sur l'œil, le sang entre par saccade dans la rétine.

Pour le professeur de Berlin, tous ces phénomènes sont dus à la pression intra-oculaire, et c'est principalement l'observation du pouls artériel qui lui a suggéré ces idées sur le glaucome.

L'amaurose, qui survient si vite dans le glaucome aigu, est un symptôme consécutif et n'est pas due à des altérations de tissus.

Follin partage les idées de von Graefe.

M. *Cusco* (1862) admet également que le glaucome est le résultat d'une exagération de pression, mais il ne reconnaît pas à cette pression la même origine que de Græfe. Elle tient, selon lui, à une rétraction du tissu de la sclérotique. Ici la sclérotique est l'agent compresseur et le corps vitré l'organe comprimé. En tout cas, il n'y a pas de glaucome sans excavation de la papille.

L'inflammation de la sclérotique présente des caractères propres qui lui ont fait donner par Gerdy le nom d'*inflammation rétractive*. Elle commence par une diminution d'extensibilité, puis une rétraction de la partie malade; ensuite il survient un épaississement du tissu par suite d'un dépôt de lymphe plastique dans son blastème (Pamard, thèse, 1862).

Critchett (1858) pense qu'au début du glaucome il est difficile de localiser le siége précis qu'occupe le travail inflammatoire; mais, selon lui, c'est probablement la rétine. Quoi qu'il en soit, le caractère distinctif de l'affection est la distension du globe oculaire, et cette distension tient à ce que la balance exacte qui existe à l'état normal entre les humeurs de l'œil et leur étui fibreux résistant est rompue.

Donders (1855) admet que le glaucome a son origine dans une névrose des nerfs sécréteurs de l'œil, laquelle est entretenue et augmentée par une tension et un tiraillement de l'iris. La seule altération anatomique appréciable consiste dans la papille, qui est plus ou moins excavée; la lame criblée est refoulée en arrière. L'excavation du nerf optique provient de la pression intra-oculaire et non d'une rétraction du nerf optique, comme le dit de Graefe.

Dans le glaucome compliqué d'ophthalmie, le début du mal paraît être dans la choroïde; mais la rétine, la cornée et la sclérotique sont envahies ensuite (*Haflmans*, 1864).

M. *Quaglino* (1867) a étudié avec soin les caractères propres de la papille dans le glaucome. Ils consistent dans l'excavation plus ou moins profonde de son centre, résultant de la dépression de la *lamina cribrosa*, dans l'inflexion coudée des vaisseaux qui se replient au-dessous du bord périphérique avant de se diriger à nouveau vers le centre du nerf; enfin, dans la pulsation des artères de la papille elle-même, isochrone aux battements du cœur.

Suivant ce chirurgien, ces signes dépendent de la pression intra-oculaire due à une augmentation dans la quantité d'humeur vitrée et d'une diminution de la force de résistance de la lame criblée qui forme le plancher de la papille.

Toutefois, ils peuvent rester à peine appréciables ou même faire complétement défaut.

D'autres auteurs font dépendre le glaucome d'une altération pure et simple du nerf optique, de la rétine, des nerfs ciliaires, vaso-moteurs, etc.

Wenzel (1808). Il lui semble que le glaucome est une véritable maladie du nerf optique, dont l'altération se communique à la rétine qui en est l'expansion. Il diffère de la goutte sereine par le fait seul que la rétine a éprouvé un changement de couleur, symptôme qui n'existe pas dans la première maladie.

Walther (1807) pense que le glaucome est quelquefois produit par une désorganisation de la rétine. Son opinion repose sur une pièce anatomique.

Bader adopte cette manière de voir.

Tyrrel (1840) regarde le glaucome comme le produit d'une rétinite suivie d'opacité des humeurs de l'œil. Le glaucome chronique n'est autre chose qu'une rétinite chronique accompagnée d'opacité du corps vitré.

Tavignot (1846). Le glaucome est une désorganisation chronique de l'œil. Elle a pour origine une perturbation fonctionnelle du système nerveux ciliaire analogue à celle qui survient après la section de la cinquième paire.

Jæger (1858) dit que l'altération de la papille est le signe pathognomonique du glaucome.

M. *Hulke* (1861), dans plusieurs dissections, a trouvé la papille fortement excavée, la *lamina cribrosa* refoulée en dehors. L'excavation était tapissée par une couche opaque fibro-granuleuse. Les cellules de l'épithélium choroïdien étaient criblées de pigment et irrégulièrement disposées. Les vaisseaux de l'iris et du corps ciliaire étaient fort distendus. Le cristallin était cataracté.

Le professeur *Magni*, de Bologne (1862), combat l'opinion de M. Cusco et admet que le processus morbide du glaucome dépend d'une atrophie primitive et progressive des nerfs ciliaires, et que les altérations remarquées à l'examen microscopique tiennent, non à une cause inflammatoire, mais à un état atrophique marqué.

Pour lui, le traitement par l'iridectomie, quoique le meilleur, combat seulement les symptômes successifs, et il éloigne les conditions qui favorisent le progrès du mal.

M. le docteur *Wegner* (1868) émet cette opinion que les nerfs vaso-moteurs peuvent être excités par action réflexe aussi bien que les nerfs du mouvement ou sensitifs. Il en conclut que le glaucome peut se développer par voie réflexe sous l'influence de la névralgie de la cinquième paire.

Quelques chirurgiens ont émis sur le glaucome des idées spéciales qu'il est bon de relater.

Demours (1818) est un des rares auteurs qui regardent le glaucome comme une inflammation du périoste orbitaire et de la muqueuse qui revêt les tissus frontaux, des capillaires sanguins et lymphatiques du globe, suivie de paralysie de la rétine et du nerf optique, de désorganisation du corps vitré et d'opacité du cristallin.

M. *Hancock* (1860) pense que le glaucome est l'expression d'une maladie constitutionnelle dans laquelle le sang est altéré et les vaisseaux malades. Il en résulte une infiltration du corps vitré.

M. *G. Braun* (1866) estime que la pression intra-oculaire, cause du glaucome, dépend d'une phlegmasie spéciale du tractus uvéal. Quant à l'amaurose avec excavation du nerf optique, c'est, pour lui, une forme particulière du glaucome.

N. Adamiuk, de Kazan (1867), dit que le peu de résistance de la lame criblée amène l'excavation et celle-ci la dilatation des veines. Ce sont là les deux symptômes primordiaux du glaucome. Mais longtemps avant qu'il se manifeste une excavation, on peut déjà remarquer une teinte plus ou moins rouge de la papille, signe d'un état pathologique qui peut exister par lui-même ou dépendre d'une affection de la choroïde.

Pour ce professeur, l'augmentation de tension n'est pas la cause essentielle du glaucome.

Quant à la pression intra-oculaire, il pense qu'elle dépend surtout de la tension latérale dans le système vasculaire, mais le nerf sympathique peut néanmoins exercer sur elle une grande influence.

M. *Wharton Jones* (1862) pense que la condition morbide fondamentale du glaucome consiste dans une forte congestion veineuse, affectant plus particulièrement la rétine et la choroïde (*Jaumes*, p. 219).

Le docteur *J. Hutchinson* (1866) a vu deux fois une tumeur mélanique de mauvaise nature, située entre la choroïde et la rétine, donner lieu à tous les symptômes du glaucome aigu.

MM. *Von Hippel* et *Grünhagen* (1870) ont conclu de leurs expériences :

1° Que la pression intra-oculaire dépend manifestement de la pression du sang dans le système vasculaire ;

2° Que le trijumeau contient des fibres nerveuses qui jouissent de la propriété de dilater activement les vaisseaux ;

3° Que, selon toute probabilité, le trijumeau remplit, à l'égard de l'œil, le rôle d'un nerf activant la transsudation ou la sécrétion.

Ils admettent que le sympathique n'agit que par action sur les muscles lisses de l'orbite et non directement, comme le veut M. Adamiuk.

Enfin, plusieurs chirurgiens se bornent à décrire les altérations qu'ils ont remarquées dans le glaucome sans localiser la maladie.

Scarpa (1821). On ne rencontre aucune trace du glaucome dans les ouvrages originaux de cet auteur. Dans la traduction de Léveillé (1840) complétée par Rognetta, on trouve le passage suivant :

« Dans l'état actuel de la science, on peut admettre trois espèces distinctes de glaucome : 1° lenticulaire ou cristallinien ; 2° organique ou amaurotique ; 3° aigu ou photophobique. »

Pour le premier, la description est empruntée à Mackensie ; le second tient à une altération du corps hyaloïdien, de la rétine, de la choroïde ou de toutes ces parties à la fois; le troisième n'est autre chose que le glaucome aigu décrit par Middlemore et qui débute par l'hyaloïde. Il en résulte une tension due à l'augmentation de l'humeur vitrée.

Lawrence (1830). Le glaucome est une inflammation qui débute soit par l'humeur vitrée pour s'étendre à la rétine, soit par la rétine pour gagner ensuite l'humeur vitrée. La coloration tient à la réflexion de la lumière sur les parties qui ont éprouvé l'altération morbide.

Il croit à l'influence de la diathèse arthritique sur la production du glaucome et à l'utilité des antiphlogistiques comme traitement.

Weller (1832) s'exprime de la manière suivante sur le glaucome : « Dans cette maladie, le corps vitré paraît trouble et d'une couleur gris verdâtre ou vert de mer. Le cristallin devient opaque, se ramollit, augmente de volume, repousse l'iris en avant et diminue la capacité de la chambre antérieure. C'est cet ensemble que les anciens appelaient *cataracta viridis*, et les modernes *cataracte glaucomateuse*. »

L'auteur ajoute que la cause du trouble ne gît pas seulement dans le corps vitré, mais qu'elle existe en même temps dans la rétine. Le trouble de transparence du corps vitré pourrait bien tenir à l'altération du nerf optique.

Il termine en disant qu'on peut quelquefois sauver l'autre œil, mais que l'on ne peut rien pour celui qui est malade.

Mackensie (1835). « Dans la première et la seconde période, le glaucome est généralement une maladie du cristallin seul. Je dis *généralement*, car quelquefois l'amaurose accompagne le glaucome dès le début ou même le précède... Dans ses périodes les plus avancées, le glaucome présente des symptômes qui dépendent de certaines conditions morbides de presque chaque tissu de l'œil en particulier. Les éléments qui constituent le glaucome, lorsque l'évolution est fort avancée, résident dans le cristallin, l'humeur vitrée, la rétine, la choroïde, l'iris, la sclérotique, les vaisseaux sanguins de l'œil et même dans la cornée et la conjonctive. »

Stœber (1837) déclare que la cause du glaucome est peu connue et qu'il tient à une inflammation du corps vitré, à une dégénération de cet organe ou de la rétine, quelquefois à une maladie de la choroïde.

Selon lui, c'est une affection qui se présente surtout chez les sujets arthritiques ou syphilitiques et qu'on rencontre rarement chez les gens dont la constitution est saine.

Rognetta (1844) adopte les premières idées de Mackensie. La coloration verte du glaucome n'existe pas dans le corps vitré, elle vient du cristallin coloré en jaune, mais le mal est propagé du cristallin au corps vitré qui augmente de quantité et rend le globe oculaire dur. La rétine et la choroïde sont comprimées excentriquement, et c'est là la cause d'une cécité plus ou moins complète. Le professeur italien rejette « jusqu'à nouvel informé » la théorie de Sichel, déjà exposée avant lui par Jüngken et Rosas.

Coccius (1865) admet les théories de Donders et de Von Graefe, mais il ne pense pas qu'on puisse affirmer l'existence d'une pression intra-oculaire.

Frœbelius (1865) ne donne que des idées vagues sur l'origine du glaucome : « Les débuts, dit-il, sont très-insidieux, et l'idée à s'en faire doit être plus étendue que le type décrit par Von Graefe. »

VINGT-ET-UNIÈME LEÇON

MALADIES DE L'IRIS (SUITE)

Après avoir passé en revue toutes les théories qui ont été émises au sujet de cette maladie, nous en sommes arrivé à présenter une opinion qui relève de notre pratique personnelle.

Déjà, en 1864, l'*Union médicale* a donné un aperçu de notre manière de voir; plus tard l'ouvrage du professeur Mackensie, troisième volume, a rendu compte de nos opinions. Nous ne parlerons que pour mémoire de quelques Thèses dans lesquelles notre travail a été analysé, et en particulier de celles des docteurs Degrond et Yardin, toutes deux présentées en 1866.

Les glaucomes opérés par iridectomie sont loin de guérir tous; souvent même les phénomènes inflammatoires ne sont entravés que d'une manière passagère; ils reparaissent plus tard et avec des caractères tout aussi sérieux.

D'autre part, les malades atteints de cette affection n'éprouvent pas les mêmes symptômes, ni comme pression intra-oculaire, ni comme douleurs, ni comme marche des accidents; en un mot, il y a plusieurs variétés de glaucome.

Le glaucome est une maladie due à des désordres existant dans le système vasculaire veineux de l'œil. Von Graefe attribue, comme nous l'avons noté plus haut, le glaucome à une altération des vaisseaux irido-choroïdiens, et on ne doit pas s'écarter beaucoup de cette opinion, un peu trop générale cependant.

Puisque le glaucome est une maladie du système vasculaire de l'œil, il est bon de se rappeler ce que nous disions à propos des irido-choroïdites, à savoir : que l'œil présente deux circulations bien distinctes, une *antérieure* et une *postérieure*.

Les deux circulations sont indépendantes l'une de l'autre, c'est là un fait anatomique que l'on peut facilement vérifier, et si elles ont un point commun, c'est dans le cercle ciliaire, au niveau du canal de Schlemm, qui doit être considéré comme un véritable sinus.

Il faut dire aussi que peut-être les membranes profondes de l'œil peuvent,—étant donné un état pathologique quelconque,— avoir une influence grave sur les membranes de l'hémisphère antérieur, et *vice versa*, à l'aide du système nerveux général de l'œil et surtout de celui du cercle ciliaire.

Étant établie cette division de la circulation générale de l'œil et admettant que le glaucome est une maladie du système vasculaire veineux, nous en déduirons qu'il existe plusieurs sortes de glaucomes et nous les diviserons en :

1° Glaucome antérieur;
2° Glaucome postérieur;
3° Glaucomes complets.

1° GLAUCOME ANTÉRIEUR.

Les caractères généraux du glaucome antérieur résident dans les symptômes aigus : rapidité du développement, douleurs violentes, inflammation, etc. Ils portent tous sur l'hémisphère antérieur de l'œil; un peu plus tard et par contre-coup, ils réagissent mécaniquement, par pression sur les membranes profondes. Enfin, à une période plus avancée, ils se montrent dans l'hémisphère postérieur, et l'œil tout entier finit par être détruit.

Les symptômes propres au glaucome antérieur sont les suivants :

1° La maladie débute brusquement, sans prodromes; les malades n'éprouvent aucun malaise précurseur, local ou général.

2° Les douleurs sont aiguës et même excessivement violentes; elles portent sur toutes les ramifications de la cinquième paire, plus particulièrement sur le frontal externe, sur la branche de l'aile du nez, derrière la tête, dans l'oreille, dans les maxillaires, etc. Le caractère propre à ces douleurs est d'augmenter le soir, lors de la digestion, pour disparaître pendant la nuit et d'une manière si complète que les malades, le matin, se croient guéris. Au bout de quelques jours, cependant, les douleurs sont persistantes, mais avec des recrudescences assez régulières comme durée et comme heure du jour où elles s'accentuent.

3° Le malade se rend compte de ce phénomène, qui même peut le rassurer au point de lui faire perdre un temps précieux, à savoir que la vision, très-trouble pendant les douleurs, redevient presque à l'état normal lorsqu'elles cessent. Ce résultat prouve que, dans les premiers jours, les phénomènes de compression sont seuls la cause des accidents, et que jusqu'alors il n'existe pas de désordres anatomiques réels.

Quand les douleurs commencent à devenir persistantes, la vision demeure constamment troublée.

4° Les malades se plaignent à peu près tous de la décomposition des rayons lumineux, surtout le soir et précisément à l'heure du jour où les phénomènes de compression s'exagèrent.

Les trois derniers symptômes marchent donc simultanément et suivent les mêmes phases pendant tout le cours de la maladie en tant que le glaucome est antérieur.

Nous ne saurions donner une explication ni très-nette ni bien précise de la loi qui préside à la décomposition des rayons lumineux; nous croyons cependant qu'elle tient à une perturbation organique de la rétine qui, comprimée, ne transmet plus normalement la lumière au sensorium. C'est par un défaut d'appréciation spécial que la rétine transmet cette décomposition de la lumière. Nous ne croyons pas que le fait se produise à cause du trouble produit dans l'appareil optique de l'œil, dans la différence des rapports des plans optiques.

La rétine, continuation du nerf optique ou mieux membrane sur laquelle viennent se répandre en rayonnant toutes les fibres du nerf optique, est formée de cellules et de fibres nerveuses, de myélocytes, de matière amorphe et de capillaires.

Les éléments nerveux se terminent par des corps cylindriques plus ou moins volumineux qui portent les noms de *bâtonnets* et de *cônes*. Tous ces éléments sont serrés les uns contre les autres et situés perpendiculairement à la surface de la rétine. Ils forment une couche qui possède seule la sensibilité lumineuse. C'est par son intermédiaire que les impressions perçues sur la rétine sont transmises au nerf optique. Et l'on comprend aisément que non-seulement toute altération pathologique, tout changement physiologique qui porte sur ces éléments peut détruire les fonctions de l'œil, mais encore que toute action mécanique exercée sur eux, qu'une lésion quelconque même momentanée ait pour résultat d'apporter une perturbation certaine, un trouble grave dans les phénomènes naturels de la vision.

Les perceptions lumineuses peuvent être perverties de deux manières : soit que les centres nerveux eux-mêmes aient éprouvé une altération passagère ou définitive, soit qu'au contraire les organes chargés de lui apporter les impressions étrangères, ne remplissent plus normalement leurs fonctions.

Les ambliopiques par abus de tabac ou excès alcooliques n'ont plus une conscience exacte des couleurs, ils perdent le sentiment réel des distances, — la vue est émoussée. Mais dans l'origine, l'ophthalmoscope ne nous laisse découvrir dans les membranes de l'œil aucune altération de quelque importance.

Dans un autre ordre de faits, l'observation clinique nous démontre que toute modification apportée dans les conditions physiologiques de la rétine produit une perversion forcée de sa fonction; si, par exemple, les rayons lumineux viennent à impressionner la rétine d'une manière trop persistante, les images n'ont plus leur coloration naturelle. Lorsqu'on fixe les yeux constamment sur un objet coloré en rouge et placé sur un fond noir, et qu'on dirige ensuite la vue sur une surface blanche, on aperçoit l'image de l'objet en vert. Les dimensions même ne sont plus conservées (voy. *Chevreul*).

En passant de l'obscurité à la lumière, la grande irritabilité de la rétine fait que nous voyons les objets d'une façon très-nette. C'est l'inverse qui a lieu quand on quitte un lieu fortement éclairé par le soleil pour passer dans un demi-jour.

Rappelons enfin qu'à l'endroit où le nerf optique pénètre dans l'œil, la rétine est dépourvue de cônes et de bâtonnets et formée uniquement des fibres du nerf optique. Or, la lumière qui arrive en ce point n'est pas perçue.

Dans le glaucome, la rétine est comprimée par la pression intra-oculaire; les cônes pressés en tous sens, refoulés d'arrière en avant, ne peuvent plus remplir leurs attributions naturelles et transmettent aux nerfs des impressions altérées : il y a perversion du sens optique.

5° La conjonctive est d'un rouge vif, surtout dans le voisinage de la cornée, et la rougeur se montre en raison directe de la douleur.

6° L'œil présente un larmoiement qui devient très-considérable pendant les accès.

7° La cornée est d'abord transparente, ce n'est que plus tard, vers le quinzième jour environ, qu'elle se dépolit, et encore ce phénomène ne se voit-il que dans le glaucome complet. On l'observe assez rarement dans le glaucome antérieur.

8° La pupille est dilatée d'une manière intermittente dans les premiers jours pour rester ensuite stationnaire pendant tout le cours de la maladie. Alors elle est démesurément large, l'iris se réfugie en entier dans la périphérie de la chambre antérieure.

La dilatation de la pupille, de même que la disparition de la chambre antérieure, tient à une seule et même cause : la compression qui agit dans l'œil en tous sens.

La pupille étant mobile et l'iris d'un tissu mou, ne peuvent résister à l'action de la pression qui paralyse les fibres circulaires du diaphragme. Il semble que la pupille prend un point d'appui sur l'humeur aqueuse qui la refoule vers la grande circonférence, aussi est-elle absolument immobile. Cette pression peut même devenir assez forte pour déformer la cornée, car, à une période très-avancée du glaucome, on observe que sa courbure semble appartenir à une sphère d'un rayon plus petit qu'à l'état normal.

9° Un caractère que l'on a décrit comme très-important dans la maladie et qui a servi à lui donner son nom, est la teinte glauque, verdâtre du fond de l'œil.

Souvent la coloration verte existe, mais souvent aussi elle ne se montre pas. Aussi ne lui donnons-nous qu'une importance tout à fait secondaire, d'autant plus qu'on peut voir des sujets n'ayant jamais eu mal aux yeux en présenter tous les caractères. Bon nombre de vieillards ont le fond de l'œil d'aspect vert d'eau, glauque, même sans qu'il existe la plus petite trace d'opacité du cristallin.

Ce fait physiologique tient à ce que, à mesure qu'on avance dans la vie, la choroïde perd de sa couleur noire ; le pigmentum prend une teinte marron.

La lumière ne peut plus être absorbée en entier, la choroïde réfléchit une certaine quantité de rayons lumineux qui, venant à éclairer les milieux transparents de l'œil, les font apparaître.

De même les parois d'une plaque de verre réfléchissent la lumière dans l'épaisseur de la plaque ; aussi, en la regardant par son champ, a-t-on conscience de l'existence du verre, ce qui n'a pas lieu en regardant de face.

10° Examiné à l'ophthalmoscope, le fond de l'œil ne présente d'autre altération qu'un peu de congestion de la rétine et de la choroïde ; la papille est assez congestionnée, et cela s'explique suffisamment par l'état dans lequel se trouve l'hémisphère antérieur de l'œil.

11° Un fait presque constant est la dureté du globe oculaire. Ainsi l'œil, quand on cherche à le comprimer à travers la paupière, semble aussi dur qu'une bille de marbre qu'on ferait rouler sous la peau d'un gant, expression consacrée par mon père.

Pour bien se rendre compte de la dureté du globe oculaire, il faut placer la paume des deux mains sur les parois de la tête du malade et appliquer les pouces sur les deux yeux ; par un mouvement de rotation exercé sur les paupières, on se rend bien compte de la dureté des globes oculaires et l'on peut même juger de la différence dans leur résistance si les deux yeux ne sont pas malades au même degré.

12° Enfin l'insensibilité conjonctivale est un caractère important, non-seulement pour diagnostiquer le glaucome antérieur, mais bien toutes les variétés de cette maladie. On peut promener un corps étranger, l'extrémité du doigt par exemple, sur la surface oculaire sans que le malade accuse la moindre sensation de douleur. Quelquefois ce contact, même exagéré, ne produit pas de clignement des paupières. Il faut dire que, dans le glaucome antérieur, cette insensibilité suit exactement les phases ordinaires des autres symptômes aigus, elle les accompagne pour demeurer stationnaire, alors qu'eux-mêmes le sont devenus.

Tels sont les caractères principaux, les signes que l'on observe dans le glaucome antérieur. Pendant les premiers jours, c'est-à-dire pendant la première semaine, les accidents sont intermittents; mais, à partir de cette époque et même plus tôt quelquefois, ils deviennent constants ; l'état général alors se modifie ; ces douleurs si violentes donnent lieu à des troubles généraux qui amènent de la fièvre, détruisent l'appétit, etc., et, comme nous le disions, la maladie, avant d'amener des désordres réels dans l'hémisphère antérieur, détermine une compression telle dans l'œil que l'hémisphère postérieur en souffre, par contre-coup, d'une manière mécanique.

L'œil alors donne lieu à des douleurs presque constantes, qui redoublent à certains moments du jour.

La conjonctive demeure constamment rouge et les vaisseaux profonds et sous-jacents sont très-accentués.

L'œil est très-dur sous la pression du doigt.

La pupille est dilatée à son maximum.

La chambre antérieure est détruite.

L'épithélium cornéen est soulevé à ce point que la cornée ressemble à un verre dépoli. Si l'on peut arriver à examiner le fond de l'œil, et on y arrive quelquefois, on trouve des caractères de compression sur la papille qui, sans être réels, font pressentir des désordres prochains qui ne seront autres que ceux que nous étudierons dans le glaucome postérieur.

Dans ces deux formes ou mieux ces deux degrés différents du glaucome antérieur, l'iridectomie rend toujours de grands services.

Lorsque la maladie en est à ses premiers jours de développement, on a le droit d'espérer une guérison radicale. Pratiquée plus tard, l'opération ne conserve ou ne rend qu'une vue plus imparfaite, ce qui tient à ce que la pression exercée d'avant en arrière a déjà modifié la rétine; souvent même le trouble général apporté dans la circulation, bien que suspendu, arrêté dans sa cause, a été cependant assez fort pour nuire à la nutrition du cristallin, qui devient opaque plus tard. Il est nécessaire de pratiquer l'extraction linéaire.

A notre sens, nous croyons que l'iridectomie agit en modifiant l'iris, mais à *plusieurs points de vue.*

Nous avons admis, et nous tenons à le répéter ici, que l'œil a deux circulations distinctes ; lorsque la circulation antérieure est malade d'une manière particulière, il peut se développer une maladie, le glaucome, que nous appelons le glaucome antérieur et non le glaucome aigu.

En modifiant cette circulation d'une façon spéciale, les symptômes s'amendent et disparaissent même, — mais à la condition d'agir sur l'organe principal de l'hémisphère antérieur de l'œil, en pratiquant une iridectomie. C'est l'iris, en effet, qui sécrète l'humeur aqueuse, et, quelle que soit la théorie physiologique adoptée, il faut toujours admettre que les artères destinées à l'iris sont chargées de fournir à la nutrition des membranes qui constituent l'hémisphère antérieur de l'œil et de réparer les liquides normaux et notamment l'humeur aqueuse.

Dans le glaucome antérieur, l'opération par iridectomie agit :

1° En faisant une paracentèse ;

2° En arrêtant les sécrétions de l'iris, dont elle diminue la surface ;

3° En empêchant les réactions nerveuses.

1° *En faisant une paracentèse.* — Il nous souvient d'avoir été obligé, en 1859, pendant une absence de mon père, de soigner une pauvre femme atteinte de glaucome antérieur.

Les symptômes étaient très-accusés, très-précis. Nous fûmes contraint, n'ayant pas l'autorité suffisante pour pratiquer une véritable opération, de faire une simple paracentèse de la cornée. Pendant quelques jours et comme nous l'avions vu faire maintes fois par notre maître, nous ouvrîmes la plaie de la cornée tant et si bien que la pression de l'œil, ne pouvant plus se renouveler à cause de la fistule permanente de la cornée et parce que peut-être la cause réelle de la maladie avait disparu, la malade guérit. C'est là un résultat sur lequel nous insistons, parce que depuis lors la pratique nous a démontré qu'il se présente assez fréquemment.

Dans d'autres circonstances bien connues, une fistule permanente de la cornée empêche l'œil d'être compromis soit qu'elle arrête une irido-choroïdite possible, soit qu'elle fasse diversion à l'altération primitive.

Ainsi, par exemple, dans un cas d'abcès grave perforant de la cornée, les accidents de compression oculaire, l'inflammation de l'iris, la menace de destruction de la cornée par extension de la suppuration, disparaissent lorsque l'abcès s'ouvre de manière à laisser subsister une fistule de la cornée ; grâce à elle, les accidents sont arrêtés dans leur marche et les symptômes s'amendent. Quand bien même l'abcès se compliquerait de hernie de l'iris, la maladie primitive n'en disparaîtrait pas moins entièrement, soit qu'elle guérisse tout à fait, soit qu'elle suive les phases d'une maladie consécutive, indépendante et toute différente de la première.

Il n'est pas besoin de donner d'autres exemples pour établir que le fait seul de l'évacuation de l'humeur aqueuse au premier temps de l'iridectomie entraîne comme résultat immédiat des conséquences identiques à celles que nous venons d'exposer. Par suite de la diminution et même de la disparition de l'humeur aqueuse, *il se fait de la place* dans l'œil, l'iris peut continuer à sécréter, remplir de nouveau la chambre antérieure, mais il n'en est pas moins acquis, qu'entre le moment où l'humeur aqueuse est partie et celui où elle sera reproduite et enfermée de nouveau dans la chambre antérieure, il y a un certain intervalle, — temps d'arrêt, pendant lequel la pression ne pourra pas s'exercer.

Et même, ajoutons-le, ces quelques heures de répit ne suffiraient-elles pas dans quelques cas pour couper court à la maladie ?

2° *En arrêtant les sécrétions de l'iris et en diminuant sa surface.* — L'iridectomie arrête les sécrétions de l'iris ou mieux les suspend tout d'abord, en utilisant la circulation de l'organe en faveur de la cicatrisation. Le premier résultat de l'opération est donc de faire une plaie à la cornée, que l'iris se charge de réparer; sa circulation, ses sécrétions, trouvent donc un diverticulum heureux en faveur de la diminution de l'humeur aqueuse. La blessure faite à l'iris réclamera aussi du diaphragme les moyens de réparation qui lui sont nécessaires. L'ensemble de ce travail sera de déterminer un amoindrissement de la pression intra-oculaire, aussi bien pendant l'état aigu de la maladie que plus tard.

3° *En empêchant les réactions nerveuses.* — Nous serions très-embarrassé pour donner un autre titre à une question fort simple et qui exige un développement très-court. Lorsqu'il y a compression de l'œil pour une cause quelconque et que la pression s'exerce dans l'organe même, le système nerveux peut être affecté de deux manières différentes : l'une directe et par la compression des nerfs qui amènent des symptômes aigus; l'autre indirecte et ne s'exerçant que par action réflexe. Ces deux actions nerveuses ont le même effet, elles entraînent des complications graves, car, en somme, exciter le système nerveux, c'est augmenter les sécrétions; les liquides renfermés exercent une pression grave sur les membranes profondes et sur l'hémisphère antérieur; nous accorderons que si la cornée ou l'iris sont malades, il y a des sécrétions abondantes du côté de la glande lacrymale, sécrétions utiles, nécessaires; les sécrétions intra-oculaires, quelle que soit leur origine, ont le même but et sont de même ordre, mais elles se localisent dans l'œil, y sont renfermées et s'accumulent; si les moyens de disparition sont détruits, la pression interne persiste, augmente sans cesse. Les nerfs sont rendus plus irritables, et il en résulte un trouble fonctionnel et des lésions pathologiques dans tous les organes auxquels ils se distribuent.

L'iridectomie guérit le glaucome antérieur en agissant de trois manières différentes. Il ne reste dans l'œil que des désordres chirurgicaux, à moins que la compression très-prolongée n'ait amené mécaniquement des altérations dans les membranes profondes.

Quand on met ce procédé en pratique, le lieu d'élection de la ponction est déterminé d'après le lambeau d'iris à enlever.

On doit le choisir aussi sain que possible; si le diaphragme présente les mêmes conditions de vitalité dans toute sa surface, il faut faire l'iridectomie en haut, afin que la paupière supérieure puisse venir en aide à la pupille déformée et corriger une difformité qui devient d'autant plus importante que les yeux sont clairs, bleus, par exemple.

2° GLAUCOME POSTÉRIEUR.

Nous avons vu dans l'étude du glaucome antérieur que les symptômes aigus étaient très-accentués. Il y a insensibilité de la conjonctive, soulèvement de l'épithélium de la cornée, changement de courbure de cette membrane, etc. Mais le signe caractéristique de cette affection consiste dans les douleurs aiguës que l'on observe et les intermittences qui se font remarquer au début. L'intermittence porte aussi bien sur les symptômes anatomiques que sur ceux qui sont fournis par l'état général du malade. Ainsi l'on peut voir des individus qui la veille présentaient d'une manière irrécusable tous les symptômes d'un glaucome antérieur, se réveiller le lendemain en apparence guéris, ne plus ressentir de douleur, la pupille ayant recouvré sa mobilité et ses dimensions normales, etc. Les symptômes réapparaissent en général après le premier repas, au moment où commence la digestion.

Voyons, par opposition, comment les choses se passent dans le glaucome postérieur. Dans cette variété, les symptômes sont toujours continus ; depuis le moment où ils ont apparu pour la première fois jusqu'à celui où le chirurgien les observe, ils ont marché progressivement, sans jamais présenter d'intermittence.

Au début de l'affection, les phénomènes par lesquels elle s'annonce sont peu prononcés, et si l'on examine le malade au bout de six mois, on voit que les symptômes sont plus accentués, qu'ils ont suivi une marche lente, mais qu'ils ne se sont pas arrêtés. Ainsi donc, le glaucome postérieur présente dans sa marche une progression toujours constante.

Dans le glaucome aigu, dix ou quinze jours suffisent pour que la maladie parcoure toutes ses périodes, de sorte qu'au bout de ce temps l'intervention chirurgicale devient au moins inutile. En effet, l'iris est détruit ; cette membrane n'existe plus comme organe vasculaire, contractile ; la cornée est également détruite, elle n'a plus d'épithélium, elle est privée de ses moyens de nutrition et présente des dépôts dans l'épaisseur de ses couches profondes, — ce qui prouve que le cercle ciliaire est déjà atteint. Dans le glaucome postérieur, au contraire, au bout de six mois de durée, la rétine et la choroïde sont malades, mais elles ne sont pas détruites ; elles sont plus profondément atteintes qu'au début de la maladie ; leurs fonctions pour être diminuées, n'en persistent pas moins ; — il y a donc des différences marquées dans la manière dont se présentent ces deux variétés de glaucome.

Nous trouvons, en outre, au glaucome postérieur des symptômes qui lui appartiennent en propre, mais comme nous avons étudié le glaucome antérieur, il est plus simple de procéder par comparaison. Dans le glaucome postérieur, il n'existe pas de douleur, ce qui s'explique parfaitement par les courtes considérations anatomiques que nous avons présentées sur la constitution anatomique de la choroïde et de l'iris.

Nous voilà donc en possession de trois sources importantes de diagnostic différentiel entre les glaucomes antérieur et postérieur ; ce sont : la présence des douleurs dans le premier cas, leur absence dans le second, l'intermittence dans les symptômes et la durée de la maladie.

Le glaucome postérieur ne peut être confondu qu'avec une seule maladie, l'atrophie du nerf optique, atrophie dont on parle comme si c'était une affection bien caractérisée. Mais il est permis de penser qu'on ne la connaît encore que très-imparfaitement. C'est une maladie variable à l'infini et qui peut être le résultat d'un certain nombre d'affections dont le début diffère complétement.

Par exemple, un individu qui abuse des boissons alcooliques ou qui fume dans des proportions exagérées, peut présenter, au bout d'un certain temps, du côté de la vision, des phénomènes de perturbation tout à fait caractéristiques; il finira par être atteint d'une atrophie de la papille.

D'autre part, si nous prenons un malade atteint d'ataxie locomotrice, de paralysie générale progressive, de ramollissement cérébral, etc., nous voyons, après un certain nombre de symptômes oculaires, se produire également l'atrophie de la papille. Dans les deux cas le résultat est le même, et cependant le point de départ est tout différent. Lorsque nous parlons d'atrophie de la rétine, nous voulons dire que le nerf optique présente des modifications, soit dans sa circulation, soit dans sa fonction nerveuse.

Le glaucome postérieur a été confondu avec l'atrophie de la rétine. Cette confusion ne devrait pas avoir lieu, car ces deux maladies présentent dans leur première période des caractères tout à fait différents. Dans l'atrophie, nous trouvons au début une congestion considérable autour de la papille, il y a là primitivement une sorte d'infiltration périphérique. Dans le glaucome postérieur, ce symptôme manque; au lieu de la congestion choroïdienne, il existe un arrêt marqué dans la circulation veineuse. A la période terminale de l'atrophie, on ne trouve plus trace de circulation artérielle ou veineuse dans la rétine, le nerf optique qui d'abord a présenté à son point d'émergence un double contour, — aspect dû à la disparition des fibres nerveuses et au rétrécissement consécutif de la papille, et qui permet d'apercevoir la sclérotique entre ses limites actuelles et celles qu'elle occupait d'abord, — le nerf optique, disons-nous, n'existe plus, et à la place de la papille se voit la lame criblée.

Quand le glaucome postérieur est complet, il existe des corps flottants dans l'humeur vitrée, il s'est développé une cataracte spéciale, et tout un cortége de symptômes que nous étudierons plus loin. Il ne peut donc pas y avoir de confusion entre le glaucome postérieur et les atrophies de la papille; ce qui pourrait y donner lieu, c'est l'existence d'un phénomène commun aux deux maladies et sur lequel nous allons nous arrêter un moment.

Nous pouvons regarder le nerf optique comme formé d'un certain nombre de faisceaux nerveux ; si nous venons à couper un de ces faisceaux, toutes les fibres qui le composent et qui concourent à former la rétine perdront leur sensibilité, elles ne pourront plus transmettre au cerveau les impressions qu'elles reçoivent et, par conséquent, un objet placé de manière à venir impressionner la rétine dans ce point ne sera pas aperçu. Or, ce que nous venons de faire par une section partielle du nerf optique, l'atrophie peut le produire si elle ne porte que sur une partie limitée de ce même nerf. De même, dans le glaucome postérieur, il peut y avoir une compression partielle du nerf optique à son point d'émergence dans l'œil, on observe alors un phénomène identique à celui dont nous venons de parler sans qu'il y ait atrophie de la papille.

Mais de ce fait, que le champ périphérique est modifié dans l'atrophie et dans le glaucome postérieur, il ne faut pas confondre ces deux maladies. Pour être dans le vrai, il faut dire que le glaucome postérieur entraîne par sa présence une compression périphérique de la papille et que dans certaines conditions cette compression peut présenter des phénomènes analogues à ceux de l'atrophie de la rétine.

Le malade présentera des troubles dans le champ périphérique.

On appelle champ périphérique ou d'avertissement toute la portion d'espace embrassée par l'œil quand il regarde sur un point déterminé quelconque. Lorsqu'on fixe un objet de manière à en avoir une perception bien nette, on aperçoit, d'une manière confuse il est vrai, les objets environnants. C'est précisément cet espace aperçu d'une manière confuse qui a reçu le nom de champ périphérique.

Toute la surface rétinienne est sensible, mais elle ne présente qu'un seul point sur lequel convergent les rayons lumineux et se produisent des images nettes ; tout le reste ne donne lieu qu'à des images confuses. L'étendue du champ périphérique varie en raison du carré de la distance.

Chez les malades atteints de glaucome, on observe des modifications diverses dans l'étendue et la configuration du champ périphérique. Par exemple, il est rétréci, diminué d'étendue, présente une forme tout à fait irrégulière, est échancré plus ou moins profondément sur ses bords et en plusieurs endroits ; chez d'autres, il a conservé son étendue normale, seulement il présente des espaces plus ou moins nombreux dans lesquels la vision est abolie. Ces perturbations dans l'étendue ou la forme du champ périphérique se rencontrent dans toutes les maladies du nerf optique, et cela est facile à comprendre, puisque si les fibres nerveuses sont comprimées, la partie de la rétine qu'elles concouraient à former perd de sa sensibilité et la portion du champ d'avertissement, dont elle nous donnait la notion, disparaît. C'est ce qui arrive dans toutes les maladies du nerf optique à la suite desquelles il y a compression ou atrophie partielle soit sur son trajet, soit à son point d'émergence. Il en est de même si la pression s'exerce d'avant en arrière sur la rétine, et c'est précisément ce qui se produit dans le glaucome postérieur et ce qui explique la modification du champ d'avertissement et la confusion que l'on a laissé établir entre cette maladie et l'atrophie du nerf optique.

Les bâtonnets sont serrés, comprimés les uns contre les autres, par pression réciproque, leur calibre est diminué, ils sont couchés les uns sur les autres. Par ce fait seul qu'ils sont aplatis ou renversés, la vision est abolie dans les points de la rétine correspondants et l'on constate une diminution du champ périphérique.

Dans le glaucome postérieur, comme dans le glaucome antérieur, la conjonctive est insensible; ce n'est que dans des cas tout à fait exceptionnels qu'elle conserve sa sensibilité normale. Ce fait, surprenant au premier abord, s'explique aisément. Les différents nerfs qui se distribuent à l'appareil de la vision s'anastomosent entre eux, et la compression qui se produit dans l'hémisphère postérieur, par suite de la gêne de la circulation choroïdienne, retentit inévitablement dans l'hémisphère antérieur. Si elle n'est pas aussi énergique que dans le glaucome antérieur, elle est cependant suffisante pour comprimer le cercle et les nerfs ciliaires. C'est par cette solidarité qui existe entre les différentes parties du système nerveux de l'œil que nous pouvons expliquer l'insensibilité de la conjonctive. Il est, du reste, une expérience qui démontre d'une manière péremptoire le fait que nous venons d'énoncer. Il nous est venu à l'idée d'arracher un cil chez un sujet glaucomateux; on sait combien l'avulsion en est douloureuse à l'état normal; eh bien, chez un individu atteint de glaucome, elle se fait sans qu'il en ait conscience.

La cornée est transparente et translucide, c'est-à-dire qu'elle permet aux rayons lumineux de la traverser et à la vision de s'effectuer. La chambre antérieure est diminuée de capacité, car l'iris est chassé en avant. La pupille n'est pas dilatée, mais immobilisée. Tous ces phénomènes s'expliquent parfaitement par l'augmentation de la pression intra-oculaire dans l'hémisphère postérieur.

En examinant au moyen de l'ophthalmoscope les désordres survenus du côté du fond de l'œil, nous trouverons dans l'hémisphère postérieur des lésions consécutives à la compression, tout à fait analogues à celles que nous avons observées dans l'hémisphère antérieur à la suite du glaucome aigu; seulement elles sont en rapport avec la nature des organes sur lesquels elles portent. C'est ainsi que nous pourrons observer une excavation de la papille.

La théorie du glaucome, telle que nous l'avons exposée, avait été entrevue par Jæger, car il donnait le nom de *glaucomateuse* à cette excavation de la papille; seulement il n'est pas allé plus loin. Cet enfoncement du point d'émergence du nerf optique produit nécessairement une modification dans les vaisseaux qui le parcourent. Ils présentent une coloration très-marquée à la périphérie de la papille, tandis qu'à sa surface même ils sont rosés, plus clairs, — surtout les artères; mais le phénomène se montre de préférence sur les veines.

A l'état normal, du centre de la papille émergent les vaisseaux de la rétine, artères et veines, les premiers cheminant pendant une partie de leur trajet dans l'épaisseur du nerf optique. Ces vaisseaux, intimement accolés à la surface de la papille, la suivront dans son mouvement de retrait si elle vient à s'excaver; ils seront donc enfoncés à ce niveau. Dans de pareilles conditions, en suivant le trajet d'une veine par exemple depuis l'*ora serrata* jusqu'à la papille, vers la périphérie de celle-ci, on n'apercevra plus la veine suivant son épaisseur, mais, pendant qu'elle descend dans l'excavation papillaire, on la verra dans le sens de sa longueur; il y aura en ce point une tache rouge plus accentuée, suffisante quelquefois pour simuler une apoplexie de la rétine et due à ce que la colonne de sang aperçue dans ce point est beaucoup plus épaisse que dans le reste de son trajet. Ainsi, dans le glaucome postérieur, les vaisseaux et particulièrement les veines présentent, à la périphérie de la papille, un point qui a en général une forme ovoïde et sur lequel leur couleur est beaucoup plus marquée.

Quant au traitement du glaucome postérieur, nous ne le connaissons pas. L'iridectomie employée dans ce cas est, pour nous, une erreur chirurgicale. Les indications de l'opération n'existent pas, puisque c'est la choroïde qui est malade. Comment espérer modifier la circulation du segment postérieur de l'œil en agissant sur celle du segment antérieur, quand on sait que ces deux circulations sont à peu près indépendantes? C'est, dans ce cas, une *choroïdectomie* qu'il faudrait faire, — si cela était possible.

Si l'on pratique l'iridectomie, on obtient un soulagement passager qui disparaît, en général, au bout de vingt-quatre heures. Il y a, en effet, et cela se conçoit, une détente en ouvrant la cornée et en faisant échapper l'humeur aqueuse, ce qui diminue d'autant la pression intra-oculaire : en coupant un morceau de l'iris, on fait au liquide qui va se reproduire une place un peu plus grande que celle qu'il avait primitivement; mais, dans l'avenir, on ne retire aucun bénéfice sérieux de l'opération.

VINGT-DEUXIÈME LEÇON

MALADIES DE L'IRIS (SUITE)

3° GLAUCOMES COMPLETS.

Il nous reste à nous occuper des glaucomes complets; cette étude ne sera pas longue. — Le glaucome complet se trouve être précisément la terminaison du glaucome antérieur ou du glaucome postérieur, l'un ayant fatalement l'autre pour conséquence.

Cela établi, il est facile de déterminer la symptomatologie du glaucome complet. Il présente tous les symptômes réunis du glaucome antérieur et du glaucome postérieur. Mais tout glaucome complet comprend deux périodes bien distinctes, une période aiguë et une période chronique. Si le glaucome est d'abord postérieur, nous aurons, au moment où il se complétera, tous les symptômes du glaucome antérieur; c'est le glaucome postéro-antérieur aigu. Les douleurs et les autres symptômes disparaissent au bout de quelque temps pour faire place à l'état chronique. Si au contraire la maladie débute dans l'hémisphère antérieur, lorsque les membranes situées dans ce segment auront perdu toute vitalité, — et cela au bout de quinze jours au plus, — elle passera dans le segment postérieur. De là un glaucome antéro-postérieur aigu, et la maladie suivant sa marche, nous aurons le glaucome complet antéro-postérieur.

Nous observerons les symptômes suivants : il n'existe pour

ainsi dire plus de sensibilité conjonctivale. Nous avons vu que, dans le glaucome antérieur, la rougeur de la conjonctive est relativement faible et peu en rapport avec les symptômes qu'on observe. Dans le glaucome complet chronique, au contraire, il existe une rougeur caractéristique et très-marquée. On voit s'élever, des culs-de-sac conjonctivaux sur la conjonctive bulbaire, de grosses veines tortueuses, aplaties, d'une couleur violacée, vineuse et présentant des stases sanguines principalement au niveau de leurs courbures, là où le cours du sang se ralentit.

Nous observons, en outre, sur la périphérie de la cornée, une vascularisation formée d'un lacis inextricable de vaisseaux présentant une couleur d'un rouge violacé avec un gonflement appréciable du cercle périkératique. La cornée est absolument dépourvue d'épithélium, ce qui lui donne un aspect chagriné très-manifeste. Il y a dans son épaisseur des dépôts plastiques qui démontrent que le cercle ciliaire a participé aux désordres lorsque la maladie a passé d'un hémisphère dans l'autre. En effet, cet organe, tenant sous sa dépendance la nutrition des couches profondes de la cornée, nous ne voyons se former d'épanchements dans leur épaisseur que s'il est lui-même atteint, comme dans la kératite primitive par exemple. Nous pouvons remarquer, en outre, qu'il se forme souvent à la surface de la cornée de petites ampoules qui renferment un liquide en général trouble; elles sont formées par l'humeur aqueuse qui, après avoir traversé la cornée, est venu se placer sous l'épithélium qu'elle a soulevé. La pression devient en effet si forte à une certaine époque de la maladie que l'humeur aqueuse la traverse, quoique les moyens de passage qui lui servent à l'état normal soient effacés par le changement de forme de cette membrane.

L'humeur aqueuse est trouble, chose qui arrive toutes les fois que des vaisseaux chargés de sécréter un liquide sont malades.

L'iris n'existe plus comme membrane vasculaire; il a été refoulé à la périphérie en s'enroulant sur lui-même; il est là comme une corde tendue et résistante. Nous avons vu quelques malades chez lesquels il était impossible de le retrouver; chez quelques autres, la pression avait été si violente qu'il était passé derrière le cristallin.

Enfin, le cristallin est opaque; la cataracte que l'on rencontre dans les glaucomes complets a tous les cataractères des cataractes lenticulaires molles, c'est-à-dire de celles dans lesquelles l'opacité a commencé par les couches corticales antérieures ou postérieures. Déjà nous avons dit, dans nos premières leçons, que ce mode de développement était l'indice certain d'une affection oculaire préexistante.

Admettons cependant que le cristallin soit resté transparent, il sera alors possible d'étudier le fond de l'œil. Que sera devenu le corps vitré? D'avance, nous pouvons affirmer qu'il est liquéfié, trouble et coloré. En effet, n'ayant pas de vaisseaux propres, il ne possède pas de moyens de nutrition ; il doit donc les tirer des organes environnants. Or, ce n'est pas la rétine qui peut le nourrir; elle a tout juste ce qu'il lui faut pour fournir à sa propre réparation à l'aide des deux branches de l'artère centrale de la rétine. Ce n'est pas non plus le cercle ciliaire; il est chargé de la nutrition de l'hémisphère antérieur du cristallin, et encore pour une très-petite part. C'est donc la choroïde qui est chargée de cette fonction.

Or, comme le glaucome est une affection de la circulation oculaire, il n'est pas étonnant que dans le glaucome complet, où la choroïde est si profondément atteinte, le corps vitré soit lui-même malade. Les loges qui le divisent à l'état normal n'existent plus, ou du moins, privées de nutrition, elles se déplacent, deviennent opaques et flottent dans le corps vitré ramolli. Nous n'appellerons pas ces corps flottants des *corps albumineux*. On a dit, et c'est possible à la rigueur, qu'ils étaient formés d'albumine; mais, outre qu'on n'a pas démontré directement leur nature, nous aimons mieux, lorsque le corps vitré est malade, rattacher les lésions qu'il présente aux éléments qui entrent dans sa composition. Or, c'est à peine s'il renferme quelques traces d'albumine à l'état normal ; d'où lui viendrait donc celle qui formerait ces prétendus dépôts? Les premières lésions dans les maladies du corps vitré portent sur les cloisons qui deviennent opaques très-rapidement et en se déplaçant dans le liquide forment les corps flottants. En outre de ces corps flottants, le corps vitré est coloré; ce qui est dû à une matière très-abondante dans l'œil, — le pigmentum choroïdien. Par suite des maladies de la choroïde, les cellules pigmentaires ne sont plus nourries d'une manière physiologique, leur enveloppe se déchire, le liquide qu'elles renferment entraîne avec lui le noyau et les granulations pigmentaires qui sont fortement colorées en noir; celles-ci cheminent à travers la rétine, quelques-unes se fixent dans son épaisseur, le plus grand nombre la traversent et viennent se répandre dans le corps vitré, qui prend alors une coloration brunâtre.

Si le corps vitré est assez transparent pour nous permettre d'apercevoir la rétine, nous verrons que cette membrane est profondément modifiée. Sa circulation artérielle a complétement disparu, la papille a diminué d'étendue, elle présente un double contour. Ce phénomène n'implique pas nécessairement l'idée d'une affection de la choroïde.

Le nerf optique, après avoir pénétré dans l'œil, s'étale de façon que la papille est un peu plus large que l'ouverture par laquelle passe le nerf. Or, s'il vient à s'atrophier, un certain nombre de ses fibres disparaissent, la papille diminue d'étendue et se trouve inscrite dans la papille normale. Et comme la sclérotique s'arrête aux bords de celle-ci, on l'aperçoit par transparence entre les limites anciennes de la papille, ce qui donne la sensation du double contour. A un certain moment, l'atrophie est poussée à un tel point que l'on ne voit plus absolument que la lame criblée de la sclérotique.

Nous arrivons enfin à la choroïde. Cette membrane pourra offrir à l'observation toutes les maladies auxquelles elle peut être sujette. Dans certains points, nous observerons ce que l'on est convenu d'appeler des décollements de la rétine. A côté, nous verrons des plaques congestives ; dans quelques points même il y aura rupture de vaisseaux, et partant, des apoplexies. Enfin, dans d'autres points, nous aurons des plaques atrophiques ou bien encore des amas pigmentaires considérables. Les cellules régulières de la choroïde, celles qui se trouvent en rapport avec la rétine, sont plus séparées les unes des autres; leurs enveloppes sont déchirées, leur noyau a disparu, leurs granulations devenues libres traversent la rétine. Il en est qui, s'accumulant dans un point de son épaisseur, forment les amas pigmentaires, tandis que d'autres, comme nous l'avons dit, traversent complétement la rétine et arrivent jusque dans le corps vitré, auquel elles donnent sa coloration particulière. On dit alors qu'il est *jumenteux*.

Dans le glaucome complet, une iridectomie ne saurait avoir d'efficacité que si la maladie, après avoir détruit l'hémisphère postérieur, vient porter son action sur l'hémisphère antérieur. Alors l'opération peut mettre un terme aux douleurs et placer l'œil sain à l'abri d'une action réflexe dont le résultat peut être une *ophthalmie* ou un glaucome.

2° Des leucomes.

Lorsqu'à la suite d'une maladie de cause générale ou locale, il se produit une ulcération, un abcès de la cornée, après cicatrisation il reste sur la membrane des *taches* qui portent le nom de leucomes. On les a désignés de plusieurs manières, suivant qu'ils existent dans tel point ou dans tel autre, ou qu'ils intéressent des tissus plus ou moins profonds; de là les noms d'*albugo*, de *néphélion*, etc. Le mot leucome (λευκος, blanc) suffit comme terme générique et pour indiquer que toutes les cicatrices de la cornée sont blanches. M. le professeur Robin nous apprend qu'elles paraissent sous cet aspect, que nous les croyons blanches parce que les éléments qui les constituent réfractent fortement la lumière. La division en néphélions, albugos, etc., ne peut fournir d'indications sérieuses au point de vue d'une opération. Par cela seul que la cornée est occupée par une cicatrice *leucomateuse* ou autre, la lumière ne peut plus pénétrer dans l'œil, et dans quelques cas il devient nécessaire d'intervenir chirurgicalement pour rétablir la vision, du moins en partie.

Les leucomes peuvent avoir des effets variables, des conséquences différentes, suivant qu'un œil a été atteint ou que les deux sont malades. Nous ne nous occuperons pas des leucomes lorsqu'ils sont excentriques à la pupille. Leur effet n'a pas d'action grave sur la vision et il serait oiseux de nous étendre sur ce point.

Lorsqu'un œil est atteint d'un leucome central et que l'autre est sain, nous pensons que la pupille artificielle la plus parfaite ne peut jamais rendre la vue dans une proportion suffisante pour que l'accommodation binoculaire puisse s'établir régulièrement. Aussi nous dispensons-nous d'opérer, *quand même* l'œil malade serait devenu strabique.

Il faut recourir à l'opération, si l'œil atteint de leucome est menacé de perdre dans l'avenir les fonctions de la rétine, par suite *d'anesthésie acquise*.

Lorsque la tache centrale de la cornée est petite, peu épaisse, il en résulte pour le malade une gêne qui se traduit plus tard par l'effacement progressif, puis complet de la vision. A une époque peu éloignée de l'accident, on arrive à maintenir l'œil à l'état normal, mais en l'obligeant à s'exercer *seul* et à des distances variées. A la longue, le défaut d'exercice des fonctions optiques laissant l'œil abandonné à lui-même, il y aurait strabisme, et il faut bien se garder de pratiquer la strabotomie avant d'avoir agi sur l'œil, de manière à le ramener aussi près que possible de l'état normal au moyen d'une gymnastique appropriée (voyez *Strabisme*).

Lorsque l'un des yeux est atteint d'un leucome central de la cornée, tandis que l'autre est sinon complétement perdu, atrophié, du moins considérablement affaibli, l'opération devient nécessaire et l'on doit distinguer trois cas :

1° Le leucome peut être central et assez peu étendu ;

2° La pupille peut adhérer en partie ou en totalité à la cornée ;

3° Le leucome peut être très-étendu.

Dans le premier cas, l'iridectomie simple, comme nous l'avons décrite, doit être appliquée en choisissant comme lieu d'élection de la ponction un point de la cornée situé dans la moitié inférieure, afin que la pupille ne soit pas masquée par la paupière supérieure, et choisi soit en dedans, soit en dehors, mais de manière que la perte de substance faite à l'iris permette à la lumière de passer facilement et en plus grande quantité.

Lorsque la nature de l'affection laisse au chirurgien le choix de la plaie, il convient de faire la pupille artificielle en bas et en dehors.

Dans le second cas, lorsque la pupille adhère en partie à la cornée, il faut faire une *iridectomie*, c'est-à-dire chercher un lambeau de l'iris dans un lieu où il est demeuré libre. L'opération est plus facile, et d'ailleurs on ne risque pas inutilement de réveiller d'anciennes inflammations qui pourraient survenir, si l'on allait rechercher l'iris dans des points où il adhère, — auquel cas on pratiquerait un véritable déchirement, une iridorhexis. Il est bien clair que si l'iridectomie établit une pupille que la paupière supérieure doit cacher plus tard, il faut, comme dans le cas qui va suivre, pratiquer quand même une iridorhexis.

Si la pupille adhère en totalité ou, pour mieux dire, si elle est engagée tout entière dans la cornée, — et il en est de même pour le troisième cas, — le leucome cache la pupille artificielle, la cicatrice de la plaie chirurgicale vient se joindre à lui ; il faut alors modifier le procédé opératoire de la manière suivante :

La cornée doit être ménagée, il faut que la cicatrice ne paraisse pas et s'établisse ailleurs que sur la membrane transparente. La ponction ne peut pas être faite suivant les règles établies précédemment, parce que si la pupille se trouve emprisonnée dans l'épaisseur de la cornée, la chambre antérieure est diminuée considérablement, ce qui nuit à la marche de l'instrument. On s'exposerait à faire une plaie trop petite, et, avec la pointe du couteau lancéolaire, à blesser l'iris dans sa portion herniée.

Pour ces motifs, nous faisons une plaie scléroticale ou mieux sous-conjonctivale. Le couteau pénètre dans la chambre antérieure par une incision faite à 1 millimètre au moins en dehors de la périphérie de la cornée qu'il traverse non dans sa substance, mais bien dans son point de réunion avec la sclérotique ; le tout afin d'éviter la formation d'une cicatrice dont l'opacité rétrécirait le champ de vision.

La marche du couteau doit être oblique, de manière que sa pointe puisse cheminer dans la chambre antérieure, entre les adhérences iridiennes et la périphérie de l'iris qu'il faut éviter de blesser.

Si la plaie de ponction est trop peu étendue, on l'agrandit en faisant usage des moyens ordinaires déjà indiqués. Le second temps s'exécute de la même manière que pour l'iridorhexis, à cela près que l'action exercée par les pinces porte sur l'iris, qui adhère en avant, tandis que dans l'iridorhexis il adhérait en arrière.

Le troisième temps s'exécute comme dans l'iridorhexis.

Si le leucome est très-étendu, autrement dit si la cornée n'est demeurée transparente que suivant une petite bande, une zone très-rétrécie, nous faisons l'opération en deux fois. A ce propos, voici une observation utile à rapporter :

M. X..., parent d'un maréchal de France, est venu nous consulter en 1864. Pendant la campagne d'Italie, il avait contracté une ophthalmie purulente qui s'était terminée par une atrophie de l'œil gauche et par la formation d'un leucome central adhérent considérable à l'œil droit.

La cornée était opaque, excepté dans une zone très-étroite située en haut et en dedans.

Les conditions chirurgicales d'iridectomie et, — dans ce cas particulier, — d'iridorhexis offraient peu de chances de succès. La pupille artificielle à établir ne pouvait être que très-limitée, très-étroite.

Pour que le malade n'encourût pas les risques d'une suppuration de la cornée à la suite d'une plaie trop étendue, nous résolûmes de faire deux plaies séparées et entre lesquelles nous avions ménagé une portion saine de cornée.

Par l'une de ces plaies, nous pratiquâmes une première pupille artificielle, forcément insuffisante il est vrai, mais quarante-huit heures après, en sectionnant de nouveau la cornée, nous enlevions un second lambeau de l'iris sur les limites de la plaie précédente, de manière à agrandir d'autant l'ouverture déjà faite au diaphragme.

Par ce moyen, nous avions obtenu une pupille convenable; les deux plaies s'étaient cicatrisées l'une après l'autre et sans plus d'accidents qu'on n'en remarque à la suite des iridectomies simples.

Vers 1869, notre opéré avait la vue assez bonne pour remplir les fonctions de gardien d'un jardin public.

Il existe d'autres indications d'iridectomie. Entre autres: le staphylôme partiel, le ptérygion étendu, etc.

Nous allons nous occuper du staphylôme partiel.

DU STAPHYLOME.

Le nom générique de toutes les maladies de la cornée et de l'iris, dont nous allons nous occuper, vient du mot σταφυλή, grain de raisin. C'est, une fois de plus, une dénomination dérivant du système de comparaison; aussi devient-elle inexacte, défectueuse dans beaucoup de cas.

Les staphylômes de la cornée d'origine congénitale et portant le nom de *staphylômes pellucides*, ne présentent guère d'indications chirurgicales, aussi bien quand ils sont coniques que lorsqu'ils sont sphériques.

Jusqu'ici nous n'avons rien vu qui puisse donner crédit à un procédé nouvellement mis en usage et qui consiste à enlever de la cornée une portion centrale et n'intéressant que sa surface antérieure.

Les staphylômes de la sclérotique développés à la suite de maladies particulières de la choroïde ou du cercle ciliaire, devront être considérés comme inguérissables, et la chirurgie ne peut intervenir que s'il y a douleur violente, capable de faire craindre pour l'œil sain. Alors il devient nécessaire de pratiquer l'amputation de l'hémisphère antérieur de l'œil et même quelquefois d'énucléer l'organe.

D'une manière générale, la staphylotomie et l'amputation de l'hémisphère antérieur de l'œil sont des opérations de même genre et dont les résultats doivent être les mêmes. Les causes diffèrent, il est vrai, mais le but définitif à atteindre est de même ordre.

On doit, par la staphylotomie, empêcher une ophthalmie par action réflexe, calmer les douleurs sans cesse renaissantes dont les malades sont souvent atteints et faire en sorte qu'après guérison ils puissent jouir du bénéfice de la prothèse oculaire.

Avant d'aller plus loin et d'entrer dans la question chirurgicale pure, il convient de présenter quelques considérations nécessaires.

Les staphylômes qui nécessitent d'une manière directe une intervention chirurgicale sont mixtes; ils sont toujours formés de la cornée et d'une portion d'iris herniée dans une étendue plus ou moins considérable.

La formation des staphylômes est des plus simples et facile à observer.

A la suite d'une perforation de la cornée, l'humeur aqueuse s'échappe et entraîne avec elle la portion correspondante de l'iris. De deux choses l'une: ou bien cette hernie établit un *diverticulum* heureux pour l'inflammation de l'iris; celle-ci se calme, les douleurs disparaissent et la cicatrisation de la cornée commence, grâce à un traitement local et général approprié; la hernie ne se réduit pas, il est vrai, mais s'organise avec la cornée; le tissu inodulaire *marie* les deux membranes, iris et cornée, les recouvre en entier et laisse une cicatrice définitive et durable. L'œil du malade offre un leucome adhérent à l'iris, ou mieux une synéchie antérieure; si le leucome est central et si l'iris est engagé suffisamment pour que la pupille disparaisse complètement dans la cornée, il devient nécessaire de pratiquer, comme nous l'avons vu page 280, une iridorhexis ou une iridectomie, et cela suivant le degré, la forme, l'étendue de l'adhérence iridienne avec la cornée.

Ou bien il arrive que les hernies de l'iris se compliquent de suppuration totale de la cornée et en général de staphylômes qui ne peuvent se cicatriser. A la suite des ramollissements de la cornée, conséquences d'ophthalmie purulente, d'abcès traumatiques ou non, etc., une perforation a lieu ; comme nous le disions tout à l'heure, l'humeur aqueuse s'échappe et l'iris est entraîné hors de la chambre antérieure. Que la hernie se fasse au centre ou à la périphérie de la cornée, il n'est pas moins acquis qu'elle peut favoriser rapidement la guérison de la maladie première; mais il n'en est pas toujours ainsi.

La portion herniée peut s'étrangler dans la plaie de la cornée, il y a compression des vaisseaux, des nerfs compris dans sa substance, ce qui amène un retentissement d'autant plus grave dans le reste du diaphragme que l'état général peut encore venir compliquer la situation. Dans ce cas, en effet, comme dans beaucoup d'autres, les maladies graves de la cornée sont soumises, dans leur marche, à l'état général du sujet. La cause générale aidant, la compression mécanique des éléments iridiens produit une iritis dont les conséquences directes sont une augmentation de la pression intra-oculaire qui n'est due qu'à l'hypersécrétion de l'humeur aqueuse. Or, le point de la cornée par lequel s'est faite la hernie de l'iris est ramolli dans une étendue même assez considérable, et si l'humeur aqueuse demeure enfermée, c'est parce que l'iris hernié s'est gonflé au contact de l'air et fait l'office d'un véritable *bouchon*. Par conséquent, la cornée, dans ses points ramollis, sera extensible, et la pression exercée d'arrière en avant par l'humeur aqueuse ne peut avoir d'action que sur les endroits les plus faibles, les moins résistants. La cornée cède, elle est poussée en avant, l'iris est entraîné avec elle et sa portion herniée forme le sommet d'un cône dont la base est constituée par les parties antérieures de la cornée, sur lesquelles viennent s'accumuler couches par couches les matériaux destinés à une réparation complète, à une cicatrice. Comme la pression est continue, le sommet de la pyramide qui est mou est constamment porté en avant, la cornée semble de plus en plus entraînée, les éléments de cicatrisation le sont également, et l'ensemble des désordres forme ce qu'on appelle un *staphylôme*.

La maladie marche assez lentement, elle ne franchit ses différentes périodes que par secousses, avec des intermittences, et ce n'est que peu à peu, progressivement, que le staphylôme se développe.

On peut l'arrêter dans sa marche par la compression directe, par l'emploi des mydriatiques, en un mot par un traitement local et général rationnel, mais on peut dire qu'il est bien rare d'atteindre un résultat favorable lorsque déjà la cornée a cédé, a changé de courbure, chassée qu'elle est d'arrière en avant par la pression intra-oculaire.

Nous diviserons les staphylômes de l'iris et de la cornée en staphylômes partiels aigus ou chroniques et en staphylômes complets.

1° STAPHYLÔMES PARTIELS AIGUS.

Après toute perforation de la cornée par blessure, abcès, opération de cataracte à lambeau ou extraction linéaire simple, il faut redouter la formation d'un staphylôme. Bien que la cornée ne suppure pas ou n'ait pas suppuré, l'iris se hernie, et la pression d'arrière en avant, le contact de la hernie avec la cornée, les conditions défavorables de réparation peuvent produire deux accidents. Dans l'un, il y a retentissement sur les membranes profondes de l'œil, soit iritis, irido-choroïdite, auquel cas il faut se hâter de pratiquer une iridorhexis afin d'arrêter les progrès du mal; dans l'autre, la hernie s'exagère, augmente, la cornée devient malade à son tour, et sans qu'il y ait de suppuration se ramollit assez pour être entraînée en avant et permettre à un staphylôme de se produire. Dans cette deuxième hypothèse, il faut employer les moyens thérapeutiques seuls, et l'on peut espérer arrêter les progrès du mal.

Avec les mydriatiques, on atténue l'inflammation de l'iris et on empêche certainement la hernie d'augmenter, car plus la pupille sera grande, plus le corps de l'iris sera rapproché de la périphérie de la chambre antérieure. Du reste, à cet égard nous pouvons nous rappeler que lorsque la pupille a été dilatée avant l'opération par extraction linéaire, l'iris s'élance moins vite entre les lèvres de la plaie cornéenne; cela tient à ce que la pupille se contracte d'abord, puis l'humeur aqueuse s'échappe, et l'iris ne trouve plus dans la chambre antérieure de liquide qui l'entraîne au dehors.

Il faut aussi exercer une pression douce, mais continue, sur le globe oculaire, de manière à l'immobiliser. La pression artificielle et à demeure produit un aplatissement progressif de la hernie; la plaie de la cornée se rétrécit de plus en plus, si bien que le lambeau d'iris se mortifie, s'atrophie et disparaît peu à peu; il ne reste qu'une cicatrice qui devient un leucome adhérent central ou excentrique, selon les différents cas.

La compression s'exerce pendant plusieurs semaines à l'aide de charpie et de bandes appliquées avec soin.

Si le leucome adhérent est excentrique et l'œil congénère sain, il faut s'abstenir de toute opération, la vision ne pouvant être rétablie d'une manière suffisante pour que les deux yeux fonctionnent simultanément. Si l'œil opposé est malade, si la vue est assez limitée, il faut pratiquer, sur l'organe atteint de leucome adhérent excentrique, une pupille artificielle *par iridorhexis.* Nous nous expliquons : la vue est modifiée singulièrement et d'une manière toute différente, suivant que le leucome adhérent à l'iris est placé en dehors, en dedans ou en bas. Dans tous les cas, l'adhérence de l'iris forme avec la cornée un véritable *toit* qui éloigne les rayons lumineux obliques ou latéraux. Si, d'un autre côté, la lésion porte en bas par exemple, la paupière supérieure couvre la pupille en haut, le malade ne peut y voir, même assez pour se conduire.

Pour rendre la vue, il est nécessaire de chercher l'iris dans les points où il *adhère* avec la cornée, il faut l'arracher, le séparer des exsudations qui l'emprisonnent; c'est faire une iridorhexis.

Lorsque la hernie partielle de l'iris d'origine quelconque ne se termine pas par une cicatrisation assez complète, l'hémisphère antérieur de l'œil s'altère, il se forme un staphylôme que nous appelons staphylôme partiel aigu.

L'iris étranglé dans la plaie de la cornée s'irrite, son système nerveux est affecté ; par action réflexe, le reste de la membrane enfermé dans l'œil s'enflamme, il y a hypersécrétion de l'humeur aqueuse; la cornée, dans ses points *faibles*, est poussée en avant, l'iris hernié est chassé lui-même, les matériaux dits de cicatrisation ne peuvent s'organiser, il y a staphylôme, soit: saillie de la hernie, accumulation de lymphe à la base de l'iris, entraînement de la cornée, etc., en un mot staphylôme partiel aigu. Si la pression diminuait, si l'iris était enlevé en partie, si la paracentèse de la chambre antérieure était pratiquée, n'y aurait-il pas en réalité un véritable relâchement dans la pression, le staphylôme ne serait-il pas obligé de s'affaisser, le travail de réparation, de cicatrisation de la cornée ne pourrait-il pas se faire facilement? Enfin, disons le mot, le staphylôme partiel enflammé est un glaucome en petit. L'iridectomie doit être pratiquée pour en arrêter le développement.

Il nous souvient d'avoir vu mettre en pratique ce procédé par mon père en 1859. Le malade fut guéri; nous avons depuis profité de l'exemple et nous nous en sommes bien trouvé.

Quand une hernie partielle excentrique de l'iris menace l'œil de staphylôme, l'iridectomie doit être mise en pratique; par elle on fait tout d'abord une paracentèse favorable, puisqu'elle produit un affaissement de la hernie, rendant du moins pendant quelques heures le travail de cicatrisation plus facile. Par l'iridectomie, on *fait de la place* à l'humeur aqueuse et, comme pour le glaucome, on diminuela surface sécrétante.

Comme pratique chirurgicale, il convient de faire l'opération en choisissant comme lieu d'élection de la ponction un point de la cornée diamétralement opposé à celui où la hernie de l'iris s'est produite, afin d'éviter un tiraillement sur les parties déjà en voie de cicatrisation et de ne pas s'adresser à une portion du diaphragme modifiée et presque anéantie comme activité. D'ailleurs, faire une plaie à la cornée en regard de la hernie, ce serait provoquer de nouvelles inflammations qui pourraient se terminer aisément par la suppuration totale.

En résumé, le staphylôme partiel à l'état aigu doit, par l'iridectomie faite à temps, être arrêté dans sa marche. Les douleurs cessent, par suite mettent l'œil opposé à l'abri d'une ophthalmie sympathique aiguë; le staphylôme s'aplatit, la cicatrisation définitive s'établit.

Lorsque le staphylôme partiel est à l'état aigu, on voit quelquefois un hypopion se déclarer. On appelle *hypopion* toute collection purulente séjournant dans la chambre antérieure; suivant que le pus provient de l'iris ou de la cornée, l'hypopion est *vrai* ou *faux*. Si le staphylôme est enflammé, le pus provient à la fois de la cornée et de l'iris.

Dans la pratique habituelle, on ne tarde pas à constater que la formation de tous les hypopions est un signe certain de *détente* dans les phénomènes morbides. Le malade atteint d'abcès grave de la cornée, d'iritis, etc., ne souffre plus dès que le pus a trouvé une issue, fût-ce même dans la chambre antérieure; par suite, cet accident est plutôt un signe favorable, à moins cependant que la chambre antérieure ne soit remplie et que le pus provienne d'une désorganisation générale de l'iris, de la cornée, voire même du cercle ciliaire.

En présence d'un hypopion, il convient d'attendre que le pus soit résorbé avant de pratiquer une opération sur l'iris, et, pour nous, la seule raison à donner est que chaque fois, — peut-être par un hasard malheureux, — que nous avons tenté une opération quelconque intéressant la cornée : plaie linéaire, paracentèse, etc., nous avons eu des suppurations totales de la membrane.

Il ne faut courir les chances d'nne opération que s'il y avait danger absolu et imminence de voir l'œil disparaître.

STAPHYLÔMES PARTIELS CHRONIQUES.

La maladie est devenue plus grave que dans le cas précédent. La cornée est entraînée en avant, l'iris fait une saillie considérable, souvent même la sclérotique est amincie dans le voisinage de la hernie de l'iris, elle est bleuâtre; la chambre antérieure est diminuée; enfin sur la conjonctive se voient des vaisseaux profonds, d'une teinte rouge foncé, ce qui démontre que la choroïde est malade, que sa circulation est modifiée. Le malade voit encore assez clair. Plus tard, à des époques qu'on ne saurait fixer, l'œil devient larmoyant, rouge, s'enflamme légèrement; le malade craint la lumière, il éprouve des douleurs qui, sans être très-violentes, sont difficilement tolérées à cause de leur persistance. La maladie a passé à l'état chronique.

L'iridectomie, — et nous l'avons essayée maintes fois, — ne peut pas arrêter les progrès du mal; après l'opération, le staphylôme se développe comme avant, et dans l'avenir le malade est frappé d'une véritable irido-choroïdite, contre laquelle rien ne peut lutter.

Combien de sujets, à la suite d'ophthalmie purulente, ayant

perdu un œil par suppuration, sont arrivés lentement, peu à peu, à une cécité complète, parce que l'autre œil, primitivement atteint de staphylôme partiel aigu, n'avait pas été opéré par iridectomie dans les délais voulus ! Le staphylôme a suivi un développement lent, accompagné quelquefois d'hydrophthalmie, et lorsque la vision est devenue impossible, les douleurs forcent le chirurgien à recourir à l'amputation de l'hémisphère antérieur pour rendre le repos au patient.

Lorsqu'un staphylôme partiel chronique provoquera des douleurs dangereuses pour l'œil opposé, il faudra pratiquer la staphylotomie ; si le malade n'a que cet œil, on pourra tenter l'iridectomie, mais sans certitude de succès, et encore vaut-il mieux agir par des moyens médicaux, puisque l'opération peut se terminer d'une manière fatale.

2° STAPHYLÔMES COMPLETS.

Le staphylôme complet est formé par la hernie totale de la pupille à travers la cornée.

Souvent la cicatrisation s'établit si complétement qu'il ne peut y avoir formation de staphylôme, le malade est atteint d'un leucome central adhérent, la vision est abolie ; pour la rétablir, il faut pratiquer une iridorhexis.

Lorsque la cicatrisation ne se fait pas, ce qui tient à l'étranglement de l'iris et au retentissement produit sur le reste de l'organe et sur le cercle ciliaire, il y a staphylôme complet.

La maladie est si grave, intéresse si profondément les organes vasculaires de l'hémisphère antérieur de l'œil, sa marche est si rapide, qu'il n'est pas possible de pratiquer une opération quelconque, telle que l'iridorhexis, par exemple, pour en arrêter le cours.

Les douleurs deviennent persistantes, intolérables, la choroïde s'enflamme, l'iris et la cornée font saillie, l'iris même est accolé en entier à la cornée, il y a toujours menace d'ophthalmie réflexe, et il devient nécessaire de pratiquer l'amputation de l'hémisphère antérieur de l'œil, quand ce ne serait que pour calmer les douleurs. Si la kératoplastie était possible, que de services ne pourrait-on pas rendre ! Car, en somme, l'œil est sain dans toutes ses parties profondes.

Comme nous l'avons dit, le but de la staphylotomie est de protéger l'œil sain, d'arrêter des douleurs violentes et persistantes, en sous-ordre de faire disparaître une difformité; aussi l'opération doit-elle être faite de manière que le malade puisse jouir de la prothèse oculaire.

La prothèse oculaire n'est pas seulement une opération de luxe, elle ne sert pas uniquement à corriger une difformité, elle permet aux malades porteurs d'un œil artificiel de trouver facilement du travail s'ils sont ouvriers, et toujours leur donne cette confiance en eux-mêmes que la laideur pourrait leur enlever. Beaucoup fuient toute relation avec les hommes par honte du ridicule.

Nous insistons donc sur la nécessité qu'il y a de pratiquer la staphylotomie, de telle manière que la prothèse oculaire soit rendue possible.

VINGT-TROISIÈME LEÇON

MALADIES DE L'IRIS (SUITE)

Procédé opératoire.

La staphylotomie ou l'amputation de l'hémisphère antérieur de l'œil peut être pratiquée dans différentes circonstances, telles que : staphylôme partiel chronique, staphylôme complet, irido-choroïdite chronique, suite de blessure, etc., etc. Quelle que soit la cause déterminante, l'opération une fois décidée, le procédé opératoire que nous mettons en pratique est toujours le même.

Le malade est couché sur un lit d'opération, un aide tient les paupières écartées à l'aide des élévateurs en suivant les règles déjà données et surtout en s'appliquant à ne pas exercer de pression sur le globe oculaire, car le corps vitré s'échappant en totalité ou même en quantité trop grande, laisserait l'œil abandonné aux conséquences habituelles d'un phlegmon ; le malade ne pourrait plus jouir qu'incomplétement de la prothèse oculaire.

Avec une aiguille courbe assez forte, armée d'un fil, on traverse la cornée et l'iris de part en part et suivant leur diamètre.

On pénètre par le côté externe de la cornée pour faire sortir l'aiguille par le côté interne. L'emploi de cette aiguille est nécessaire; il permet de rendre l'œil immobile sans le secours d'une pince; et le chirurgien, tenant les deux extrémités du fil dans sa main, peut le diriger, le conduire en dedans, en dehors, etc., et le maintenir d'une manière stable dans la position qu'il juge convenable.

L'emploi de l'aiguille empêche l'hémorrhagie du fond de l'œil par manque de pression (*hemorrhagia ex vacuo* des anciens). Il arrive en effet que, lorsqu'on enlève d'un seul coup l'hémisphère antérieur, les vaisseaux du fond de l'œil se déchirent, une hémorrhagie se déclare, le corps vitré est chassé au dehors et remplacé par du sang. L'hémorrhagie n'est pas à craindre, car, par la compression seule, elle peut être arrêtée ; ce qu'il faut redouter, c'est un phlegmon de l'œil qui détruit le moignon nécessaire à la mobilité de la pièce artificielle.

En faisant usage d'une anse de fil, le liquide contenu dans la chambre s'écoule lentement ; on attend quelques instants pour que la cornée s'affaisse, et on procède au troisième temps.

Pour enlever un staphylôme ou l'hémisphère antérieur de l'œil, nous faisons usage du staphylotome (fig. 18).

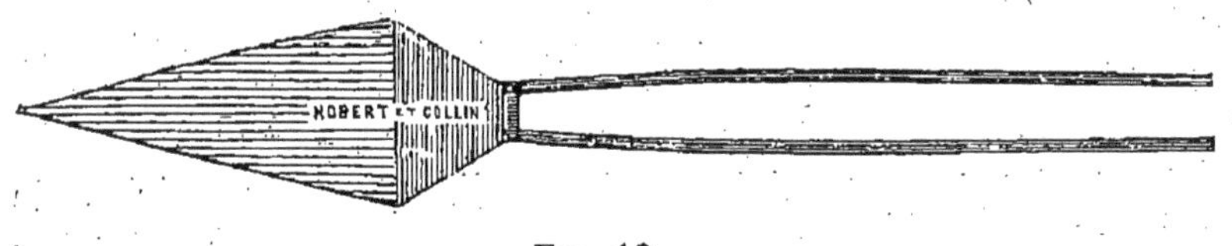

FIG. 18.

Cet instrument est construit sur le modèle d'un fer de lance, ou mieux encore formé de deux kératotomes collés dos à dos.

Le but de l'opération est de faire disparaître les douleurs ; elle doit empêcher le retour d'une inflammation capable de nuire à l'œil opposé ; par conséquent, il faut anéantir le cercle ciliaire et l'iris, organes qui jouent un rôle si important dans les maladies aiguës de l'œil.

Admettons que nous opérons sur l'œil gauche. Le chirurgien rend l'œil immobile en saisissant le fil de la main gauche ; avec la main droite, il fait marcher le staphylotome de dehors en dedans, suivant le diamètre transversal de la cornée, en pénétrant dans l'œil un peu en arrière de cette membrane.

Le couteau doit progresser de telle manière que la contreponction soit faite du côté de l'angle interne en un point symétrique. L'instrument, qui est triangulaire, ou mieux angulaire, détache d'une manière uniforme en haut et en bas la tumeur staphylomateuse, et la section, en un mot, est circulaire. Lorsque l'hémisphère antérieur de l'œil est près d'être détaché, il convient de mettre un léger temps d'arrêt, afin que l'aide saisisse bien le moment où la section sera complète, de manière à pouvoir retirer les élévateurs d'un seul coup ; ainsi les paupières viennent s'abattre simultanément sur le globe oculaire, l'œil ne peut se vider, le corps vitré est conservé et l'on a le droit d'espérer une prothèse oculaire parfaite.

Il arrive parfois que la tumeur est trop volumineuse pour que la section puisse se faire en entier et d'une manière uniforme au moyen du staphylotome. Ainsi, par exemple, elle est entièrement achevée en haut, que la tumeur adhère encore en bas. Mais, quoi qu'il arrive, l'aide doit toujours abandonner les élévateurs avec ensemble et le chirurgien retirer l'instrument. Alors les paupières sont abattues, fermées; l'opérateur tient de la main gauche, au moyen du fil, la portion détachée, et il suffit d'écarter légèrement les paupières avec les doigts pour achever la section à l'aide de ciseaux ordinaires.

Il est facile de voir que le cristallin s'échappe et qu'il ne reste plus dans l'œil que le corps vitré.

Comme pansement, on établit une compression solide à l'aide de charpie et d'une bande faisant plusieurs fois le tour de la tête et suffisamment tendue et serrée.

Trois jours après l'opération, on lave l'œil à l'eau tiède et on renouvelle le pansement. Deux semaines environ plus tard, on constate que la plaie oculaire s'est rétrécie concentriquement; le corps vitré est recouvert d'un *véritable vernis* cicatriciel qui dès lors s'épaissit, se consolide de plus en plus pour devenir résistant et permettre, au bout d'un mois, le contact d'une pièce artificielle.

Quelquefois le foyer, le centre de la cicatrice offre un bourgeon charnu, qu'il convient non d'exciser mais de cautériser plusieurs jours de suite avec du nitrate d'argent. Par sa présence, par son irritabilité, il entretiendrait une inflammation catarrhale de la conjonctive, peu grave, mais gênante. Nous dirons, en passant, que le malade porteur d'un œil artificiel doit retirer la pièce tous les jours, afin de laisser pendant plusieurs heures les sécrétions normales se faire librement; il doit aussi faire usage de lavages répétés, afin de ne pas laisser se produire de conjonctivites, d'inflammations chroniques, qui amènent souvent un véritable rétrécissement de l'ouverture palpébrale.

Malgré toutes les précautions chirurgicales, il arrive qu'une hémorrhagie du fond de l'œil se produit aussi bien immédiatement que dans la nuit ou le lendemain de l'opération. Il faut alors comprimer le globe de l'œil, soit avec de la charpie, soit, et mieux encore, avec la paume de la main. D'autres fois, il faut faire usage du perchlorure de fer. Après une hémorrhagie, le corps vitré, chassé hors de l'œil, est remplacé par du sang qui se coagule et devient une source inévitable de suppuration. Il y a phlegmon de l'œil. Les conséquences de la maladie, sans être bien graves, sont d'une longue durée, et toujours les résultats attendus de la prothèse oculaire sont moins complets, moins satisfaisants.

DU PTÉRYGION.

Le ptérygion (de πτερυγιον, petite aile, drapeau) a son siége sur la conjonctive, qu'il dépende ou non d'une modification de cette membrane. Cette maladie se rencontre assez souvent; elle est fort commune chez les Orientaux, et d'autant plus fréquente qu'on se rapproche davantage du Midi; les hommes en paraissent plus souvent affectés que les femmes, et elle se montre plus rarement chez les gens blonds que chez ceux dont le pigmentum est plus développé.

Le ptérygion peut se présenter soit sur un seul œil, soit sur les deux yeux à la fois, et, chose vraiment singulière, on ne le rencontre que seul ou par paire. Jamais on ne trouvera trois ptérygions sur le même œil.

Cette transformation ou cette altération conjonctivale affecte une forme particulière invariable; elle représente un triangle dont la base est tournée vers le cul-de-sac conjonctival le plus rapproché, et le sommet dirigé vers la cornée. Le ptérygion, — qu'il soit unique ou qu'il y en ait plusieurs, — est toujours situé dans la direction prolongée du muscle droit correspondant, ce qui donne une apparence de vérité à l'opinion qui consiste à ne voir en lui qu'une sorte d'expansion des tendons. Quand le ptérygion est unique, il est toujours situé dans l'angle interne;

lorsqu'il y en a deux, le premier occupe la position que nous venons d'indiquer, le second est externe; sa base est tournée vers la commissure externe; il répond au muscle droit externe. S'il y a quatre ptérygions, le troisième et le quatrième seront l'un supérieur, l'autre inférieur, dans la direction des muscles droits correspondants.

Il faut bien se garder de confondre le ptérygion avec le *pannus* et le *pinguecula*. Le pannus que nous appellerons *traumatique*, — qu'il tienne soit à des granulations, soit à un trichiasis, soit à des lithiases,—se présente toujours en même temps qu'une de ces altérations ; de plus, il est constamment situé sur la cornée et jamais sur la conjonctive; le ptérygion, au contraire, peut à un certain moment n'être placé que sur la conjonctive, et s'il atteint la cornée on le retrouve toujours sur la muqueuse.

Le pinguecula est une modification congénitale de la conjonctive et, de même que le ptérygion, se présente surtout chez les bruns. Il est constitué par un amas graisseux situé dans l'angle interne, mais il est isolé, il n'est pas rattaché à la conjonctive, il n'existe entre cette membrane et lui aucun lien vasculaire ; aussi, quand la conjonctive vient à s'enflammer, il ne participe en aucune façon à la maladie; le ptérygion, au contraire, dont les vaisseaux communiquent avec ceux de cette membrane, prend part à toutes ses maladies et en profite pour s'accroître.

Le ptérygion peut être enflammé ou se présenter sans la moindre trace d'inflammation. Non accompagné de rougeur, il est quelquefois fort difficile à reconnaître, car il a le même aspect que la conjonctive. Si la périphérie de la cornée n'est pas déjà envahie, il pourra parfaitement passer inaperçu, parce que, lorsqu'il n'est pas enflammé, il ne renferme pas de vaisseaux, et que ses limites se fondent parfaitement avec la conjonctive environnante. C'est seulement quand le ptérygion présente une notable inflammation que ses vaisseaux deviennent très-apparents et qu'il accuse nettement sa forme triangulaire. Dans ce cas, il détermine une inflammation grave de la conjonctive, prend du développement et peut amener une lésion de la cornée. Le malade atteint de ptérygion se trouve placé dans un cercle vicieux; en effet, une inflammation de la conjonctive d'origine quelconque favorise le développement du ptérygion, mais celui-ci à son tour pouvant s'enflammer spontanément détermine, précisément par sa présence, l'inflammation de la conjonctive ; il ne peut donc pas manquer de se développer, d'atteindre la cornée et de l'envahir.

Dans certains cas cependant, on voit des ptérygions qui, après avoir gagné la périphérie de la cornée, restent stationnaires pendant dix, vingt et même trente ans ; chez d'autres individus, au contraire, ils prennent en très-peu de temps une extension dangereuse.

Pendant son évolution, la maladie se présente avec des aspects particuliers et qui pourraient faire croire à plusieurs variétés de ptérygion, tandis qu'en réalité ce ne sont que les différentes périodes de développement.

Dans ce qui va suivre, nous supposerons toujours que le ptérygion est unique et par conséquent interne.

Dans un premier degré, il est situé entre l'angle interne de l'œil et la périphérie de la cornée ; il peut atteindre ce dernier point, mais ne le dépasse pas. Tant que le ptérygion occupe cette position, il peut donner lieu à de petites conjonctivites, à des inflammations catarrhales légères qui se guérissent très-facilement, et demeurer à cette période pendant un temps indéfini, c'est-à-dire tant qu'il ne se présentera pas une inflammation de la conjonctive assez considérable pour en activer la marche.

Le ptérygion a, en effet, une difficulté énorme à franchir la périphérie de la cornée à cause du cercle vasculaire périkératique dont la circulation est si riche ; mais vienne le jour où, après une série d'inflammation, il l'aura dépassée, nous aurons la seconde variété ou mieux le deuxième degré.

La maladie marche alors rapidement et l'on doit s'attendre, dans un temps assez court, à des accidents sérieux. Le ptérygion ne tarde pas à atteindre un troisième degré, et il y arrive lorsque le sommet du triangle qu'il forme est situé au centre de la cornée. Dans ce cas, il offre des dangers graves, ne s'étend plus en avant ; il a de la tendance à augmenter en épaisseur, mais non en surface.

Il n'en est pas moins vrai qu'un individu dont le tiers ou le quart de la pupille est couvert par un ptérygion a de grandes difficultés pour obtenir une accommodation convenable, surtout pour les distances rapprochées ; c'est à peine s'il verra distinctement les objets éloignés ; de plus, arrivé à cette période, le ptérygion s'enflammera très-facilement et déterminera des conjonctivites catarrhales qui pourront avoir pour conséquence la compression de la cornée, sa perforation sur un point quelconque. C'est là un accident de la plus haute gravité.

En résumé, un ptérygion au deuxième degré commence à devenir une maladie grave qu'il faudra de toute nécessité arrêter dans sa marche et empêcher de passer au troisième degré.

Tous les ptérygions ne sont pas triangulaires; il en est dont le sommet est tronqué, au lieu de se terminer par un angle; ils ont la forme d'un trapèze allongé. Dans ce cas, au lieu d'envahir une portion angulaire du champ pupillaire, ils en prennent une étendue beaucoup plus grande, et, dans de pareilles conditions, la vision est à peu près impossible.

Lorsque le ptérygion est au premier degré, on peut se dispenser de faire une opération et laisser les choses dans l'état où elles sont, puisque nous avons vu que la maladie pouvait rester stationnaire pendant dix, vingt et même trente ans. De plus, on n'a pas lieu de craindre des inflammations de la conjonctive. Il ne faut intervenir que s'il vient à se développer, à envahir la cornée.

Le premier procédé opératoire imaginé est l'extirpation pure et simple; on dissèque le ptérygion dans toute son étendue, puis on le retranche complétement en l'excisant à sa base; ce moyen est infidèle, parce que la maladie récidive presque toujours.

Un autre procédé consiste à détruire le ptérygion au moyen de cautérisations; alors on le fait disparaître complétement, on n'est pas exposé à le voir se reproduire, mais à sa place il se forme, consécutivement à la cautérisation de la conjonctive, du tissu inodulaire qui, par suite de ses propriétés rétractiles, entraîne l'œil dans l'angle interne et gêne l'action du muscle droit externe; en d'autres termes, comme résultat définitif, on substitue à un ptérygion un strabisme convergent; c'est la raison pour laquelle la cautérisation doit être abandonnée.

Une autre méthode qui donne d'excellents résultats, et certainement la meilleure de toutes celles que l'on a mises en pratique, a été imaginée par mon père, qui lui a donné le nom de *procédé par déviation.* Elle est basée sur le principe suivant: tout ptérygion atteint son maximum de développement lorsqu'il est arrivé au centre de la cornée; il ne va pas plus loin; si on le fait dévier de sa direction primitive, il continue sa marche jusqu'à ce qu'il ait atteint son entier développement, puis il s'arrête. En outre, on n'est pas exposé à une récidive, puisqu'on conserve le ptérygion tout entier; on ne fait que le transplanter dans un point où il pourra se développer complétement sans gêner la vision.

Les bénéfices de la déviation sont les suivants: le ptérygion ne menace plus la cornée qui se trouve à l'abri des opacités consécutives. Les propriétés accommodatrices spéciales de l'œil sont conservées intactes, et le ptérygion, après s'être complétement développé dans sa nouvelle position, s'atrophie comme il l'aurait fait sur la cornée.

On pourrait objecter que, puisque le ptérygion s'atrophie lorsque son évolution est achevée, il est naturel d'attendre cette terminaison au lieu de faire intervenir la chirurgie; — raison vraie s'il disparaissait tout à fait; mais il ne faut pas oublier qu'il laisse à sa place un leucome indélébile et entraînant, quant à l'accommodation, les mêmes conséquences que le ptérygion lui-même.

Le procédé opératoire que nous employons a subi certaines modifications que nous n'acceptons pas. Par exemple, selon quelques auteurs, il faut disséquer le ptérygion suivant ses côtés, de manière à ne laisser adhérente au globe oculaire que sa base, autour de laquelle il peut pivoter comme autour d'une charnière, puis on le traverse à son sommet avec un fil qui revient passer à travers cette base; on fixe les surfaces dans cette position au moyen d'un nœud, de sorte que le ptérygion se trouve plié en deux. Ce procédé est défectueux, parce qu'il laisse une porte ouverte à la récidive; on a voulu lui donner le nom de procédé par déviation, mais cette dénomination est évidemment inexacte, car à proprement parler le ptérygion n'est pas dévié, il est replié dans l'angle interne, et outre la possibilité d'une récidive, ce procédé a encore l'inconvénient de laisser dans cet angle un bourrelet saillant qui occasionne une difformité gênante et ne peut disparaître que par suppuration; de plus, il laisse à nu dans la conjonctive toute la place qu'occupait le ptérygion, et le tissu cicatriciel qui se forme donne lieu à un léger strabisme convergent. Enfin, il ne tient pas compte de ce principe que le ptérygion s'atrophie quand il est complétement développé.

Procédé par déviation. — Nous connaissons les deux principes sur lesquels il repose, et au point de vue chirurgical, il faut encore ajouter quelques considérations très-importantes. En première ligne, on doit faire en sorte, quand on opère un ptérygion, d'abandonner à la suppuration une portion aussi peu étendue que possible de la surface conjonctivale. Or, par le procédé de déviation, on ne laisse guère à découvert que la dixième partie de la surface occupée auparavant par le ptérygion. Cette considération est de la plus grande importance.

Un second point qu'il ne faut pas perdre de vue, c'estqu'en déviant le ptérygion on laisse à la conjonctive toute son ampleur normale, ou n'en retranche rien; l'action du muscle antagoniste ne pourra donc être gênée en quoi que ce soit. Ce sont là quatre raisons, d'une valeur incontestable, qui nous font préférer le procédé par déviation à tous les autres.

Quand le ptérygion a envahi la périphérie de la cornée, — qu'il l'ait dépassée de 0^m,001 ou de 0^m,002, ou qu'il ait déjà atteint le bord de la pupille, — les indications opératoires ne changent pas; elles sont encore les mêmes si la pupille n'est envahie que dans une très-petite étendue; mais plus tard il en sera tout différemment.

Au point de vue du procédé chirurgical, on divisera les ptérygions en deux grandes classes : suivant qu'ils ont envahi la pupille dans une très-petite surface ou qu'ils l'ont masquée presque en entier. Dans l'un et l'autre cas, il faut pratiquer le procédé par déviation, mais pour le second il y a quelques considérations particulières que nous indiquerons plus tard.

Supposons que le ptérygion ait légèrement envahi la pupille. Au premier temps, les paupières sont maintenues écartées avec des élévateurs. Ces instruments vont ici jouer un grand rôle : en effet, comme nous n'avons pas à toucher au globe oculaire, comme son enveloppe ne sera pas divisée, nous n'avons pas à redouter la pression qu'ils peuvent produire. Bien mieux, nous devrons tirer sur eux, de manière à paralyser autant que possible l'action musculaire et à donner à l'œil une immobilité relative. Dans les opérations où la coque oculaire est respectée, comme dans les strabismes, les ptérygions, etc., les élévateurs doivent être enfoncés profondément sous les paupières, afin de les maintenir écartées, d'appuyer sur le globe et de le fixer, car on n'a pas à craindre l'issue des éléments qu'il renferme.

Au deuxième temps, on saisit le ptérygion et on le maintient constamment dans le champ de section; il ne faut pas, en effet, oublier que lorsqu'il sera disséqué, il constituera une surface flottante quelquefois difficile à retrouver au milieu du sang qui s'écoule. L'instrument que l'on emploie pour fixer le ptérygion nous permet toujours de retrouver le sommet lorsqu'il le faut. Le deuxième temps consiste à saisir le ptérygion par son collet; — on donne ce nom à la ligne tracée par le passage du ptérygion de la sclérotique sur la cornée. On se sert de préférence d'une pince à fixer, dont les branches restent rapprochées jusqu'à ce que le chirurgien appuie sur le ressort. Il n'est donc pas besoin d'exercer une pression avec les doigts.

Une fois le ptérygion saisi avec la pince à fixer, le troisième temps commence. Il consiste à disséquer la portion placée sur la cornée en intéressant les tissus sous-jacents. Cette partie de l'opération se fait avec un bistouri ou un kératotome; nous préférons, pour notre part, ce dernier instrument qui coupe mieux de la pointe. On dissèque d'une manière complète et profonde, en suivant bien exactement les limites latérales de la portion cornéenne. La périphérie de la cornée une fois atteinte, il est facile de faire passer un instrument sous le ptérygion qui se décolle aisément dans sa portion conjonctivale; on profite de cette circonstance pour détacher complétement la surface triangulaire du ptérygion au moyen de ciseaux dont une branche est passée sous la conjonctive, l'autre restant en avant, et l'on fait d'un seul coup, suivant les côtés du triangle, une incision qui se prolonge jusque dans l'angle interne.

Ainsi, le troisième temps se divise en deux temps secondaires : dans le premier, on dissèque avec un couteau la portion du ptérygion qui s'étend sur la cornée; puis on prend des ciseaux droits et on fait le second sous-temps qui consiste à achever la séparation du ptérygion d'avec la conjonctive au moyen de deux incisions faites jusqu'à sa base et suivant ses limites latérales. Il n'adhère plus alors que par sa base autour de laquelle il peut tourner comme autour d'une charnière. Rabattu de dehors en dedans, il laisse à sa place une surface triangulaire saignante s'étendant sur la cornée et la conjonctive; au-dessus et au-dessous de cette plaie se trouve la muqueuse oculaire saine. Nous faisons alors avec des ciseaux, sur le bord inférieur de la plaie et vers son milieu, une incision à la conjonctive parallèle à la périphérie de la cornée et au-dessous d'elle. Cette incision doit avoir de 1 centimètre à 1 centimètre et demi environ; c'est précisément dans la plaie qui résultera de l'écartement des deux lèvres que nous implanterons le ptérygion. Pour cela, nous traversons son sommet avec une aiguille armée d'un fil, après quoi la pince à fixer devient inutile; nous faisons ensuite passer l'aiguille un peu au-dessus du sommet de la plaie pratiquée dans la conjonctive au-dessous de la cornée et il ne reste plus qu'à fixer le ptérygion dans sa nouvelle position en l'attachant solidement par un double nœud. L'opération terminée, le ptérygion se trouve couché dans la conjonctive bulbaire au-dessous de la cornée, de sorte qu'une partie de sa surface recouvre presque toute la partie de la conjonctive mise à nu par la dissection; de cette façon, on n'abandonne à la suppuration qu'une surface peu étendue. La cicatrice qui en résulte est insignifiante et ne risque pas de produire par sa rétraction un strabisme, comme cela arrive avec les autres méthodes.

L'opération du ptérygion peut se résumer de la manière suivante:

Premier temps : Maintenir les paupières écartées avec des élévateurs qui doivent en même temps exercer une certaine pression sur le globe oculaire, de façon à diminuer l'étendue de ses mouvements.

Deuxième temps : On saisit le ptérygion avec une pince à fixer dans le point où il passe de la conjonctive sur la cornée.

Troisième temps : 1° Dissection de la ponction cornéenne du ptérygion et des tissus sous-jacents avec un bistouri ou un kératotome.

2° Achèvement de la séparation du ptérygion en faisant, avec des ciseaux, deux sections suivant ses côtés.

3° Incision de 1 centimètre à 1 centimètre et demi pratiquée dans la conjonctive à partir de la limite inférieure de la plaie résultant de la dissection du ptérygion et dirigée parallèlement à la périphérie de la cornée et au-dessous d'elle; cette plaie est encore faite avec les ciseaux.

Quatrième temps : On traverse avec un fil de suture le sommet du ptérygion que l'on fixe solidement dans la plaie conjonctivale au-dessous de la cornée.

Lorsque l'opération est terminée, le ptérygion dévié continue son évolution et disparaît sans laisser de traces capables de nuire à la transparence de la cornée et de gêner la vision.

Vingt-quatre ou quarante-huit heures après l'opération, on enlève le fil en ayant la précaution de ne pas tirer sur le ptérygion et de ne pas décoller les adhérences qu'il a déjà contractées; dans ces conditions, il n'y a pas de récidive.

Les accidents consécutifs sont très-rares, tout au plus voit-on se produire dans quelques circonstances un simple chémosis séreux toujours sans conséquences fâcheuses et qui se dissipe rapidement. Il n'est question ici que du chémosis séreux qui intéresse principalement la circulation des culs-de-sac conjonctivaux et disparaît seul, sans laisser de trace, tandis que le chémosis phlegmoneux, au contraire, porte surtout sur la circulation conjonctivale périphérique à la cornée et joue un rôle considérable à cause des conséquences graves qui résultent d'un embarras dans cette circulation. On en trouve un exemple dans l'ophthalmie purulente, maladie dont l'action sur la conjonctive est si énergique que la circulation se trouve suspendue dans le cercle périkératique. La cornée ne recevant plus les éléments nécessaires à sa nutrition, se sphacèle, suppure et se perfore dans un espace de temps très-rapproché du début de l'affection.

Quand le ptérygion présente une extrémité tronquée et qu'il n'envahit pas assez la pupille pour que les fonctions accommodatrices de l'œil soient troublées, on l'opère encore par déviation; nous avons introduit pour ce cas une modification dans la procédé décrit plus haut. Si au troisième temps nous faisions à la conjonctive une plaie angulaire, nous ne pourrions y enclaver le sommet tronqué du ptérygion. Pour arriver à un semblable résultat, il faudrait que le sommet se plissât suivant sa largeur; il formerait alors un bourrelet, une saillie qui ne pourrait disparaître que par suppuration, source certaine d'inflammations catarrhales graves de la conjonctive. Afin d'éviter cet inconvénient, nous coupons le ptérygion en deux parties par une incision horizontale; puis, agissant sur chacune d'elles comme s'il s'agissait d'un ptérygion ordinaire, nous les dévions toutes les deux, les plaçant dans la conjonctive l'une au-dessus, l'autre audessous de la cornée. De cette façon, le sommet ne forme plus de plis saillants, et on ne laisse à découvert qu'une portion infiniment petite de la plaie; on ne court donc aucun risque de strabisme consécutif. Pratiquée ainsi, l'opération ne présente pas plus de chances d'accidents que par le premier procédé.

Nous avons dit que les ptérygions au point de vue opératoire se divisaient en deux variétés; dans la seconde, celle où le ptérygion a envahi la pupille au point que le malade n'y verrait pas mieux après l'opération, il se présente une considération toute pratique qui a bien son importance.

Supposons un individu atteint d'un ptérygion assez développé pour que la moitié de la pupille ne fonctionne plus; si nous dévions ce ptérygion, nous laisserons sur la cornée un leucome qui aura précisément la même étendue que lui. Le malade n'y verra donc pas mieux après l'opération, et l'on pourra être accusé d'avoir tenté une expérience ou tout au moins obtenu un insuccès. Il faut, au contraire, rendre d'abord la vue au malade avant d'opérer le ptérygion, en faisant une iridectomie qui permettra aux rayons lumineux d'arriver jusqu'à la rétine. Mais le ptérygion auquel on n'a pas touché s'enflamme de temps en temps et donne lieu à des conjonctivites répétés qui inquiètent le malade. Celui-ci se soumet alors facilement à une nouvelle opération.

Si l'on avait commencé par enlever le ptérygion, le malade, déçu dans l'espoir qu'il nourrissait de recouvrer la vue, évitera le plus souvent une seconde opération et se refusera à l'iridectomie. Il est bon de savoir se tenir en garde contre ces petits ennuis de la pratique.

Ainsi, lorsqu'un ptérygion a envahi la pupille de manière à porter un trouble à l'accommodation, particulièrement pour les courtes distances, la première chose à faire est une iridectomie; c'est une des indications de cette opération. La pupille artificielle, dans ce cas, doit être faite dans un point de la cornée opposé à celui sur lequel siége le ptérygion.

VINGT-QUATRIÈME LEÇON

DU STRABISME

Depuis quelques années seulement le strabisme a été l'objet d'une étude rationnelle et approfondie. Lorsque l'admirable découverte de la strabotomie est parvenue à se répandre en France, chacun s'empressa de la mettre en pratique. C'était par chiffres fabuleux que se comptaient les opérations : chirurgiens, malades, tout le monde était enthousiasmé, autant par la simplicité apparente de l'opération que par le peu de gravité de ses conséquences. Au début, quelques succès enhardirent les plus timides, mais bientôt les accidents parurent : tel strabique en dehors fut le lendemain strabique en dedans, tel autre après l'opération eut un œil démesurément saillant, etc., etc.

Les accidents consécutifs ont eu pour résultat de rendre l'opération du strabisme beaucoup plus rare. Ils tenaient à des causes variées et nombreuses. La première de toutes est qu'à l'époque dont nous parlons, quiconque louchait était immédiatement opéré sans plus d'examen. Et cependant il est important, indispensable de se rendre compte du genre de strabisme avant d'agir. Une seconde cause d'accidents c'est que l'anatomie des annexes de l'œil était moins connue, et qu'à l'exception de quelques opérateurs, en bien petit nombre, on opérait sans prendre assez en considération l'importance des annexes de l'œil.

CONSIDÉRATIONS ANATOMIQUES ET PHYSIOLOGIQUES.

Pour bien se rendre compte des différents strabismes, il est indispensable de connaître exactement l'anatomie des muscles de l'œil; mais il est aussi utile pour le moins d'étudier avec soin l'aponévrose orbito-palpébrale qui, par sa disposition, semble régler les mouvements de l'œil, lorsqu'il est sous l'influence d'une action musculaire.

La description exacte de cette aponévrose a été faite par M. Richet; mais avant lui Hélie avait fort avancé cette question, déjà résolue par Ténon, du moins dans ses points les plus importants.

Cette aponévrose, continuation de la dure-mère, pénètre dans l'orbite par les ouvertures postérieures de cette cavité, longe les quatre surfaces de l'orbite en se continuant avec le périoste, et vient s'insérer sur tout le pourtour de la base de la cavité orbitaire, en laissant cependant à chacun des angles un prolongement qui s'insère très-solidement aux parties osseuses avoisinantes. Avant ces insertions, l'aponévrose orbito-palpébrale se divise et fournit une lame qui vient dans les paupières se confondre avec le bord supérieur et postérieur des cartilages tarses, en marchant obliquement d'arrière en avant, puis se recourbe sur elle-même pour se diriger parallèlement à sa première direction, mais d'avant en arrière; elle double les culs-de-sac conjonctivaux et se replie sur le globe de l'œil entre la sclérotique et la conjonctive. Arrivée en ce point, elle se replie de nouveau pour marcher d'avant en arrière et suivre tous les contours de l'hémisphère postérieur de la sclérotique.

Chemin faisant, elle se laisse traverser par les tendons des six muscles de l'œil auxquels elle fournit, en arrière, une gaîne aponévrotique d'abord intimement unie aux fibres musculaires, mais qui s'amincit ensuite et devient celluleuse vers le tiers postérieur du muscle.

Il suit de là que l'aponévrose orbito-palpébrale divise la cavité orbitaire en deux portions, que nous pouvons nommer *portion antérieure ou oculaire* et *portion postérieure ou graisseuse.*

Cette membrane, par sa constitution, offre un point d'appui résistant au globe oculaire, dont les mouvements d'arrière en avant se trouvent limités. Nous devons noter, avec le plus grand soin, les gaînes fournies par l'aponévrose orbitaire aux muscles droits, au moment où ils vont s'insérer à la sclérotique.

Il nous reste à étudier l'anatomie des muscles, à expliquer leur action et le rôle que joue l'aponévrose, alors qu'ils entrent en jeu.

Ces muscles sont au nombre de sept, tous réservés aux mouvements de l'œil, sauf l'élévateur de la paupière supérieure, sur lequel nous reviendrons quand nous parlerons des paralysies de la troisième paire. Des six autres muscles, quatre sont appelés *muscles droits* et deux *muscles obliques*, le grand et le petit.

Des muscles droits. — Les quatre muscles droits sont divisés en interne, externe, supérieur et inférieur. Tous ont une insertion osseuse postérieure ou profonde, le droit supérieur à la partie supérieure du trou optique et les trois autres à l'aponévrose de Zinn. De ces divers points, les quatre muscles marchent d'arrière en avant, en divergeant, suivant des plans parallèles à la paroi osseuse correspondante, et traversent la gaîne fibreuse que leur offre l'aponévrose orbito-palpébrale.

Les insertions antérieures des muscles droits se font par deux sortes de tendons, car chacun des muscles, avant d'entrer dans la gaîne aponévrotique, donne un petit faisceau à insertion osseuse ou fixe, tandis que la portion adhérente à la gaîne continue librement sa direction primitive et va s'insérer sur la sclérotique à une distance de la cornée variable pour chaque muscle. Cette insertion est dite *oculaire* ou *mobile*.

Pour le muscle droit interne, l'insertion fixe se fait au milieu du bord antérieur de la paroi interne de l'orbite, au niveau de l'os unguis en même temps que le prolongement fibreux de l'aponévrose. L'insertion mobile a lieu au bord de la sclérotique, entre elle et l'aponévrose à $0^{m},005$ environ du bord de la cornée.

Le muscle droit supérieur a son insertion osseuse assez complexe; il se divise en trois faisceaux, dont l'un, l'interne, s'insère au-dessus de l'insertion orbitaire du muscle droit interne, l'autre, l'externe, au niveau de la suture fronto-malaire; le faisceau médian s'insère au bord supérieur de la base de la cavité orbitaire. L'insertion mobile se fait à $0^{m},006$ environ du bord de la cornée, plutôt en dedans qu'en dehors de l'axe vertical de l'œil.

Le droit externe a son insertion osseuse au niveau de la suture fronto-malaire, au-dessous du faisceau externe que fournit le droit supérieur; son insertion oculaire ou mobile se fait à $0^m,007$ du bord cornéen.

Le muscle droit inférieur a son insertion osseuse à la partie inférieure de la base orbitaire et son insertion oculaire à $0^m,008$ du bord de la cornée, plutôt en dedans qu'en dehors de l'axe. Pour se rappeler à quelle distance de la cornée chacun des muscles s'insère, il est bon de faire usage de ce vieux moyen mnémonique : on commence par le droit interne qui s'insère à $0^m,005$ de la cornée, et on continue à énumérer les muscles en allant du droit interne au droit supérieur, et ainsi de suite en ajoutant successivement 1 millimètre pour chaque muscle.

Examinons maintenant l'action des muscles droits.

D'une manière générale, on suppose que chacun des muscles moteurs de l'œil fonctionne à part, qu'il ne possède pas de régulateur. A cet égard, rappelons que les muscles de l'économie, en dehors de leurs antagonistes, possèdent avec leurs aponévroses un certain nombre de points d'adhérence qui régularisent et modifient leurs mouvements. Or, pour les muscles de l'œil il n'en serait pas ainsi, et, d'après l'opinion assez généralement admise, le muscle droit interne, par exemple, porte l'œil en dedans dans une certaine mesure, et si le mouvement n'est pas plus étendu, c'est que son antagoniste, le droit externe, se tend et s'oppose à ce que l'œil continue à tourner. Nous n'adoptons pas cette théorie; nous croyons que les muscles droits de l'œil, comme tous les autres, possèdent ce régulateur dont nous venons de parler, et, si le droit interne se contracte, c'est lui qui limite son mouvement, et non le muscle droit externe, son antagoniste.

Quant à l'action des muscles droits, elle a donné lieu jusqu'à ce jour à bien des explications; mais aucune n'a été satisfaisante, si ce n'est, du moins, celle que M. Richet a mentionnée dans son *Traité d'anatomie chirurgicale*, et qui était déjà connue. C'est donc à celle-ci que nous nous arrêterons, en y ajoutant cependant quelques réflexions.

Avant tout, il est utile de parler de deux théories particulières, autant pour les combattre que pour faire ressortir la vraisemblance de celle que nous adoptons. Outre leur inexactitude, elles ont le tort de vouloir faire jouer un rôle aux muscles dans l'acte de l'accommodation de l'œil aux distances. Nous pensons que les muscles sont seulement destinés à mettre les yeux en rapport avec les objets à regarder, et nullement que leur plus ou moins grande contraction doive changer la courbure des milieux de l'œil, c'est-à-dire augmenter ou diminuer leur pouvoir réfringent, et, par suite, modifier l'accommodation. D'ailleurs, les muscles de l'œil sont peu destinés à produire une force, suivant le sens général du mot; ils ne sont organisés que pour imprimer des mouvements très-variés à un organe dont la mobilité semble exclure l'emploi de la force. Du reste, voici une expérience qu'a faite de Haldat à ce sujet :

Pour démontrer quelle puissance devraient exercer les muscles sur le globe pour le déformer, il prend un œil frais qu'il place dans un cylindre de cuivre ; la cornée correspond à l'ouverture et est mise en contact immédiat avec la pointe d'une aiguille, maintenue fixe au moyen d'une vis. A la partie postérieure du globe se trouve une plaque de cuivre qui maintient l'œil immobile ; sur les côtés du cylindre existe une ouverture fermant au moyen d'une plaque mobile surmontée d'une tige, au sommet de laquelle on place des poids. De Haldat, avec cet appareil, a calculé qu'il fallait un poids de 10 à 12 kilogrammes pour que l'aiguille pénétrât dans la cornée, c'est-à-dire pour que l'œil fût déformé.

Cette expérience pourrait suffire; mais il en est d'autres qui, jointes à celle-ci, éloigneront toute idée de déformation de l'œil par l'action des muscles droits.

Dans les deux théories dont nous parlons, les indications anatomiques étaient méconnues, car on ne tenait pas compte de l'aponévrose orbitaire. Voici la première :

Supposons-nous placés au milieu de l'œil, dans le corps vitré par exemple; les muscles doivent être regardés comme convexes par rapport à l'observateur ; par suite, lorsqu'ils se contractent, ils deviennent rectilignes, agissent directement sur le globe qu'ils font mouvoir dans telle ou telle direction, et de plus impliquent un mouvement général d'arrière en avant dont l'effet est de comprimer la paroi scléroticale postérieure contre l'aponévrose, par conséquent de diminuer le diamètre antéro-postérieur de l'œil, c'est-à-dire de rapprocher la rétine du cristallin.

Nous ne croyons pas à ce résultat, d'abord parce que les muscles sont impuissants à produire une force aussi considérable ; ensuite parce que, d'après cette théorie, on ne voit pas quels organes seraient chargés de faire varier la forme de l'œil en sens contraire et de produire la myopie. Il faudrait admettre que les muscles fussent toujours en contraction pour comprendre que leur plus ou moins grande action rende l'œil hypennétrope ou myope suivant les besoins. Or, nous ne pensons pas que les muscles agissent continuellement et exercent sans relâche une pression du globe contre l'aponévrose.

Dans cette théorie comme dans la suivante, tout muscle a pour but non-seulement de diriger l'œil dans un sens opposé à son antagoniste, mais encore de détruire par sa présence passive l'action de ce muscle. Si, par exemple, l'œil est entraîné en dedans par le droit interne, il s'arrête dans son mouvement lorsque le droit externe, devenu trop court, ne permet plus au droit interne de se contracter davantage. Or, nous verrons dans l'exposé de la théorie que nous admettons que les muscles ne sont pas aussi dépendants les uns des autres.

Voici la seconde théorie :

Plaçons-nous encore dans le corps vitré. Cette fois les muscles sont concaves ; alors quand ils se contractent ils deviennent rectilignes, compriment le globe, augmentent le diamètre antéro-postérieur et font l'œil myope. Nous ferons ici les mêmes objections que plus haut. Quel est l'agent contraire ? Quelle puissance supposer aux muscles ? Ce qui a surtout donné du crédit à cette théorie, c'est qu'on a cru remarquer aux quatre pôles de l'œil, en suivant la direction des quatre muscles droits, un sillon uniquement formé par eux, ce qui est inexact, à moins que l'œil n'ait diminué de volume.

D'après la théorie que nous admettons, les muscles droits agissent de la manière suivante :

Le point mis en mouvement lors de la contraction sera tout d'abord la gaîne du muscle fournie par l'aponévrose. Dans l'effet produit, elle sera directement portée en arrière à cause du sens de la traction qui se fera d'arrière en avant ; mais l'insertion antérieure osseuse ou fixe résistera, par suite, en même temps que la gaîne aponévrotique sera portée en arrière, elle se rapprochera de la paroi osseuse correspondante, car le muscle, de son insertion profonde à son insertion antérieure osseuse, se raccourcit et, par suite, se rapproche de la paroi de l'orbite ; la portion oculaire du muscle suit le même mouvement. La cornée est donc en même temps déplacée suivant un certain sens, c'est-à-dire en bas, en haut, en dedans, etc., suivant le muscle qui agit, mais toujours portée en arrière. C'est ainsi que l'on doit expliquer la rotation de l'œil dans les différents mouvements de latéralité.

Voici comment se produit l'arrêt dans le mouvement : quand la contraction est au maximum, la gaîne est portée en arrière le plus possible ; or, n'étant pas élastique, elle résiste, et la traction est en partie équilibrée par cette résistance.

D'autre part, voyons ce qui se passe du côté du muscle antagoniste. Quand la traction du muscle agissant est au maximum, l'effet produit est de coucher l'aponévrose orbito-palpébrale au point où elle double le cul-de-sac conjonctival, sur le globe de l'œil, surtout aux angles ; et dès qu'elle se trouve entièrement repliée sur celui-ci, elle résiste. Ces deux sommes de résistance ajoutées entre elles paralysent complétement le muscle agissant. Du reste, comme preuve, nous savons que les sujets qui ont les yeux saillants découvrent quelquefois la muqueuse conjonctivale des angles lorsqu'ils regardent fortement soit en dedans, soit en dehors : cela tient, selon nous, à ce que le plan postérieur de l'aponévrose orbito-palpébrale est situé à une profondeur moindre qu'à l'état ordinaire.

En résumé, la force qui fait agir les muscles droits isolément ou collectivement, à cause de leurs adhérences intimes avec la gaîne, des insertions antérieures osseuses, des insertions oculaires ou mobiles, se décompose en deux puissances dont la résultante a pour effet de porter en arrière le point de l'œil où s'insère le muscle, et de le rapprocher de la paroi de l'orbite correspondante. Ainsi s'explique la rotation de l'œil.

Au point de vue chirurgical, il est de la première importance de connaître ce rôle de l'aponévrose orbito-palpébrale dans le jeu des muscles, car plus elle sera ouverte lors de la ténotomie, plus le muscle antagoniste agira avec énergie, et l'équilibre des forces ne se fera plus au maximum de tension normale.

En terminant, rappelons que les muscles droits interne et externe portent l'œil en dedans ou en dehors. Le mouvement d'élévation est produit par une action combinée du droit supérieur et du droit interne, et celui d'abaissement est la résultante de la double contraction du droit inférieur et du droit interne.

On peut remarquer ainsi que si la convergence ou la divergence peuvent être obtenues par la mise en jeu d'une force unique, il n'en est plus de même pour les autres directions.

Le plus énergique de tous les muscles est le droit interne, et le moins puissant le droit inférieur.

Des muscles obliques. — Suivant quelques auteurs, les muscles obliques ne sont pas nécessaires aux mouvements de l'œil ; car, disent-ils, la combinaison des muscles droits, deux à deux, amène une résultante qui dirige l'œil vers les quatre angles de la cavité orbitaire. On en a conclu que les obliques étaient uniquement destinés à donner à l'œil certains mouvements de rotation autour de l'axe antéro-postérieur. Nous n'adoptons pas cette manière de voir.

Les muscles obliques sont au nombre de deux, le grand et le petit ; tous deux ont une insertion osseuse et une insertion oculaire.

Le grand oblique s'insère en arrière à la gaîne fibreuse du nerf optique ; de là, ses fibres marchent d'arrière en avant et de bas en haut, suivant la direction de l'angle supérieur et interne de la cavité orbitaire, passent dans la trochlée formée moitié par une cavité osseuse ménagée dans la partie supérieure et interne de la paroi interne de l'orbite, moitié par un anneau fibreux, puis se coudent brusquement et prennent une direction de haut en bas, de dedans en dehors et d'avant en arrière, pour venir s'insérer sur le globe de l'œil.

Pour bien déterminer le point d'insertion mobile, supposons la face supérieure de l'œil divisée en quatre parties égales par deux diamètres perpendiculaires l'un à l'autre, l'un transversal, l'autre antéro-postérieur : ce sera dans le segment postérieur et externe que s'insérera le tendon mobile du muscle grand oblique. Comme il y a une poulie de renvoi, la trochlée, l'action musculaire ne se produira qu'à partir de cette poulie. Quelle sera dès lors l'action du grand oblique ?

La trochlée étant plus élevée que le point d'insertion mobile, la traction qu'exercera le muscle aura pour effet d'élever la partie postérieure de l'œil ; la cornée sera donc abaissée. Le second effet produit sera d'amener en dedans la partie postérieure externe de l'œil ; la cornée sera donc portée non-seulement en bas, mais encore en dehors. De plus, comme c'est au côté externe de la partie postérieure de l'œil que le muscle s'insère et qu'il est enroulé sur le globe, par la contraction il se raccourcira, il y aura rotation de la sphère tout entière, rotation qui se fera de haut en bas et de dedans en dehors.

Le grand oblique fait donc porter l'œil en dehors et en bas, en même temps qu'il le fait rouler tout entier de dedans en dehors.

Pendant que cette rotation s'effectue, la partie interne de l'œil devient plus saillante, et cela se comprend; puisque la partie postérieure est amenée en dedans, la partie interne et antérieure tend à venir en avant; la cornée alors cherche à se placer sur un plan perpendiculaire à son plan normal, de telle sorte que, quand le muscle agit, elle regarde entièrement en bas, et se trouve d'autant plus tournée en dehors que la rotation de l'œil est plus considérable.

L'utilité de cette rotation est très-grande, car sans elle les objets placés en bas et en dehors risqueraient de ne pas produire d'images sur la rétine, à cause de l'obliquité des rayons venant frapper la cornée.

Le petit oblique est le seul des muscles de l'œil qui ne prenne pas ses insertions fixes au fond de la cavité orbitaire; il naît de la paroi inférieure de l'orbite vers la partie interne et antérieure où se trouvent des rugosités qui servent à ses insertions; de là, ses fibres marchent d'avant en arrière, de dehors en dedans et de bas en haut, en passant sous le globe de l'œil, séparé de lui par le muscle droit inférieur; puis elles le contournent, passent entre lui et le droit externe, et les fibres d'insertion viennent se confondre avec celles du grand oblique, c'est-à-dire qu'elles se fixent à la partie postérieure, supérieure et externe du segment postéro-externe de l'œil; en sorte que les deux obliques prennent l'œil en écharpe.

Cette disposition anatomique a fait supposer que ce muscle était l'antagoniste du grand oblique, c'est-à-dire qu'il avait pour action de porter l'œil en haut et en dedans. Nous allons voir qu'on était dans l'erreur.

En effet, qand le muscle se contracte, puisque son point fixe est situé en bas, il abaisse l'hémisphère postérieur de l'œil; la cornée, ou pour mieux dire l'hémisphère antérieur, est donc portée en haut. De plus, comme l'insertion fixe est située en dedans et que l'insertion mobile est en dehors, la partie externe de l'œil sera portée en dedans; la cornée sera donc portée en dehors. Ici, il y aura encore rotation de l'œil, mais en sens opposé à celle que donne le grand oblique; car la cornée, nous le voyons clairement, roulera non pas de dedans en dehors, mais bien de dehors en dedans. La partie inférieure et interne de l'œil deviendra saillante à cause de cette rotation, et la cornée se rapprochera d'un plan perpendiculaire à son plan normal; de telle sorte que, lorsque le muscle agira complétement, la cornée sera tournée en dehors et en haut d'autant plus que la rotation sera plus forte.

Les mouvements de rotation produits par les obliques existent bien réellement, mais uniquement à l'état de forces composantes qui s'ajoutent à d'autres pour donner une résultante, — et c'est suivant celle-ci que l'œil doit se mouvoir.

Hunter pense que les obliques ont pour but de maintenir l'œil dans une direction stable lorsque la tête se meut vers l'une ou l'autre épaule. Si l'on penche la tête à droite, l'œil droit est fixé vers un objet déterminé au moyen de l'oblique supérieur, l'œil gauche à l'aide du petit oblique. Si la tête est inclinée à gauche, c'est l'inverse qui a lieu.

Vallée admet que les muscles obliques produisent trois effets : ils maintiennent le globe en avant, le serrent contre l'os nasal et le compriment dans le sens du demi-grand cercle de la sclérotique touché par ces muscles.

Si les deux muscles obliques étaient simplement rotateurs, ils devraient avoir une direction perpendiculaire à l'axe antéro-postérieur de l'œil.

Le grand oblique est rotateur de l'œil de dehors en dedans, et le petit oblique agit en sens inverse.

En résumé, nous admettons, comme le dit Hunter, que les muscles obliques empêchent l'œil d'être entraîné lorsque la tête est inclinée, soit à droite, soit à gauche. En outre, par leur action sur l'hémisphère postérieur de l'œil, ils sont élévateurs ou abaisseurs de la pupille. Le grand oblique la porte en bas, en dehors et en avant; le petit oblique, en haut et aussi en dehors. Enfin, le supérieur produit un mouvement *en bas* et en dehors lorsqu'il est associé aux muscles droits externe et inférieur; *en bas* et en dedans lorsque son action se combine à celle des droits interne et inférieur. Au contraire, la direction de l'œil *en haut* et en dehors résulte du petit oblique, agissant en même temps que les droits externe et supérieur, et la direction *en haut* et en dedans est due à ce même oblique lorsqu'il agit de concert avec les muscles droits interne et supérieur.

Une remarque pour terminer. L'œil humain n'étant pas, comme celui de certains animaux, susceptible d'être mis en mouvement et promené suivant un rayon de sphère, avait besoin d'un appareil spécial destiné à y suppléer. Nous pensons que les muscles obliques sont pour beaucoup dans ces différents mouvements.

On doit diviser les muscles de l'œil en deux classes, ou plus exactement en deux systèmes : le système convergent et le système divergent. Il n'en existe pas d'autres, et si les yeux peuvent être portés, soit en haut, soit en bas, dans ces deux mouvements, ce sont encore des muscles appartenant à l'un de ces deux systèmes qui fonctionnent. Le rebord osseux de la cavité orbitaire s'efface d'une manière très-notable en dehors, et le champ périphérique est très-étendu de ce côté. Pour que la vision se fasse franchement dans ce champ externe, il était nécessaire que l'œil fût porté très-exactement dans toutes les directions ; il fallait donc pour cela un certain nombre de muscles agissant indépendamment les uns des autres, et pouvant faire parcourir à l'organe toute l'étendue de cette portion du champ périphérique. C'est pour cette raison que nous trouvons les muscles obliques et le droit externe. Que de travaux n'a-t-on pas fait, que de théories n'a-t-on pas imaginées pour arriver à déterminer d'une manière satisfaisante l'action de ces muscles ? Elle est décrite d'une manière complète dans le *Traité d'anatomie chirurgicale* du professeur Richet.

En dedans, la paroi interne de l'orbite est, en quelque sorte, prolongée par la saillie du nez qui fait obstacle à la vision et limite de ce côté le champ périphérique de chaque œil; de telle façon que, quand nous regardons un peu fortement à gauche, par exemple, c'est l'œil gauche qui fonctionne seul. De plus, comme la vision à courte distance s'effectue le plus habituellement à 25 centimètres, il n'est pas nécessaire, comme en dehors, d'avoir des muscles particuliers et agissant indépendamment les uns des autres. Aussi les muscles qui font regarder en bas et en dedans, en haut ou en dedans, sont les mêmes que ceux qui font regarder séparément en haut, en bas et en dedans. Mais dans ce cas, ils se viennent en aide, ils se contractent synergiquement deux à deux. Ainsi, pour diriger l'œil en haut et en dedans, le droit supérieur se contracte en même temps que le droit interne; pour faire regarder en bas et en dedans, c'est le droit inférieur qui agit avec le droit interne.

Nous avions besoin de bien faire comprendre les actions des muscles parce que, dans la méthode que nous nous proposons d'indiquer pour établir le diagnostic des paralysies, il nous sera d'une grande utilité de les connaître.

Donnons un aperçu sur l'innervation.

Trois paires de nerfs sont destinées à donner le mouvement aux différents muscles de l'œil : ce sont les troisième, quatrième et sixième paires. Les nerfs de la sensibilité viennent tous de la branche ophthalmique de Willis, division de la cinquième paire. La septième paire innerve le muscle orbiculaire des paupières. Il est important de se rappeler encore les différentes anastomoses que les nerfs peuvent avoir, soit entre eux, soit avec des nerfs destinés à d'autres organes, afin de mieux se rendre compte des complications que les paralysies peuvent offrir.

La troisième paire, ou moteur oculaire commun, naît sur la face latérale interne du pédoncule cérébral, entre le pont de Varole et les corps mamillaires, s'anastomose dans le sinus caverneux avec la branche ophthalmique de Willis et le plexus caverneux, se divise, avant de pénétrer dans l'orbite par la fente sphénoïdale, en deux branches. La branche supérieure se divise en deux nerfs, dont l'un est destiné au muscle élévateur de la paupière supérieure, l'autre au droit supérieur. La branche inférieure donne trois rameaux destinés au droit interne, droit inférieur et petit oblique.

De ce dernier se détache un filet gros et court qui se rend au ganglion ophthalmique dont il forme la racine motrice, et par l'intermédiaire duquel il va innerver l'iris, ce qui, du reste, explique pourquoi on observe de la mydriase dans la paralysie de la troisième paire. Le professeur Longet a rencontré une anomalie qu'il est bon de connaître. Il a vu que, dans un certain nombre de cas, la racine motrice du ganglion ophthalmique, au lieu de venir de la branche du petit oblique, tirait son origine de la sixième paire. Il est bon d'insister sur ce point, parce que l'on a fait de la mydriase un des caractères de la paralysie de la troisième paire; or, si l'on tombe sur une anomalie de ce genre, et que le sujet présente en même temps une paralysie de la sixième paire assez incomplète pour qu'il règne quelque obscurité sur la maladie, l'existense de la mydriase viendra encore ajouter à la difficulté du diagnostic.

La quatrième paire naît sur les côtés de la valvule de Wieussens, s'anastomose avec l'ophthalmique de Willis dans le sinus caverneux et se rend uniquement au muscle grand oblique.

La sixième paire naît du sillon de séparation du bulbe et de la protubérance; elle fournit quelques filets qui, avec le filet carotidien du nerf vidien et un des nerfs de Jacobson, concourent à la formation du ganglion cervical supérieur. Elle se rend uniquement au muscle droit externe.

En résumé, le petit oblique, tous les muscles droits moins le droit externe, l'élévateur de la paupière supérieure, sont innervés par la troisième paire. La branche du petit oblique fournit la racine motrice au ganglion ophthalmique.

Deux muscles reçoivent chacun un nerf particulier, ce sont : le droit externe innervé par la sixième paire, et le grand oblique par la quatrième paire.

L'opération du strabisme n'exige pas une longue description, et le manuel opératoire en est peu compliqué. Mais avant d'arriver à son étude, il faut en examiner les indications et les contre-indications, traiter du diagnostic différentiel, et nous arrêter encore sur certains points qui ont des rapports plus ou moins directs avec la question qui nous occupe.

Tout d'abord nous trouvons quelque embarras à donner une définition du strabisme.

A cet égard, nous sommes en désaccord avec des auteurs qui ont fait du sujet qui nous occupe une étude spéciale, et dont les définitions laissent, en général, beaucoup à désirer. Von Graefe, dont les idées sur un grand nombre d'autres maladies sont fort exactes, ne nous a pas donné une définition satisfaisante. Il en est de même pour Donders, Giraud-Teulon, Knapp de Heidelberg, etc.

Donders définit le strabisme : une déviation des yeux, par suite de laquelle les deux taches jaunes reçoivent simultanément l'impression d'objets différents.

Mackensie dit qu'il consiste dans une désharmonie des axes de l'œil.

Pour Carron du Villards, le strabisme est une direction vicieuse du bulbe oculaire qui détruit le parallélisme de son axe.

Guérin pense que le strabisme est le résultat de la rétraction des muscles et rappelle que l'on a dit de cette affection qu'elle était le *pied bot de l'œil*. Il donne en outre le nom d'*optiques* aux strabismes que l'on rencontre, soit à la suite de points opaques dans une des parties de l'œil, soit par un changement de rapports entre les milieux réfringents de cet organe, soit enfin lorsqu'il existe une insensibilité, une paralysie de la rétine ayant son siége sur la macula.

Mais, comme l'a très-bien vu Philipps, les taies, les leucomes, les opacités du cristallin, venant s'interposer au devant de l'axe central polaire, n'entraînent pas de strabisme. D'ailleurs, les lois de la physique vont à l'encontre de cette opinion, et l'on sait que, pour frapper obliquement une lentille biconvexe, comme est le cristallin, les rayons lumineux n'en convergent pas moins en un point central.

Quant aux deux autres cas, les observations ne nous semblent ni suffisamment nombreuses ni assez concluantes pour en tirer les conclusions admises par M. Guérin.

M. Perrin divise les strabismes en fonctionnels et pathologiques, selon qu'ils tiennent, soit à un défaut d'équilibre congénital ou acquis des forces motrices du globe, soit à une paralysie ou à une rétraction musculaire.

Une définition ne doit laisser aucun vague dans l'esprit. Or, c'est précisément le défaut de presque toutes celles que l'on rencontre dans les auteurs. En voulant réunir tous les cas de strabisme dans une formule unique, on est arrivé à une confusion inévitable, car le strabisme, ainsi que l'a dit Mackensie, n'est pas une maladie, mais un symptôme d'affections très-variées.

Nous n'avons donc pas la prétention de formuler une définition personnelle quelconque. Nous nous contenterons de montrer, par des exemples convenablement choisis, qu'il est presque impossible de grouper ensemble les différents strabismes, et qu'il est préférable de les étudier séparément.

Il existe des sujets qui sont strabiques sans présenter de déviation apparente des yeux ; il suffit qu'ils aient une différence dans les propriétés accommodatrices.

Exemple : un enfant vient au monde avec l'œil gauche normal et l'œil droit atteint soit de presbyopie, soit de myopie, soit d'astigmatisme, même à un faible degré ; suivant les conditions dans lesquelles il se trouvera placé par rapport aux rayons lumineux, une des rétines perdra peu à peu l'habitude de percevoir les objets, deviendra insensible par manque d'exercice, ne fonctionnera plus, et l'œil, abandonné à l'action musculaire seule, obéira au muscle le plus puissant, sera entraîné de son côté, — il y aura strabisme.

Combien de nouveau-nés, dit Velpeau, sont devenus louches pour avoir été couchés à côté d'une fenêtre ou d'un corps brillant.

Au lieu de chercher à définir le strabisme, il est beaucoup plus rationnel d'établir une classification, et de diviser ces maladies en deux grandes classes, suivant les causes qui leur auront donné naissance.

Prenons, par exemple, deux malades : l'un est atteint de strabisme, et cependant chacun des muscles pris isolément fonctionne d'une manière régulière ; anatomiquement et physiologiquement l'œil tout entier est dans des conditions normales ; l'iris a conservé toutes ses propriétés, le cristallin existe avec son volume et sa transparence habituelles.

Chez l'autre malade, par suite d'une hyperesthésie consécutive à une congestion de la rétine et qui, en se prolongeant, a produit une asthénopie musculaire, état dans lequel les fonctions des muscles de l'œil ne sont plus équilibrées, de sorte que quand le malade veut obtenir une accommodation des deux yeux à la fois, il y a une sorte d'hésitation, de lutte entre ces deux organes; par suite, disons-nous, de cette hyperesthésie, le malade aura aussi contracté un strabisme.

En opposition à ces deux faits, prenons-en deux autres.

Un homme présente une tumeur profonde de l'orbite qui, par son développement, déplace l'œil et lui fait prendre une direction anormale ; c'est encore une cause de strabisme.

Enfin, un homme, après avoir pris froid ou pendant l'évolution d'une maladie syphilitique, est atteint d'une paralysie du droit externe, par exemple ; qui donne comme conséquence un strabisme convergent.

Ces exemples nous paraissent justifier suffisamment la classification des strabismes en deux grandes divisions :

1° Strabismes dus à une maladie des annexes de l'œil, et complétement étrangère à l'organe.

2° Strabismes dus à une maladie oculaire ;

VINGT-CINQUIÈME LEÇON

DU STRABISME (SUITE)

STRABISMES PAR MALADIE DES ANNEXES DE L'ŒIL.

1° Paralysies des muscles.

Les paralysies ont des causes spéciales, particulières, et les strabismes qui en résultent peuvent dès lors être compris dans une définition que nous allons essayer de donner aussi rationnelle que possible.

Toutes les fois que les deux axes optiques ne sont pas dans leur rapport physiologique,—quelle que soit d'ailleurs la cause de la déviation, — il y a strabisme.

Cette définition sera modifiée pour le strabisme de la seconde classe. C'est ici le lieu d'étudier l'axe optique et de voir ce que l'on doit entendre par ce mot.

On a voulu déterminer géométriquement l'axe optique et on a fait son tracé sur le papier; on a voulu savoir en quel point il traversait la cornée, quels étaient ses rapports avec telle ou telle partie de l'œil. On est arrivé ainsi à déterminer une ligne qui peut bien être l'axe optique géométrique, par rapport à l'œil, organe anatomique, mais non par rapport à la fonction visuelle. A notre sens, l'axe optique est assez facile à établir sans abuser des calculs. Pour nous, ce n'est pas une ligne mathématique déterminée par l'anatomie; il n'est pas toujours le même et varie avec les fonctions des yeux. L'axe optique n'est pas autre chose que la résultante des actions musculaires; s'il ne coïncide pas rigousement avec cette résultante, il ne doit pas en être fort éloigné. En effet, pour peu que les fonctions des muscles de l'œil soient modifiées, l'axe optique est déplacé. Si nous venons, par exemple, à exercer une pression sur le globe oculaire dans la direction d'un muscle quelconque, nous produisons de la diplopie; par la pression, nous paralysons le muscle correspondant; le mécanisme de l'appareil musculaire est dérangé; la résultante normale des mouvements physiologiques n'existe plus, et il se produit immédiatement deux images.

Parmi les maladies des muscles de l'œil qui peuvent donner lieu à un strabisme, il n'y a guère que les paralysies et les contractions. Quant à l'asthénopie musculaire, elle trouvera sa place quand nous arriverons à l'étude des strabismes de la seconde catégorie, de ceux dus à une maladie de l'œil, à des lésions de l'accommodation.

Toutes les fois qu'un muscle est paralysé, il en résulte un changement de direction de l'œil, un déplacement auquel on donne le nom de *strabisme*. Il ne faut pas croire que le déplacement et le muscle paralysés soient faciles à reconnaître dans tous les cas. Quand le strabisme est exagéré, que la paralysie est complète, en faisant agir séparément chacun des muscles des deux yeux, on arrivera facilement à savoir celui qui est malade; mais il n'en est pas toujours ainsi. En effet, prenons comme équivalent de la force d'un des muscles de l'œil le nombre 100; si ce nombre n'est diminué que dans une faible proportion, si, par exemple, le muscle peut encore développer une force égale à 90, la paralysie et par conséquent le strabisme qui en résultent deviennent très-difficiles à déterminer, et cependant ils existent réellement, et ce qui le prouve c'est la diplopie, ou tout au moins le trouble de la vision accusé par le malade pour des distances variables.

Les paralysies des muscles de l'œil sont une des causes les plus graves de strabisme. Elles sont dues, soit à des maladies générales, soit à des tumeurs osseuses ou de toute autre nature siégeant dans la boîte crânienne.

Le strabisme dû à une paralysie est souvent très-peu marqué; l'observateur ne s'en rend pas compte, et cependant le malade se plaint; il voit double par moments, il a des vertiges, des maux de tête, des vomissements. D'autres fois, au contraire, au premier coup d'œil, sans chercher, on constate un strabisme. Enfin l'affection peut être ancienne, négligée du malade; elle frappe les yeux du chirurgien consulté pour une toute autre altération.

Il faut savoir reconnaître tout d'abord quels sont les muscles malades et sans méthode on ne peut y arriver.

Au point de vue de l'étude des paralysies, nous diviserons les muscles de l'œil en deux systèmes : le système convergent qui comprend les droits supérieur, interne et inférieur, et le système divergent qui comprend le droit externe et les deux obliques. En effet, les muscles convergents ne servent qu'à porter l'œil droit, par exemple, en dedans et dans toutes les directions, qu'ils agissent séparément ou deux à deux. Au contraire, les muscles divergents ne servent qu'à porter l'œil chacun séparément dans toutes les directions et en dehors de l'orbite. Par conséquent, à l'état de repos et sans que la volonté agisse, les yeux sont maintenus en équilibre dans l'orbite, les axes optiques sont parallèles ; mais aussitôt qu'on oblige les muscles à faire exécuter un mouvement à l'organe, ils fonctionnent pour chaque œil avec une puissance et une force égales, de sorte que les axes optiques, quoique déplacés, n'en sont pas moins parallèles, ou convergent vers le même objet sous un même angle. Au contraire, s'il y a paralysie, si l'un des muscles augmente ou diminue de puissance, l'équilibre est rompu, la vision distincte ne peut plus avoir lieu, les yeux n'obéissent plus à des forces égales, il y a strabisme, et comme les points influencés des rétines ne sont plus *identiques*, le cerveau perçoit deux sensations, le malade voit deux objets au lieu d'un : il y a diplopie.

Nous pouvons nous rendre compte de ce fait en appuyant légèrement avec le doigt sur notre œil droit, par exemple ; si nous empêchons le muscle droit externe de fonctionner, plus nous regarderons à notre droite, plus nous verrons les deux images s'écarter l'une de l'autre et la diplopie exagérée.

Les paralysies donnent lieu à deux classes de strabismes que nous nommerons *strabismes divergents* et *strabismes convergents.* Il est essentiel de déterminer tout d'abord à laquelle de ces deux variétés appartient toute déviation oculaire. Or, ce n'est pas à un simple examen des yeux qu'il faut avoir recours pour déclarer s'il y a tel ou tel strabisme ; on s'exposerait à des erreurs, sinon dans les cas où la paralysie est très-apparente, du moins lorsqu'elle est très-faible.

Nous savons déjà que, dans toute paralysie de l'un des muscles de l'œil, les deux yeux étant sains, il y a diplopie, c'est-à-dire vue double. Or, les deux images n'ont pas le même rapport entre elles pour le malade, suivant qu'il est atteint d'un strabisme divergent ou convergent.

Si nous plaçons une bougie allumée à notre droite sur une table, et si, regardant la flamme bien de côté, mais de façon à la voir cependant des deux yeux à la fois (ce dont on s'assure en masquant successivement chacun des yeux), nous venons à appuyer sur l'angle externe de notre œil droit avec le doigt, nous voyons immédiatement deux flammes, l'une à droite, l'autre à gauche; si nous venons alors avec l'autre main cacher brusquement l'œil laissé libre, une des deux bougies disparaît sur-le-champ, et c'est justement celle qui correspond à l'œil caché; celle fournie par l'œil comprimé reste.

Conclusion : en comprimant l'angle externe de l'œil droit et en forçant cet œil à regarder à droite simultanément avec l'autre, nous paralysons le système des muscles divergents; par suite, nous augmentons la puissance du système des muscles convergents ou antagonistes : donc, dans un strabisme convergent, les deux images vues par le malade sont situées chacune du côté correspondant à l'œil qui perçoit, ce qui revient à dire qu'elles sont *homonymes*.

Si nous faisons l'expérience inverse, c'est-à-dire si nous appuyons sur l'angle interne de l'œil droit, ce qui détermine encore une diplopie, et si, en regardant la bougie placée à notre gauche, nous venons à cacher l'œil gauche laissé libre, nous voyons disparaître celle des deux images qui se trouve à droite. Conclusion : dans le strabisme divergent, les images sont *croisées*.

Un bon moyen mnémonique est que : *si les yeux sont croisés, les images ne le sont pas, et si les yeux ne sont pas croisés, les images le sont.*

Ainsi donc, c'est par le rapport des images entre elles que nous saurons si le malade est atteint d'un strabisme divergent ou convergent. Nous voyons quelle importance a cette recherche; elle nous met sur la trace du système musculaire dont les mouvements sont altérés.

Certains malades intelligents frappés de diplopie sauront bien, avec l'indication que leur fournira le médecin, déterminer la position réciproque des deux images qu'ils perçoivent, au moyen de l'expérience que nous venons de décrire, — moins cependant la pression de l'œil avec le doigt. Mais la plupart d'entre eux ne pourront pas se rendre compte du rapport des images. Il faut donc nécessairement que l'observateur ait un moyen spécial. Nous l'indiquerons tout à l'heure.

Lorsqu'au moyen de la méthode que nous allons exposer on recherche un muscle paralysé dans un cas de strabisme, il est une cause d'erreur qu'il faut éviter avec le plus grand soin : tout individu atteint d'un strabisme cherche à le corriger autant qu'il est en son pouvoir et à faire disparaître la diplopie; pour cela, un grand nombre des muscles du corps viennent en aide aux muscles oculaires devenus insuffisants. Par exemple, si le malade est atteint de paralysie de la quatrième paire, il se présentera la tête penchée en avant, le menton touchant le sternum; si l'affection porte sur la quatrième droite, la tête sera inclinée sur l'épaule, du côté correspondant, et *vice versa.* Si l'on a affaire à une paralysie de la sixième droite, le malade portera le côté gauche du corps en avant. Ce changement dans la position normale du corps a pour but de ramener les deux yeux dans la même direction, et comme on le voit, la plupart des muscles du cou participent à cette correction.

La première condition pour la recherche des paralysies oculaires sera donc d'annuler autant que possible l'action des autres muscles. Le malade sera placé dans une position verticale, la tête tenue droite et immobile. Ce premier point obtenu, supposons que le malade regarde l'horizon. Nous pouvons tracer sur un tableau deux lignes qui se coupent à angle droit et correspondent exactement l'une à l'axe vertical du corps, l'autre au plan horizontal passant par les yeux du malade. [Si nous promenons une bougie devant ses yeux, elle pourra prendre neuf positions différentes répondant aux actions propres de chaque muscle. De ces neuf positions, trois sont de chaque côté de l'axe; deux, au-dessus du plan horizontal, correspondent à la direction que prend l'œil quand il est sous l'influence du petit oblique droit ou gauche, deux au-dessous de ce même plan sont relatives aux deux grands obliques, enfin les deux placées sur le plan horizontal répondent aux droits externes. Il reste, sur l'axe vertical, trois positions qui correspondent à tous les muscles convergents de chaque œil.

Ces neuf positions, qu'un objet peut prendre devant les yeux, répondent bien à tous les effets produits par les muscles. Si le malade regarde à sa droite, par exemple, et s'il a une paralysie du muscle droit externe de l'œil droit, on trouvera que les images sont homonymes; d'où strabisme convergent. De plus, dans la direction que l'œil devrait prendre si le muscle droit externe agissait, il y aura une diplopie d'autant plus exagérée qu'on voudra faire porter l'œil plus en dehors; au contraire, plus on le ramènera en dedans, moins cette diplopie sera considérable, ou mieux moins l'écartement des images sera grand, car dans l'axe du corps l'œil n'est plus soumis à l'action du système des muscles divergents, mais à celle du système convergent, dont aucun des muscles n'est malade.

Voici un autre fait très-utile à connaître : un individu atteint de paralysie des muscles moteurs de l'œil aperçoit, pendant un certain temps, très-nettement deux images quand il fixe un seul objet. Mais comme la diplopie est un phénomène gênant pour lui, il prend l'habitude de ne plus tenir compte que d'une image ; l'autre s'efface peu à peu, le malade la voit de moins en moins, enfin il n'en tient plus compte : il en résulte une véritable difficulté, quand on examine un strabique ancien, pour faire reparaître la diplopie.

Nous avons choisi, pour obtenir de nouveau la production des deux images, le procédé suivant, que nous recommandons d'une manière spéciale. Il consiste à diminuer l'intensité de l'image dans l'œil qui fonctionne afin de faire réapparaître celle qui se forme dans l'autre et dont l'éclat s'est peu à peu affaibli. Nous employons, pour arriver à ce but, des verres colorés, bleus, jaunes, rouges ou violets, et d'une teinte plus ou moins foncée, suivant que la maladie est plus ancienne et que par conséquent l'image donnée par l'œil paralysé s'est plus complétement effacée.

Ici se pose la question de savoir sur quel œil on doit placer le verre coloré. On ne peut la résoudre à priori, car on ne sait pas dans quel œil la perception a continué à se produire nettement. Pour être sûr de ne pas se tromper, il faut recommander au malade de placer le verre coloré sur le meilleur œil. Il semble bizarre qu'on ne puisse pas déterminer tout d'abord l'organe qui a conservé son activité normale. On est porté à considérer l'œil dévié comme le plus mauvais; c'est le cas le plus fréquent, mais il est loin d'être absolu, et une telle manière de voir pourrait faire commettre des erreurs. Il pouvait, en effet, exister entre les deux yeux, avant la paralysie, une différence de foyer considérable, en même temps que la rétine conservait dans l'œil dévié une sensibilité plus considérable que dans celui qui possède sa direction normale.

Nous devrons donc demander au malade quel est son meilleur œil, et c'est sur celui-là qu'il faudra placer le verre coloré. Cela fait, on doit tout d'abord déterminer quel est celui des deux systèmes, convergent ou divergent, qui est affecté, sans même chercher quel est l'œil malade. Pour résoudre cette question, nous procéderons de la manière suivante : supposons que le verre rouge soit placé au devant de l'œil droit indiqué comme le meilleur, nous promènerons dans le champ de vision un objet quelconque que le malade puisse apercevoir facilement, une bougie allumée par exemple; à un moment donné il voit double, et des deux bougies l'une a conservé son aspect habituel, tandis que l'autre est colorée en rouge; nous demanderons alors quelle est la position relative de cette dernière, si elle est à droite ou à gauche. Selon que le malade nous dira que la bougie rouge est dans l'une ou dans l'autre de ces deux positions, nous saurons d'une manière certaine si nous avons affaire à une paralysie du système convergent ou du système divergent.

En effet, si l'image rouge est à droite, elle correspond à l'œil sur lequel est placé le verre coloré; les images sont homonymes, et nous concluons que le strabisme est convergent; si au contraire la bougie rouge est à gauche, elle correspond à l'œil libre; les images sont croisées, et le strabisme est divergent.

Ce fait nous a permis de formuler la proposition mnémotechnique pour se rappeler le rapport qui existe entre la position des images et la direction dans laquelle les yeux sont déviés :

Quand les images ne sont pas croisées, les yeux le sont; quand les images sont croisées, les yeux ne le sont pas; en d'autres termes, quand les images ne sont pas croisées, il y a strabisme convergent; lorsqu'elles le sont il y a strabisme divergent.

Ces considérations générales étant connues, il nous reste à donner les caractères différentiels des paralysies musculaires dans un même système.

PARALYSIES DE LA TROISIÈME PAIRE.

1° PARALYSIES COMPLÈTES.

Lorsqu'il existe une paralysie complète de la troisième paire d'un seul œil ou des deux yeux, la méthode indiquée devient inutile, d'abord parce que la chute de la paupière empêche le malade de regarder la flamme de la bougie des deux yeux à la fois, en outre, parce que les symptômes sont si évidents que le simple examen suffit.

Pour que la paralysie de la troisième paire soit complète, il faut nécessairement que la cause qui l'a produite soit située en arrière de l'orbite. La maladie est toujours due à une altération intra-crânienne, soit une exostose, soit une tumeur quelconque, etc. Les symptômes sont :

1° Chute complète de la paupière supérieure ou ptosis;

2° Strabisme divergent monoculaire ou binoculaire, suivant qu'un œil ou que les deux yeux sont atteints.

Le malade, quand il n'a qu'un œil affecté, fait des efforts inutiles pour relever la paupière supérieure, est atteint de vertiges, de bourdonnements, il éprouve de la difficulté à marcher droit, il titube, et c'est dans cet état qu'il se présente au médecin.

Quand les deux yeux sont frappés de paralysie, aveuglé par la chute des paupières, le malade est obligé de se faire conduire.

2° PARALYSIES INCOMPLÈTES.

Il n'existe pas de règles capables d'indiquer quels sont les muscles le plus souvent affectés; cependant la paralysie commence en général par la branche inférieure; et cela se conçoit, car dans les cas de tumeur osseuse, par exemple, les fibres nerveuses qui constituent cette branche, sont les plus voisines des os et se trouvent comprimées les premières.

PARALYSIE D'UN SEUL ŒIL.

A. *Paralysie du muscle droit interne.* — Nous supposerons toujours que c'est l'œil droit qui est atteint. Le malade, en marchant, présente le côté droit du corps en avant; la face est tournée à droite, de sorte que les axes optiques soumis aux actions des muscles sains demeurent parallèles. Si l'on vient à placer la tête dans sa position normale, l'œil gauche exécute un mouvement de dedans en dehors, tandis que l'œil droit reste fixe dans l'angle externe. Si la paralysie est faible, ces symptômes sont peu marqués, on est embarrassé pour poser le diagnostic, et notre méthode devient utile.

On présente le verre coloré au malade en lui disant de le placer devant son meilleur œil et de l'y maintenir avec la main du même côté. A deux mètres environ de lui on promène une bougie allumée. On interroge et on constate la diplopie avec images croisées. Le strabisme est donc divergent; les muscles convergents de l'un des deux yeux sont paralysés. Si les images s'écartent l'une de l'autre quand la bougie est portée à la gauche du malade, et se rapprochent quand elle revient sur la droite, on en conclut que l'un des muscles convergents de l'œil droit est paralysé. Mais lequel des trois?

A cet égard, rappelons le tableau que nous avons construit; nous savons que l'action des muscles droits internes est de diriger les yeux à la rencontre des deux lignes tracées. C'est donc en ce point qu'il y aura diplopie, et, du reste, plus l'image ira vers la gauche, plus la diplopie augmentera. Si la bougie est alors élevée ou descendue suivant la ligne verticale, la diplopie diminue, mais ne disparaît que si la bougie est ramenée en dehors, soit en haut, soit en bas. Par conséquent, lorsque le muscle droit interne est paralysé, l'action des droits supérieurs est diminuée, mais non abolie, lorsque les yeux veulent se diriger en dedans, soit en haut, soit en bas. Nous concluons donc à la paralysie simple du muscle droit interne droit.

D'ailleurs, nous verrons que, dans les paralysies des droits supérieurs et inférieurs, il y a non-seulement diplopie, mais encore superposition des images.

B. *Paralysies du muscle droit supérieur.* — Dans ce cas, il est assez rare que le muscle élévateur de la paupière ne soit pas paralysé; mais comme la paralysie du droit supérieur se montre quelquefois isolée, nous devons l'étudier.

Le malade conserve la tête dans l'axe vertical du corps, seulement il la penche en arrière, et ce seul symptôme suffit quelquefois pour porter un diagnostic certain.

Dans tous les cas, en plaçant le verre rouge sur l'œil le meilleur, le malade voit simple dans toutes les positions que l'objet peut prendre au-dessous du plan horizontal passant par ses yeux; au contraire, il voit double au-dessus de ce plan lorsque l'objet est placé directement en haut, les images sont superposées et celle fournie par l'œil sain se trouve au-dessous. La diplopie diminue quand la bougie est en dedans, pour disparaître lorsqu'elle est ramenée en dehors et en haut, attendu que le petit oblique qui porte l'œil dans cette direction n'est pas malade.

C. *Paralysie du muscle droit inférieur.* — Il est inutile de nous étendre sur cette affection; ses symptômes sont inverses de ceux que donne la paralysie du muscle droit supérieur.

D. *Paralysie du muscle petit oblique.* — Ce muscle n'est jamais paralysé seul, du moins c'est un cas que nous n'avons jamais rencontré sa paralysie est toujours accompagnée de mydriase et d'une paralysie des autres muscles innervés par la troisième paire, surtout le droit inférieur.

On peut cependant observer la mydriase en dehors des paralysies du petit oblique, lorsque la sixième paire fournit la racine motrice du ganglion ophthalmique et par conséquent les nerfs dilatateurs de la pupille, mais c'est une exception (voy. *Longet*).

E. *Paralysie du petit oblique, du droit interne et du droit inférieur.* — Les deux images sont croisées, le strabisme sera donc divergent; les muscles convergents sont atteints. L'objet à regarder, placé soit en dedans, en bas et en dedans, ou directement en bas, est toujours vu double; seulement, dans les deux dernières positions, les images sont superposées, et celle perçue par l'œil malade est la plus basse. En portant l'objet en haut et en dedans, la diplopie existe encore, mais moindre, attendu que le muscle droit supérieur est sain. Directement en haut, la diplopie est très-faible et à son minimum; en haut et en dehors, elle existe encore avec superposition, l'image de l'œil malade étant plus élevée que celle de l'œil sain, car le petit oblique est élévateur de l'œil.

Dans ce cas, la racine motrice que fournit au ganglion ophthalmique la branche du petit oblique est paralysée; la pupille est alors dilatée et immobile.

PARALYSIES DES DEUX YEUX.

A. *Paralysies des deux droits internes.* — Il y a strabisme divergent double; les images sont croisées, très-éloignées l'une de l'autre, et très-éloignées de la ligne verticale passant par l'axe du corps. Si l'une des deux se trouve plus rapprochée de cette ligne, cela indique que la paralysie de l'œil opposé serait moindre que celle de l'autre.

B. *Paralysie du droit supérieur de l'un des yeux et du droit inférieur de l'autre.* — C'est un cas très-rare et que nous prenons comme exemple. Plaçons le verre rouge sur l'œil indiqué comme le meilleur. Lorsqu'il regarde les objets placés dans le plan de l'horizon, le malade les voit simples, qu'ils soient à l'extrême droite ou à l'extrême gauche. Lorsqu'il regarde la bougie placée en bas suivant l'axe du corps, il la voit double avec superposition. Si le muscle droit inférieur de l'œil droit est paralysé, l'image fournie par cet œil est plus basse que l'autre. En portant la bougie en haut, toujours suivant l'axe du corps, les images, après s'être confondues sur le plan horizontal, redeviennent doubles, et celle que perçoit l'œil gauche, — en admettant que son muscle droit supérieur soit paralysé, — est plus haute que celle perçue par l'œil droit, dont le muscle droit supérieur est sain.

En résumé, toutes les paralysies de la troisième paire d'un seul œil ou des deux yeux, qu'il y ait un ou plusieurs muscles malades, donnent toujours :

1° Un strabisme divergent;

2° Des images croisées;

3° Des images superposées, que les muscles agissent deux à deux ou qu'ils agissent seuls, excepté toutefois pour les muscles droits internes.

PARALYSIES DE LA QUATRIÈME PAIRE.

PARALYSIE D'UN SEUL ŒIL.

Nous supposons toujours que l'œil droit est atteint. Le malade se présente la tête inclinée en avant, le menton sur le sternum, la joue droite penchée sur l'épaule droite, de sorte que l'œil gauche regarde en haut et en dehors, le droit en haut et en dedans; dans cette position les axes optiques sont parallèles.

Nous avons dit plus haut que les muscles divergents faisaient équilibre aux muscles convergents lorsqu'ils sont à l'état normal. Or, le muscle grand oblique fait diverger l'œil; par conséquent, si son action est détruite ou amoindrie, les muscles convergents ont une plus grande énergie: il y a strabisme convergent. Ce fait est prouvé par l'expérience : le malade plaçant le verre rouge à gauche, l'œil dont les mouvements sont sains indique des images homonymes. Comme le muscle grand oblique porte l'œil en bas, lorsque le malade veut regarder dans cette direction, l'œil droit est arrêté en route, les images sont donc superposées, et celle de l'œil droit est plus basse que celle de l'œil sain.

La bougie est vue simple dans toutes les positions qu'elle peut prendre au-dessus du plan horizontal; à l'extrême gauche, elle peut paraître double sans superposition des images : ce fait tient à l'excès de puissance du droit interne de l'œil droit sur le droit externe de l'œil gauche; il y a strabisme convergent. Au centre du tableau et à droite du malade, les objets sont vus simples. Mais sitôt que la bougie est placée à droite au-dessous du plan horizontal, il y a diplopie sans superposition. Quand la bougie est abaissée davantage, l'écartement augmente pour atteindre son maximum, et alors la superposition des images se manifeste, car le muscle ne peut porter l'œil en bas. La bougie ramenée vers l'axe du corps, toujours au-dessous du plan horizontal, est vue double, l'écartement des images diminue, et la superposition augmente de plus en plus jusqu'à ce que l'action seule des muscles droits inférieurs fasse voir l'objet simple.

Lorsque les deux obliques sont paralysés le malade penche la tête directement en avant; les images sont homonymes et également écartées de la ligne verticale. Les symptômes décrits pour la paralysie de la quatrième paire d'un seul côté, sont les mêmes pour ce cas.

En résumé, la paralysie de la quatrième paire donne toujours:

1° Un strabisme convergent;

2° Des images homonymes;

3° Des images superposées lorsque l'œil est dirigé en bas : la superposition est en raison inverse de l'écartement.

Il est rare de trouver cette paralysie accompagnée d'une autre dans le même œil.

PARALYSIES DE LA SIXIÈME PAIRE.

Le nerf moteur oculaire externe, sixième paire, nait dans le sillon qui sépare le bulbe de la protubérance par deux faisceaux, l'un externe, qui vient de la pyramide antérieure, l'autre interne du bord antérieur de la protubérance. Toutefois, les fibres qui ferment cette dernière racine communiquent avec le faisceau prolongé des pyramides antérieures, qui sont, dès lors, l'unique point de départ des nerfs de la sixième paire.

La paralysie de la sixième paire est la plus fréquente avec celle de la troisième. Elle est la plus dangereuse et la plus tenace de toutes, aussi son pronostic doit-il être très-grave. Elle s'accompagne presque toujours d'embarras de la parole; le plus souvent elle est provoquée par une tumeur de nature syphilitique siégeant dans le crâne; aussi les accidents généraux ne tardent-ils pas à paraître après que la paralysie s'est montrée. Elle s'accompagne quelquefois de mydriase. M. le professeur Longet a trouvé l'explication de ce fait dans l'anomalie qui se présente lorsque la sixième paire envoie un rameau au ganglion ophthalmique.

Duchenne de Boulogne, et plus tard Dujardin-Beaumetz, ont constaté la concordance d'affections locomotrices, de paralysie générale progressive avec une lésion, une paralysie de la sixième paire.

Ces lésions du nerf moteur oculaire externe ont souvent la syphilis pour origine. Les observations dont nous avons pu profiter et les faits que nous avons pu observer assez souvent dans notre pratique personnelle, nous ont prouvé que cette diathèse, par un retentissement sur le cerveau, pouvait donner lieu à une paralysie de la sixième paire. Un tel accident s'explique facilement par le lieu d'origine des fibres nerveuses.

En dehors de la syphilis, les tumeurs, les dégénérescences, les infiltrations de la base du crâne, ont souvent pour résultat cette même paralysie. Enfin, le hasard nous a fait reconnaître qu'elle se présentait fréquemment en même temps que le diabète et la glycogénie.

D'ailleurs, cette coïncidence du diabète avec une lésion cérébrale a été signalée à plusieurs reprises.

M. Leudet de Rouen, dans un mémoire intitulé : *Recherches cliniques sur l'influence des maladies cérébrales sur la production du diabète sucré*, ne laisse guère de doute sur la relation qui existe entre le diabète et l'affection encéphalique.

Goolden, avant lui, avait reconnu que certains individus étaient devenus diabétiques après avoir reçu un coup sur la tête.

Brown-Séquard signale une observation de tumeur de la base du cerveau suivie de symptômes diabétiques.

Dans un travail publié en 1859, E. Fritz conclut que le diabète peut être l'effet ou le symptôme de certaines lésions matérielles, traumatiques ou autres, de l'encéphale. Toutefois, il n'indique d'une manière précise ni le siége ni la nature de la lésion, ni le mode de production de la maladie. Il termine en disant que le diabète peut être la conséquence d'une altération possible purement fonctionnelle des centres nerveux, et que probablement la glycosurie peut être produite dans certaines circonstances par l'irradiation d'un état pathologique des ramifications nerveuses périphériques.

M. Levrat (thèse, 1859) a décrit un cas de glycosurie produit par une tumeur colloïde renfermée dans le quatrième ventricule. Une des conclusions de son travail est que le diabète symptomatique d'une affection cérébrale est habituellement accompagnée de troubles de la vue, et que le siége de la lésion est dans le quatrième ventricule.

MM. Luys et Dumontpallier (1861) ont également constaté une altération du plancher du quatrième ventricule dans un cas de diabète.

Des expériences de M. Pavy (1859), il résulte qu'en coupant la moelle allongée et en entretenant une respiration artificielle, le sucre paraît dans l'urine.

Enfin, tout le monde connaît la belle expérience de M. Claude Bernard. Cet illustre physiologiste a démontré qu'on peut rendre un animal glycosurique en piquant le quatrième ventricule à sa partie moyenne.

Existe-t-il une relation entre le plancher du quatrième ventricule et les origines de la sixième paire? C'est un point que nous laisserons à d'autres le soin de résoudre. Toujours est-il que nous avons constaté l'affection diabétique chez plusieurs malades soignés pour une paralysie de la sixième paire. Chose remarquable, cette paralysie ne s'est jamais présentée que chez des sujets d'un certain âge, et presque toujours après cinquante ans; elle siége presque toujours à gauche, et cette dernière remarque est encore vraie lorsque la cause ne réside pas dans la glycogénie.

La paralysie du nerf moteur oculaire externe est donc fréquemment pour nous un symptôme du diabète, et sa marche peut souvent suivre les phases de la maladie générale, pour disparaître avec elle. Nous avons obtenu plusieurs fois ce résultat après avoir institué un traitement conforme aux prescriptions de notre savant maître le professeur Bouchardat. L'état général s'est modifié à ce point que l'affection oculaire a disparu.

PARALYSIE D'UN SEUL CÔTÉ (DROIT).

Évidemment il y aura strabisme convergent, les images seront homonymes; la bougie portée à gauche et dans toutes les positions possibles sera toujours vue simple. Ramenée vers l'axe du corps, la diplopie se manifestera, soit en haut, soit en bas, à cause de l'inégalité de force entre les deux droits internes. Sitôt que la bougie sera portée vers la droite, l'écartement des images augmentera et son maximum se trouvera sur le plan horizontal. Lorsque la bougie est élevée, il y a diplopie avec superposition, attendu que l'inertie du droit externe arrête l'œil dans le mouvement que le petit oblique pourrait lui donner. Placée en bas, la bougie est encore vue double avec superposition des images, le grand oblique n'agissant pas avec son énergie normale. Ces superpositions en haut et en bas disparaissent lorsque la bougie est placée sur le plan horizontal, ou bien lorsqu'elle passe de l'autre côté de l'axe vertical, que ce soit au-dessus ou au-dessous du plan horizontal.

PARALYSIE DES DEUX SIXIÈMES.

Lorsqu'il y a double paralysie des sixièmes, les symptômes que nous venons de décrire sont les mêmes de chaque côté de l'axe vertical, mais avec exagération dans l'écartement des images. Nous ne nous y arrêterons pas.

En résumé, la paralysie de la sixième paire donne toujours :

1° Un strabisme convergent;

2° Des images homonymes;

3° De la diplopie dans toutes les positions que l'objet prend, lorsqu'on le place du côté de l'œil paralysé;

4° Une superposition des images avec un peu d'écartement, lorsque l'objet est placé au-dessus ou au-dessous du plan horizontal.

PARALYSIES COMPLEXES.

En général, les paralysies, dans les cas peu graves, n'atteignent à la fois qu'un seul nerf; il est facile alors d'appliquer la méthode ordinaire. Mais lorsqu'au lieu d'un seul nerf ou même d'un seul muscle la paralysie en frappe plusieurs à la fois, que ce soit dans un seul œil ou dans les deux, la difficulté augmente; il est donc nécessaire de recourir à un examen attentif. Prenons quelques exemples :

1° PARALYSIE DU DROIT INTERNE, DES DROITS SUPÉRIEUR ET INFÉRIEUR DE L'ŒIL GAUCHE AVEC PARALYSIE DU DROIT EXTERNE DE L'ŒIL DROIT.

L'œil droit converge et l'œil gauche diverge, par conséquent le strabisme se manifeste surtout lorsque les yeux regardent à droite. Comme les muscles convergents sont plus puissants que les divergents, l'œil gauche se dirige moins bien de gauche à droite que l'œil droit, par suite il y a strabisme divergent; les images sont donc croisées. Dans toutes les autres positions, il n'y aura qu'une diplopie très-faible, due à l'excès de puissance du droit interne de l'œil droit sur le droit externe de l'œil gauche, les images seront homonymes, car le strabisme sera convergent. Mais lorsque l'objet passe de gauche à droite, l'œil gauche ne pouvant plus se mouvoir, le strabisme est divergent et les images croisées; en haut et à droite il y a un grand écartement des images avec superposition de celle de l'œil gauche, attendu que l'action du petit oblique est plus puissante que la résultante des droits supérieur et interne de l'œil gauche qui sont paralysés. A droite et sur le plan horizontal, il y a diplopie sans superposition; à droite et au-dessous du plan horizontal il y a diplopie avec un écartement plus faible et superposition de l'image perçue par l'œil droit, qui se dirige plus en bas que l'œil gauche. Directement en bas, l'écartement diminue et la superposition augmente, l'image de l'œil droit étant plus haute que celle de l'œil gauche.

En résumé, lorsque dans un strabisme les images sont homonymes, peu écartées à l'extrême gauche, et deviennent croisées lorsque l'objet est porté à droite, il y a paralysie du droit interne de l'œil gauche et du droit externe de l'œil droit. Si les images se superposent, surtout en bas et en haut de l'axe vertical, et si l'image fournie par l'œil droit est la plus haute, suivant que l'objet est placé en bas ou en haut de l'axe vertical, il y a, outre la paralysie du droit interne de l'œil droit, une paralysie des droits supérieur et inférieur du même œil.

2° PARALYSIE DU MUSCLE GRAND OBLIQUE DROIT ET DES DROITS INTERNE ET INFÉRIEUR DE L'ŒIL GAUCHE.

Le malade regardant un objet placé successivement dans les trois positions situées sur la gauche de l'axe du corps, verra simple, car tous les muscles qui agissent sont sains. Quand l'objet se trouve en haut de la ligne verticale, il y a diplopie avec images croisées, le strabisme est divergent, car l'œil gauche n'est porté vers ce point que très-incomplétement, et de plus les images sont superposées, celle perçue par l'œil gauche étant la plus élevée. Au centre du tableau il y a strabisme divergent. Sur l'axe et au-dessous du plan horizontal il y a diplopie avec superposition ; l'image perçue par l'œil gauche est la plus basse, car l'œil ne peut nullement être porté dans cette direction. L'objet placé en haut et à droite est vu double avec superposition plus exagérée que s'il était en haut et sur l'axe vertical. A droite et sur le plan horizontal, l'écartement est à son maximum, sans superposition.

Au-dessous du plan horizontal et toujours à droite, l'écartement des images est encore au maximum avec une superposition presque nulle, attendu que le système musculaire portant les yeux dans cette direction est paralysé. Aussitôt que l'objet est promené de ce point vers la partie inférieure de l'axe vertical, l'écartement diminue un peu et la superposition augmente, car l'œil droit peut agir librement, tandis que l'œil gauche reste immobile.

En résumé, lorsque l'objet paraît simple sur le côté gauche, que la diplopie avec superposition se manifeste dans tous les autres points, sauf à l'extrême droite sur le plan horizontal, et qu'elle va en augmentant de la droite vers la gauche quand l'objet est au-dessous du plan horizontal, il y a paralysie de la quatrième droite et des muscles droits interne et inférieur gauche.

3° PARALYSIE DU DROIT SUPÉRIEUR GAUCHE, DU GRAND OBLIQUE DROIT ET DU DROIT SUPÉRIEUR DROIT.

Dans toutes les positions au-dessus du plan horizontal, la vision est simple, parce que les muscles sont également paralysés. S'il y a inégalité de paralysie entre les deux muscles droits supérieurs, il y aura, outre l'écartement, de la superposition, et l'image la plus élevée correspondra au muscle le plus malade. Si, comme nous l'admettons, le grand oblique droit est paralysé, la superposition est légère, l'image de l'œil gauche étant la plus haute. Sur le plan horizontal, l'image est toujours simple. Au-dessous de ce plan, à gauche et sur l'axe, l'objet est vu simple ou à peu près; tout à fait à droite, il y a diplopie avec une superposition de l'image de l'œil gauche. Du reste, dans cette position, la diplopie offre tous les caractères de la paralysie de la quatrième paire.

Ces trois exemples peuvent servir de modèles pour déterminer toutes les formes de paralysies.

La paralysie du facial entraîne, nous le savons, des perturbations dans les fonctions de l'orbiculaire des paupières. Nous devons le noter en passant, sans nous y arrêter, parce qu'elle ne donne pas lieu à des strabismes.

VINGT-SIXIÈME LEÇON

DU STRABISME (SUITE).

RÉSUMÉ DES PARALYSIES.

1° Le malade doit demeurer debout, la tête immobile et bien d'aplomb; on le place devant un tableau noir, sur lequel on trace à la craie deux lignes perpendiculaires; l'une, la verticale, doit correspondre à l'axe du corps du malade; l'autre est dans un plan parallèle à l'horizon et passant par les yeux.

2° Le chirurgien fait placer un verre coloré en rouge sur l'œil le meilleur.

3° Il prend une bougie allumée et la promène devant le tableau dans les neuf positions indiquées, jusqu'à ce que le malade ait découvert deux bougies.

4° Cela fait, il cherche à déterminer le genre de strabisme, en demandant au malade quel est le rapport qui existe entre les deux images.

5° Le strabisme est convergent si les images sont homonymes, il est divergent si elles sont croisées.

6° Si la bougie est vue double sur toute la ligne horizontale et si l'écartement des images diminue lorsqu'elle sort de cette ligne, il y a paralysie de l'un des quatre muscles droits latéraux.

7° Si la diplopie atteint son maximum au-dessus du plan horizontal et s'il y a superposition, l'image la plus haute correspond à l'œil paralysé et il y a paralysie de l'un des deux droits supérieurs.

8° Si la diplopie a son maximum à droite ou à gauche au-dessous du plan horizontal avec une superposition des images en raison inverse de leur écartement, suivant que l'objet est ramené de dehors en dedans, l'image la plus haute correspondant à l'œil sain, il y a paralysie de l'un des deux grands obliques.

9° Si la diplopie a son maximum directement en bas avec superposition des images, la plus haute correspondant à l'œil sain, il y a paralysie de l'un des deux droits inférieurs.

10° S'il y a ptosis, il existe une paralysie du muscle élévateur de la paupière supérieure.

11° S'il y a impossibilité de fermer l'œil, il y a paralysie du muscle orbiculaire des paupières.

Caractères des différentes paralysies complètes des nerfs de l'œil.

TROISIÈME PAIRE.	QUATRIÈME PAIRE.	SIXIÈME PAIRE.
Strabisme divergent.	Strabisme convergent.	Strabisme convergent.
Images croisées.	Images homonymes.	Images homonymes.
Superposition lorsque la bougie sera portée en haut ou en bas.	Superposition dans la direction que devrait donner le muscle, en raison inverse de l'écartement.	Un peu de superposition suivant que l'œil est dirigé en haut ou en bas.
L'image de l'œil malade est toujours plus haute, ou plus basse, suivant que la bougie est en haut ou en bas.	L'image de l'œil malade est toujours située plus bas.	Images toujours au même niveau dans la direction que le muscle devrait donner à l'œil.
Diplopie partout, excepté dans la direction opposée à l'action du droit interne.	Vue simple partout, sauf dans la direction que le muscle devrait donner à l'œil.	Vue double partout, excepté dans toutes les positions que l'objet peut prendre du côté opposé de l'axe.

Caractères différentiels des paralysies partielles de la troisième paire.

DROIT INTERNE.	DROIT SUPÉRIEUR.	DROIT INFÉRIEUR.	PETIT OBLIQUE.
Peu de diplopie dans les positions autres que celles que le muscle devrait donner.	Diplopie en haut seulement.	Diplopie en bas seulement.	Diplopie en haut et en dehors.
Affaiblissement des droits supérieur et inférieur.	Superposition de l'image de l'œil malade.	Superposition de l'image de l'œil sain.	Superposition de l'image de l'œil malade.
			Mydriase.
			Strabisme convergent
			Images homonymes.

Ce serait ici le lieu de parler des causes des paralysies, mais nous laisserons ce sujet de côté, parce qu'il rentre dans la pathologie plutôt que dans le cadre de notre travail.

On a eu l'idée de chiffrer les degrés du strabisme et imaginé, dans ce but, toute une série d'appareils qui ont reçu le nom de *strabomètres.* Ces inventions sont très-ingénieuses, mais elles ont le défaut de n'avoir pas d'étalon, pas de point de repère auquel rapporter les mesures prises. Un de ces strabomètres se compose uniquement d'un cercle divisé en un certain nombre de degrés et que l'on place devant l'œil strabique ; l'appréciation des degrés de déviation est donc abandonnée au jugement de chaque observateur, et cette appréciation peut différer, comme l'expérience le prouve. Nous pensons qu'il convient de prendre pour base d'expérimentation une mesure invariable, la distance de la vision distincte, c'est-à-dire huit pouces. On a, dans cette distance de la vision physiologique, un point fixe auquel on peut rapporter toutes les observations.

Nous avons fait construire un strabomètre composé d'une planchette portée par un pied et sur laquelle est marquée une distance fixe de 25 centimètres à partir de l'un de ses bords, ce qui représente la distance de la vision distincte. Lorsqu'on veut mesurer le degré de déviation chez un strabique, on place le malade en face de l'appareil, de manière que la planchette se trouve dans le plan horizontal passant par ses yeux. A partir du point de la vision distincte se trouve une règle graduée, divisée en centimètres, de longueur variable et suivant laquelle peut glisser une tige verticale. On recommande au malade de fixer cette tige, et comme il a de la diplopie, il en voit deux, l'une à droite, l'autre à gauche; on lui fait préciser dans quelle direction se trouve la seconde image. Pour cela, on a une règle semblable à la précédente et divisée comme elle, mais mobile, que l'on porte dans la direction indiquée, puis sur cette règle on fait glisser une seconde tige que l'on arrête dans le point où le malade voit l'image fausse. Ensuite, on fait glisser la première tige le long de la règle fixe, jusqu'à ce qu'elle soit à la distance de la vision distincte; l'image fausse se rapproche proportionnellement à la distance parcourue. On prend alors sa nouvelle direction, le degré de son éloignement et l'on a tous les éléments de détermination du strabisme.

En mesurant l'angle que forment les deux règles à l'aide d'un rapporteur, on a le degré d'écartement des deux images. Mais, en même temps, l'une des deux peut être plus élevée que l'autre; il est facile de mesurer cette différence en hauteur; pour cela, il suffit de diviser les tiges verticales en centimètres et d'y placer des voyants mobiles dont le malade indiquera les différents rapports.

En réunissant toutes les données fournies par le strabomètre, il est encore possible de déterminer sur quel point de la rétine et à quelle distance de la macula, en dedans ou en dehors, au-dessus ou au-dessous, se forme l'image fausse. Pour cela, il faut prendre la distance exacte de la rétine au point fixe; nous savons que c'est 25 centimètres; puis on prolonge les deux règles jusqu'à la rétine. Nous n'avons plus alors qu'à déterminer un triangle dont nous connaissons deux côtés et l'angle compris.

2° Tumeurs de l'orbite.

Outre les paralysies comme causes de strabisme situées en dehors de l'œil, nous trouvons les tumeurs de l'orbite. Certaines d'entre elles, et en particulier celles qui sont de nature cancéreuse, ne sont pas d'un diagnostic difficile; le strabisme acquiert en très-peu de temps un développement considérable et qui tient à la marche rapide de ces tumeurs, mais il est d'autres productions hétérogènes à développement très-lent qui ne s'accentuent pas au point de donner lieu à un strabisme marqué, du moins au début ; tel est le cas des suppurations des parois de l'orbite, quelles que soient les causes déterminantes. Le périoste est décollé par le pus qui s'amasse entre lui et l'os pour constituer une véritable tumeur intra-orbitaire, etc.

Les corps étrangers qui pénètrent dans l'orbite, le plus souvent par le grand angle, peuvent déterminer des tumeurs qui ont souvent pour conséquence, comme l'a signalé M. Demarquay, une déviation du globe oculaire, une sorte de strabisme dû à la rupture ou à la paralysie des muscles moteurs de l'œil.

Les kystes de l'orbite entraînent également un certain degré de strabisme.

Le diagnostic des tumeurs de l'orbite doit être établi surtout au moyen du toucher, et dans certains cas il ne laisse pas que d'être difficile. Cependant, si l'on veut reconnaître, non la nature de la tumeur, mais du moins le siége qu'elle occupe, on sera mis sur la voie par l'étude attentive du strabisme produit. L'œil, en effet, est dévié dans une direction précisément opposée à celle qu'occupe la tumeur. On peut calculer cette déviation à toutes les périodes de la maladie, car, si la diplopie disparaît quand la maladie est un peu ancienne, il est toujours facile de la faire réapparaître en équilibrant les fonctions des deux rétines au moyen du verre coloré.

Cette expérience nous a été d'une grande utilité dans un cas particulier assez rare. Une jeune fille de Melun est venue nous consulter pour une paralysie des muscles convergents gauches avec exorbitisme. A l'aide des indications fournies par l'examen des images, nous avons pu déterminer le siége de la tumeur de l'orbite. En faisant une ponction avec le trocart, nous avons recueilli un liquide semblable à celui que l'on rencontre dans les kystes hydatiques du foie. Plus tard, en ouvrant largement la peau et entretenant une fistule permanente, nous avons pu recueillir un certain nombre d'échinocoques.

En intervenant à plusieurs reprises, nous avons pu faire disparaître la tumeur et guérir la malade.

3° Strabisme par blessures ou brûlures.

Nous ne ferons que noter en passant ces sortes de strabismes qui peuvent varier à l'infini. C'est au chirurgien de soigner les parties molles ou osseuses voisines de l'œil atteintes par un projectile ou par tout autre corps vulnérant; c'est à lui de trouver les moyens propres à prévenir ou amoindrir le strabisme qui est souvent la conséquence de ces blessures.

Parmi un certain nombre d'observations qui nous sont personnelles, nous croyons devoir citer un cas fort intéressant, celui d'un malade qui, ayant été brûlé à la figure, fut atteint d'un strabisme à la fois rare et très-curieux à cause des difficultés opératoires qu'il a présentées.

Ce malade, fils du fameux *Hercule du Nord*, est âgé d'environ trente-neuf ans: il est contrefait, mais en compensation très-vigoureux. L'œil droit est sain; la paupière supérieure a été seulement un peu brûlée. L'œil gauche ramené en dedans est fixé dans cette position par une cicatrice profonde et solide, dont malheureusement des scarifications et des cautérisations intempestives ont encore augmenté la résistance, en même temps qu'elles ont détruit une portion de la conjonctive et du tissu cellulaire sous-jacent. Cet état pathologique a déterminé un strabisme convergent avec une diplopie fatigante pour le malade.

L'indication du traitement peut se résumer ainsi: couper et reculer le tendon du droit interne, et éviter les conséquences nuisibles que pourrait produire la nouvelle cicatrice.

Voici ce qui a été fait. Trois fois, et à des époques éloignées l'une de l'autre, le muscle droit interne fut reculé, et chaque fois les parties supérieures et inférieures de la conjonctive furent réunies au moyen d'une suture par-dessus le tissu inodulaire. A chaque opération, le malade obtenait une amélioration, et nous savions rigoureusement, à l'aide de notre méthode, de combien le strabisme avait diminué. Du reste, le malade s'exerçait à regarder des objets fixés à des distances d'abord éloignées, puis de plus en plus rapprochées à mesure que la diplopie diminuait. A la troisième opération, l'œil fut maintenu dans l'angle externe par un fil dont une extrémité fixée à la conjonctive était de l'autre côté passé dans la peau de la joue, de telle sorte que le tissu inodulaire dut remplir tout le vide laissé par les suppurations précédentes.

La rétraction cicatricielle devait ramener l'angle externe de l'œil dans l'axe normal, et c'est ce qui arriva, car, au bout de deux à trois mois environ, le malade voyait simple depuis l'infini jusqu'à la distance de 16 à 18 pouces; mais à une distance plus rapprochée la diplopie se manifestait.

Nous n'étions pas en droit de rechercher un succès plus complet et de faire courir au malade les risques de nouvelles tentatives chirurgicales, puisque la vue, telle qu'il l'avait recouvrée, lui suffisait amplement pour le genre de travail auquel il se livrait.

Sans vouloir multiplier ces exemples, nous répéterons ce que nous disions tout à l'heure, que les strabismes *traumatiques* ne peuvent être opérés qu'en tenant compte de conditions spéciales qui échappent toutes aux lois chirurgicales établies.

STRABISMES PAR MALADIE DU GLOBE OCULAIRE.

On peut affirmer sans peine que les cas les plus nombreux de strabisme sont dus à des troubles fonctionnels des milieux de l'œil, ou à des maladies oculaires proprement dites. Les malades guérissent par un traitement médical institué dans le but de modifier les pouvoirs réfringents de l'œil et ne portant pas toujours sur les annexes.

Les cas en sont nombreux et diffèrent les uns des autres. Afin d'en rendre l'étude plus facile, nous les diviserons suivant leurs causes en plusieurs variétés.

1° Strabisme suite de leucome.

Les taches de la cornée ont été regardées comme la cause unique du strabisme dont elles s'accompagnent quelquefois. Jules Guérin lui a même donné le nom spécial de *strabisme optique*, et l'attribuait aux contractions répétées des muscles droits interne ou externe, dans le but de laisser la lumière pénétrer dans l'œil et les images se former sur le foyer de la rétine.

Mais la physique nous apprend que les rayons lumineux, quel que soit leur nombre, et le point de la cornée qu'ils traversent, vont toujours converger en un point unique, qui est la macula. En outre, si le malade dirigeait son œil afin de le placer en regard d'un point translucide de la cornée, il n'aboutirait qu'à obtenir sur la rétine une image dissemblable au lieu d'une moins distincte qu'il percevait auparavant (Donders).

Ruëte pense que ce strabisme tient à ce que l'inflammation cornéenne s'est propagée aux muscles et à leur gaîne et a déterminé une contraction d'abord spasmodique, puis permanente. Et sans même admettre cette propagation, l'état spasmodique qui accompagne l'inflammation suffirait pour donner le même résultat.

M. Panas (*Leçons sur le strabisme*, 1873) pense que le strabisme ne se produit, dans ce cas, que s'il y a déjà une prédisposition; la taie sur la cornée n'est plus qu'une cause occasionnelle.

On a attribué aux positions vicieuses données aux enfants en bas âge, lorsque, par exemple, on les fait coucher à côté d'une fenêtre ou d'objets brillants, une influence sur la production du strabisme.

Il en est de même, dit-on, de l'imitation, des affections spasmodiques, de la chorée, etc.

M. Nonat (*Gaz. des hôpitaux*, 1851) a observé, chez un enfant de quatre ans et demi atteint de fièvre intermittente, un strabisme qui persista après la guérison de la maladie générale et céda à l'emploi du sulfate de quinine.

Enfin, dans leurs recherches sur le cervelet, MM. Leven et Ollivier ont donné le strabisme comme symptôme presque constant des piqûres du cervelet. Il paraît avec certains troubles de la motilité et disparaît en même temps qu'eux; il est le plus souvent croisé, ordinairement simple, plus rarement double.

Les strabismes, suite de leucomes, d'albugos, etc., ne se produisent que parce qu'il y a, de la part de la rétine de l'œil malade, un amoindrissement progressif dans ses propriétés dû à ce que les images ne se forment pas sur elle avec une intensité équivalente pour les deux yeux. Peu à peu elle perd l'habitude de percevoir les objets, elle devient non insensible, mais *insouciante*, et peu à peu aussi l'œil tout entier ne lui *obéit* plus; il est lui-même abandonné aux forces qui le dirigent d'ordinaire, il est dévié, il y a strabisme.

2° Strabisme par différence de foyers.

En dehors de la cause que nous venons de signaler, il en existe d'autres qui tiennent à un trouble quelconque de l'appareil catoptrique de l'œil. Des perturbations de diverses natures dans les milieux réfringents peuvent donner lieu à un strabisme. Ainsi, chez certains individus, les propriétés convergentes des milieux de l'œil sont telles que, pour des objets placés à une certaine distance, l'accommodation n'est pas possible; ils ne voient nettement qu'au delà de la distance normale de la vision distincte; c'est ce qu'on a appelé l'*hypermétropie*.

Cette affection s'accompagne très-fréquemment de strabisme convergent. Les auteurs ne sont pas d'accord sur la raison à en donner. Quelques-uns l'attribuent à une insuffisance native du droit externe. Mais il semble plus rationnel d'admettre que l'hypermétrope, voulant corriger l'anomalie visuelle, essaye d'augmenter la puissance d'accommodation et provoque par cela même une convergence exagérée du droit interne.

Si nous prenons un malade atteint d'hypermétropie, — affection qu'il ne faut pas confondre avec l'hyperpresbyopie, — il peut présenter un strabisme du côté correspondant à l'œil anormal.

L'hypermétropie est une affection assez rare. Lorsqu'elle existe, le malade ne peut lire qu'en plaçant au devant de l'œil un verre convexe du numéro 10 par exemple, et encore, malgré ce moyen artificiel, il ne lit qu'à 30, 40 centimètres, distances beaucoup plus considérables qu'à l'état physiologique. En n'employant pas de verres, l'hypermétrope, entre son œil et une distance de 10 mètres par exemple, ne voit pas nettement; la vision distincte ne commence qu'à partir de ce point.

Tout individu, dans de pareilles conditions, qu'il soit strabique ou non, est hypermétrope pour toujours. En vain soumettra-t-il son œil à des exercices fréquents, à une gymnastique spéciale, jamais les fonctions de l'œil malade ne se rapprocheront de celles de l'œil sain; la vision est impossible à modifier, et le malade est condamné à porter des verres toute sa vie. Cela tient soit à ce que les rapports entre les propriétés convergentes du cristallin et du corps vitré ne sont pas normales, soit à ce que les liquides intra-oculaires n'ont pas le même indice de réfraction qu'à l'état physiologique.

Voici une autre cause de strabisme.

Nous nous trouvons en présence d'un sujet atteint d'un strabisme convergent très-marqué de l'œil droit; en recherchant les antécédents, nous apprenons qu'il est venu au monde ne louchant pas; vers l'âge de quatre ou cinq ans, un des yeux a paru se dévier légèrement, puis le malade ayant travaillé à courte distance, le strabisme s'est exagéré de plus en plus et les axes optiques ont cessé de se correspondre. Si nous examinons les yeux, et en particulier l'œil strabique, nous les trouvons à l'état normal. Tous les muscles fonctionnent parfaitement; nous nous assurons encore avec la plus grande facilité que l'œil droit n'est ni presbyte, ni myope, ni hypermétrope; l'ophthalmoscope ne permet de constater l'existence d'aucune lésion. Cependant, dans quelque condition qu'on place le malade, la vision n'est pas possible.

Voici ce qui s'est passé : si nous avions pu, dès la naissance, mesurer l'acuité de la vision dans les deux yeux, nous aurions trouvé, pour l'œil gauche, 25 centimètres comme limite moyenne pour la vision distincte à courte distance ; pour l'œil droit, au contraire, elle eût été différente, soit en plus, soit en moins. Nous aurions trouvé l'œil droit très-légèrement presbyte, hypermétrope, astigmate, myope, etc.; en un mot, présentant un trouble quelconque, peu prononcé il est vrai, de sa faculté accommodatrice. Du jour où le sujet est venu au monde, il a présenté une différence entre la puissance des deux yeux, et cet état particulier s'est aggravé, grâce à une constitution mauvaise qui met les enfants dans les conditions les plus propres à provoquer dans les rétines des troubles analogues à ceux que l'on rencontre entre autres chez les anémiques.

Vers quatre ou cinq ans, on atteint ce que nous appellerons volontiers l'âge critique pour l'accommodation; à ce moment, en effet, on apprend aux enfants à lire, ils appliquent leurs yeux à courte distance; les conditions de la vision, déjà différentes dans les deux yeux depuis la naissance, tendent à s'exagérer, et bientôt, si l'enfant a une différence de foyer congénitale, il ne se sert plus que de son œil normal; l'autre ne fonctionne plus. Par ce seul fait, la différence de foyer qui existait entre les deux yeux tend à augmenter de jour en jour; si elle a d'abord été de 1 centimètre, elle ne tardera pas à doubler et à prendre une proportion très-considérable. Il se produit le même fait que dans les cas de paralysie ou de leucome : le malade prend l'habitude de ne pas tenir compte de l'image confuse qui se produit dans l'œil anormal; les mouvements musculaires normaux ne se produisent plus pour obéir aux impressions reçues, et l'œil finit par s'abandonner au muscle le plus puissant; il est dévié dans la direction correspondante à ce muscle. Il y a comme une annihilation complète de la sensibilité par défaut prolongé d'exercice; le malade ne se servant plus de l'organe, celui-ci se soustrait à l'influence de la volonté et, soumis à plusieurs forces qui tendent à l'entraîner en des sens opposés, il s'abandonne à la plus énergique et dévie de son côté.

Ces malades doivent-ils être opérés de strabisme? Évidemment non, et le résultat d'une opération ne pourrait être que défavorable.

En effet, si un œil a été dévié à la suite d'un des états pathologiques spéciaux dont nous venons de parler, par le fait de l'opération la déviation sera corrigée et l'œil se trouvera dans de nouvelles conditions de foyers; des points nouveaux de la rétine seront influencés et soumis à une excitation qui ne leur est pas habituelle. La rétine pourra reprendre sa sensibilité, et le malade en sera averti, parce que, à un certain moment, il verra double; la sensibilité de la rétine étant revenue, l'œil opéré est aussi bon que l'autre; mais la section d'un des muscles n'a fait que changer la résultante des forces musculaires, et les deux yeux n'ont pas retrouvé leur équilibre; l'œil primitivement dévié est entraîné dans une direction opposée à celle qu'il avait auparavant, car l'antagoniste du muscle coupé est maintenant le plus puissant. C'est là un fait qui se confirme chez la plupart des malades opérés de strabisme. Si la cause qui a produit le strabisme, — un nuage de la cornée, par exemple, — vient à diminuer ou à disparaître après l'opération, le malade se plaint de voir double à un certain moment et présente alors un strabisme opposé au premier.

C'est la raison pour laquelle nous n'opérons jamais un œil atteint de strabisme dû à un défaut d'exercice. Si l'on veut, dans ce cas, mesurer l'hypermétropie, on est obligé d'arriver jusqu'à un verre de deux pouces et demi ou deux pouces de foyer, pour que le malade voie distinctement, et encore à une très-petite distance; alors on croit avoir corrigé une hypermétropie exagérée. C'est là une erreur; on n'a pas affaire à une hypermétropie.

On fait de ce mot un usage tout à fait abusif et contre lequel on ne saurait trop réagir. Cet état est tout simplement une anesthésie de la rétine par manque longtemps prolongé d'exercice. Dans ce cas, les facultés de la rétine doivent être développées; elles ont diminué sous les deux points de vue de la formation de l'image et de la sensibilité à la lumière. Il faut agir énergiquement sur la rétine pour rappeler sa sensibilité, et cela en concentrant l'image sur un point bien déterminé sur lequel on fait converger tous les rayons lumineux qui pénètrent dans l'œil. En faisant usage d'un verre convexe numéro 2, par exemple, l'image est si vivement éclairée, si nette, que la rétine est impressionnée et que le malade en a conscience.

Il faut donc recourir, non à une opération, mais aux exercices, à une véritable gymnastique raisonnée et progressive. On prescrit d'exercer l'œil à voir seul de petits objets, à lire, par exemple, sept, huit, dix fois par jour, pendant cinq à dix minutes chaque fois, en employant un verre convenablement choisi. Les exercices d'une durée plus longue pourraient fatiguer le malade ou amener une congestion de la rétine. Au bout d'une quinzaine de jours, le verre numéro 2 est devenu trop fort et l'on peut descendre de suite au numéro 8, avec lequel en général le malade lit le même caractère à 10 centimètres, par exemple; enfin, après un temps égal, il faudra encore prendre un verre plus faible, et ainsi de suite, si bien qu'au bout de deux, quatre, six mois, le malade lit avec un numéro 36 de son œil strabique, dont il ne voyait pas du tout au début du traitement. On continue cet exercice jusqu'à ce qu'il ait complétement recouvré la vue de cet œil, et alors le strabisme, après avoir diminué à mesure que la vision s'améliorait, disparaît complétement, et lorsque la rétine est revenue à l'intégrité parfaite de ses fonctions, les muscles mis en jeu ramènent l'œil dans une direction normale; le strabisme est corrigé. Dans le cas où il ne le serait pas, une opération offrirait des chances de guérison bien plus grandes que si on l'avait tentée dès le principe.

3° Fatigue de l'accommodation.

Jusqu'à présent nous avons parlé des strabismes dont le diagnostic peut être établi assez aisément à première vue et par le simple examen ou d'après la méthode que nous avons indiquée. Mais il en existe d'autres qui, pour donner lieu à des symptômes moins apparents, n'en doivent pas moins être rangés parmi les strabismes. Certains individus placés dans des conditions de santé générale particulière ne peuvent plus lire au bout d'un exercice plus ou moins prolongé; les lettres se brouillent, chevauchent les unes sur les autres; chez d'autres, la vue se trouble; il faut suspendre tout travail de lecture. Cet état s'appelle d'une manière générale *fatigue de l'accommodation.*

Cette affection occupe un cadre un peu vague et où l'on place toutes les maladies auxquelles on est embarrassé pour donner un nom. Ce n'est pas ainsi que l'on doit l'entendre, et les mots *fatigue de l'accommodation* s'appliquent à quelque chose de bien déterminé.

Tout individu qui a une fatigue de l'accommodation a un strabisme, très-peu marqué à la vérité, mais qui n'en existe pas moins; ce chevauchement des lettres l'une sur l'autre n'est pas autre chose que son résultat. Et d'ailleurs, on peut dire qu'il y a strabisme toutes les fois que la rétine n'est pas influencée sur des points identiques dans les deux yeux.

Un myope qui a un staphylôme postérieur passant du premier au second degré par exemple, présente un strabisme qui lui est propre,—et nous ne voulons pas parler de la convergence observée chez les myopes, convergence à laquelle on a voulu faire jouer un rôle dans la production du staphylôme postérieur. Il s'agit d'un autre strabisme particulier aux myopes et produisant des effets spéciaux: par exemple, une couturière placée dans ces conditions voit son aiguille manifestement courbe; un écrivain aperçoit sa plume pliée, un peintre ne peut dessiner, parce que les lignes qu'il trace ne sont jamais droites. C'est là un véritable strabisme; en effet, quand il y a de la diplopie, une des images est toujours plus éloignée que l'autre, et c'est celle qui appartient à l'œil dévié.

Ce fait s'explique de la manière suivante: dans l'œil dévié, les rayons lumineux passent dans un point plus rapproché de la périphérie du cristallin; les conditions de réfraction changent, et comme le point impressionné est peu éloigné du centre du cristallin, l'image doit être reportée beaucoup plus loin que celle de l'œil sain. Or, chez un myope atteint de staphylôme, une partie de la rétine, par suite de la congestion choroïdienne, est soulevée et fait saillie; la partie de l'image qui se peint sur cette portion est plus rapprochée du cristallin et par conséquent reportée plus loin par le malade; or, comme la séparation des deux parties de la rétine n'est pas tranchée, mais se fait d'une manière insensible, l'objet n'est pas brisé à angle, mais au contraire courbé.

Qu'entendrons-nous par fatigue de l'accommodation? Tout d'abord, disons que l'accommodation est une faculté qui permet à l'œil de voir distinctement et de s'adapter aux distances variées des objets en changeant les rapports des foyers rétinien et cristallinien. Pour nous, un malade atteint de paralysie des muscles de l'œil a un trouble de l'accommodation. En dehors des paralysies, il y a des maladies des muscles auxquelles on a donné le nom de fatigue de l'accommodation. Cette fonction d'accommodation comprend l'appareil moteur externe de l'œil destiné à diriger les deux yeux vers le même objet. Mais, en outre, dans cet acte, chaque partie de l'œil nous semble devoir jouer son rôle.

On sait combien de théories ont été imaginées pour expliquer le phénomène de l'accommodation. Les uns veulent que les muscles externes modifient la forme de l'œil et allongent son diamètre antéro-postérieur, de manière à maintenir constamment le foyer sur la rétine. Les autres (M. Pouillet, etc.) ont prétendu que l'iris est l'appareil de l'accommodation, parce que l'orifice pupillaire se rétrécit lorsque les objets se rapprochent et se dilatent à mesure qu'ils s'éloignent. Mais des expériences bien faites ont démontré l'erreur de cette théorie. L'iris concourt non à l'accommodation, mais au perfectionnement de la vue, et sert à protéger la rétine contre l'excès de rayons lumineux.

On a fait également dépendre l'accommodation d'un changement de courbure de la cornée. Mais les expériences de Haldat, de Helmoltz, etc., ont prouvé que cette opinion était fausse.

Plusieurs auteurs ont placé dans l'appareil cristallinien les variations de forme de l'œil, mais la plupart d'entre eux font intervenir le muscle ciliaire ou tenseur de la choroïde (muscle de Brücke).

M. Rouget fait jouer un rôle actif aux procès et au corps ciliaires, dont le muscle ciliaire serait l'agent érectile.

Quoi qu'il en soit de ces théories et sans vouloir imposer encore l'une quelconque d'entre elles, nous ajouterons que l'accommodation se fait monoculairement. Or, s'il existe une congestion de la choroïde et de la rétine, il en résulte une insensibilité de la rétine ou, dans tous les cas, une différence de foyer, parce que cette membrane est repoussée en avant par la choroïde congestionnée. Il se produit, au bout d'un certain temps, ce que l'on appelle *fatigue d'accommodation*. Cet état est caractérisé par les phénomènes suivants : photophobie, difficulté ou même impossibilité complète de travailler, conjonctivite légère, peu apparente ou plutôt congestion conjonctivale, sensation de corps étranger sous les paupières que le malade ouvre avec peine, surtout au réveil.

Lorsque l'affection existe dans les deux yeux, le malade *accommode* avec un seul œil, tandis que l'autre évite la formation des images, puis c'est l'inverse qui a lieu, les rôles changent, jusqu'à ce qu'il y ait impossibilité absolue de travailler; c'est là une variété de strabisme qui n'exige aucune intervention chirurgicale.

4° Nystagmus.

Le nystagmus est une maladie caractérisée par un mouvement continuel des yeux dans l'orbite, mouvement que le malade ne peut empêcher, quels que soient les efforts de sa volonté.

Cette maladie ne frappe jamais un œil seul, du moins en apparence. Elle peut être acquise, mais elle est le plus souvent congénitale. Nous allons tâcher d'expliquer le mécanisme de ce mouvement et en rechercher la cause.

On ne saurait mieux comparer cet état particulier des muscles de l'œil qu'à une balance folle, et l'on peut dire que le nystagmus est dû à un désordre dans la résultante des forces musculaires. Chez un malade atteint de cette singulière maladie, on remarque que tous les muscles se contractent successivement. Ainsi, le muscle externe se contractant, le droit interne agit immédiatement après, et au moment où l'œil se porte en dedans, il est soumis à l'action du droit supérieur ou du droit inférieur qui le dirige en bas ou en haut, lorsque déjà l'œil a été porté en dedans ; mais alors le droit externe agit de nouveau, et l'œil recommence son évolution. Il subit ainsi dans l'orbite un balancement avec deux systèmes de rotation : de dehors en bas et en dedans pour la partie inférieure, et de dedans en haut et en dehors pour la partie supérieure. L'œil est soumis à un mouvement continuel de va-et-vient, en accord parfait avec celui de l'autre œil, de telle sorte que l'accommodation des deux yeux se fait régulièrement.

Ce mouvement s'exécute suivant l'axe vertical et paraît dû à une convulsion clonique des muscles droits, sans que les obliques y prennent part.

Ces derniers produisent au contraire, par leur contracture, l'*oscillation* du globe autour de son axe antéro-postérieur.

On a encore attribué le nystagmus à une inflammation ou à une altération de texture des muscles.

Pour d'autres auteurs, cette maladie est une paralysie agitée du globe, une névrose siégeant principalement dans les muscles droits. Comme ces muscles sont sous la dépendance de la volonté, le malade peut d'ordinaire, avec de l'attention, suspendre le nystagmus.

La vision simultanée s'effectue comme à l'état normal; seulement, qu'on nous passe l'expression, elle se fait au vol. La rétine ne perçoit les images, les lettres d'un mot, par exemple, que une à une; aussi les malades ne lisent-ils que très-lentement, et encore ont-ils besoin d'exercice pour y arriver.

La cause de cette singulière maladie est encore discutée. Tient-elle à un état particulier des fonctions cérébrales, des rétines? Nous ne le pensons pas. Nous croyons plutôt à un trouble simple dans les fonctions des muscles, augmentant à mesure que le sujet exerce ses yeux.

Le nystagmus est pour nous le bégaiement de la vision.

Cette maladie est d'autant plus curieuse que les deux yeux sont atteints au même degré; nous pensons cependant qu'elle commence à se montrer de prime abord sur un œil, et que, les deux rétines ayant une énergie égale, l'œil sain s'est vu peu à peu contraint de suivre les mouvements désordonnés de l'autre.

Évidemment c'est là un strabisme, non un strabisme simple, dépendant d'une irrégularité dans les fonctions musculaires des deux yeux, mais un strabisme double caractérisé par les troubles dans le rapport qui existe entre les axes optiques et la résultante des actions des muscles; en effet, l'axe optique et la direction que l'œil normal prend lorsqu'il est sous la dépendance des muscles sont deux lignes qui se confondent en une seule, car le but des actions musculaires est de mettre l'axe optique en rapport avec l'objet à regarder.

Le traitement de cette maladie semble avoir été oublié. Pour notre part, nous n'avons jamais vu soigner les malades qui en étaient atteints; en tout cas, le traitement ne peut porter que sur les muscles de l'œil.

Bœhme, qui fait dépendre le nystagmus d'une contraction ou

d'un relâchement musculaire, propose la section du muscle affecté. Mais la ténotomie pratiquée par Ruëte n'a pas donné de résultats favorables. Depuis lors, et sans plus de succès, quelques tentatives chirurgicales ont été faites.

Quant aux diverses médications pharmaceutiques, elles sont restées inefficaces, d'après tous les auteurs (Denonvilliers, Gosselin, Warthon-Jones, etc.).

Dans certains cas, l'emploi des lunettes bleues a exercé une heureuse influence sur la maladie.

Lorsque le nystagmus affecte une marche intermittente périodique, on fera bien d'essayer le sulfate de quinine.

Enfin, il est bon de savoir que souvent cette affection, lorsqu'elle débute chez les enfants, diminue avec le temps.

Nous ajouterons que, le cas échéant, il serait bon de rechercher sur le cadavre les insertions musculaires dans les cas de nystagmus. Peut-être trouverait-on qu'elles occupent des positions anormales.

VINGT-SEPTIÈME LEÇON

DU STRABISME (SUITE)

Quelles que soient leurs causes déterminantes, nous diviserons les strabismes en :

Strabismes convergents : 1° simples ou d'un seul œil; 2° doubles alternatifs.

Strabismes divergents.

Ces derniers strabismes frappent presque toujours les enfants et surtout ceux des villes. Quelquefois certains ouvriers en sont atteints, mais alors à un faible degré : ce sont les graveurs, les orfévres, les typographes, en général ceux qui travaillent à courte distance, et font des efforts musculaires constants pour accommoder, par suite fatiguent leurs muscles droits internes.

1° STRABISMES CONVERGENTS D'UN SEUL ŒIL.

Les enfants de la campagne, depuis leur naissance jusqu'à l'âge de dix ou douze ans, ne sont guère astreints qu'à des travaux manuels. Les yeux conservent les axes optiques toujours en parallélisme, car ils regardent presque constamment à des distances éloignées; dans leurs travaux, dans leurs jeux, ils n'ont pas besoin d'une accommodation à courte distance. Il résulte de là que les rétines ont chez eux une énergie égale, que les muscles des yeux se sont développés régulièrement et que leurs puissances s'équilibrent très-blen. Qu'on mette ensuite ces enfants soit à l'école, soit dans un atelier de graveur, etc., ils se présentent avec des organes parfaitement normaux; jamais ils n'auront de strabisme, suite d'inertie de la rétine ou d'impuissance des muscles. Ils pourront, sans fatigue, demander à leurs yeux l'accommodation à courte distance.

Au contraire, prenons un enfant né à la ville; à cinq ans e même avant on lui apprend à lire; les rétines ne sont nullement exercées à voir de près; de plus, leurs propriétés ne sont pas développées complétement, les muscles ne sont pas exercés non plus, et on leur demande des efforts répétés et relativement considérables. C'est là une grande faute, et il faudrait apprendre à ne pas négliger la gymnastique oculaire dans l'éducation physique des enfants.

Rappelons deux faits que nous avons tous observés. Les organes, lors de la naissance, ne sont nullement symétriques, égaux en force. D'autre part, l'exercice constant d'un muscle en augmente la force et la puissance. Chez les enfants des villes qu'on fait lire trop tôt, les rétines sont d'une énergie inégale; le plus souvent la gauche est la plus faible; il en résulte que l'autre augmente de force, et l'enfant, luttant contre la tendance de l'œil malade à errer dans l'orbite, laisse augmenter la puissance du muscle droit interne, qui peu à peu entraîne l'œil dans l'angle interne. Ce phénomène se produit lentement, mais il est fréquent et conduit droit à un strabisme convergent simple que rien en apparence ne peut corriger. La maladie s'aggrave; la rétine de l'œil strabique perd tout à fait sa sensibilité, et l'œil en vient à ne plus distinguer les objets à n'importe quelle distance.

2° STRABISME CONVERGENT DOUBLE ALTERNATIF.

Nous venons d'admettre, dans le cas précédent, que l'une des deux rétines perdait entièrement sa sensibilité; mais il n'en est pas toujours ainsi.

Si, par exemple, on apprend trop tôt à lire à un enfant, si l'on oblige ses yeux à fonctionner à courte distance, il peut arriver que l'un des deux, le droit par exemple, serve à voir de près, et que le gauche, restant inutile dans cette condition, retrouve toutes ses facultés pour voir de loin, tandis qu'à son tour l'œil droit ne sert plus et devient strabique. C'est là un strabisme convergent double alternatif; il y a toujours un strabisme convergent, mais l'œil strabique varie avec la distance à laquelle regarde le malade.

Ce fait ne se présente pas chez les enfants seulement, on le trouve chez bon nombre d'adultes : c'est le cas le plus fréquent de strabisme, et beaucoup ne s'aperçoivent pas qu'ils en sont atteints, car il peut être très-peu marqué.

En effet, tout individu dont les milieux de l'œil n'ont pas le même pouvoir réfringent de chaque côté est atteint de strabisme double alternatif convergent ou divergent, suivant que les muscles adducteurs ou abducteurs sont plus ou moins énergiques. Il est très-rare qu'un myope ait une myopie égale de chaque œil; par suite, l'un des deux yeux verra d'un peu plus près que l'autre, qui pendant ce temps reste soumis à la résultante des actions musculaires et erre dans l'orbite. De même pour les presbytes, il est assez rare que la modification de l'œil déterminant la presbytie soit égale pour chaque œil; par suite, les deux foyers sur les rétines ne se font pas sur des points homologues, il y a différence de foyer et, à la rigueur, strabisme convergent double alternatif. Il en est de même pour tous les individus dont la profession exige l'usage d'un seul œil, tels que les horlogers; ils forcent, par leur travail, l'œil dont ils ne se servent pas à devenir inerte, et on ne saurait trop leur recommander de se servir tantôt d'un œil, tantôt de l'autre, pour conserver la parfaite intégrité de chacun d'eux.

Sans multiplier ces exemples, nous nous bornerons à tirer cet enseignement, que, pour rectifier la vision, il faut le plus souvent faire porter des lunettes dont les verres ont des numéros différents.

3° STRABISMES DIVERGENTS.

Nous avons dit que, lorsque les milieux de l'œil n'avaient pas le même pouvoir réfringent, il y avait strabisme convergent. Il ne serait pas exact de dire que le strabisme est toujours convergent, car il peut survenir des complications dans les actions musculaires; il peut se faire que le muscle droit externe, par un développement excessif de puissance, à cause de son point d'insertion mobile, etc., entraîne l'œil dans l'angle externe; on aurait alors un strabisme divergent qui, de même que dans les cas précédents, pourrait devenir double alternatif. Le fait se présente rarement, surtout pour le strabisme double alternatif. Mais nous en avons vu quelques cas.

Citons un exemple.

Un de nos malades myope des deux yeux avec différence de foyers fut atteint d'un strabisme divergent, d'abord simple, mais qu'il rendit double et alternatif à l'aide de certains expédients. En principe, le strabisme divergent existait dans l'œil gauche. La différence entre les deux foyers était d'abord peu marquée, mais le malade voyait double, parce que les axes n'étaient plus parallèles et que la rétine de l'œil malade était fort sensible. Gêné par cette diplopie, le malade cacha son œil gauche avec un bandeau pour travailler, de sorte que l'œil droit fonctionnait seul ; mais sitôt que le bandeau était ôté, la diplopie augmentait, c'est-à-dire que les deux images s'écartaient davantage, et que le strabisme divergent gauche se développait de plus en plus. Tourmenté par cette maladie opiniâtre, le malade cacha l'œil droit avec le bandeau : ce fut au tour de l'œil gauche de fonctionner. Le bandeau enlevé, la diplopie diminuait : le malade heureux continua son manége, et il en résulta que l'œil droit fut à son tour divergent. Comme il y avait différence de foyers entre les deux rétines, le malade se servit tantôt d'un œil, tantôt de l'autre, et conserva sa diplopie. Il fut opéré de strabisme et guérit parfaitement.

Nous avons parlé des strabismes par excès de puissance des muscles droits internes, nous devons parler maintenant des strabismes provoqués par la fatigue de ces mêmes muscles. Tout à l'heure le strabisme était convergent, maintenant il sera divergent et intermittent.

Les malades qui sont atteints de strabismes divergents intermittents sont en général des ouvriers qui travaillent à courte distance, tels que les couturières, les brodeuses, les typographes, les ciseleurs, etc. Tous se plaignent, au bout d'un certain temps de travail, de ne plus pouvoir continuer leur ouvrage; ils éprouvent des douleurs dans la racine du nez, des envies de vomir, etc. Ils sont plus ou moins chloro-anémiques, ont une mauvaise alimentation, peu d'exercice, et respirent tout le jour l'air vicié d'un atelier. Leur strabisme divergent n'est pas permanent; on ne le remarque que si le malade fixe longtemps le même objet placé très-près de ses yeux.

Ce strabisme peut s'expliquer par une action réflexe : la rétine fatiguée, malade, comme toute l'économie, essaye de fuir devant le travail forcé qu'on lui impose, l'influx nerveux diminue et la contraction des muscles droits internes s'affaiblit; un des yeux, le plus fatigué, diverge, et la rétine se repose. Le malade, gêné pour travailler, fait des efforts pour ramener l'œil malade vers l'objet : celui-ci y revient; mais peu à peu les muscles n'obéissent plus, et il y a un strabisme divergent très-faible et qui n'existe que pour les distances rapprochées. Le malade se plaint de voir trouble, d'apercevoir les objets plus larges, à contours diffus, et ne peut plus se livrer aux travaux qui demandent de la précision.

En résumé, l'influence des milieux de l'œil sur les annexes est grande et le degré relatif de sensibilité des rétines exerce un pouvoir puissant sur les muscles.

Lorsque le strabisme est dû à une tumeur de l'orbite, à une collection purulente, il peut être guéri par l'extirpation de la production morbide ou par l'ouverture de l'abcès.

Mais si l'affection tient à une paralysie des muscles, nous nous inscrivons énergiquement contre toute espèce d'opération. La cause du strabisme peut être intra-orbitaire ou intra-crânienne. Le diagnostic différentiel est facile à établir entre les deux cas si l'on se rappelle les notions anatomiques données plus haut. Tous les muscles de l'œil, excepté deux, sont innervés par la troisième paire; si l'on a affaire à une paralysie de cause intra-orbitaire portant sur ce nerf, tous les muscles moteurs de l'œil, excepté le droit externe et le grand oblique, seront paralysés; si au contraire la paralysie est due à une cause intra-orbitaire, une des deux branches de la troisième paire ou même un ou deux filets d'une branche pourront être influencés; la paralysie sera alors partielle et ne portera que sur un nombre limité de muscles.

Cette dernière variété peut être produite par une tumeur peu volumineuse développée dans l'intérieur de l'orbite sur le trajet d'un des rameaux de la troisième; le plus ordinairement elle reconnaît pour cause l'impression un peu prolongée du froid.

La paralysie de cause intra-crânienne est en général accompagnée, ou mieux, précédée d'une paralysie de la sixième paire, d'abord peu prononcée. Ces deux paralysies sont le plus souvent produites par la même cause, la syphilis. La paralysie de la sixième ne se montre que sous l'influence de trois causes, elle marque soit le début d'une ataxie locomotrice, soit la production dans la cavité crânienne et sur le trajet du nerf, d'une tumeur de nature syphilitique, une gomme ou une exostose par exemple, soit enfin la glycosurie.

Dans ces cas, le traitement médical doit occuper le premier rang. Si nous nous trouvons en présence d'une ataxie au début, nous pourrons instituer une de ces médications indiquées par Trousseau, suivant l'inspiration du moment. C'est ainsi que nous ferons usage de l'iodure de potassium, du nitrate d'argent, de la belladone, ou du bromure de potassium, médicaments tour à tour préconisés par ce praticien. Si au contraire nous avons affaire à une paralysie de nature spécifique, la thérapeutique se simplifie, et c'est un traitement antisyphilitique mixte qu'il faut indiquer, soit le mercure et l'iodure de potassium, etc.

Lorsqu'on vient à pratiquer la ténotomie, elle donne en apparence les résultats les plus satisfaisants. Si, en effet, nous faisons regarder le malade droit devant lui, il ne louche plus, son œil est redressé; mais si nous plaçons l'objet soit en dedans, soit en dehors, le malade n'accommode plus. C'est qu'en effet le mésoroptre accommodatif n'est pas, comme on l'a dit, la distance qui existe entre le point le plus rapproché et le plus éloigné de la vision distincte; ce n'est pas une ligne droite; il est constitué par une surface.

Règle générale, quand un strabisme tient à une altération pathologique bien avérée, le malade ne doit pas être opéré. L'organe, en effet, étant dans l'impossibilité absolue de fonctionner après l'opération, à quoi bon la pratiquer? Elle n'a sa raison d'être qu'au point de vue de l'esthétique, de la régularité de la physionomie, et cette considération se plaçant au premier rang, la strabotomie devient une opération de complaisance.

Les cas dans lesquels la ténotomie doit être faite doivent présenter les conditions suivantes :

1° Il faut que les fonctions de tous les muscles de l'œil pris isolément s'exécutent d'une manière parfaite;

2° Il faut que les deux yeux possèdent une acuité de vision normale ou du moins semblable, que cette égalité soit naturelle ou qu'elle ait été amenée par l'emploi de moyens appropriés.

Dans ces conditions, l'opération devra être pratiquée, mais ce sont là les seules indications rationnelles de la strabotomie, et, comme le dit Velpeau, toute déviation étrangère aux muscles de l'œil ne mérite pas d'occuper le chirurgien.

Nous n'avons, en résumé, que deux variétés de strabismes: ceux qui sont dus à une paresse de la rétine qui survient progressivement et résulte d'une différence de sensibilité dans les deux yeux; et les strabismes reconnaissant pour cause une altération des annexes de l'œil.

Ces deux variétés ne sont opérables que si elles se présentent dans les conditions que nous venons d'indiquer.

Procédé opératoire.

M. J. Guérin a le premier, en 1837, démontré la possibilité de corriger le strabisme par la myotomie.

En 1838, le professeur Stromeyer instituait, d'après ses expériences sur le cadavre, le procédé opératoire suivant. Au moyen d'une érigne enfoncée dans la conjonctive, un aide tire le globe oculaire dans un sens opposé à la déviation. Cela fait, on soulève la conjonctive à l'aide d'une pince et on la divise avec le couteau à cataracte. En tirant sur l'érigne, on fait apparaître le muscle à couper entre les lèvres de la plaie; un stylet fin est passé au-dessous de lui, et on le divise alors au moyen de ciseaux courbes ou du couteau à cataracte.

Florent Cunier (octobre 1839) mit le premier en pratique le procédé indiqué par Stromeyer. Toutefois, il le compléta en se servant de l'élévateur Pellier ou du spéculum de Lusardi pour tenir les paupières écartées.

Au mois de décembre de la même année, Dieffenbach instituait un procédé opératoire un peu différent de celui de Cunier. Il consistait à écarter les paupières avec des crochets mousses et à tirer l'œil en sens inverse de la déviation, non avec une érigne, mais au moyen d'un simple crochet aigu. Enfin, au troisième temps, il employait une spatule pour soulever le muscle qu'il coupait avec des ciseaux courbes.

Dieffenbach fit subir plus tard différentes modifications à son procédé opératoire. La description donnée par son élève Phillips en donne le dernier mot en même temps qu'elle expose la manière de faire du chirurgien de Liége.

La paupière supérieure est maintenue par un élévateur et l'inférieure abaissée avec une érigne. On incise le pli de muqueuse conjonctivale soulevé par deux érignes et l'on agrandit la plaie avec des ciseaux. Il faut ensuite aller à la recherche du muscleet passer au-dessous de lui une curette au moyen de laquelle on le détache de ses adhérences celluleuses. Enfin on le coupe avec des ciseaux courbes.

Quelquefois cependant ce chirurgien détachait les brides celluleuses avec les extrémités des ciseaux sans employer la curette.

Dans le début (1840), Velpeau, après avoir écarté les paupières et tiré l'œil dans le sens voulu au moyen d'une érigne à crochets doubles, saisissait de la main gauche une érigne simple qu'il introduisait entre la conjonctive et le muscle; puis, par un mouvement de bascule de bas en haut, il en abaissait le crochet en le faisant passer sous le muscle qu'il ramenait en forme d'anse et coupait avec un couteau concave sur son tranchant dans le genre de la serpette.

Ce procédé défectueux paraît avoir eu pour but d'éviter les trop grandes dénudations du globe de l'œil. Plus tard, rassuré sur les suites qu'elles peuvent avoir, Velpeau modifia sa manière de faire. Il saisit par un large pli la conjonctive et le muscle lui-même au moyen d'une pince à griffes destinée à attirer le globe oculaire; avec une pince semblable il embrasse profondément la conjonctive et le corps du muscle, puis, avec de petits ciseaux mousses, droits ou légèrement courbes, il divise toute la bride contenue entre les deux pinces.

L'opération peut être ainsi terminée d'un seul coup. Toutefois, il faut faire glisser l'une des branches des ciseaux entre la sclérotique et l'aponévrose et détruire toutes les adhérences qui peuvent encore exister.

Bonnet (de Lyon) emploie un procédé analogue; mais il ne coupe que la portion conjonctivale comprise entre les pinces, au lieu de diviser d'un seul coup tous les tissus. Il soulève ensuite avec une pince sans ressort les fibres musculaires mises à nu et les coupe avec le bistouri.

Si l'œil opéré continuait à être dévié, Bonnet recommande de tirer sur le bout du muscle coupé. On met ainsi à découvert les parties de la sclérotique dénudées par suite de la section du muscle, on incise au-dessus et au-dessous de la plaie primitive, et l'on détache les adhérences de l'œil avec la capsule.

Il est inutile de passer en revue toutes les modifications apportées aux procédés opératoires que nous venons d'exposer. Il nous suffira de rappeler que, pour maintenir le globe oculaire, on s'est servi tour à tour des érignes, de la pince à fixer, du crochet aigu. Au deuxième temps, pour inciser la conjonctive, on a employé soit le bistouri, comme Cunier, Baudens, etc., soit les ciseaux, d'après l'exemple de Phillips, de Nobele, etc. Au troisième temps, le muscle a été soulevé tantôt avec une spatule, tantôt à l'aide d'un stylet droit ou d'une branche de ciseaux. Adams (1840) a introduit l'usage du crochet mousse.

Tous ces détails ne peuvent que modifier d'une manière plus ou moins heureuse des procédés opératoires toujours analogues et dérivant du même principe. Ils constituent la *première méthode*.

La seconde méthode, que nous pouvons appeler *sous-conjonctivale*, a été instituée par M. J. Guérin.

Dans le procédé opératoire décrit par lui en 1840, au lieu de dévier la conjonctive oculaire qui recouvre le muscle, il la détache de la sclérotique, la soulève avec des pinces à mors larges, et lorsque le muscle a été mis ainsi à découvert, il le divise avec des ciseaux courbes. La portion soulevée de la conjonctive est ensuite remise en place et recouvre la plaie qu'elle met ainsi à l'abri du contact de l'air.

Quatre opérations pratiquées de cette manière n'ont amené ni inflammation ni suppuration.

Plus tard, ce chirurgien a changé son procédé primitif. Après avoir soulevé la conjonctive, il pénètre avec un stylet jusqu'au muscle dont il dégage le tendon, puis il fait glisser à plat sous lui un ténotome coudé deux fois et dont le dos est concave et le tranchant convexe. Le muscle est coupé par un mouvement de va-et-vient et le couteau retiré à plat comme il avait été introduit.

Ce procédé amène peu de sang et ne laisse après lui qu'une plaie très-petite et qui guérit facilement.

Il a été modifié par Critchett d'une façon assez heureuse. Ce chirurgien, au lieu d'une seule plaie conjonctivale, pratique deux incisions horizontales, l'une parallèle au bord inférieur du tendon et l'autre suivant son bord postérieur. Entre les deux se trouve ménagée une surface conjonctivale laissée intacte. De cette façon, il est beaucoup plus facile que par le procédé de M. J. Guérin de s'assurer que le muscle est séparé de ses adhérences et de couper avec précision les fibres tendineuses.

En 1853, M. Tavignot a proposé une nouvelle méthode pour guérir le strabisme, sans l'appuyer toutefois, croyons-nous, d'expériences faites sur l'homme. Elle consiste non plus à sectionner le muscle trop court, mais à lier avec un fil de soie le muscle le plus long, c'est-à-dire celui qui est opposé à la déviation. D'après l'auteur, cette ligature, maintenue en place quarante-huit heures environ, suffit pour raccourcir le muscle et l'égaler à son antagoniste. De plus, elle active sa contraction physiologique.

Avant de décrire le procédé opératoire le plus ordinairement employé, il est bon de présenter certaines considérations propres à guider l'opérateur et à diriger l'action chirurgicale dans le sens du résultat que l'on veut obtenir.

Il ne faut pas croire que les choses se passent dans la pratique aussi simplement qu'en théorie.

Les muscles de l'œil agissent en vertu de la contraction des fibres musculaires qui viennent s'insérer dans le voisinage de la cornée. Mais le mouvement qui en résulte ne se produit pas directement d'avant en arrière; il est soumis à des régulateurs qui sont, d'une part, l'aponévrose oculo-palpébrale, et de l'autre le faisceau musculaire qui va se fixer à la paroi osseuse de l'orbite.

Nous avons vu que chaque muscle, avant d'arriver à son insertion scléroticale, traverse l'aponévrose qui se réfléchit en doigt de gant et lui fournit une gaîne. Le muscle se replie donc sur l'aponévrose comme sur une poulie, et le mouvement produit s'effectue suivant l'axe de la gaîne aponévrotique et non dans le sens de la partie postérieure du muscle.

Lorsque le droit interne, par exemple, se contracte, il devient la corde de l'arc qu'il formait à l'état de repos. Dans cet effort, il tend à rapprocher la portion d'aponévrose qu'il traverse de la paroi orbitaire correspondante, et l'œil est attiré dans la même direction. Mais comme le muscle se divise en deux branches, l'œil obéit à la résultante des deux forces et en même temps qu'il est dirigé en dedans il est porté en arrière et éprouve ainsi un mouvement de rotation autour de son axe.

D'après ces considérations, il est facile de voir qu'il ne suffit pas d'inciser la conjonctive et le fascia et d'aller chercher l'extrémité du muscle pour le couper. En effet, l'incision faite peut entraver l'action physiologique de l'aponévrose et l'empêcher de jouer son rôle normal. Il est donc nécessaire de diviser les tissus dans une étendue déterminée et suivant des règles qui varient avec les indications.

Il est un second point qui doit à son tour fixer notre attention : les muscles droits ne s'insèrent pas à la conjonctive par un tendon unique, mais au moyen de digitations dont chacune possède une insertion séparée. Si l'on vient à couper une partie de ces digitations, celles d'en haut par exemple, l'œil subira un mouvement de bascule de haut en bas.

Nous devons tirer de ce fait expérimental un enseignement très-utile. Il nous prouve en effet que si le strabisme se présente dans des conditions particulières, il suffira d'inciser un certain nombre d'expansions tendineuses en respectant les autres pour obtenir le résultat cherché.

De là il faut conclure que, pour redresser un strabisme, la ténotomie ne doit pas être faite d'un seul coup, mais progressivement, en plusieurs temps et de manière à ne pas dépasser, par une section brusque, le but que l'on veut atteindre.

Il faut connaître encore ce fait qu'un muscle sectionné perd de sa puissance en même temps qu'il recule, mais il n'y a pas compensation entre ces deux effets, et il en résulte que si, pour corriger un strabisme convergent simple, on demande au tendon tout le mouvement de recul nécessaire, le muscle n'aura plus la force suffisante pour ramener l'œil malade en dedans à un moment donné.

De Graefe, par l'examen d'un très-grand nombre de cas, a constaté ce fait déjà connu, que le fragment de tendon resté adhérent à la partie antérieure du globe s'atrophie ordinairement et ne contracte que fort rarement une adhérence fonctionnelle importante avec son muscle. Quelquefois cependant on les trouve réunis par une bride de tissu cellulaire, mais dont l'action est très-secondaire.

Après l'opération, le muscle coupé ne fonctionne donc pas en vertu des adhérences dont nous venons de parler, mais à cause d'une insertion nouvelle avec la sclérotique et située en arrière de l'insertion primitive.

Il résulte de là qu'on doit couper les muscles très-près de leur insertion sur la sclérotique et non trop en arrière. Il faut conserver les brides celluleuses qui les unissent à la capsule de Ténon, afin d'éviter un retrait exagéré et de ne pas détruire leurs moyens d'action. Il devient superflu d'ajouter que ce double résultat ne pourrait être obtenu si l'on venait à inciser la membrane de Ténon sur une trop grande étendue.

A cet égard, de Graefe a dit très-judicieusement que « la strabotomie consiste en un déplacement du tendon en arrière, en conservant au muscle toute sa longueur ».

Afin d'éviter l'écoulement de sang et surtout l'enfoncement de la caroncule dans l'angle interne, il faut faire à la conjonctive une incision peu étendue et, s'il y a lieu, la réunir ensuite au moyen d'une suture qu'on laisse en place pendant un ou deux jours. Il importe peu que la plaie soit verticale, horizontale ou oblique. Cette dernière a été conseillée par L. Boyer et de Graefe. En tout cas, on doit inciser aussi près que possible de la cornée.

Lorsqu'il n'est besoin d'obtenir qu'un redressement peu étendu, il suffit de couper, non le muscle en entier, mais environ les trois quarts de ses fibres tendineuses. Si au contraire on recherche un résultat complet, il faut sectionner entièrement le muscle après avoir détruit les adhérences celluleuses dans une étendue plus ou moins grande.

Malgré cette précaution, souvent encore l'effet produit n'est pas satisfaisant. Dans ce cas, il convient, comme nous le verrons, de recourir à une seconde opération portant sur le même tendon, ou mieux encore à une incision du muscle de l'œil non dévié.

Il est bon de savoir toutefois que l'insuffisance du résultat obtenu peut tenir à ce que le tendon coupé possédait deux insertions scléroticales dont l'une a été détruite et l'autre respectée.

Nous arrivons maintenant à la description du procédé classique.

Un aide tient les paupières écartées avec les élévateurs en comprimant un peu le globe, de manière à lui donner une certaine immobilité et aussi dans le but de diminuer l'écoulement du sang. Un second aide place une érigne tout près de la cornée et tire l'œil dans le sens opposé au muscle à couper, afin de mettre le champ de section à découvert.

Cela fait, à l'aide d'une pince le chirurgien soulève près de la cornée un pli de la conjonctive parallèle au tendon que l'on veut diviser et le coupe avec des ciseaux dans une étendue aussi petite que possible. Ensuite on incise ou l'on repousse le tissu sous-jacent, de manière à mettre à nu la gaîne du tendon.

Alors un crochet mousse est passé sous le muscle et le soulève. Ce temps de l'opération exige de grandes précautions lorsque l'on veut ne laisser échapper aucun faisceau musculaire. Il convient même, si l'on n'est pas certain d'avoir le tendon en entier sur l'instrument, de faire passer en sens inverse, c'est-à-dire de haut en bas, un second crochet sous le muscle. Ensuite, avec des ciseaux courbes, l'opérateur coupe le muscle entre le crochet et la cornée, en le comprenant en entier dans l'incision ou en ne divisant qu'un nombre donné de digitations, à plusieurs reprises et jusqu'à ce que le résultat soit jugé suffisant.

Souvent, après la ténotomie, on observe un enfoncement plus ou moins marqué de la caroncule lacrymale, qui, n'étant plus retenue par la conjonctive coupée verticalement, fuit dans l'angle interne. Cette tendance de la caroncule à s'enfoncer est d'autant plus grande que l'incision a été faite plus près d'elle et plus largement.

Pour éviter cet accident, Cunier (1841) réunit après l'opération les deux bords de la plaie par un point de suture placé au centre et qu'il enlevait le lendemain. Il est prudent de ne pas mettre les deux lambeaux en contact immédiat, ce qui pourrait être une cause de persistance du strabisme.

De Graefe emploie un procédé différent. Il incise la conjonctive à quelques lignes de la caroncule et plus largement que pour la strabotomie, détache, sans léser le muscle, le tissu conjonctif en avant de la sclérotique et sépare la conjonctive du côté du bord interne supérieur de la cornée, en incisant le tissu conjonctif; ensuite il réunit la plaie par un point de suture en ramenant autant que possible la caroncule en avant et en haut.

Pour empêcher la saillie du globe de l'œil après la strabotomie, Rognetta, J. Guérin et Baudens ont conseillé une opération qui peut être utile également dans les autres cas d'exophthalmie. Elle consiste à enlever deux petits lambeaux de la conjonctive à l'angle interne et à rapprocher ensuite les surfaces avivées pour en obtenir la réunion.

Mais cette opération masque la saillie du globe plutôt qu'elle ne la diminue. Elle empêche le jeu des paupières et tiraille ou comprime les points lacrymaux.

Cunier conseille, dans les cas de ce genre, de couper un pli vertical de la conjonctive entre la caroncule et la cicatrice résultant de la ténotomie. Cette plaie doit comprendre la conjonctive et la fibreuse sous-jacente. Les lèvres sont ensuite rapprochées par deux points de suture. La perte de substance ainsi obtenue détermine un raccourcissement suffisant pour faire cesser la proéminence du globe oculaire.

L'opération terminée, il importe de se rendre compte aussi exactement que possible de l'effet obtenu. Si la modification produite est excessive, cela tient ordinairement soit à ce que les brides celluleuses ont été détruites sur une trop grande étendue, soit à ce que la capsule de Ténon a été incisée plus ou moins largement.

Pour remédier à cet inconvénient, il faut tout d'abord pratiquer un point de suture. Mais ce moyen peut être insuffisant. Nous savons, en effet, qu'après l'opération on peut arriver à cet unique résultat d'avoir fait disparaître un strabisme interne, par exemple, pour donner naissance à une nouvelle déviation en sens opposé.

S'il en est ainsi, il faut avoir recours au déplacement de l'insertion scléroticale du muscle coupé. J. Guérin le premier a mis en pratique cette méthode. Avant lui, Dieffenbach, pour un strabisme divergent qui était venu remplacer un strabisme convergent, avait coupé le droit externe, puis ramené l'œil dans une adduction déterminée au moyen d'un fil passé sous le bout antérieur du muscle sectionné. J. Guérin, au lieu de couper le droit externe, ramène l'œil en dedans au moyen d'un fil passé à travers la conjonctive et le tissu sous-jacent, place le tendon du droit interne dans la position voulue et l'y maintient en fixant le fil sur le dos du nez à l'aide de bandelettes de sparadrap.

Si la plaie était déjà cicatrisée lorsque l'on se décide à avancer l'insertion scléroticale, il faudrait la disséquer en tirant l'œil en dehors au moyen de l'anse de fil, mettre à nu le tendon et continuer comme nous venons de le dire.

De Graefe ne procède à l'avancement du tendon qu'après avoir coupé, comme Dieffenbach, le droit externe. Son fil est placé dans le bord antérieur du tendon coupé au lieu d'être passé dans la conjonctive.

Critchett nous semble, avec raison, commencer par la dissection de l'ancienne cicatrice et ne couper qu'ensuite le droit externe qui lui est d'une grande utilité pour faire son premier temps.

Il peut arriver, au contraire, que l'effet désiré n'ait pas été atteint par la strabotomie, lors même que l'on aurait coupé le tendon en entier et détruit les adhérences qui s'opposaient à son retrait.

Dans un cas semblable, certains chirurgiens conseillent de disséquer la cicatrice ancienne et de détacher le tendon de la nouvelle adhérence qu'il avait contractée. On peut ainsi le faire reculer de nouveau.

Ce moyen nous semble défectueux. En principe, il ne faut pas demander à un seul œil tout l'effort nécessaire à la correction du strabisme. Et si nous ne tombons pas dans cette exagération qui a fait conseiller la ténotomie des deux droits internes dans tous les cas de strabisme convergent, nous pensons cependant que si la déviation à combattre est très-prononcée, il faut demander à l'œil non strabique ou qui du moins paraît tel de participer au redressement.

Donc, pour un strabisme convergent gauche par exemple, après avoir coupé le droit interne correspondant et fait reculer son insertion scléroticale de deux à quatre lignes environ, si la déviation persiste malgré les soins méthodiques indiqués pour parachever l'opération et malgré une gymnastique oculaire convenablement faite, il faudra pratiquer la myotomie sur l'œil sain et calculer le redressement du tendon, de manière que le nouvel effet obtenu s'ajoute au premier pour donner un résultat final satisfaisant.

L'opération terminée, le malade se met au lit. Les yeux sont maintenus fermés au moyen de compresses mouillées, par-dessus lesquelles on met de la glace fréquemment renouvelée pendant quarante-huit heures. Au bout de ce temps, on enlève la suture, si l'on a cru devoir en mettre une.

D'autres chirurgiens, pour éviter une inflammation palpébro-conjonctivale, renoncent à l'occlusion des paupières et se bornent à tenir le malade dans une chambre obscure.

Tous les opérés de strabisme doivent pendant longtemps exercer leurs yeux à des distances variées, car la fonction de l'accommodation binoculaire, lorsque surtout les deux yeux sont égaux, est le véritable régulateur du lieu de cicatrisation et permet, mieux que toutes les sutures, au tendon coupé de se fixer dans le point le plus favorable à une parfaite guérison.

VINGT-HUITIÈME LEÇON

MALADIES DES VOIES LACRYMALES

Avant de commencer l'étude des maladies des voies lacrymales, il est bon de rappeler en quelques mots l'anatomie de cette région.

Les larmes sécrétées par la glande lacrymale viennent se déverser par plusieurs canaux, six à sept, suivant M. Sappey, sur la conjonctive, et, après l'avoir lubréfiée, se collectent dans le cul-de-sac oculo-palpébral appelé aussi *lac lacrymal*. Il est à remarquer, en effet, qu'au niveau de la commissure interne les paupières ne viennent pas en contact aussi direct que dans leur portion externe. Dans le fond de l'échancrure qu'elles présentent se trouvent de petites glandes agglomérées, recouvertes par la conjonctive et garnies de poils follets; l'ensemble constitue la caroncule lacrymale, que les anciens prenaient pour l'appareil sécréteur des larmes. C'est entre le bord externe de cette échancrure et les parties palpébrales de la conjonctive que viennent s'accumuler les larmes. La caroncule a une direction oblique de dedans en dehors et de haut en bas; les points lacrymaux lui sont contigus.

Les points lacrymaux, ou méats, sont situés à 3 ou 4 millimètres en dehors et en avant de la commissure interne, au sommet de petits tubercules formés par la paupière; ils sont au nombre de deux, un supérieur et l'autre inférieur, de diamètre à peu près égaux; tous deux sont tournés du côté de la conjonctive bulbaire, forment l'entrée des conduits lacrymaux et sont pourvus d'un petit anneau fibreux ou cartilagineux qui les maintient béants.

Les conduits lacrymaux destinés à prendre les larmes pour les conduire dans le sac lacrymal, d'abord perpendiculaires au bord palpébral, se dirigent, après 3 millimètres de trajet, presque à angle droit, pour se réunir avant de se jeter dans le sac lacrymal, à l'union de son tiers supérieur avec ses deux tiers inférieurs. Ils sont situés dans l'épaisseur de la paupière; cependant leur face postérieure est plus rapprochée de la muqueuse palpébrale que l'antérieure ne l'est de la peau.

« Leur structure, dit M. Richet, est très-simple; ils ont pour » tunique extérieure un tissu cellulaire condensé, qui leur sert » de paroi fibreuse, et sont doublés à l'intérieur par la membrane » muqueuse conjonctivale dont la continuité avec celle du lac se » trouve ainsi établie par leur intermédiaire. Ils reçoivent l'inser- » tion de petites fibres musculaires que quelques anatomistes re- » gardent comme une dépendance de l'orbiculaire, tandis que » Duverney, Horner et Paul Dubois les ont décrites comme un » faisceau isolé destiné aux conduits lacrymaux. La vérité est que » ces fibres ont la même direction que ces canaux et s'insèrent » d'une part sur leur tunique fibreuse, d'autre part sur le sac » lacrymal. »

Leur longueur totale, à partir des points lacrymaux jusqu'à leur embouchure dans le sac, est de 9 à 10 millimètres environ.

Le sac lacrymal, situé dans la gouttière lacrymale, est formé par une poche fibreuse qui a la forme d'une poire dont la grosse extrémité est placée en bas et se continue avec le canal nasal. Sa longueur est de 13 à 15 millimètres; son diamètre transverse est en moyenne de 3 à 4 millimètres et de 7 à 8 suivant le diamètre antéro-postérieur.

Il est en rapport : en avant, avec les paupières et le tendon de l'orbiculaire ou aponévrose d'insertion de la commissure de M. Richet, qui le bride vers son tiers supérieur et le divise ainsi que l'apophyse montante du maxillaire supérieur en deux parties inégales; en arrière, avec le tendon réfléchi de l'orbiculaire, l'os unguis et le tissu cellulo-adipeux compris dans la loge postérieure de l'aponévrose orbito-palpébrale; en dedans, avec la gouttière lacrymale. A sa partie externe se trouvent la conjonctive, la caroncule lacrymale, la portion réunie des conduits lacrymaux. En ce point, quelques fibres spéciales de l'orbiculaire viennent s'insérer sur sa paroi (muscle de Horner).

Le sac lacrymal est formé de deux tuniques, une fibreuse et une muqueuse; cette dernière se continue avec les conduits lacrymaux et le canal nasal. D'après M. Richet, le sac est contenu dans un dédoublement de l'aponévrose orbito-palpébrale, qui, après avoir tapissé la partie interne de l'orbite, vient se fixer sur la crête de l'unguis et se divise en ce point en deux feuillets qui limitent le sac.

Le canal nasal étendu du sac lacrymal à la partie antérieure du méat inférieur des fosses nasales est limité en avant par l'apophyse montante du maxillaire supérieur, en arrière et en dedans dans sa partie supérieure par l'os unguis, dans sa partie inférieure par le cornet moyen; en dehors, il est séparé du sinus maxillaire par une cloison très-mince; en dedans, il est en rapport direct avec les parois des fosses nasales.

Sa longueur totale est de 9 à 12 millimètres; son diamètre est de 3 à 4 millimètres en moyenne; son diamètre antéro-postérieur est de 2 à 3 millimètres; sa direction est presque verticale. A sa partie inférieure, le canal se rétrécit et ses bords se rapprochent. M. Cruveilhier y a trouvé une valvule.

La membrane fibreuse du sac se continue dans le canal nasal et est accolée aux os; elle constitue dans ce point le périoste doublé d'une muqueuse qui fait suite à celle du sac et à la pituitaire. A différentes hauteurs, cette membrane muqueuse présente plusieurs replis. Au niveau de la jonction du sac et du canal, Béraud a découvert la valvule qui porte son nom: à sa partie moyenne, Taillefer a décrit un repli connu sous le nom de *valvule de Taillefer ;* enfin, on y trouve la valvule de Cruveilhier, dont nous avons déjà parlé.

Nous empruntons à l'excellent article de M. Guyon les ligne suivantes sur la physiologie des voies lacrymales :

« Les voies d'excrétion des larmes sont destinées à reprendre à la surface de la conjonctive, lorsqu'elles y ont rempli leur office, les sécrétions de la glande lacrymale et de la conjonctive pour les conduire dans le méat inférieur des fosses nasales.

» Les mouvements des paupières ont la plus grande influence

sur le cours des liquides versés à la surface de la conjonctive. Ils favorisent l'étalement de ces fluides sur le globe de l'œil et les dirigent vers son angle interne. Dans l'état de veille, le clignement des paupières assure la régularité de la répartition des larmes..... Il est bon de remarquer que la sécrétion des larmes est fort amoindrie pendant le sommeil, et que leur étalement à la surface de l'œil peut bien être expliqué par les simples lois de la capillarité, ou le contact intime des surfaces représentées par le globe de l'œil et la surface interne des paupières.

» Avant de pénétrer dans les points lacrymaux, les larmes s'accumulent dans le sac ou sinus lacrymal. La manière dont s'opère leur passage à travers les points lacrymaux a été diversement interprétée.

» J.-L. Petit comparait l'appareil excréteur des larmes à un siphon..... Cette théorie fut combattue par Horcinelli, qui y substitua celle de la *capillarité* également défendue par Janin.....

» Une autre théorie, qui est tout aussi physique, a été mise en avant par Hunauld (d'Angers); il invoquait la pression atmosphérique pour expliquer le passage des larmes dans le sac lacrymal. M. Sédillot a développé cette théorie.....

» P. Bérard avait déjà proposé une théorie à la fois physique et anatomique, en combinant la théorie de M. Sédillot et celle de Janin, et en ajoutant qu'il ne serait pas impossible que le muscle orbiculaire fît sur le sac office de ventouse..... Pour M. Richet, la dilatation du sac lacrymal, sous l'influence de l'orbiculaire, n'est pas une hypothèse, mais une réalité. Grâce à la disposition de la valvule dont le canal nasal est garni à son extrémité inférieure, cet écartement de la paroi antérieure du sac tend à produire le vide dans les voies lacrymales, car l'air ne peut pénétrer des fosses nasales dans le conduit lacrymal, tant que la valvule est intacte. Enfin, le cercle cartilagineux qui garnit l'orifice des points lacrymaux les empêchant de s'affaisser, alors que le vide tend à se produire dans le sac lacrymal, les larmes sont aspirées et effectuent leur passage. — Chaque clignement est un coup de piston qui fait entrer une nouvelle quantité de liquide dans cette pompe aspirante en miniature.

» D'après cette théorie, le clignement déterminerait à la fois l'accumulation des larmes et leur engagement à travers les voies d'excrétion; dès lors la pesanteur et la rétraction du sac suffisent pour expliquer leur expulsion à travers le canal nasal.

» On ne saurait refuser à cette ingénieuse théorie d'être parfaitement d'accord avec les faits anatomiques et physiologiques et de cadrer même avec beaucoup de faits pathologiques.....

» L'extirpation de la glande lacrymale ou la destruction de l'appareil excréteur ont pu amener de bons esprits à se demander quelle est, en définitive, l'utilité de l'appareil lacrymal? La physiologie et l'anatomie résolvent facilement de semblables doutes, en montrant que la sécrétion lacrymale peut être continuée par la glande palpébrale, ou suppléée par les glandes conjonctivales, et que dans beaucoup de conditions, telles que l'habitation dans une atmosphère tranquille, sèche et chaude, l'évaporation des larmes peut amplement suffire à l'atténuation d'un épiphora, que ne sollicite plus un état pathologique des voies d'excrétion. »

TRAITEMENT DES MALADIES DES VOIES LACRYMALES

Dès les temps les plus reculés, on a émis sur les différentes maladies des voies lacrymales les idées les plus diverses et employé des procédés opératoires variés et souvent très-opposés.

L'emploi du fer rouge, la perforation de l'os unguis étaient d'usage chez les anciens. Ces moyens, dit Celse, ont trouvé leur application dans les cas d'ulcères avec altérations de l'os unguis.

En 1713, Anel invente un procédé opératoire employé encore de nos jours de même que celui de J.-L. Petit.

Demours jeune, qui toute sa vie s'est occupé du traitement de cette maladie, dit dans son traité publié en 1818 : « Tout en rendant justice aux inventions et aux travaux de tant d'hommes estimables et laborieux qui ont inventé et exécuté les méthodes connues de traiter les maladies du siphon lacrymal, je propose de les abandonner toutes, à l'exception de celle d'Anel et de celle de Petit, tout en reconnaissant toutefois que la méthode de la sonde d'or creuse, laissée en place dans le conduit nasal, et celle des mèches m'ont souvent réussi. » « J'ai, dit-il, abordé l'étude de ces maladies délicates sans aucune prévention; je n'ai point vu les faits à travers le prisme d'un système, et j'ai eu le bonheur de ne rien ou presque rien inventer de nouveau relatif à leur traitement. Si une méthode m'eût exclusivement appartenu, ne serais-je pas tombé dans l'inconvénient de ne voir qu'elle, de me dissimuler à moi-même ses mauvais résultats et de m'exagérer ses succès? »

On peut diviser les divers traitements des tumeurs lacrymales en trois grandes classes : 1° ceux qui conservent le sac ; 2° ceux qui le détruisent; 3° enfin les procédés mixtes.

Procédés de conservation. — 1° Canule de Dupuytren; 2° cordes à boyau; 3° clous de plomb; 4° méthode d'Anel; 5° procédé de Bowmann.

Procédés de destruction. — 1° Cautérisation au fer rouge; 2° cautérisation au chlorure de zinc et à la pâte de Canquoin, etc.; 3° cautérisation au beurre d'antimoine; 4° obstruction des points lacrymaux.

Procédés mixtes. — 1° clous de Scarpa; 2° perforation de l'os unguis.

Nous ne ferons que mentionner pour mémoire les procédés imaginés dernièrement et qui consistent à faire, dans les voies lacrymales, des injections de substances médicamenteuses, en particulier de teinture d'iode.

Les injections dans les voies lacrymales par la partie inférieure du canal nasal, tombées dans l'oubli avec raison, constituent un traitement peu sûr et pénible pour le malade.

Procédés de conservation.

1° *Canule de Dupuytren.* — On s'accorde assez pour reconnaître que Foubert est le premier qui tenta de maintenir le sac lacrymal libre à l'aide d'une canule d'or. Ce n'est que plus tard, vers 1820, que le chirurgien de l'Hôtel-Dieu perfectionna ce procédé et en fit une méthode unique qu'il appliqua à tous les cas.

« Les instruments que ce professeur emploie, a écrit M. de Froment, sont : 1° un simple bistouri droit à lame étroite, mais un peu forte; 2° une canule d'or de 11 à 12 lignes de longueur, de grosseur variable, suivant les cas, et ordinairement de celle d'une plume de corbeau, un peu courbée pour s'accom-

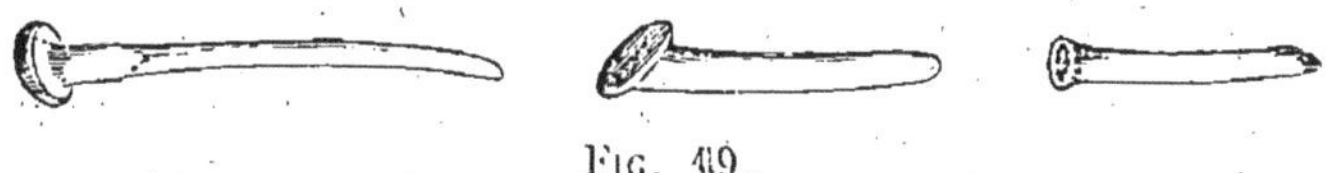

Fig. 49.

moder à la direction du canal nasal, de forme légèrement conique, taillée obliquement à son extrémité inférieure et offrant à son extrémité supérieure un rebord ou bourrelet pour la maintenir en place. Cette canule est armée d'un mandrin coudé très-mobile. »

Après avoir ouvert le sac, on plaçait la canule à demeure et on laissait la plaie se cicatriser sur elle. Ce procédé avait pour but de rétablir une route aux larmes; son résultat est, en effet, des plus satisfaisants dans les premiers jours qui suivent l'opération, mais au bout d'un certain temps les parois du sac se mettent à bourgeonner, les exsudations et les végétations obstruent le canal, le malade, irrité par la présence de ce corps étranger qui souvent provoque de la compression, est obligé de recourir de nouveau au chirurgien.

Dans d'autres cas, le malade, après avoir supporté la canule pendant quelques années, bien qu'elle lui soit souvent inutile, finit par la rendre par les fosses nasales, par la cracher ; chez d'autres, elle sort par la voûte palatine après l'avoir perforée, etc.

Si l'application de la canule dans le canal nasal n'amène pas immédiatement des accidents tels que phlegmon, érysipèle, etc., elle détermine plus tard, comme nous l'avons dit, une inflammation chronique de la muqueuse se terminant par la formation de végétations qui viennent obturer l'appareil. Le but que l'on s'était proposé est donc loin d'être atteint, car les voies lacrymales ne sont pas rétablies.

En 1768, Pouteau avait proposé, autant pour éviter la cicatrice vicieuse de l'angle interne que pour simplifier l'application de la canule, de faire une incision entre la caroncule et la partie interne de la paupière inférieure, et par cette voie de rendre le canal perméable, et d'appliquer ensuite une mèche pour empêcher la cicatrisation de la plaie.

Ce procédé fut abandonné, car le pus, refluant du sac sur la conjonctive oculaire, produisait des inflammations très-vives de cette muqueuse, et par là des désordres considérables.

Walthen, de son côté, à l'aide d'un foret, pratiquait dans la direction du canal une nouvelle voie aux larmes, et la maintenait ouverte au moyen d'une canule.

2° *Cordes à boyau.* — Comme la *laminaria digitata* et l'éponge préparée, la corde à boyau a la propriété d'augmenter de volume quand on la met au contact d'un corps humide; aussi a-t-on pensé à l'employer, afin d'obtenir une dilatation plus ou moins considérable d'un point rétréci du canal nasal ou de diminuer et d'écarter les bourgeons charnus qui peuvent se produire dans cette région. Mais il arrive que, lorsqu'on emploie ce mode de traitement qui paraît rationnel au premier abord, le malade, au moment où le gonflement de la corde se fait, a grand'peine à supporter la pression qu'elle exerce sur la muqueuse comprimée contre la paroi osseuse. Les douleurs sont alors très-vives, il semble au malade que les os de la tête vont éclater; mais elles disparaissent dès que la corde est enlevée. Il vaut mieux, quand on a affaire à un rétrécissement, agir comme dans les maladies de l'urèthre et mettre des sondes de calibre de plus en plus fort pendant quelques jours jusqu'à ce que l'on ait obtenu une dilatation suffisante.

L'appareil lacrymal et l'appareil vésical ont un grand nombre de points de ressemblance, car, ainsi que l'a dit Demours, « les petits conduits lacrymaux déposent les larmes dans le sac lacrymal comme les uretères déposent les urines dans la vessie. D'un autre côté, le conduit nasal est pour les larmes ce que l'urèthre est pour les urines, et comme l'obstruction de l'urèthre cause la rétention des urines dans la vessie, de même l'obstruction du conduit des larmes empêche celles-ci de couler dans la narine et les retient dans le sac lacrymal. »

Cette analogie entre ces deux appareils est exacte sous certains rapports, mais elle n'est pas complète, car nous verrons que l'on a inventé, pour la cure des tumeurs lacrymales, un procédé qui repose sur ce fait singulier qu'en supprimant l'action mécanique du sac et du canal nasal, en empêchant les larmes d'y arriver par la seule oblitération des conduits lacrymaux, on supprime en grande partie les produits de sécrétion de la glande, ce qui évidemment ne saurait exister pour les reins si l'on enlevait la vessie et l'urèthre.

Cependant la corde à boyau peut être employée comme moyen de diagnostic; car, lorsqu'on la retire, elle présente le moule exact du canal et du sac; sa forme peut alors nous amener à désigner l'endroit précis du rétrécissement.

3° *Clous de plomb*. — Les clous de plomb sont encore un des moyens employés pour obtenir la dilatation et le rétablissement des voies lacrymales. Ils sont de grosseur variable et progressive. Si le premier employé a par exemple un demi-millimètre d'épaisseur, le deuxième aura 1 millimètre de diamètre, et la progression ira en augmentant.

Avant d'introduire un des clous dans le sac préalablement ouvert, on sonde la région avec un stylet, de manière à déterminer le degré du rétrécissement, puis on choisit dans la série le numéro équivalent. Au bout de quelques jours, on le retire pour le remplacer par un clou d'un volume plus considérable. On pourrait même arriver à en introduire d'un très-gros calibre, car chacun de ceux qui ont pénétré fait de la place aux suivants aux dépens de la muqueuse d'abord, et quelquefois des os eux-mêmes qui suppurent à la longue.

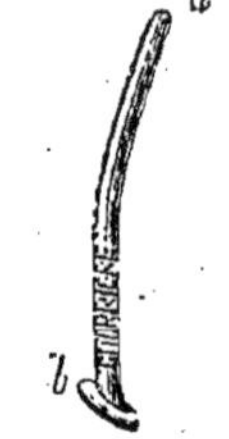

Fig. 20.

C'est là un procédé dangereux, car à un moment donné les clous déterminent une inflammation violente, des douleurs insupportables et tellement vives qu'on est obligé de les retirer immédiatement et de laisser le malade en repos pendant quelques jours. De plus, quelques mois après la cicatrisation apparente du sac, alors que tous les accidents se sont amendés et qu'on est en droit de penser que le sac et le canal sont oblitérés, le malade se présente de nouveau et vient réclamer une seconde opération. L'ouverture du sac est pratiquée, mais on établit tout simplement une fistule borgne. Le stylet explorateur s'engage du côté du maxillaire supérieur, de l'unguis ou bien de l'ethmoïde, déchire les tissus si l'on va avec force, et, après suppuration, le sac s'oblitère de nouveau, ce qui nécessite plus tard une troisième opération qui ne peut encore établir qu'une fistule borgne, et lorsqu'on introduit le stylet pour explorer la région, celui-ci décolle le périoste malade, soit du maxillaire supérieur, soit de l'unguis, voire même une partie de celui de l'ethmoïde. Dès lors la suppuration augmente, et il n'est pas rare de voir le malade rendre un des cornets à la suite d'un effort d'éternuement, de toux, etc.

4° *Méthode d'Anel.* — Anel un des premiers attribua comme cause aux tumeurs lacrymales l'oblitération du canal nasal et, comme traitement, il imagina les injections et le cathétérisme.

Injections : Anel pratiquait l'injection du sac au moyen d'une petite seringue dont la canule en or est un peu plus grosse qu'une soie de sanglier, et peut entrer avec facilité dans les points lacrymaux; c'est, en général, par le point lacrymal inférieur qu'on injecte de préférence.

On a depuis ajouté sur le corps de la seringue deux anneaux

dans lesquels le chirurgien introduit l'index et le médius de la main droite pour immobiliser l'instrument, le pouce passe dans l'anneau qui termine le piston et, par une légère pression, refoule le liquide à travers la canule.

Les canules sont de deux sortes : les unes droites (A et C) et les

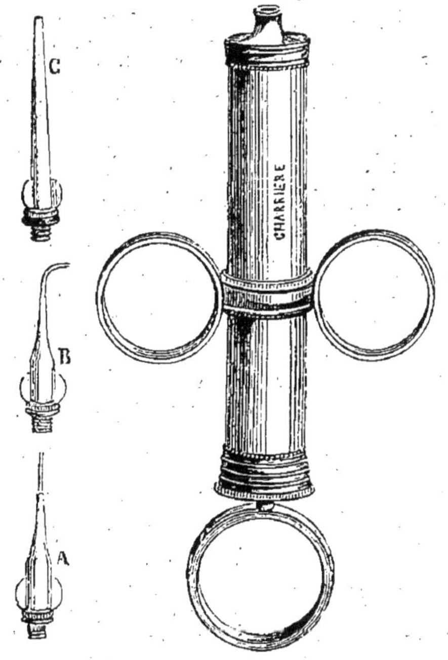

Fig. 21.

autres courbes (B) ; il vaut mieux se servir des premières, dont la manœuvre est plus facile.

Pour faire cette opération sur l'œil gauche, on se place derrière le malade. Celui-ci est assis et appuie sa tête sur la poitrine de l'opérateur, qui, de son côté, repousse la paupière inférieure du patient avec l'index de la main gauche, afin de mettre à découvert le point lacrymal, tandis que le pouce de la même main paralyse la paupière supérieure ; pour l'œil droit, l'opérateur contourne de la main gauche la face du malade, paralyse la paupière inférieure à l'aide du pouce de la même main et relève la paupière supérieure avec l'index. Dans les deux cas, le doigt le plus rapproché du sac doit le soutenir, d'après le conseil de Saint-Yves, pour empêcher le liquide de le distendre.

Nous verrons, en traitant des tumeurs lacrymales, l'importance de ce procédé.

Les injections sont de toutes sortes : on les a faites avec l'eau pure, l'eau chargée de substances médicamenteuses, astringentes, irritantes, détersives, etc. Toute cette thérapeutique est tombée en désuétude, car elle est inutile, souvent même nuisible.

On a fait aussi des injections par la partie inférieure du canal nasal au moyen de la seringue de Laforest et de la sonde de Gensoul. Ce procédé est défectueux, en ce sens qu'il déchire la valvule de Béraud.

Cathétérisme : Il est des cas où l'injection ne passe pas dans les fosses nasales, et alors on doit penser à détruire l'obstacle. C'est pour obtenir ce résultat qu'Anel avait imaginé une sonde de petit volume qui, introduite par les points lacrymaux, passait dans le canal nasal en traversant le sac.

Nous verrons, en parlant de l'oblitération du sac, le manuel opératoire relatif à cette sonde, qui a subi bien des transformations depuis le jour où Anel l'employa pour la première fois.

Méjean proposa de passer un fil par le point lacrymal supérieur, de lui faire traverser les fosses nasales; à ce fil il attachait une mèche enduite de baumes, qu'il faisait remonter de bas en haut dans le sac lacrymal.

Il se servait, pour cette opération, d'un stylet filiforme et aciculaire; lorsque le canal ne pouvait pas être traversé, il remplaçait son stylet par un autre dont l'extrémité était pointue. L'instrument, arrivé sous le cornet inférieur, était attiré au dehors par une sonde cannelée percée d'un trou dans lequel il venait s'engager.

Cabanis, voyant la difficulté de saisir le stylet au moyen de la sonde, inventa une petite palette percée de trous sur laquelle une autre de même forme venait glisser, de sorte que le stylet, s'engageant dans un des trous, se trouvait saisi dès qu'on faisait jouer la palette mobile.

Guérin remplaça cet instrument par un simple crochet mousse.

Chélius (1839) à l'aide d'une canule glissait une corde à boyau dans le nez et jusque dans le gosier et la faisait *moucher* par le malade. Au moyen de cette corde, on pouvait passer une anse de fil dans la narine.

Cathétérisme par les narines. — Voyant les difficultés que le procédé d'Anel offrait, Laforest (1739) préconisa le cathétérisme inférieur; Bianchi (1716) et de La Faye (voyez *Dionis*) ont eu, avant Laforest, l'idée de pénétrer dans les voies lacrymales de bas en haut. La sonde que ce dernier employa a été modifiée depuis par Gensoul, de Lyon, et par Serres, d'Alais, qui fit subir une des dernières modifications à l'instrument de Gensoul.

Quel que soit l'instrument que l'on emploie, il faut engager la sonde sous le cornet inférieur et de là, en lui faisant subir un mouvement de rotation, la faire passer dans le canal nasal. Les uns firent alors des injections au moyen de la sonde restée en place, d'autres s'en servirent pour y porter des substances médicamenteuses.

Le cathétérisme est utile quand il s'agit d'explorer la région, mais défectueux comme moyen de traitement, car, nous l'avons déjà dit, les instruments portés dans le sac par la partie inférieure ont l'inconvénient de déchirer la valvule de Béraud, et en tout cas produisent un chatouillement et des éternuements qui rendent le manuel opératoire difficile. Certains chirurgiens ont même vu, à la suite du cathétérisme, survenir des épistaxis abondantes qui leur ont fait rejeter l'emploi de la sonde de Gensoul.

5° *Procédé de Bowmann.* — Lorsque tous ces moyens deviennent impossibles, par suite de l'oblitération des conduits, il est bon de mettre en pratique un autre procédé. Guérin, en 1769, proposa, lorsque les points seuls sont oblitérés, de leur former des ouvertures avec un instrument pointu.

Petit, après avoir vainement essayé l'introduction d'une sonde par les points lacrymaux, ouvrit dans un cas le point lacrymal avec une sonde et introduisit de bas en haut, par le sac ouvert, un fil d'or afin de tenir le canal béant.

Monro employa la même méthode, seulement il ne fendait pas le point lacrymal.

Nous retrouvons dans l'ouvrage de Chélius (1839) que Jüngken proposait, dans les cas où l'oblitération ne s'étendait qu'à une ligne de profondeur dans le canal (ce qui, ajoute-t-il, doit être difficile à constater), d'attirer fortement la paupière et de couper avec des ciseaux de Cooper une bandelette horizontale de la paupière parallèlement au bord libre de l'organe et dans le voisinage de l'angle interne de l'œil; cette bandelette doit comprendre la partie oblitérée du conduit. Puis on introduira une soie de cochon d'abord, puis une corde à boyau dans l'ouverture du conduit jusqu'à cicatrisation parfaite.

Lorsque l'oblitération du conduit lacrymal se trouve assez loin du sac, Bowmann propose de l'inciser, d'introduire par l'ouverture de la plaie une sonde cannelée, puis de fendre, en se guidant sur elle, le conduit et la conjonctive.

S'il arrive qu'après l'incision on ne puisse trouver l'orifice du conduit dans le sac, il faut ouvrir ce dernier au-dessus du tendon de l'orbiculaire, introduire par là une sonde et la faire cheminer dans le sac lacrymal que l'on ouvre ensuite à travers la conjonctive.

Dans les cas où le rétrécissement se trouve à l'embouchure du sac et du conduit lacrymal, après avoir ouvert le conduit, il engage dans la partie restée libre sa lancette à canule, qui n'est autre qu'un trocart fin dont la tige est mue par un ressort. Arrivé contre la paroi externe du sac, le chirurgien appuie sur la pédale de l'instrument, et la pointe du trocart vient pénétrer dans le sac en produisant une plaie dont il faut empêcher la cicatrisation par l'interposition entre ses lèvres d'un clou de plomb ou d'une bougie.

Le point lacrymal a été encore ouvert dans les cas de déviation des conduits par Bowmann qui, pour inciser les points lacrymaux, se sert d'une sonde cannelée dans la rainure de laquelle glisse un bistouri. Il emploie encore un instrument dans le genre du lithotome du frère Côme, et M. Giraud-Teulon d'un instrument construit sur le modèle des uréthrotomes.

Browne repousse l'incision des points lacrymaux, laquelle, dit-il, nuit ensuite aux fonctions de ces organes.

Bowmann lui-même dit qu'en coupant les points lacrymaux, il craignait que les larmes ne fussent pas reprises par l'orifice artificiel qu'il créait. Mais il ajoute que ses craintes n'étaient pas fondées; les larmes s'engagèrent parfaitement dans le canal lacrymal.

Les points lacrymaux une fois ouverts, le chirurgien anglais reconnut que les canaux pouvaient recevoir des sondes de grosseur variable, et à l'aide desquelles il était possible de dilater les rétrécissements qui existent le plus souvent dans le sac. La sonde n° 1 a les dimensions d'un crin, et celle du n° 6 possède un diamètre d'un vingtième de pouce. Elles sont en argent malléable, se prêtant aux diverses courbures qu'on veut leur donner.

Elles ont été modifiées depuis et fabriquées avec des substances variées, baleine, laminaria digitata, etc. ; Critchett emploie ces dernières ; on les a remplacées aussi par des bougies élastiques.

Sur cette question, nous nous contenterons de renvoyer le lecteur à la quatrième édition de Mackensie, revue par MM. Warlomont et Testelin.

Procédés par destruction.

Nannoni, en 1748, remit en honneur l'ancienne méthode des caustiques pour détruire la muqueuse du sac lacrymal, afin d'en obtenir l'oblitération. Il démontra, en outre, que le larmoiement n'est pas forcément la conséquence de cette opération.

« Séverin et Scultett, dit Velpeau, qui avaient tant de confiance dans le fer rouge et les escharotiques, ne guérissaient guère la fistule lacrymale qu'en oblitérant le canal nasal. »

1° *Cautérisation au fer rouge.* — Le malade étant assis, le sac est ouvert suivant les règles établies par J.-L. Petit ; à ce moment, on écarte les lèvres de la plaie au moyen de deux petits rateaux à

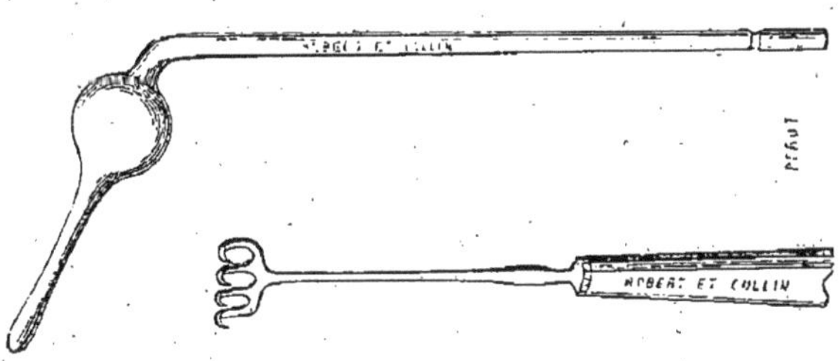

Fig. 22.

dents mousses, de manière à ménager la peau, et avec un cautère chauffé au rouge cerise le chirurgien cautérise les parties mises à nu par l'incision.

L'application du cautère actuel peut être rendue très-peu douloureuse si, après avoir touché d'abord une petite surface de la muqueuse, on le retire pour le plonger ensuite tout entier et d'un seul coup dans le sac en ménageant avec soin les bords cutanés ; il est probable que la première brûlure, assez douloureuse, détruit la sensibilité du sac, de façon que la seconde, qui est cependant de beaucoup plus considérable, est mieux supportée par le malade.

Nous avons dit que les bords de la plaie étaient écartés l'un de l'autre par de petits rateaux; c'est afin d'éviter la brûlure de la peau pendant l'opération. Car, nous le savons, qui dit brûlure dit eschare, par suite suppuration et perte de substance; de là aussi cicatrice vicieuse avec enfoncement de la peau vers le grand angle de l'œil et quelquefois ectropion.

Il faut aussi, pour éviter le rayonnement de la chaleur du cautère, recouvrir l'œil et les parties voisines de compresses imbibées d'eau froide.

La cautérisation est certainement le meilleur traitement des tumeurs lacrymales; avec elle, on se rend souvent maître des tumeurs les plus compliquées, et lorsqu'elle a été faite de façon à modifier la muqueuse sur toute sa surface et dans une épaisseur suffisante, on n'est que peu exposé à voir la maladie récidiver.

Cependant, il faut l'avouer, ce procédé est difficile à mettre en pratique; malgré tous les avantages qu'il présente, il a l'inconvénient énorme d'exiger un appareil qui épouvante le patient. Ce fourneau allumé, ces fers rougis, rappellent de loin les préparatifs de la torture.

Lorsqu'on opère en public, dans un dispensaire, il faut éviter tout ce qui peut effrayer les malades.

2° *Cautérisation au chlorure de zinc et à la pâte de Canquoin*, etc. — Nous réunissons ces deux procédés, parce que tous deux ont le chlorure de zinc pour base. Nannoni père n'est pas le premier qui l'ait employée, car Celse nous rapporte que, de son temps, on se servait du verdet en poudre pour cautériser le sac, mais Nannoni père eut le premier l'idée de le détruire par les caustiques. Il remplissait la cavité du sac avec de petites boulettes de charpie trempées dans un onguent composé de minium et de précipité rouge; plus tard, il le cautérisa avec du nitrate d'argent. Son but était d'établir une suppuration forcée, afin d'obtenir une oblitération parfaite.

Scarpa combattit fortement cette méthode en la qualifiant de pratique inconsidérée. Il prétendit qu'il fallait se borner à modifier la muqueuse et détruire les végétations internes. Pour y arriver, il employait différents caustiques, et, lorsque l'effet qu'il en attendait s'était produit, il avait recours au clou qui porte son nom, dans le but de dilater le sac et de prévenir une nouvelle formation de végétations.

Mais il semble que le résultat le plus clair des escharotiques de Scarpa ait été de détruire complétement le sac. Du moins, il résulte des observations de Sperino que, après avoir mis en pratique la méthode du célèbre chirurgien, on pouvait retirer des lambeaux plus ou moins considérables de la muqueuse du sac et même cette membrane tout entière.

Si l'on admet ces faits comme exacts, il en résulterait que l'emploi des clous deviendrait inutile à la suite des caustiques.

Quoi qu'il en soit, Scarpa ne pouvait admettre que l'obturation ne diminuât et même ne supprimât pas le larmoiement. « Personne, a-t-il dit, ne sera de son avis. » C'est là où le savant professeur italien s'est trompé, car il est parfaitement démontré aujourd'hui que, non-seulement on peut supprimer les larmes par l'ablation des glandes lacrymales, mais que l'occlusion des points lacrymaux seule suffit pour diminuer la sécrétion de la glande.

Il est fort curieux, en effet, d'observer qu'après l'obstruction du sac, les larmes qui, à priori, doivent s'écouler avec abondance sur la joue du malade, non-seulement ont diminué de quantité, mais que même l'œil ne larmoie plus, à moins qu'une cause étrangère telle qu'un corps vulnérant, etc., ne vienne à irriter les membranes externes.

Il semblerait encore que la cornée, dans un cas d'ablation de la glande, doive se dessécher comme dans la maladie désignée sous le nom de xérophthalmie; mais l'expérience a démontré le contraire et a prouvé que l'œil était lubréfié, surtout par l'exhalation qui s'effectue à la surface de la conjonctive. Aussi est-ce bien une modification essentielle de cette membrane et non la suppression des larmes qui, dans certains cas pathologiques, permet la sécheresse.

Maître-Jan (1740) écrit que : « si la fistule est ouverte par dehors, que son fond soit un peu large, qu'elle soit sans callosités et que l'humeur qui en découle soit claire et visqueuse, ou qu'étant purulente elle soit blanche et unie, on la dessèche avec la lotion ci-devant proposée faite avec l'aristoloche, le vin sucré, l'encens, etc., dans laquelle on trempe une petite mèche qu'on introduit dans la fistule pour la remplir, etc.

» On peut aussi se servir, au lieu de la précédente lotion, du baume vert de Metz, de l'onguent des apôtres, etc.

» Si l'ouverture est étroite et calleuse, on la dilate en consommant la callosité avec *un petit trochisque pointu de Minio*, qu'on introduit dedans, etc. S'il n'y a pas de callosités, on se sert de l'*éponge préparée* ou de la *racine de gentiane*. »

Windsor ouvre le sac par une longue incision verticale et en nettoie le contenu avec soin. Il s'assure alors, au moyen d'une sonde, de la position occupée par les orifices des voies lacrymales dans la cavité ouverte ; puis celle-ci est bourrée de charpie renouvelée toutes les douze heures. Au bout de trois jours environ, la surface interne est exactement cautérisée avec la pâte au chlorure de zinc. L'eschare s'élimine au bout de quelques jours et la plaie guérit en trois semaines environ.

On se sert, pour cautériser le sac à l'aide des caustiques, du spéculum de M. Magne, auquel Manfredi a apporté une légère modification (fig. 23). M. Delgado, de Madrid, se sert d'un spéculum à valves mobiles et portant dans son intérieur un porte caustique également mobile. L'avantage de ce spéculum est de se manier facilement et de diminuer le nombre d'instruments à employer.

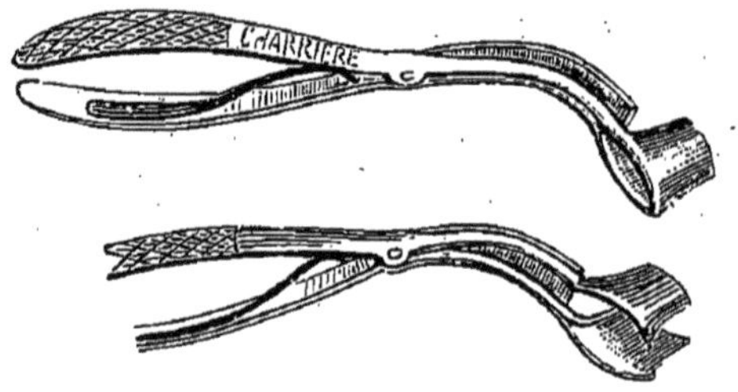

Fig. 23.

L'ouverture faite au sac lacrymal avec le bistouri, le chirurgien applique le spéculum de Manfredi de manière à protéger la plaie cutanée et à favoriser l'introduction du caustique ; il prend une plume d'oie ouverte à ses deux extrémités et dans laquelle il a placé préalablement des boulettes de coton, et par-dessus le caustique qu'il veut employer ; avec un mandrin, il pousse lentement ce caustique, qui pénètre le premier et descend jusqu'à la partie inférieure du sac.

On retire alors les instruments et on laisse à l'action du médicament le temps de se produire. La durée moyenne est de trois à cinq minutes, suivant le but que l'on veut atteindre ; puis on retire une à une les boulettes de coton, en ayant bien soin de ne pas en oublier; une seule boulette demeurant dans le sac jouerait le rôle de corps étranger et pourrait donner lieu à des accidents des plus graves.

On lave la plaie à l'eau froide avec soin, puis on applique de la glace pendant vingt-quatre heures. Le lendemain de l'opération, il existe, dans la région du sac et des paupières, un gonflement considérable avec une rougeur plus ou moins accentuée; le malade a de la fièvre, de l'anorexie, de l'inappétence, et cet état dure quelques jours pour s'amoindrir ensuite.

Mais il arrive qu'après la cicatrisation complète de la plaie, la tumeur lacrymale, que l'on croyait guérie à tout jamais, récidive souvent, soit que la cautérisation n'ait pas porté sur toute la surface de la muqueuse, soit qu'elle n'ait pas atteint une profondeur suffisante. Alors il ne s'agit plus d'une tumeur lacrymale franche; on observe bien un gonflement dans la région du sac, mais celui-ci ne participe que bien peu à l'inflammation, puisqu'il n'existe plus qu'en partie; ce sont les os qui entretiennent la suppuration; le pus qui provient de la carie se collecte en un ou plusieurs points, vient faire saillie sous les téguments externes et le plus souvent fait office de corps étranger en comprimant avec violence les parois dont il provient.

Si l'on voulait renouveler la cautérisation, on aggraverait la situation, en ce sens que la cicatrisation de la plaie cutanée deviendrait plus vicieuse. La peau, en ce point, s'enfonce et tiraille la paupière inférieure; de là l'ectropion avec toutes ses conséquences.

3° *Cautérisation au beurre d'antimoine.* — Cette substance, ainsi que la teinture d'iode, a été préconisée dans le traitement des tumeurs lacrymales; ce premier caustique, employé de nos jours en Italie, a servi de base à un traitement délaissé depuis par son auteur lui-même.

Le procédé opératoire mis en pratique est le même que pour le chlorure de zinc, à cette différence près toutefois qu'après le temps écoulé pour que la cautérisation soit parfaite, le chirurgien introduit dans le sac vide une pince, saisit celui-ci par son extrémité inférieure et l'arrache complétement en le retournant, comme on le ferait d'un doigt de gant.

Ce procédé serait parfait si le sac n'était pas aussi intimement uni au périoste. Mais en l'enlevant on intéresse malheureusement une portion de ce tissu, et, la suppuration aidant, les os deviennent rapidement malades et produisent hâtivement les désordres qui nous ont fait rejeter le procédé précédent.

4° Le procédé de Bowmann donne le plus souvent de bons résultats; mais dans certains cas, il ne réussit pas à rendre aux larmes leur écoulement normal. L'emploi des caustiques est incertain et exige souvent trop de patience de la part des malades. En outre, la présence des larmes nuit singulièrement à la cicatrisation du sac à la suite des diverses opérations chirurgicales qu'on lui fait subir; encore doit-on ajouter que celles-ci ne détruisent pas toujours la muqueuse en entier.

Ces raisons semblent avoir conseillé à quelques chirurgiens, dans un grand nombre de cas, de recourir à l'extirpation du sac lacrymal. Connue de Galien et de Celse, cette méthode fut ensuite oubliée et remplacée par le fer rouge. Platner (1724) et Rosas (1830) tentèrent, à des époques éloignées, de faire revivre cette méthode. Mais c'est seulement dans ces derniers temps qu'elle a été employée surtout par MM. Mooren et Berlin. Après avoir largement ouvert le sac lacrymal par une incision profonde, ces chirurgiens saisissent fortement la muqueuse à l'aide d'une pince et la détachent avec le bistouri. La plaie, suivant eux, se cicatrise sans accident.

M. Berlin, à la suite d'examens au microscope, a trouvé la muqueuse tapissée par des polypes de grosseur variable. Certains points étaient envahis par la suppuration, etc.

5° *Oblitération des points et des conduits lacrymaux.* — Bosche, médecin français, et Cavarra, professeur à Bologne, ont tous deux préconisé ce mode de traitement. Bosche touchait les points lacrymaux avec les caustiques, et Cavarra détruisait les points et les conduits au moyen d'un fil métallique qu'il introduisait tout d'abord et qu'il faisait chauffer, une fois appliqué, à l'aide d'une lampe.

VINGT-NEUVIÈME LEÇON

MALADIES DES VOIES LACRYMALES (SUITE)

Procédés mixtes.

1° *Perforation de l'os unguis.* — Ce procédé diffère des précédents en ce que l'on crée aux larmes une voie nouvelle sans s'occuper du sac au point de vue de sa destruction ou de sa conservation.

Galien, Paul d'Égine, les médecins arabes, Avicenne et Rayès, l'ont tour à tour vanté jusqu'au jour où Woolhouse, en 1724, au moyen d'une sonde cannelée et tranchante à son extrémité, pour empêcher la cicatrice de se former trop tôt, introduisit dans l'ouverture pratiquée une canule en métal.

Beaucoup de chirurgiens attachèrent leurs noms à des modifications nouvelles du manuel opératoire; les uns perforèrent l'unguis au moyen de trocarts de formes plus ou moins variées; d'autres, comme Scarpa, préconisèrent l'ouverture de l'os au moyen du fer rouge; d'autres enfin combinèrent tous ces procédés, comme Nicod, chirurgien de Beaujon, qui se servit des idées de Scarpa en utilisant ensuite l'emporte-pièce de Hunter.

Reybard, Demarquay et Foltz ont beaucoup recommandé ce procédé.

L'instrument de Reybard, de Lyon, est composé de deux parties distinctes l'une de l'autre : l'une est une espèce de tire-bouchon au moyen duquel on perfore l'os unguis, l'autre est une virole ou canule mobile et tranchante glissant sur la première et destinée à couper la membrane muqueuse du sac ainsi que l'os unguis, son périoste et la muqueuse pituitaire; en effet, l'opération n'est complète que lorsque la rondelle enlevée par l'emporte-pièce comprend tous ces tissus. Après l'opération, on laisse un clou de plomb pendant quelques jours dans l'orifice que l'on vient de créer.

L'instrument de M. Foltz, de Lyon, est aussi constitué par un emporte-pièce qui vient enlever une rondelle à l'unguis par un mouvement de pression et de rotation combinés en se servant de la deuxième branche de l'instrument introduite dans les fosses nasales et appliquées contre l'unguis, comme point d'appui à la canule.

Les soins consécutifs consistent simplement dans le cathétérisme des fosses nasales pendant le temps que dure la cicatrisation de la plaie.

Nicod (1820), dont M. Foltz a modifié l'instrument, a raconté avec beaucoup de bonne foi que, chez une malade qu'il opéra de la sorte, il vit la tumeur lacrymale récidiver un an après l'opération, et il ajoute que plusieurs gonflements passagers du sac se produisirent pendant près de quatre années, après lesquelles la tumeur et la fistule lacrymales reparurent successivement pour disparaître spontanément.

C'est là, en effet, une des conséquences de la perforation de l'unguis, mais il arrive aussi que la fistule établie se bouche au bout d'un temps plus ou moins long et qu'il survient à la suite une carie étendue des os, — inconvénient redoutable. Si l'on opérait sur une substance molle ou seulement suffisamment épaisse pour résister à la pression, on ne courrait pas ces risques, mais comme on agit sur un os plat et très-mince et que, de plus, le point d'appui qu'on prend pour résister à l'instrument n'est pas suffisant, on déprime l'os et on le fracture en étoile; on a même vu ces fêlures s'étendre à l'ethmoïde, et nous savons qu'il n'est pas rare de le voir suppurer presque en totalité, dès qu'une seule de ses loges celluleuses est malade.

Nous ne ferons que mentionner le mode de traitement du professeur Laugier, qui proposait de pratiquer une voie de communication entre le sac et le sinus maxillaire, dans lequel les larmes tomberaient.

2° *Clous de Scarpa.* — Scarpa s'aperçut que les malades qui portaient pendant longtemps une grosse bougie de plomb pénétrant dans le sac lacrymal par la plaie cutanée n'éprouvaient que peu ou point de larmoiement, quoique la bougie eût un volume tel qu'elle remplissait et quelquefois même distendait le canal nasal. Après avoir ouvert le sac lacrymal, il introduisait dans le sac une sonde, et si le rétrécissement était infranchissable, il la remplaçait par un stylet d'argent dont une extrémité semblable à celle d'un clou présentait une tête qui s'appliquait sur la plaie cutanée. Cet instrument, qu'il appela *stylet conducteur des larmes*, avait pour but non pas de dilater le sac, mais de favoriser par sa présence la suppuration des parties malades.

Plus tard, il remplaça le stylet par un autre, mais de volume moindre. « Car, a-t-il dit dans son traité, lorsqu'au lieu du petit » stylet conducteur des larmes, je faisais porter à mes malades » une grosse tente de plomb, j'attribuais le resserrement du sac » lacrymal à la pression qu'exerçait sur lui la partie supérieure » de cette tente; mais l'expérience m'a convaincu depuis que » la même chose arrive lorsqu'on emploie un très-petit stylet; » le resserrement du sac dépend donc moins de la compression » qu'il éprouve que de l'élasticité et de la vitalité de ses mem- » branes, ainsi que de la disparition de l'humeur puriforme qui » le remplissait. »

Ce traitement est suffisant, d'après Scarpa, lorsque le flux palpébrale est à la seconde période; mais à la troisième, on se flatterait en vain, dit l'auteur, d'obtenir par la simple introduction du stylet l'affaissement des fongosités, la cicatrisation de la membrane interne du sac et le retour de ce réservoir débilité à ses dimensions naturelles; il faut porter sur sa face interne les médicaments les plus propres à cicatriser les ulcères fongueux dont il est le siége.

La marque noire produite par la sonde de plomb et même par celle d'argent à l'angle de l'œil fit que Demours préféra se servir d'un simple stylet courbé que l'on mettait à cheval sur la plaie. Son but était de diminuer la difformité que les sondes laissaient après elles; mais il maintenait une ouverture du sac et de la peau toujours béante et difficile à guérir.

Le clou de Scarpa ne doit être employé que dans les cas de tumeurs lacrymales avec affection des os, car alors il agit comme corps étranger, active la suppuration des parties dénudées, et par conséquent favorise la guérison.

Dans les ouvrages classiques, on divise en général les maladies des voies lacrymales d'après leur siége anatomique; c'est ainsi qu'en première ligne on étudie les maladies des conduits, celles du sac, enfin les désordres amenés par ces différentes affections, tels que la fistule lacrymale, la carie des os, etc.

Les points lacrymaux peuvent devenir impropres à remplir leurs fonctions, soit par suite de déviation, soit à cause d'altérations diverses. Celles-ci tiennent à ce que la muqueuse a perdu son épithélium, est tuméfiée ou tapissée de polypes. L'orifice fibro-cartilagineux peut aussi se contracter avec assez de force pour rendre le conduit imperméable. Le plus souvent ces lésions reconnaissent pour cause des ophthalmies suivies de granulations, de rétrécissements ou de dégénérescences.

Enfin, la composition chimique des larmes exerce une influence évidente sur l'état de la muqueuse qu'elles mouillent constamment.

Il y a bien d'autres divisions dont nous ne parlerons pas. L'opinion de Scarpa et les paroles prononcées par ce maître en 1821 sont encore, malgré le temps et les recherches, de la plus exacte vérité : « Cette question (les maladies des voies lacrymales) semble devenir d'autant plus obscure qu'on la discute davantage, pour procéder avec ordre », — et nous faisons un peu varier le texte de l'auteur, — nous envisagerons l'étude des tumeurs lacrymales sous trois points de vue qui constitueront trois chapitres différents.

C'est ainsi que les tumeurs lacrymales peuvent être la conséquence d'une maladie des paupières; la lésion peut porter sur la peau, sur la muqueuse palpébrale ou bien sur les conduits lacrymaux ; ces derniers, en effet, doivent être considérés comme dépendant des bords palpébraux.

Il n'est pas rare de voir, à la suite d'une blessure ou d'une brûlure de l'angle interne de l'œil, survenir, après la cicatrisation de la plaie, une obstruction des points lacrymaux, et plus tard une tumeur lacrymale consécutive à cette altération. L'ectropion peut encore occasionner le même accident.

Dans le premier groupe, nous rangerons donc les *tumeurs lacrymales par suite de maladie des paupières.*

Dans le second, nous ferons l'étude des *altérations des conduits.*

Dans la troisième catégorie, nous placerons les *maladies du sac lacrymal.*

Ce dernier groupe est en général de cause interne. C'est ainsi que les scrofuleux ou les syphilitiques, par exemple, présentent souvent une carie de l'os planum; la maladie, gagnant de proche en proche, atteint l'os unguis et la membrane muqueuse qui le revêt; de là inflammation avec formation de pus et par suite tumeur lacrymale. La maladie a donc débuté par un point extérieur au sac.

Il en est de même dans le cas où un polype vient obturer l'ouverture inférieure du canal nasal; les larmes alors s'accumulent dans l'intérieur du sac, y séjournent et irritent la muqueuse, qui ne tarde pas à s'enflammer; car il est un fait à noter en passant, c'est que les produits d'excrétion ne doivent pas séjourner dans leurs réservoirs, sous peine, au bout d'un certain temps, de s'altérer et d'agir sur les organes à la manière d'un corps étranger ; c'est ainsi que la continence d'urine amène à sa suite la cystite, et que le séjour prolongé des larmes dans le sac entraîne la dacryocystite ou tumeur lacrymale.

Enfin, on a vu des gens chez lesquels un noyau de cerise violemment chassé dans les fosses nasales par un effort de toux, s'engageait dans le canal nasal, se fixait dans un des points de son trajet et pouvait même cheminer jusqu'à la portion réunie des deux conduits. Un exemple de ce cas est cité dans l'ouvrage de mon père ; un autre est relaté par Vidal de Cassis. Nous le voyons donc, ce troisième groupe constitue les tumeurs lacrymales dont la cause n'existe pas dans le lieu d'origine des voies d'excrétion, mais bien à leur terminaison.

1° TUMEURS LACRYMALES PAR SUITE DE MALADIE DES PAUPIÈRES.

Avant d'entamer ce sujet, il est bon de distinguer la valeur de deux expressions que l'on confond assez généralement et qui sont : épiphora et larmoiement. L'épiphora consiste dans un écoulement des larmes, mais dû à un excès dans leur production ; exagération telle que les voies lacrymales deviennent insuffisantes pour l'écoulement régulier et que le liquide suit une voie anormale; c'est alors qu'il déborde par-dessus la paupière inférieure.

Comme exemple, nous citerons la présence d'un corps étranger dans l'œil qui est cause d'un épiphora considérable destiné à laver la conjonctive et à entraîner avec les larmes le corps, sujet de l'irritation de la membrane.

D'après de Graefe, le gonflement et la procidence de la caroncule lacrymale peut être un obstacle mécanique à l'écoulement des larmes et déterminer un épiphora. Critchett a vu le point lacrymal refoulé à la suite de ce même gonflement. Dans les cas de ce genre, ces chirurgiens recommandent son excision si les larmes ne reprennent pas leur cours régulier, bien que le sac et le canal soient devenues perméables et que les altérations de la muqueuse aient disparu.

Dans le larmoiement, appelé jadis *stillicidium lacrymarum*, la quantité des larmes n'est pas seulement exagérée, elles ne peuvent plus passer par les points lacrymaux, soit que ceux-ci sont obstrués ou simplement déviés, soit encore parce que les parties constituant le sac sont rétrécies, etc.

D'après la division de notre sujet, on a vu que nous n'avons pas à nous occuper des maladies de la glande lacrymale; nous noterons néanmoins en passant qu'il n'est pas rare de voir, à la suite d'une lésion de cet organe, survenir une maladie de l'appareil tout entier.

Il existe une loi dont l'importance ne saurait être méconnue; elle repose sur ce fait que, toutes les fois qu'un malade présente à l'examen des follicules ciliaires enflammés et d'un seul côté, il y a maladie des voies lacrymales; car, à notre point de vue, la blépharite double n'a qu'une signification : elle se développe toujours sous l'influence d'une mauvaise constitution, et ce n'est qu'accidentellement qu'elle pourrait faire penser à une maladie des appareils lacrymaux.

Nous formulerons donc la loi que nous venons d'énoncer de la façon suivante : *La blépharite monoculaire indique toujours une maladie des voies lacrymales, soit qu'elle la précède ou la suive.*

Le mot de *blépharite* a, dans le langage médical, un sens si vague, qu'il est nécessaire de lui donner une véritable valeur par la précision.

L'étymologie signifie : *inflammation de la paupière;* et comme il y a plusieurs variétés de blépharite qu'il ne faut pas confondre entre elles, telles que : inflammations des paupières, accompagnées ou non de conjonctivites, inflammation des glandes de Meïbomius, des glandes ciliaires, etc., il faut ajouter au mot *blépharite* un qualificatif qui indique bien le siége de l'inflammation. Par ainsi on aura des blépharites ciliaires quand les glandes du même nom seront malades, des blépharites glandulaires quand les glandes de Meïbomius le seront, des blépharites ulcéreuses, etc.

Nous savons que la glande lacrymale, à l'état normal, sécrète un liquide qui sert à lubréfier l'œil; dès que les larmes ont rempli le but auquel elles sont destinées, elles s'écoulent par les voies d'excrétion créées à cet effet. Mais encore, pour atteindre ce but, faut-il qu'elles soient maintenues entre les paupières, qu'elles ne débordent pas, de manière à arriver dans l'angle interne. Ce résultat est obtenu en partie grâce aux glandes de Meïbomius, situées à la face postérieure de la paupière; elles s'ouvrent par des orifices très-petits, mais que l'on peut apercevoir même à l'œil nu; puis elles se continuent dans l'épaisseur de la paupière, entre la conjonctive et le cartilage tarse, en affectant des formes différentes et quelques-unes s'anastomosent entre elles: ce sont des glandes composées ou acini. Elles sont chargées de sécréter un liquide gras qui, en s'étalant sur l'arête postérieure du bord libre de la paupière, retient les larmes derrière ces voiles membraneux, les empêche de déborder et tend à les amener dans le grand angle de l'œil, où commencent les voies excrétantes.

Lorsqu'un sujet présente une maladie des glandes de Meïbomius, la sécrétion normale, étant suspendue, empêche l'arête postérieure des paupières d'être lubréfiée et la laisse en contact direct avec les larmes; ce liquide essentiellement irritant en détermine l'ulcération. Or, le bord libre des paupières est construit *carrément*, il présente deux arêtes, une antérieure et une postérieure, toutes deux très-saillantes. Le résultat de l'ulcération produite par le contact des larmes sur l'arête postérieure, par suite de la diminution des matières grasses, sera de faire disparaître cet état normal en arrondissant le bord libre de la paupière, aussi bien en avant qu'en arrière. L'arête postérieure étant émoussée, il se fait, entre la paupière et le globe oculaire, une rigole retenant une certaine quantité de larmes qui débordent à un moment donné, et en particulier, sous l'influence d'un excès de chaleur, de froid, etc. L'irritation de la peau produite par le contact des larmes donne lieu à une exfoliation épidermique progressive et continue, formant un tissu cicatriciel avec toutes ses propriétés rétractiles, et, comme conséquence, il survient une exagération du renversement de la paupière en avant; c'est un premier degré de la maladie connue sous le nom d'*ectropion*.

A l'état normal, les paupières sont en parfaite coaptation avec le globe oculaire, et même leur bord postérieur est en rapport on ne peut plus direct avec lui,—ce dont on peut se rendre compte en faisant regarder fortement en haut un sujet dont les yeux sont sains. Il n'en est pas ainsi lorsque l'arête postérieure de la paupière est déjà émoussée par un écoulement anormal, même peu ancien des larmes; on peut constater, en faisant porter les yeux en haut, la présence de la rigole dont nous parlions et qui n'existe qu'aux dépens de la paupière inférieure, *usée* en arrière par les larmes et portée en avant par la rétraction de la peau, due à l'exfoliation épidermique.

A cette cause de larmoiement vient s'en joindre une autre qui a bien aussi son importance. En même temps que la paupière est portée en avant, le conduit lacrymal qu'elle renferme dans son épaisseur est entraîné dans le même sens ; il est donc par conséquent éloigné du globe avec lequel il est en contact à l'état normal.

Les larmes s'accumulent entre la paupière et le globe oculaire et débordent d'autant plus facilement qu'elles ne peuvent plus passer par le conduit inférieur.

Le résultat définitif de tous ces désordres est que le sac, ne recevant plus le liquide qui humecte ses parois, subit peu à peu une légère inflammation qui irrite ses glandes; sa muqueuse produit une quantité de mucus exagérée (le mucocèle de certains auteurs), et cet état catarrhal conduit peu à peu à une variété de tumeur lacrymale des plus complexes.

Nous venons de voir comment une blépharite glanduleuse produit une tumeur lacrymale; la blépharite ciliaire peut donner lieu au même résultat, mais d'une manière toute différente.

Le bord antérieur des paupières présente sur son étendue une série de poils qui porte le nom de cils; deux glandes viennent s'ouvrir dans chaque bulbe ciliaire et sont destinées à enduire d'un corps gras la base des cils; l'inflammation de ces glandes donne la *blépharite ciliaire*. La sécrétion glandulaire est arrêtée, le cil reste *sec*, à sa base s'accumule une certaine quantité de petits corps étrangers qui le réunissent au voisin, irritent le bord libre de la paupière, forment une croûte plus ou moins épaisse qui recouvre la base de chaque poil, et la paupière finit par s'ulcérer sur tout son bord libre. L'ulcération grandit peu à peu, le cil tombe, et si la maladie n'est pas arrêtée à son début, elle progresse, gagne les bulbes voisins et fait tomber tous les cils de la région. A ce moment, on voit l'arête postérieure de la paupière s'arrondir; les larmes séjournent entre elle et le globe de l'œil, et s'échappent au dehors.

De tout ceci, il résulte que la blépharite ciliaire peut amener une tumeur lacrymale. Mais la réciproque est-elle vraie? La tumeur lacrymale amène-t-elle une blépharite ciliaire? Pour arriver à démontrer ce fait, nous choisirons un malade atteint d'obstruction complète du sac lacrymal. Les larmes ne pouvant plus franchir les voies lacrymales, passent par-dessus les paupières; les glandes de Meïbomius et les glandes ciliaires ne peuvent plus lutter contre leur envahissement, elles s'altèrent et cessent de sécréter, la peau s'ulcère et la rétraction cicatricielle produit un ectropion, une déviation de plus en plus exagérée des conduits, la tumeur lacrymale s'aggrave.

Il existe encore une cause de tumeur lacrymale qu'il faut rapporter à ce chapitre; ce sont les chalazions et les tumeurs des paupières, qu'ils soient d'ailleurs placés ou non près du conduit lacrymal. Il est évident que, dans les deux cas, il se produit une action mécanique qui éloigne la paupière de l'œil et que, dans le deuxième, l'action est plus directe. En somme, les conséquences sont les mêmes que celles qu'apporte la rétraction d'une cicatrice de la peau de la paupière.

Il y a tout intérêt, dans ces différentes circonstances, à débarrasser le malade des tumeurs palpébrales et d'éloigner, par ce seul fait, les inflammations des voies lacrymales.

Nous ferons mention des paralysies du facial, dans lesquelles la paupière inférieure est abaissée; et ce sujet mérite de fixer notre attention.

Dans la paralysie du facial, on observe que les malades ont un larmoiement continuel sans présenter de tumeur lacrymale. Lorsque cette paralysie dure depuis longtemps, on voit se produire des inflammations de la conjonctive, des abcès de la cornée, qui donnent lieu à des ulcérations perforantes de cette membrane, puis à une hernie de l'iris dont le siége est toujours à la partie inférieure. Il arrive que, malgré le larmoiement, il ne se produit pas de tumeur lacrymale; cela s'explique facilement si l'on fait attention que dans les paralysies du facial il n'y a pas déviation de la paupière en avant, elle est seulement *abaissée;* le conduit a donc conservé sa direction normale, et les larmes continuent à le traverser. Le larmoiement provient de ce que le contact continuel de l'air sur la conjonctive provoque un *épiphora*.

Ainsi, dans la paralysie du facial, on observe un *épiphora*, parce que, la conjonctive et la cornée étant exposées à l'air d'une manière continuelle, la sécrétion des larmes est augmentée.

Dans toutes les maladies des paupières englobées sous le nom de blépharite, il faut, pour empêcher une maladie des voies lacrymales de se produire, instituer le traitement simple de la blépharite ciliaire; il faut prescrire d'une manière toute particulière l'application d'un corps gras sur les paupières pour empêcher l'ulcération de s'agrandir par l'action irritante des larmes. On en arrête les progrès et l'on évite en même temps la rétraction cicatricielle de la plaie et la déviation palpébrale qui en dérive, car les larmes ne coulant plus sur la peau, mais sur le corps gras qui la recouvre, ne peuvent plus produire l'exfoliation épidermique. Par l'action bien dirigée du corps gras, on modifie profondément la blépharite ciliaire.

Le traitement régulier des blépharites en général sera donné plus tard; nous n'avons voulu indiquer ici qu'un simple moyen, n'ayant pas à nous occuper de pathologie.

Les points lacrymaux peuvent donc être déviés, mais nous avons dit aussi qu'ils pouvaient être obturés.

Cette obstruction peut se faire de plusieurs manières et offre des caractères différents, suivant les individus. Ainsi, certains malades présentent une inflammation légère du sac ou des conduits lacrymaux et voient toutes les vingt-quatre heures leurs méats fermés par une espèce d'enduit, de vernis formé soit par de l'épithélium, soit par du mucus concrété; la nature de cette substance n'a pas été déterminée exactement par le microscope. Chez ces malades, il est impossible de faire pénétrer un stylet par les voies lacrymales, aussi fin qu'il soit, avant d'avoir rompu le petit *glacis* qui obstrue les méats lacrymaux, et rien ne peut empêcher la production de cette espèce de *vernis*. Chez d'autres, le pourtour de l'ouverture des méats lacrymaux est ramolli, les tissus qui le constituent ont perdu leur tonicité, de telle sorte que ces méats ne peuvent plus se maintenir ouverts, que leurs bords sont complétement en contact. Chez d'autres enfin, les tissus qui entourent les conduits lacrymaux et en particulier le tissu sous-conjonctival sont épaissis, comme hypertrophiés, ce qui provoque l'occlusion des points lacrymaux et même une déviation des conduits; ces deux dernières affections se rencontrent principalement chez les vieillards.

C'est là une série de maladies qui conduisent, au bout d'un temps plus ou moins long, à des altérations du sac. Dans tous ces cas, il faut mettre en pratique l'opération de Bowmann.

Lorsque l'obstruction est incomplète, on peut tenter la dilatation des voies lacrymales en introduisant jusque dans le sac par les méats lacrymaux différents instruments, tels que le dilatateur, les sondes de Bowmann, ou la *laminaria digitata*, ou bien encore en utilisant les injections de liquides.

Nous avons parlé, à l'article *Procédés opératoires*, de la méthode de Bowmann. Nous employons un instrument spécial que M. Collin nous a construit et dont voici la figure :

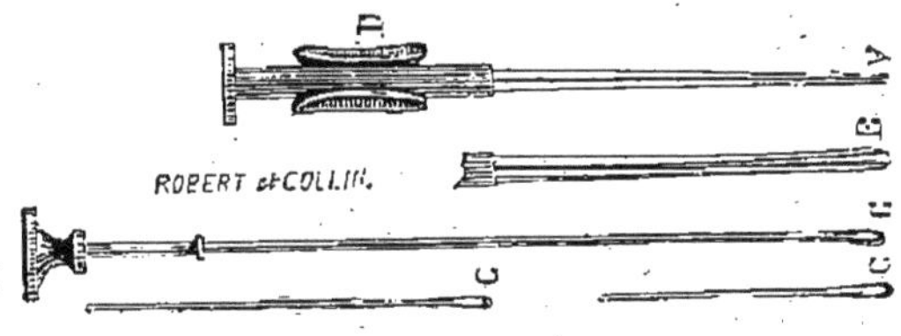

Fig. 24.

Il est composé d'un véritable spéculum bivalve (A et B) que nous introduisons dans le conduit lacrymal et d'une série de mandrins (C, C, C) de grosseur différente; nous pouvons écarter plus ou moins les valves l'une de l'autre et provoquer ainsi une sorte de dilatation forcée, qui peut rendre de véritables services lorsque les méats sont rétrécis ou même fermés.

2° MALADIES DES CONDUITS LACRYMAUX.

Sous ce titre, nous avons à étudier les maladies des conduits lacrymaux proprement dits, c'est-à-dire de cette portion de chacun d'eux contenue dans l'une et l'autre paupière, et enfin de leur portion réunie.

Toutes ces maladies sont de même nature; il s'agit toujours soit de rétrécissement, soit d'obstruction. Il arrive que les conduits lacrymaux renferment un corps étranger, cause d'oblitération. Un cas de ce genre et des plus curieux est celui dont nous avons parlé : un malade s'est présenté avec une tumeur de la paupière siégeant dans le conduit lacrymal. Après la ponction, nous avons vu que la tumeur était formée par un noyau de cerise qui était remonté certainement par les fosses nasales et était arrivé jusque dans la portion réunie des conduits.

Il importe toujours de préciser le point où l'obstruction existe. Est-elle seulement dans les conduits, ou le sac lacrymal est-il lui-même fermé ? Le rétrécissement existe-t-il au point de réunion des deux conduits lacrymaux ? Et s'il siége dans les conduits, à quel niveau se trouve-t-il ?

On arrive à la détermination exacte du point de rétrécissement au moyen de la seringue d'Anel. Cet instrument est devenu d'un emploi journalier, autant pour préciser le diagnostic que pour lutter contre les obstructions du sac ou des conduits.

Si l'obstruction siége dans l'un des conduits, en injectant de l'eau par le conduit opposé, le liquide passe à plein canal dans le sac et arrive dans les fosses nasales. Mais si l'on envoie l'eau par le conduit obstrué, le liquide revient aussitôt par le même chemin; si la première injection a été faite par le point lacrymal inférieur, nous saurons donc que l'obstruction est dans le conduit lacrymal supérieur. Si l'obstruction siége dans l'inférieur, c'est l'inverse qui a lieu.

Si l'obstruction siége dans la portion réunie des conduits, le liquide reviendra par le point lacrymal opposé à celui par lequel on a pratiqué l'injection.

Si le point rétréci siége à la partie moyenne du sac, une partie du liquide pénétrera dans le sac, le dilatera et fera une sorte de tumeur lacrymale bornée à la portion située au-dessus du tendon de l'orbiculaire; quand le sac sera rempli, le liquide reviendra par le point lacrymal supérieur, car on commence habituellement par faire l'injection par l'inférieur.

Si le rétrécissement est situé à la partie inférieure du sac, on fera passer une grande quantité de liquide, environ le tiers ou la moitié du contenu de la seringue; on remplit le sac tout entier et l'on détermine une tumeur lacrymale artificielle occupant le sac dans toute sa hauteur.

Nous avons dit que, dans les déviations ou dans les obstructions des conduits lacrymaux, il convient de pratiquer l'opération de Bowmann. En voici le procédé : avec un bistouri et une sonde cannelée d'un volume proportionné au calibre des conduits lacrymaux, on fait une plaie à la conjonctive suivant la direction que la cannelure indique et trace. Pour qu'elle soit faite convenablement, il est une règle dont il ne faut pas s'écarter : il faut avoir soin que la cannelure de la sonde soit tournée du côté de la conjonctive. Si, en effet, on incisait la paupière suivant son arête, on n'obtiendrait qu'un mauvais résultat ; il n'y aurait rien de changé dans l'état du malade, la rigole représentée par le conduit lacrymal divisé serait placée trop haut, les larmes ne pourraient y pénétrer et le larmoiement continuerait. Il faut que la cannelure soit tournée tout à fait du côté du globe oculaire ; il faut aussi tirer sur la paupière de dedans en dehors pour que la plaie soit rectiligne. Vingt-quatre heures après l'opération, on passe dans le conduit divisé un petit stylet pour l'empêcher de se cicatriser.

Il y a, contre les rétrécissements des conduits lacrymaux, un autre procédé de Bowmann dont le but est tout différent de celui que nous venons d'indiquer : c'est la dilatation. Nous y reviendrons quand le moment sera venu.

TRENTIÈME LEÇON

MALADIES DES VOIES LACRYMALES (SUITE)

3° MALADIES DU SAC LACRYMAL.

Nous diviserons ces maladies en deux classes : aiguës et chroniques.

En première ligne, nous avons la tumeur lacrymale aiguë ou inflammation brusque de la muqueuse du sac qui peut, en quelques heures, arriver à son entier développement. Cette affection se montre sous deux aspects : ou bien la maladie se développe sans avoir eu de précédents en un point quelconque de l'appareil lacrymal, ou bien elle a puisé son origine dans une maladie préexistante des voies excrétantes ; c'est, à la vérité, la forme la plus commune.

TUMEURS LACRYMALES AIGUES.

Quelques malades doivent, ou à leur constitution ou à une prédisposition spéciale, ou encore à l'*âcreté* particulière des larmes, une prompte inflammation de la muqueuse lacrymale ; chez eux, le sac s'enflamme avec une si grande rapidité que, dans l'espace de vingt-quatre heures à partir du début, on peut déjà observer les symptômes suivants : à l'angle interne, vers la région du sac, il y a un gonflement si considérable que la saillie du nez semble effacée, les paupières et la joue se trouvant presque sur un même plan.

Ce gonflement s'accompagne d'œdème des tissus environnants, et l'on voit, au niveau du sac, une rougeur très-prononcée. Toute cette région est dure, tendue, résistante; la pression du doigt laisse une empreinte blanche, comme dans l'érysipèle. Le malade accuse une chaleur intense avec sensation de battement, analogue à celle qui accompagne la formation du pus, bien qu'il n'y en ait pas encore.

Le symptôme pathognomonique est la douleur excessive que le plus léger contact fait éprouver au malade. On peut facilement constater que le sac est congestionné; car en promenant légèrement les doigts à sa surface, on circonscrit une tumeur de forme bilobée présentant un lobe supérieur arrondi et plus petit.

Cette forme de tumeur lacrymale est assez rare; ce qui peut la faire diagnostiquer de la forme chronique est le début brusque que rien n'a pu faire prévoir, ni une maladie des voies lacrymales, ni une des causes énoncées plus haut.

Il est à remarquer, en passant, que les femmes sont de beaucoup plus sujettes que les hommes à ce genre d'affection.

Le traitement est des plus simples. Il faut se garder de faire trop hâtivement l'incision du sac, car il est des cas où la thérapeutique suffit seule pour arrêter les progrès de la maladie. Le meilleur procédé consiste dans les injections d'eau simple à l'aide de la seringue d'Anel.

Ces injections devront être faites d'une façon continue, goutte à goutte, et il sera nécessaire de les répéter plusieurs fois par jour. On doit les faire avec de l'eau froide qui agit en modifiant la muqueuse du sac enflammée et en dilatant les voies lacrymales obstruées par le gonflement de la muqueuse.

On prend donc une seringue d'Anel et l'on fait passer une goutte de liquide dans le sac lacrymal, puis on s'arrête lorsqu'elle y arrive; elle fraye la voie, produit une petite dilatation et prépare le chemin à d'autres gouttes qui passent de plus en plus facilement. Quelques instants après, le malade accuse dans les fosses nasales et dans la gorge une sensation particulière qui indique que la goutte d'eau a entièrement traversé les voies lacrymales; à court intervalle on renouvelle l'opération. En agissant ainsi pendant plusieurs heures, les symptômes inflammatoires s'amendent, puis enfin disparaissent.

Demours, qui conseille ce traitement, recommande de plus les fumigations du sac par la narine correspondante au côté malade. Il se servait d'un entonnoir de fer-blanc qui, renversé, s'adaptait à une cafetière dans laquelle il faisait bouillir des fleurs de guimauve, en se servant comme excipient soit de l'eau, soit de préférence de lait. Après avoir ajusté au tuyau de l'entonnoir un tube formé avec une carte à jouer, il introduisait ce tube du côté où le canal était obstrué. Les fumigations duraient de cinq à six minutes et se renouvelaient plusieurs fois par jour.

Ce moyen, joint à l'application de cataplasmes sur la région, ne doit pas être rejeté et doit être tiré de l'oubli dans lequel il est tombé.

Les antiphlogistiques doivent aussi être employés dans certains cas particuliers, en se guidant sur la constitution du malade. Les saignées du bras ont été recommandées très-vivement; nous aurions plus de confiance dans la saignée locale si elle ne présentait pas trop d'inconvénient; car des sangsues appliquées dans le voisinage du sac produisent de petites eschares dans une région qui doit nous faire craindre déjà cette complication à cause de sa tension et de son étranglement. Aussi, pour éviter cet accident, a-t-on placé les sangsues à l'aile du nez et d'une façon plus rationnelle sur la muqueuse nasale.

Lorsque la maladie a marché et qu'il est trop tard pour espérer la résolution de la tumeur, il faut se hâter d'ouvrir le sac et de créer une fistule lacrymale, mot dont nous connaîtrons la valeur en étudiant le groupe suivant.

TUMEURS LACRYMALES CHRONIQUES.

D'après ce que nous avons vu précédemment, nous savons qu'une maladie des conduits lacrymaux peut entraîner la dacryocystite. Lorsqu'un malade se plaint de larmoiement dû à un commencement d'altération des voies lacrymales, il importe de vider fréquemment le sac et avec le plus grand soin. On y arrive d'habitude en exerçant une petite pression sur la paroi supérieure ordinairement un peu plus saillante que du côté sain.

En laissant le pus s'accumuler dans le sac, on s'exposerait à des accidents graves. Par sa présence il détermine rapidement la désorganisation et l'épaississement de la muqueuse; parfois même un des points finit par s'altérer et le pus peut se frayer une route dans le tissu cellulaire au milieu duquel il forme une tumeur plus ou moins volumineuse et une seconde poche reliée au sac. On conçoit combien ces altérations rendent la guérison difficile. Nous devons, en outre, nous assurer, dès qu'un malade se confie à nos soins, de la perméabilité des voies lacrymales, déterminer en quel point le rétrécissement ou l'obstruction existe, puis enfin rechercher les causes de la maladie.

Admettons, par exemple, que l'injection faite au moyen de la seringue d'Anel puisse passer jusque dans les fosses nasales. Le liquide peut atteindre ce but de deux manières : ou bien il y arrive avec grande facilité, pour ainsi dire seul et par son propre poids, ou bien il n'y arrive que grâce à une pression exagérée. Dans le premier cas, nous sommes en droit de supposer que les voies lacrymales ont leurs dimensions normales ou à peu près, et nous pouvons espérer de modifier la maladie par les injections seules; tandis que, dans le deuxième cas, nous savons déjà qu'il y a un rétrécissement contre lequel il faudra lutter et mettre en pratique certains des procédés opératoires que nous avons étudiés.

Le rétrécissement que la seringue d'Anel vient de faire découvrir peut tenir à deux causes bien différentes. Il peut être la conséquence d'une simple maladie inflammatoire de la muqueuse, ou bien les os qui forment les parois du canal dans une partie de son étendue peuvent participer à sa production. Partant, deux divisions à établir dans les tumeurs lacrymales :

1° Maladies du sac par altération de la muqueuse ;

2° Maladies du sac par altération des os.

1° *Maladie du sac par altération de la muqueuse.* — L'inflammation de la muqueuse du sac et du canal nasal est rarement primitive. Critchett pense que, dans la plupart des cas, elle part de la conjonctive pour s'étendre ensuite aux voies lacrymales. Il n'est pas rare de voir les maladies de la conjonctive oculaire se transmettre par voisinage au sac. De même qu'il n'est pas rare de voir survenir une conjonctivite grave et consécutive à une tumeur lacrymale. Ce fait cependant peut avoir une autre explication : le contact direct du pus avec la conjonctive. Guérin déjà avait noté, en appréciant le procédé de Pouteau qui consistait à faire un passage aux larmes en perforant l'unguis près de la caroncule, que le plus souvent la conjonctive oculaire devenait malade.

Demours, de son côté, a très-souvent rencontré les conjonctivites purulentes.

Deux autres causes de la maladie de la muqueuse du sac sont la sécheresse dans laquelle elle se trouve lorsque les points lacrymaux sont oblitérés et le séjour prolongé du liquide dans une portion limitée par un rétrécissement. Dans ce cas particulier, les sécrétions de la muqueuse sont normales, du moins comme quantité, mais les larmes s'accumulent dans le sac et produisent un genre de tumeurs lacrymales dont le produit porte le nom de *mucocèle*. La cause première est due au rétrécissement qui siége à la partie inférieure, ou à l'oblitération des conduits lacrymaux.

Lorsque le sac lacrymal seul est oblitéré ou simplement rétréci, les larmes y arrivent, s'y accumulent, et il existe à l'angle interne de l'œil une tumeur d'abord indolente, qui se vide facilement par la pression du doigt, soit par le canal nasal, soit par les conduits lacrymaux. Cette tumeur peut même avoir un développement assez considérable et finit par distendre le sac, qui demeure alors dans un *relâchement* complet. Il est impossible de confondre le relâchement du sac avec le mucocèle, car ce dernier est dur et résistant sous le doigt, tandis que la plus légère pression suffit pour percevoir la fluctuation du sac et même pour obtenir l'évacuation du liquide qu'il contient lorsqu'il est distendu. C'est là ce que les anciens ophthalmologistes appelaient la hernie du sac lacrymal et que Chélius baptisait du nom d'hydropisie du sac et pour laquelle on employait des compresseurs de toutes formes.

Cet état d'indolence ne dure pas toujours. A la suite d'une cause extérieure quelconque, le liquide qui s'écoule du sac, au lieu de rester transparent, devient opaque et quelquefois même puriforme. Cet état constitue pour les auteurs la deuxième période ou blennorrhagique. A ce moment, le sac s'enflamme, la muqueuse se boursoufle et le canal nasal s'engage. La peau des paupières devient malade, la rougeur apparaît, et la vraie tumeur lacrymale par maladie de la muqueuse se manifeste.

Il est facile de se rendre maître de cette affection en combattant d'abord les accidents inflammatoires et plus tard en cherchant à modifier l'état de la muqueuse par les injections d'eau froide.

Outre les injections, on peut encore faire le cathétérisme des voies lacrymales et chercher à dilater le point rétréci.

Les cathéters (fig. 25) sont formés de petites tiges en acier terminées par une extrémité olivaire. Le cathéter, à cause de son volume, peut presque toujours traverser les voies lacrymales; cependant on n'est pas sûr de produire avec lui de la dilatation, car le diamètre du point rétréci peut souvent suffire à son passage. C'est pour ces cas que Bowmann a employé son procédé. Cet habile chirurgien, après avoir incisé le conduit lacrymal inférieur, fait passer par l'ouverture une tige de *laminaria* qui possède la propriété de gonfler dès qu'elle se trouve au contact d'un liquide, par suite permet de dilater le point rétréci. Cette dilatation facilite l'introduction de sondes métalliques graduées et d'un calibre assez fort.

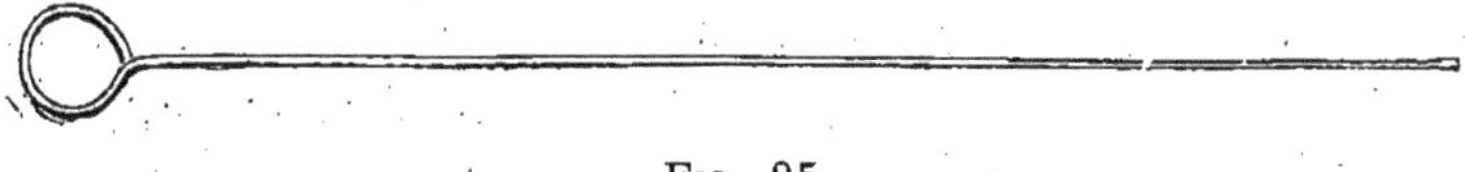

Fig. 25.

La dilatation peut être obtenue au moyen de la pression des liquides; c'est le procédé que nous préférons. Étudions cependant avant lui le cathétérisme.

Le cathétérisme des voies lacrymales, comme celui de toutes les régions, est une opération assez difficile. Elle l'est d'autant plus pour les voies lacrymales qu'en l'étudiant sur le cadavre on ne rencontre pas les mêmes difficultés que dans la pratique, à cause du relâchement des tissus. Le principe dont il faut bien se souvenir est le même que celui qui préside au manuel de l'application des sondes dans la vessie; il faut maintenir simplement la sonde et se laisser conduire par elle. En d'autres termes, il ne faut jamais chercher à vaincre les résistances.

Les cathéters sont d'acier ou d'argent; ces derniers sont d'un mauvais usage, car ils plient. L'opération se fait indistinctement par l'un ou l'autre des conduits; cependant on choisit en général le supérieur, parce que la manœuvre est plus facile; on commence par paralyser complétement avec les doigts l'action du muscle orbiculaire, puis on fait saillir le point lacrymal. On introduit alors le cathéter verticalement de bas en haut, et on lui fait parcourir cette direction pendant une longueur de 1 millimètre environ; alors on sent une résistance qui marque la limite de la portion verticale du conduit, on s'arrête pour porter l'instrument en dehors jusqu'à ce qu'il soit devenu horizontal; on le fait glisser dans cette nouvelle direction jusqu'à ce que l'on éprouve une nouvelle résistance; on est alors arrivé à la jonction des deux conduits lacrymaux; il faut ensuite tirer la paupière supérieure et en dehors, de manière à développer les plis de la muqueuse accumulés sur le cathéter, car la résistance que l'on éprouve à ce moment est occasionnée beaucoup plus par ce fait que par l'inégalité des parois. Quand on a déplissé la muqueuse, l'ouverture de la portion réunie des conduits est libre; on y engage l'instrument et on le fait pénétrer jusque dans le sac. On continue alors le mouvement de rotation du cathéter, c'est-à-dire qu'on le fait pivoter de bas en haut jusqu'à ce qu'il soit devenu vertical dans une direction perpendiculaire à celle qu'il avait primitivement. L'ouverture de la portion réunie des conduits dans le sac est de nouveau obturée par les plis de la muqueuse; il faut de nouveau la déplisser, et l'on y arrive en tirant la peau de la paupière en haut; il faut même refouler vivement la tête du sourcil et les tissus sous-jacents. On n'a plus besoin que de pousser l'instrument; il doit s'engager de lui-même, sans quoi on s'exposerait à déchirer la muqueuse.

Étudions actuellement la dilatation du sac lacrymal au moyen de la pression des liquides, c'est-à-dire par les injections. On se sert, à cet effet, de la seringue d'Anel. Les canules ont différentes formes : les unes sont droites et les autres courbes. Les canules courbes sont construites pour les chirurgiens qui veulent faire les injections en se plaçant en avant du malade; quelquefois elles rendent de grands services à certaines personnes habiles de leurs mains et qui peuvent, devant un miroir, se donner elles-mêmes une injection. Dans la pratique habituelle, la seringue d'Anel est armée d'une canule droite.

Pour faire l'injection, on devra se rappeler les conseils que nous avons donnés page 378. Toutefois, si la pression du liquide est insuffisante pour vaincre l'obstruction du sac, il faut presser sur la tumeur avec le doigt et dans une bonne direction, de manière à forcer le liquide à passer dans les fosses nasales; c'est le but que l'on doit se proposer d'atteindre chaque fois que l'on fait une injection avec la seringue d'Anel.

De tous les moyens que nous venons de passer en revue, les injections au moyen de la seringue d'Anel sont bien certainement les plus innocents. Le cathétérisme, en effet, peut donner lieu à des accidents, quelque bien exécuté qu'il soit; malgré la précaution de laisser le cathéter en place très-peu de temps, chaque fois sa présence peut déterminer une inflammation du sac; il n'est pas rare, en effet, de voir survenir une dacryocystite aiguë pendant le cours du traitement.

Tous ces procédés ont l'inconvénient commun à tous les cathétérismes d'être longs, ennuyeux, fatigants pour le malade; si encore ils conduisaient toujours à un résultat positif, il y aurait là une compensation.

Lorsque l'obstruction du sac est complète, infranchissable, il y a tumeur lacrymale. Le pus peut déterminer une inflammation aiguë ou chronique, la peau peut s'amincir et donner lieu à une fistule. La conduite à tenir est différente, suivant qu'il y a inflammation ou non.

Règle générale, toutes les fois qu'une tumeur lacrymale est enflammée, il ne faut pas pratiquer d'opération trop vite. Il faut combattre l'inflammation, car il sera toujours temps d'intervenir quand elle aura disparu ou quand la situation deviendra par trop grave. Si l'on se presse d'opérer le malade, on lui supprime les chances d'une guérison facile. Il faut pratiquer des injections avec la seringue d'Anel tous les jours et employer un traitement médical.

Demours est le premier qui ait remarqué que, dans la plupart des cas, le sac lacrymal ne se remplissait pas la nuit. Aussi a-t-il préconisé le repos au lit et une température tiède, afin de ne pas provoquer d'épiphora.

Nous employons avec succès, pour faire tomber l'inflammation dès son début, les cataplasmes et la pommade résolutive au précipité rouge ainsi formulée :

Axonge	4 gr.
Précipité rouge	āā 0 gr. 40 cent.
Camphre	

Médicament à employer en frictions sur la tumeur environ trois fois par jour.

Les cataplasmes sont faits avec la fécule de riz ; nous les laissons en place pendant dix minutes pour en renouveler l'application une heure après.

Nous recommandons aux malades de presser plusieurs fois par jour sur la tumeur, afin de la vider ; par là nous évitons la distension du sac et le contact irritant du pus sur la muqueuse qui augmente forcément l'inflammation appelée autrefois anchilops, abcès près de l'œil, qu'il ne faudrait pas confondre avec les abcès situés en dehors des voies lacrymales.

On verra, dans l'article suivant, la conduite à tenir lorsque l'obstruction est complète ou que la tumeur s'est ouverte d'elle-même au dehors. Car jusqu'ici nous avons supposé, ce qui est le plus fréquent, que l'obstruction était incomplète et que la tumeur pouvait se résoudre.

2° *Maladie du sac par altération des os.* — Dans le groupe précédent, le pus qui sortait de la tumeur lacrymale était clair, liquide, présentait l'apparence d'eau albumineuse et était composé de larmes mêlées aux sécrétions exagérées et modifiées de la muqueuse.

Actuellement le pus est épais, crémeux, présente une couleur jaune verdâtre, offre l'aspect de celui que l'on rencontre dans les abcès par congestion. L'odeur qu'il communique à l'air des fosses nasales a reçu un nom particulier, *ozène* (ὄζειν, sentir mauvais), qui indique assez ses qualités.

Cette odeur insupportable se rencontre surtout chez les scrofuleux, les syphilitiques; elle coïncide avec une conformation particulière de la partie supérieure de la face. Les os propres du nez sont comme écrasés, d'où résulte que les sacs lacrymaux sont plus écartés qu'à l'état normal. Lorsque la suppuration s'est établie dans les cellules ethmoïdales et qu'elle dure déjà depuis un certain temps, cette disposition s'exagère considérablement; la racine du nez s'affaisse. Après avoir envahi à peu près complétement les cellules de l'ethmoïde, la suppuration osseuse gagnant de proche en proche arrive à la lame papyracée, qui ne tarde pas à participer à la maladie, ainsi que l'os unguis; ces os, qui sont d'une grande fragilité, sont très-vite perforés; il en est de même de la muqueuse du sac qui est adossée à l'unguis; elle entre en suppuration, se perfore, et il s'établit une fistule lacrymale interne naturelle. C'est du reste cette fistule qui a donné à Reybard l'idée de son procédé.

Les malades ont une fistule du côté de la paroi osseuse du sac; la paroi muqueuse tout entière devient malade, et il y a une tumeur lacrymale consécutive à une maladie des parties placées plus profondément, à une affection osseuse.

Contre cette dernière variété de tumeur lacrymale résultant d'une affection osseuse, il y a peu de chose à faire. La destruction du sac n'empêchera pas la suppuration des os de continuer, même derrière la cicatrice produite par la cautérisation. Pour agir efficacement contre cette variété de tumeurs lacrymales, il est indispensable que la suppuration osseuse soit complétement arrêtée, que les parties dénudées soient cicatrisées.

Il importe de s'entendre sur la valeur des mots *tumeur* et *fistule lacrymale.*

La fistule est toujours la conséquence d'une tumeur lacrymale; elle se présente le plus souvent dans les cas de tumeur consécutive à une affection profonde des os. Toute tumeur ayant déterminé la formation d'une fistule lacrymale doit être envisagée au point de vue chirurgical comme si la fistule n'existait pas.

En effet, les fistules naturelles sont tout à fait défectueuses; elles sont en général placées trop bas, de telle sorte que les modificateurs que l'on peut être tenté de mettre en rapport avec la paroi du sac ne peuvent agir dans toute son étendue; ils laissent absolument intacte toute la partie supérieure. De plus, ces fistules sont souvent placées trop près du bord libre de la paupière, et la peau suppure avec d'autant plus de facilité qu'elle a été primitivement décollée et amincie, ce qui amène après la cicatrisation de la fistule un ectropion avec adhérence de la peau à l'os maxillaire supérieur, — c'est là un fait très-grave. Ainsi donc, une fistule naturelle ne peut être utilisée parce qu'elle est située trop bas ou trop près du bord libre de la paupière.

Lorsqu'un cathétérisme explorateur nous apprend que le pus provient des os, il faut recourir à l'opération de J. L. Petit, opération sur laquelle viennent se greffer tous les procédés de conservation et de destruction du sac.

Ce procédé est applicable encore lorsqu'un polype vient obturer le sac à sa partie inférieure, ou lorsqu'un corps étranger produit le même résultat, et toutes les fois que la muqueuse du sac oblitère le canal nasal.

RÉSUMÉ.

En résumé, dans notre pratique, voici comment nous envisageons le traitement des maladies des voies lacrymales :

1° Lorsqu'il y a rétrécissement, obstruction, déviation des méats ou des conduits lacrymaux, nous faisons l'incision du conduit d'après la méthode de Bowmann. Lorsqu'il y a rétrécissement sans déviation, nous avons recours à la dilatation forcée.

2° Lorsque le sac lacrymal est malade par suite de dacryocistite aiguë, nous employons les injections d'eau répétées ; si l'affection a pour cause une inflammation chronique, — mucocèle sans obstruction, — nous employons les injections quotidiennes, le cathétérisme.

S'il y a obstruction complète sans inflammation, les injections agissent comme lavage et peuvent retarder toute intervention chirurgicale.

S'il y a obstruction complète avec inflammation, enkystement de la tumeur, nous faisons la ponction, afin d'éviter les conséquences fâcheuses qu'une fistule naturelle amène toujours, soit décollement de la peau, menace d'érysipèle, toujours troubles dans l'état général, douleurs violentes, etc., et enfin danger certain de renversement de la paupière inférieure par rétraction cicatricielle.

Tous les malades ne se présentent pas à temps et avant que la fistule naturelle existe. Ils sont donc exposés aux conséquences graves d'une cicatrisation vicieuse, car le renversement de la paupière en avant amène toujours tôt ou tard des complications du côté de la cornée. Ils doivent être considérés par le chirurgien comme atteints de tumeur lacrymale aiguë, et ce dernier, sans s'occuper de la fistule autrement que comme moyen d'exploration du sac lacrymal, doit pratiquer la même opération que dans le cas précédent, en obéissant aux règles suivantes :

1° Un aide placé derrière le malade le maintient immobile en même temps qu'il fait saillir le tendon de l'orbiculaire en tirant fortement sur l'angle externe de dedans en dehors.

2° Avec un bistouri long et étroit (fig. 26), le chirurgien fait au sac une ponction autant que possible au-dessus du tendon, sans cependant redouter de le blesser. Le bistouri pénètre de haut en bas, d'avant en arrière, le tranchant dirigé en dehors et en s'écar-

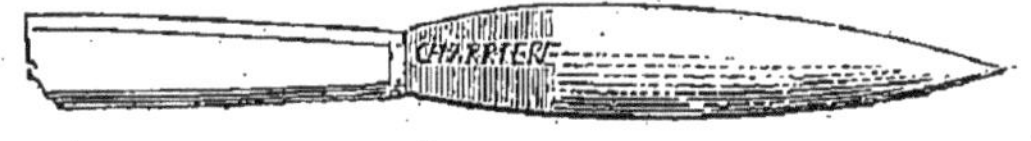

Fig. 26.

tant autant qu'on le peut des bords libres des paupières. Le but qu'on se propose est d'éloigner la plaie du bord libre, au risque même de ne pas pénétrer directement dans le sac.

3° Que l'on ait affaire à une tumeur ou à une fistule lacrymale, il convient d'examiner avec une sonde, un stylet explorateur, l'état du sac lacrymal. Et alors :

Si la muqueuse est seule malade, on fait tous les jours avec une seringue d'Anel munie d'une canule un peu forte des injections d'eau que l'on répète tous les jours ; on lave le sac. On peut favoriser l'écoulement du pus s'il est abondant, dans tous les cas hâter sa formation en plaçant dans le sac lacrymal et par la fistule un fil de plomb recourbé que l'on maintient fixe en haut de la plaie, non en bas, au moyen d'un peu de taffetas d'Angleterre. Dans des délais plus ou moins longs, la suppuration s'arrête, la muqueuse reprend ses fonctions, la plaie cutanée se cicatrise, le malade est guéri.

Si l'on constate une altération des os, dénudation, carie, fistule *borgne*, de deux choses l'une : ou la maladie relève d'une cause constitutionnelle, scrofule, syphilis, etc., et alors il faut soigner l'état général, conserver, protéger même la fistule artificielle établie, faire des lavages quotidiens et attendre les événements. Ainsi les malades ne sont pas exposés à des récidives certaines et toujours fâcheuses. Ou bien les os sont atteints superficiellement et accidentellement, la constitution n'étant pas la cause déterminante. Il faut, dans ce cas, favoriser la cicatrisation en faisant la part du feu, mais en recherchant toujours le rétablissement des voies lacrymales. Les clous de plomb, les cordes à boyau, la dilatation forcée, les lavages répétés, constituent un ensemble de moyens qui, dirigés avec prudence, doivent laisser des cicatrices solides durables, définitives et telles qu'aucun traitement violent n'aurait pu faire espérer un semblable résultat.

C'est assez dire que le traitement des tumeurs et des fistules lacrymales par les cautérisations ne peut être mis en pratique que lorsqu'on est décidé à détruire le sac lacrymal. Or, nous ne saurions le recommander alors que la muqueuse est seule malade et quand les os ne sont même que dénudés, la cautérisation sera-t-elle assez puissante pour empêcher toute récidive?

Il est vrai que le traitement est toujours long, fatigant pour les malades, exige des soins minutieux de chaque jour. Mais, grâce à eux, ils échappent aux désordres qui accompagnent ou suivent inévitablement la tumeur lacrymale.

C'est une affection dont on peut atténuer les effets, mais dont il serait illusoire d'espérer la guérison. Elle ressemble en cela à la tuberculisation pulmonaire dont on peut bien arrêter les progrès avec une hygiène convenable et des précautions incessantes, bien qu'on ne puisse pas obtenir de faire disparaître la diathèse d'une manière radicale.

TRENTE ET UNIÈME LEÇON

TUMEURS DES PAUPIÈRES

Les paupières sont très-souvent le siége de tumeurs extrêmement variables par leur nature, leur forme, leur mode de développement. Il n'entre pas dans notre intention de les passer toutes en revue. Aussi bien la plupart d'entre elles ne diffèrent en rien de celles que l'on rencontre sur les autres parties du corps. Elles n'exigent pas de procédé opératoire spécial, et dans la plupart des cas le chirurgien doit se guider d'après les indications particulières que présente chaque affection.

Il en est ainsi des pustules, des abcès, des phlegmons, des lipomes, des fibromes, des cancroïdes, etc., etc.

Nous laisserons donc de côté toutes ces différentes affections pour nous occuper seulement des *kystes* et du *chalazion*. Nous en ferons précéder l'étude de quelques considérations anatomiques sur les paupières.

Les paupières sont deux replis membraneux placés au devant du globe de l'œil qu'elles protégent contre les corps extérieurs et sur lequel elles étalent le liquide sécrété par la glande lacrymale. Elles présentent à considérer deux faces, l'une antérieure, l'autre postérieure, deux bords, l'un adhérent et l'autre libre, enfin deux commissures, l'externe et l'interne.

La face postérieure ou muqueuse est tapissée par la conjonctive. On peut voir par transparence dans son épaisseur le cartilage tarse, qui renferme une série de petites glandes linéaires, parallèles et jaunâtres. Ce sont les *glandes de Meïbomius*. Ces glandes sont en grappe et sécrètent une matière sébacée qui empêche l'écoulement extérieur des larmes et renferme des éléments gras et des cellules épithéliales. Leur canal excréteur ainsi que les culs-de-sac sont tapissés d'épithélium pavimenteux. C'est l'accumulation du liquide sébacé dans le canal central qui donne lieu aux kystes meïbomiens.

Sur la face conjonctivale, on remarque en outre de nombreuses saillies très-petites et arrondies ; ce sont les *papilles* qui peuvent s'hypertrophier et, pour certains auteurs, devenir alors des *granulations*.

Les bords libres sont concaves lorsque les paupières sont séparées. Ils ne sont pas, comme on l'a dit, taillés en biseau, et dans l'occlusion se superposent exactement. Leur face cutanée est garnie de poils roides, un peu incurvés en dehors. Ce sont les *cils*, pourvus chacun d'un bulbe placé au devant du cartilage tarse, un peu plus gros que les bulbes pileux ordinaires et pourvu de deux glandes dites *glandes ciliaires*. Elles sont analogues aux glandes sébacées ordinaires, mais un peu plus volumineuses, un peu plus divisées et s'ouvrent dans le follicule pileux près du bord palpébral.

Sur la face muqueuse de ce bord libre se trouvent une série de petits points blanchâtres : ce sont les orifices des glandes de Meïbomius.

A la partie interne du bord libre (grand angle), on remarque la *caroncule lacrymale*, corps ovalaire, rougeâtre, formé de tissu lamineux et contenant une douzaine environ de petits poils pourvus d'un follicule ou de deux ou trois glandes sébacées.

Entre la portion ciliaire et la portion arrondie du bord libre se trouvent les *points lacrymaux*.

Le lieu où les paupières se réunissent est désigné sous le nom de *commissure*. Dans l'externe, la conjonctive se réfléchit et concourt à la formation de la membrane semi-lunaire.

Les paupières sont constituées par cinq couches différentes d'avant en arrière :

1° La peau et le tissu cellulaire sous-jacent ;

2° Le muscle orbiculaire ;

3° Une couche celluleuse ;

4° Le ligament suspenseur et le cartilage tarse ;

5° Le tissu connectif et la conjonctive.

La peau est fine, mobile. Vers les commissures, elle présente de petits prolongements fibreux, prolongements du derme que M. Richet appelle *aponévroses* ou *tendons d'insertion* des commissures et qui se confondent avec le tendon de l'orbiculaire. La peau contient dans son épaisseur, en grande quantité, des glandes sudoripares et des follicules pileux.

La couche musculeuse est formée par les faisceaux régulièrement disposés de l'orbiculaire. Comme l'a écrit M. H. Thomas (th., 1866), ce muscle peut être divisé en trois portions : l'une *orbitaire,* comprenant les fibres qui viennent du frontal et du maxillaire supérieur ; l'autre *palpébrale*, formée des fibres qui naissent de la partie mobile du sac lacrymal et principalement du ligament palpébral interne ; enfin une troisième réfléchie, qui naît de l'os unguis, derrière le sac, et se porte derrière la précédente au-dessus des tarses. Henke désignait ces deux dernières portions sous le nom de muscles lacrymaux antérieur et postérieur, d'après les rapports qu'elles affectent avec le sac lacrymal. Le muscle lacrymal postérieur est plus connu sous le nom de *muscle de Horner.* Les fibres gagnent l'extrémité interne des tarses et se divisent en deux faisceaux, l'un superficiel en avant des follicules ciliaires, c'est le *muscle ciliaire de Riolan ;* l'autre plus profond, en arrière des follicules, entre eux et les cartilages tarses, appelé *muscle subtarsalis de Moll.*

La disposition de ces fibres permet d'expliquer les douleurs très-vives qui accompagnent l'orgelet et tiennent à la compression et à l'irritation des filets nerveux fournis par la cinquième paire et par le facial.

Le tissu cellulaire sous-jacent contient quelquefois de petites granulations graisseuses, jaunâtres. A la suite de désordres assez obscurs, mais très-réels dans les fonctions de nutrition, cette couche devient le siége d'un amaigrissement plus ou moins considérable, et qui favorise le développement de tumeurs variées, en particulier du chalazion.

Plus profondément se trouve le *ligament fibreux* ou *suspenseur* qui s'insère d'une part à tout le pourtour orbitaire et de l'autre aux bords supérieur et postérieur des cartilages tarses.

Les cartilages tarses sont composés d'éléments fibreux et non cartilagineux. Ils sont pourvus de vaisseaux et de nerfs et peuvent s'enflammer. Leur plus grande épaisseur se trouve vers le bord libre des paupières. Ils vont ensuite en s'amincissant et se terminent par une crête mince sur laquelle viennent s'attacher les ligaments larges. L'extrémité interne de chaque cartilage va jusqu'aux points lacrymaux. Tous deux se moulent sur le globe oculaire en se recourbant de haut en bas et de dedans en dehors.

A sa face interne, le cartilage tarse est recouvert par la conjonctive séparée de lui par une mince couche de tissu cellulaire.

La conjonctive se confond avec la peau au bord libre des paupières. Elle est formée d'un derme ou corps papillaire et d'un épithélium pavimenteux.

Au fond de l'angle interne, où elle se réfléchit sur l'œil, la conjonctive contient des glandes muqueuses dites *sous-conjonctivales*, dont le nombre est assez limité. Leur cul-de-sac est tapissé d'un épithélium moitié pavimenteux, moitié nucléaire, et elles sécrètent un liquide visqueux demi-transparent.

KYSTES.

Les kystes des paupières ont été décrits sous les noms les plus variés et tirés, en général, des caractères extérieurs de l'affection.

Dionis (1782) et Maître-Jan (1707) les distinguent du chalazion et pensent qu'ils sont formés par une tumeur amassée lentement et renfermée dans une membrane propre.

Scarpa leur donne pour siége les glandes de Meibomius.

Velpeau les divise, d'après leur contenu, en kystes sébacés, séreux, dermoïdes, etc. D'autres auteurs les classent en se basant sur la position qu'ils occupent: kystes du bord libre, kystes de l'épaisseur des paupières, kystes sous-conjonctivaux, etc.

Nous pensons que les kystes des paupières sont presque toujours glandulaires. Les extravasations de sang se dissipent facilement, grâce au tissu cellulaire lâche des paupières, et les corps étrangers ne restent guère inaperçus; ils sont vite enlevés. Sans nier absolument ces deux causes, il est donc rationnel d'admettre qu'elles se présentent bien rarement, et l'on doit chercher dans les maladies des systèmes glandulaires l'explication des kystes des paupières.

M. Sappey, voulant préciser le lieu où naissent ces tumeurs, dit qu'elles se trouvent très-vraisemblablement non dans les petites glandes sébacées, mais dans les follicules pileux, sur les parois desquels ces glandes viennent s'ouvrir et qui sont remarquables par la dimension de leur cavité. Il pense que les glandes sébacées sont à la fois trop peu nombreuses et trop peu développées pour qu'on puisse leur attribuer la production de ces kystes.

Nous avons vu qu'on rencontrait, dans les paupières, des glandes sébacées, sudoripares, ciliaires, sous-conjonctivales, et enfin les glandes de Meibomius. Chacune de ces variétés peut donner lieu à la formation d'un kyste.

Les kystes sébacés sont cutanés ou profonds, et dans ce dernier cas appartiennent au sourcil plutôt qu'aux paupières proprement dites. Ils proviennent d'un état pathologique soit du follicule pileux, soit des matières déversées par les glandes dans ce follicule. Les éléments épithéliaux ou graisseux s'accumulent et distendent les parois de la poche ; il peut même arriver qu'à la suite d'un séjour prolongé le liquide sébacé s'épaississe et prenne une consistance calcaire.

Les glandes de Meibomius donnent lieu fréquemment, à la suite de troubles inflammatoires ou de sécrétion, à des kystes que l'on a appelés successivement kystes hydatiques, tumeurs enkystées, tumeurs cystiques, adénites meibomiennes, etc. Leur contenu est liquide, séro-muqueux, ou bien épais et même crétacé, — et alors la tumeur porte le nom de *lithiase*.

Le docteur H. Thomas fait remarquer, à juste titre, que la multiplication de ces kystes peut amener la destruction par place du cartilage tarse.

Les glandes sudoripares donnent lieu à des kystes connus ordinairement sous les noms de *millets, grains d'orge, kystes transparents, hydatides*, etc.

Enfin nous devons mentionner, en terminant, une petite tumeur du bord libre des paupières, plutôt à cause de sa fréquence que pour l'intérêt qu'elle présente au point de vue chirurgical.

L'orgelet ou orgeolet a été classé par la plupart des écrivains parmi les tumeurs de nature furonculeuse.

L'étude des tissus, l'examen du siége qu'ils occupent ne permettent guère de leur reconnaître cette origine. Nous admettons, avec Velpeau et M. Richet, qu'ils résident dans les follicules pileux ciliaires. Ils n'échappent donc pas à la loi générale que nous avons formulée à propos des autres kystes.

Contre les kystes des paupières, on a employé des pommades résolutives très-variées. Mais ce traitement est très-long et le plus souvent infidèle. Aussi la plupart des chirurgiens ont-ils recours à des moyens plus énergiques qui sont la ponction, l'incision, la cautérisation, etc. La ponction laisse ordinairement une porte ouverte à la récidive ; les autres procédés sont plus sûrs et souvent couronnés de succès. Mais les cautérisations font courir le danger d'une cicatrice vicieuse.

Si le kyste résiste à leur emploi, il faut recourir à l'extirpation. Elle se pratique d'après la méthode que nous indiquerons à propos des chalazions.

CHALAZIONS.

Le chalazion (de χάλαζα, chalaze) a reçu des auteurs les définitions les plus différentes. La plupart des anciens le décrivent simplement comme une tumeur mobile, transparente et dure, ressemblant à un grain de grêle.

D'autres, comme Stœber, Himly, Weller, Lawrence, etc., en font un orgelet chronique induré.

Carron du Villards le regarde comme un follicule induré ou un orgelet chronique.

Pour Mackensie, c'est une maladie qui ressemble un peu à l'orgelet, mais ne siége pas sur le bord libre de la paupière.

Bentz regarde le chalazion comme une périchondrite tarsienne. Il naît, suivant cet auteur, entre le tarse et la membrane fibreuse ou aponévrotique qui le recouvre à sa face externe et est produit par une exsudation plastique des deux parois.

D'autres auteurs en font un kyste sébacé de nature spéciale.

Nous pensons qu'il ne faut pas chercher l'origine du chalazion dans les glandes des paupières. C'est une tumeur qui siége soit entre l'orbiculaire et le cartilage tarse, soit dans la substance même de ce cartilage, soit en arrière, entre lui et la conjonctive.

Le professeur Robin a reconnu que le chalazion est constitué quelquefois par des éléments fibro-plastiques, mais le plus souvent par des cytoblastions, de la matière amorphe et du tissu lamineux. Souvent il a rencontré à son centre un petit kyste provenant d'une glande de Meibomius.

Lorsque les cytoblastions constituent seuls la tumeur, elle est molle et sans homogénéité. Son volume est ordinairement celui d'un pois. Dans son développement, elle gagne plus ou moins profondément le tissu musculaire ou au contraire se rapproche du cartilage tarse qu'elle irrite; celui-ci se ramollit et concourt à la formation du chalazion.

Avec le temps, la tumeur se transforme, devient dure, résistante, à mesure que les cytoblastions disparaissent. Elle donne au toucher une sensation fibreuse ou cartilagineuse, suivant qu'elle s'est développée dans le tissu de l'orbiculaire ou dans l'épaisseur du cartilage. Mais il peut arriver que le chalazion, quels que soient sa cause et le lieu de son évolution, suppure dans sa partie centrale sans que les parois participent au désordre.

Après l'ablation, le chalazion, lorsqu'il n'a pas suppuré, est d'une couleur rouge, de consistance gélatineuse et traversé par de petites stries sanguines. Il devient blanc et opaque lorsqu'on le plonge dans l'alcool (Testelin et Warlomont).

Le chalazion n'exige aucun traitement médical. Certains auteurs conseillent, au début, les cataplasmes, l'onguent mercuriel, l'iodure de potassium, la compression, etc.; mais, outre que le malade demande rarement des soins à la première période de l'affection, il est permis de croire que les diverses indications pharmaceutiques préconisées n'ont pas une réelle efficacité.

Procédé opératoire.

Le procédé opératoire varie suivant que, pour l'une ou l'autre paupière, le chalazion siége :

1° En avant ou en arrière du cartilage tarse ;
2° Dans l'épaisseur de ce cartilage ;
3° Dans un point voisin des conduits lacrymaux ;
4° Dans le voisinage de la commissure externe ;
5° Au bord libre.

1° CHALAZIONS SITUÉS DANS LE TISSU CELLULAIRE.

A. *En avant du cartilage.*—Afin de n'être pas gêné par le sang, le chirurgien doit employer la pince imaginée par mon père. C'est une pince ordinaire (fig. 27) terminée non par des mors, mais d'un côté par une plaque et de l'autre par un anneau qui comprime en se rapprochant les tissus contre la plaque. Lorsque cette pince est convenablement employée et que la tumeur à enlever se trouve exactement comprise entre les anneaux et sur la plaque, c'est à peine s'il s'écoule quelques gouttelettes de sang. Une vis de rappel permet de maintenir les deux branches plus ou moins rapprochées. On a voulu la supprimer en entrecroisant les branches de la pince, à la façon des serres-fines. Mais alors la com

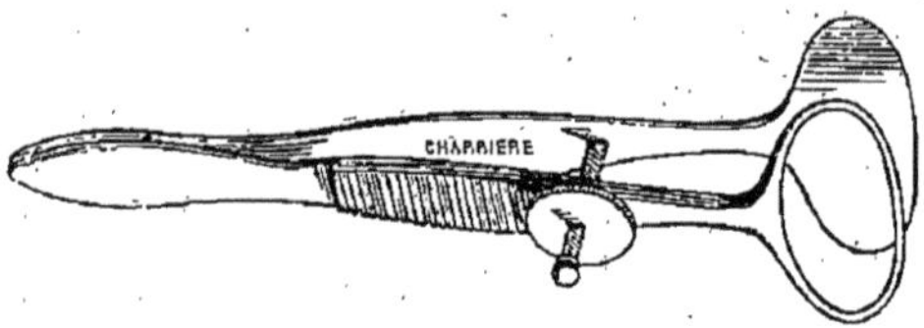

Fig. 27.

pression est toujours la même et ne peut être changée comme lorsqu'on conserve la vis.

Lorsque la pince est placée, il faut la tenir de la main gauche et la ramener en avant, faire sur la tumeur avec un bistouri une incision parallèle au bord libre et de beaucoup plus étendue que le diamètre transversal de la tumeur, disséquer la peau largement en bas d'abord, en haut ensuite, jusqu'à ce que le chalazion soit complétement mis à nu. On le détache avec le bistouri et les débris sont ensuite excisés avec des ciseaux courbes, puis l'on desserre et l'on retire la pince.

B. *En arrière du cartilage.* — Lorsque la tumeur est située sur la paupière supérieure, on peut employer le procédé de Malgaigne. Il consiste à inciser la conjonctive et à écraser les parois du kyste entre les mors d'une pince à disséquer. Elles sortent alors en bouillie par une sorte d'énucléation.

Ce procédé opératoire peut être remplacé par le suivant :

1° Luxer le tarse.

2° Saisir la tumeur par son milieu au moyen d'une érigne.

3° Pratiquer une incision en ligne brisée et formant un angle dont le sommet comprend la tumeur entre ses côtés. Cette incision est pratiquée d'un seul trait en faisant marcher le bistouri du talon à la pointe et de la pointe au talon.

Lorsque le chalazion se trouve dans la paupière inférieure, il faut pratiquer l'opération de la manière suivante :

1° Un aide paralyse la paupière supérieure.

2° Avec une érigne, on saisit le kyste de dedans en dehors, et suivant son diamètre transversal; on le fait saillir ainsi sous la conjonctive en le maintenant relevé à l'aide de la main gauche.

3° On pénètre dans la tumeur avec le bistouri en faisant une incision de droite à gauche, en avant de l'érigne et aussi près d'elle que possible. Cette incision doit être environ un tiers plus longue que la tumeur et permettre au kyste de se hernier facilement entre ses lèvres.

4° Cela fait, on tire sur l'érigne et l'on pratique en arrière une seconde incision à la conjonctive dont les extrémités se confondent avec celles de la première et qui, dans le reste de son étendue, lui est parallèle. La tumeur est ainsi circonscrite par une incision ovale et ne tient plus que par son fond.

5° Par une incision un peu profonde faite en plusieurs temps à l'aide du bistouri ou d'un seul coup avec des ciseaux, la tumeur est détachée de la conjonctive et ne laisse après elle qu'une petite cicatrice en feuille de myrte allongée. On évite de cette façon une perte de substance trop étendue et la rétraction cicatricielle qui en serait forcément la conséquence.

2° CHALAZIONS SITUÉS DANS L'ÉPAISSEUR DU CARTILAGE TARSE.

L'expérience nous a prouvé qu'il valait mieux opérer à travers la muqueuse que du côté de la peau de la paupière. On arrive ainsi beaucoup plus vite et plus sûrement sur la tumeur.

On pratique une ponction avec le bistouri et par écrasement on vide la poche du kyste. Il convient quelquefois de la cautériser ensuite au nitrate d'argent pour éviter les récidives. Le plus souvent néanmoins l'énucléation simple suffit, surtout si l'on a affaire à la paupière supérieure dont le cartilage est plus important.

Hubsch, une fois la ponction faite, se sert de la curette ou du stylet pour enlever la tumeur.

3° CHALAZIONS SITUÉS PRÈS DES CONDUITS LACRYMAUX.

Ces chalazions ne doivent être opérés qu'avec la plus grande réserve et en prenant les précautions nécessaires pour ne pas blesser les conduits lacrymaux. Une blessure pouvant amener de la suppuration entraînerait après elle sinon l'obstruction, du moins la déviation des conduits, et serait une cause de larmoiement, de tumeur lacrymale, etc.

Il faut enlever le chalazion d'après le procédé que nous avons indiqué plus haut et souvent même n'en extraire qu'une partie. Le chirurgien doit ensuite surveiller la cicatrisation et la gouverner à l'aide de moyens appropriés.

4° CHALAZIONS SITUÉS DANS LA COMMISSURE EXTERNE.

Il est avantageux de se servir de la pince de Desmarres, mais son application est douloureuse, et il est même souvent difficile d'atteindre la tumeur, ce qui s'explique facilement parce que le cul-de-sac peut être repoussé en dehors, mais non en dedans.

En général, il faut l'extraire par la peau en employant la dissection.

5° CHALAZIONS DES BORDS LIBRES.

Ces chalazions diffèrent notablement de ceux que nous venons d'examiner. Ce sont en réalité des tumeurs particulières aux glandes ciliaires et à la texture propre des bords libres.

Ils se présentent en forme d'élevures volumineuses. Leur extirpation a toujours pour résultat de creuser dans le bord libre une échancrure plus ou moins grande, mais qui est une source de larmoiement, de trichiasis et souvent de tumeurs lacrymales. Quelquefois même l'opération est suivie d'une difformité désagréable et que le malade ne manque pas d'attribuer et de reprocher au chirurgien.

Dans ces conditions, nous conseillons de n'enlever que la partie antérieure du chalazion, celle qui dépasse le bord. Le reste participe à la cicatrisation résultante et les surfaces se nivellent assez bien.

A la suite des diverses opérations pratiquées sur les chalazions, il survient souvent de petites hémorrhagies qui disparaissent à la suite d'une compression régulièrement faite. Quelquefois cependant elles ne cèdent pas avec autant de facilité. Dans deux cas particuliers, nous avons dû recourir aux moyens médicinaux et chirurgicaux les plus énergiques pour arrêter des hémorrhagies qui n'ont cédé qu'au bout de vingt-quatre et de quarante-huit heures.

Il ne faut pas confondre les kystes et les chalazions avec les tumeurs érectiles des paupières. Ces dernières sont petites, rondes, facilement réductibles, d'un rouge foncé ou violacées et siégent toujours à la face cutanée. Elles sont en grande partie constituées par des vaisseaux sanguins dilatés.

On peut essayer de guérir ces tumeurs par la compression et la ligature des vaisseaux. Mais il serait dangereux d'avoir recours aux injections et surtout à l'excision. Dans un cas de ce dernier genre, un chirurgien habile a été obligé de faire la ligature de la carotide primitive.

Nous devons rappeler, en terminant, que plusieurs fois Wardrop n'avait pas hésité à pratiquer d'emblée cette ligature pour guérir des tumeurs anévrysmales artérielles ou veineuses, lorsqu'elles faisaient courir au malade un danger certain.

Nous croyons devoir mentionner un cas de tumeur érectile guéri au moyen des caustiques par M. Herrgott. Cette tumeur occupait l'angle interne de l'œil chez une jeune fille de sept mois. Elle était en connexion intime avec la paupière inférieure et soulevait la peau qui n'était pas mobile sur elle.

L'extirpation était impossible, autant à cause des dangers qu'elle faisait courir qu'en raison de la difformité consécutive qu'on n'aurait pu éviter. On employa donc successivement des épingles froides ou rouges, la compression et les fils imbibés d'une solution concentrée de perchlorure de fer; — le tout inutilement.

M. Herrgott eut l'idée de la traverser avec un trocart explorateur et de mettre en place de la canule des morceaux de pâte de Canquoin moulés en forme de petits vermicelles. La tumeur fut traversée trois fois de bas en haut et de dehors en dedans, et lardée par la pâte, dont l'excédant fut coupé à ras des plaies, qui ne saignèrent que d'une manière insignifiante.

Le résultat du traitement a été la transformation de la tumeur, de l'espace valvulaire, comme dit le chirurgien de Strasbourg, en tissu fibreux.

On trouve assez souvent, et presque toujours dans l'angle interne, des kystes séreux sans gravité, mais qui sont une cause de gêne et même de difformité. On ne doit pas se contenter d'en faire la ponction, il faut enlever avec les ciseaux toute la paroi du kyste ; la suppuration s'établit et il se fait ensuite une cicatrice que l'on peut surveiller et diriger convenablement.

Avant de terminer, nous devons dire quelques mots d'une affection assez rare des paupières, non parce qu'elle exige un traitement chirurgical, mais pour empêcher qu'on ne la confonde avec celles que l'on remarque habituellement. Elle a été observée par notre collègue et ami le docteur Vérité, qui a bien voulu nous communiquer le résultat de ses recherches.

Sous le nom de *xanthelasma palprebrarum*, Erasmus Wilson décrit une affection déjà représentée par Rayer, dans son Atlas des maladies de la peau, sous le nom de *plaques jaunâtres des paupières*. Elle est décrite également par Addison et Gull sous le nom de *vitiligoidea*. Cette maladie, sur la nature de laquelle les dermatologistes ne paraissent pas fixés, aurait son point de départ dans l'épithélium de revêtement des follicules sébacés. Lorsque ces glandes seules sont atteintes, l'affection se présente sous forme de milium jaunâtre (*vitiligoidea granulata* de Gull). Si la lésion s'étend au *rete mucosum*, elle offre l'aspect de plaques, de lamelles. De là les noms de *xanthelasma planum*, *laminæ flavæ epithelii cutis* (Erasmus Wilson), *vitiligoidea plana* (Gull), *plaques jaunâtres des paupières* (Rayer).

Comme le dit Erasmus Wilson, l'appellation de *vitiligoidea*, due aux traces blanches que laissent les plaques jaunâtres, n'est pas heureuse, car l'affection n'a rien de commun avec celles que l'on comprend sous le nom de *vitiligo*.

La coïncidence, notée par Gull, avec une maladie du foie la ferait rapprocher à plus juste titre d'une forme d'acné attribuée par Bazin au passage de la bile dans le sang et à son élimination par les glandes cutanées.

TRENTE-DEUXIÈME LEÇON

TRICHIASIS

On donne le nom de *trichiasis* ou encore de *phalangosis* à la déviation des cils et à leur renversement sur le globe oculaire; lorsqu'il existe une double rangée de cils, on désigne cette anomalie sous le nom de *distichiasis*.

Le trichiasis se complique le plus souvent d'un degré plus ou moins prononcé d'entropion.

Les causes de cette maladie sont assez peu connues. Bourjot Saint-Hilaire l'attribue à un engorgement considérable des glandes de Meibomius; d'autres la font dépendre d'une déviation des bulbes, d'une blépharite chronique ayant amené un relâchement des tissus palpébraux, d'une contraction de l'orbiculaire, ou d'une rétraction du cartilage tarse (*trachome*); on l'a encore expliquée par le recoquillement, le raccourcissement du cartilage tarse. Scarpa lui a donné pour causes les ulcères, les cicatrices vicieuses du bord libre des paupières, le relâchement de la peau et le ramollissement du cartilage tarse.

Cette affection se rencontre assez fréquemment, mais surtout dans les pays chauds, en Grèce, en Égypte, où l'on observe le plus grand nombre de cas d'ophthalmies purulentes, de granulations, etc.

Le contact des cils sur le globe oculaire ne tarde pas à amener du larmoiement, de la douleur, de la rougeur et des ulcérations de la cornée. Le malade éprouve la sensation d'un corps étranger ; il se produit un clignotement qui, en multipliant les mouvements des paupières, augmente l'intensité des symptômes. Il existe alors un épiphora continuel ; la lumière devient insupportable ; il survient des maux de tête, des douleurs très-vives, etc.

Les symptômes locaux ne tardent pas à s'étendre à la cornée, son épithélium est bientôt enlevé, et, comme il ne peut pas se reproduire, il laisse à découvert les couches profondes sur lesquelles l'action des cils se fait sentir directement et amène rapidement des ulcérations et même des perforations.

L'inflammation qui se produit n'est pas uniforme, mais il existe une série de petites ulcérations parallèles, répondant chacune à un cil ou à un groupe de cils. Dans leur fond on peut voir se développer un vaisseau qui détermine un véritable pannus suite de trichiasis.

C'est ce même ensemble de symptômes que nous voyons survenir à la suite du frottement des granulations de la conjonctive sur la cornée. Un pannus peut encore en résulter : nous donnerons au premier le nom de *pannus trichiasique*, pour le distinguer du second ou *pannus granuleux*.

Une troisième sorte de pannus survient à la suite d'une kératite primitive ; mais ici la surface de la cornée est intacte, et les vaisseaux de nouvelle formation existent dans l'épaisseur de la membrane.

Les abcès de la cornée sont encore un des accidents redoutables dus au trichiasis. S'ils viennent à s'ulcérer, l'humeur aqueuse s'échappe et permet à l'iris de se hernier à travers la plaie. On arrive ainsi d'une manière presque inévitable à un staphylôme partiel de la cornée et de l'iris.

Les moyens de traitement les plus variés ont été employés contre cette affection. On peut les diviser en deux groupes principaux, selon qu'on se propose de détruire ou de conserver les cils. Mais avant tout il faut modifier l'état inflammatoire de l'œil, état symptomatique du frottement des cils contre la conjonctive et la cornée.

1° Procédés par destruction.

L'avulsion simple des cils a été mise en pratique dès la plus haute antiquité. Mais on a bien vite reconnu que la maladie récidivait avec la production de nouveaux poils qui, plus durs et plus courts que les premiers, donnent lieu à des désordres au moins aussi considérables.

Bourjot et Lawrence recommandent l'arrachement, mais uniquement comme moyen palliatif.

Demours y attache plus d'importance et pense qu'il peut être souvent couronné de succès.

Les mauvais résultats de l'avulsion ont donné l'idée de détruire les bulbes pileux. Pour y arriver, plusieurs moyens ont été mis en usage.

Celse cautérisait le bulbe en y enfonçant une aiguille rougie au blanc. C'est encore la méthode de Tavignot, de Delarue et la nôtre, mais pour les cas seulement où un petit nombre de cils sont déviés.

Riberi fait à cette méthode le reproche peu mérité qu'elle est difficile, peu sûre, et que le hasard seul permet de trouver le bulbe dévié.

Une autre objection est que l'aiguille ne conserve pas assez de chaleur pour obtenir l'effet voulu. Pour éviter cet inconvénient, Ambroise Paré et, plus tard, Champesme, ont substitué à l'aiguille de Celse un cautère formé par une aiguille mince fixée à une petite boule d'acier supportée elle-même par une tige de même métal. L'instrument étant chauffé à blanc conserve longtemps la chaleur et cautérise bien. C'est le principe du cautère actuel.

Carron du Villards se sert, pour arriver au même but, d'épingles d'entomologistes enfoncées chacune d'une ligne et demie environ dans les bulbes à détruire. Elles sont ensuite réunies au moyen d'un fer à papillottes dont elles prennent rapidement la température.

Carron a aussi employé la galvano-puncture pour obtenir l'atrophie des bulbes.

Dans ces dernières années, Schirmer s'est également servi de l'appareil galvano-caustique, platine porté au rouge et cautérisant au-dessus ou au-dessous des cils déplacés.

Riberi employait, pour détruire les cils, le sulfure sulfuré de calcium. Solera se servait d'un crayon de potasse caustique.

M. Anagnostakis n'admet ces diverses formes de cautérisations que dans les cas de trichiasis partiel. Gerdy pensait de même et rejetait comme dangereux l'emploi de tous les caustiques lorsque l'affection est étendue à une grande partie de la paupière.

Lawrence conseille de disséquer, puis d'enlever les bulbes.

Hezzenstein propose de les détruire au moyen d'un séton filiforme qui provoque la suppuration du tissu cellulaire ambiant.

Un autre procédé très-souvent employé pour détruire les cils consiste dans l'extirpation partielle ou totale du bord palpébral. Il était usité dès le commencement du siècle dernier, mais on le rapporte d'habitude à Jæger, qui l'a exactement décrit. Il consiste à enlever les bulbes et les cils en intéressant toute l'épaisseur de la paupière que l'on dissèque en dédolant. On peut faire l'opération en temps séparés.

C'était aussi le procédé de Bourjot, qui le définit « l'excision du sol ciliaire ».

Alessi le conseille également, mais seulement dans le cas où le trichiasis tient à une déviation grave des cils. Si la maladie porte sur les deux paupières, il recommande de ne pas les opérer en même temps pour éviter qu'elles ne se réunissent par cicatrisation.

Furnari trouve que le procédé de Jæger donne de la difformité et opère comme Carron du Villards.

Pétrequin fait une incision d'un angle oculaire à l'autre parallèlement au bord palpébral entre la racine des cils et le cartilage tarse. Il enlève ainsi la peau et les bulbes pilifères.

M. Anagnostakis pense que l'amputation des téguments est la méthode la plus simple et la plus sûre ; mais pour éviter un ectropion consécutif par raccourcissement de la lèvre externe du bord palpébral, il a soin de comprendre les cils à détruire entre deux incisions verticales et un peu divergentes en haut, puis, après avoir reséqué une partie du lambeau compris entre ces incisions, de l'attirer en bas et de l'attacher, par deux points de suture, au bord libre qu'il dépasse d'une demi-ligne environ.

Vacca a proposé la méthode suivante : on place sous la paupière une plaque en ivoire concave d'un côté et convexe de l'autre, avec une petite rainure destinée au bord libre. Un aide maintient la paupière tendue sur cette plaque, et le chirurgien fait à la peau deux incisions verticales et partant des deux extrémités du lambeau à enlever, puis une horizontale, réunissant les deux précédentes, parallèle au bord libre et à un quart de ligne environ de lui. Cela fait, il soulève le lambeau, le dissèque, saisit les bulbes déviés avec une pince et les excise à l'aide de ciseaux ou d'un bistouri.

Saunders emploie l'excision et conserve, comme Vacca, le cartilage tarse.

Gerdy recommande, lorsque le trichiasis est partiel, de recourir à la cautérisation bulbaire. Mais s'il est général ou très-étendu, il faut employer d'abord l'excision cutanée, et, si elle reste insuffisante, en venir à l'excision du bord palpébral. Il enlève d'une extrémité à l'autre une bandelette ayant au plus 4 millimètres de largeur, en comprenant le cartilage tarse et la conjonctive.

MM. Denonvilliers et Gosselin conseillent ce dernier procédé.

2° Procédés de conservation.

Avant d'enlever les cils ou de recourir à une opération sanglante, les chirurgiens, les anciens surtout, ont mis à contribution toutes les ressources que l'imagination pouvait leur procurer. Héraclide collait les cils sur la face externe des paupières et avait inventé dans ce but un certain nombre d'onguents agglutinatifs. Middlemore, Tyrrel, ont proposé des ophthalmostats; Ch. Erndl eut la singulière idée de couvrir le globe avec un œil artificiel très-mince et transparent; Vigo n'employait que des frictions avec différentes pommades ; lorsque les poils déplacés étaient en petit nombre, Riberi les attachait aux poils sains voisins. Demours conseillait d'éloigner les cils du globe de l'œil en écartant la peau de la paupière au moyen de deux ou trois bandelettes de taffetas.

Le docteur Anagnostakis pense que, dans le cas où l'incurvation est légère et ne porte que sur l'extrémité des cils, on peut recourir avec succès à l'excision des extrémités déviées ou à la frisure, comme faisaient Rhazès et Beer. Il a même fait construire, pour ce dernier usage, un instrument spécial. Mais si la maladie est grave, il a recours à d'autres moyens, et, en tous cas, condamne absolument l'épilation.

Pour nous, ces traitements ne sont que palliatifs, si tant est qu'ils servent à quelque chose. Nous ne nous y arrêterons pas.

Mais il est un procédé de conservation qui donne d'excellents résultats et suffit presque toujours pour amener la guérison du trichiasis. Il consiste à faire rétracter la paupière et à redresser son bord libre en enlevant un lambeau de la face cutanée.

Saint-Yves, dès 1722, met cette méthode en pratique. Voici son procédé : il saisit la peau dans toute son étendue au moyen de deux pinces placées à trois lignes de chacun des angles ; il coupe avec des ciseaux le lambeau qu'il juge nécessaire en suivant les plis des paupières ; enfin, il réunit la plaie à l'aide de trois points de suture, l'un à son milieu et les deux autres à chaque extrémité.

Pour Scarpa, le traitement consiste à ramener le tarse en dehors en enlevant près du bord libre une petite portion de la peau.

Il n'admet ni l'avulsion, ni les cautérisations, ni l'excision du bord libre.

Selon Demours, on peut tenter tout d'abord de relever la paupière avec des bandelettes ; mais si ce moyen est insuffisant, il faut saisir un pli de la peau et l'exciser avec des ciseaux.

Cunier conseillait aussi d'enlever un lambeau cutané en forme de V, et partant d'une ligne au-dessus du bord libre ; mais pour les cas spéciaux où le trichiasis tenait au recoquillement du cartilage tarse.

Alessi adopte la même manière de faire, mais il y ajoute une incision transversale de dedans en dehors et de haut en bas à la conjonctive palpébrale, afin de la séparer d'avec le cartilage tarse.

M. Anagnostakis fait cette opération en trois temps.

Premier temps. — La peau étant tendue sur une plaque d'ivoire, on pratique avec un bistouri une incision parallèle au bord palpébral et à 3 millimètres de lui environ.

Deuxième temps. — Un aide écarte la lèvre supérieure de la plaie et met ainsi à nu l'orbiculaire, qui est disséqué et excisé avec les ciseaux.

Troisième temps. — On fait la suture en passant trois ou quatre fils d'abord par le bord inférieur de la plaie cutanée, puis à travers la couche fibro-celluleuse qui recouvre la portion dénudée du cartilage.

Ce procédé n'exige, comme on le voit, aucune perte de substance. Il peut donc être appliqué dans les cas où la paupière est étroite ou a été déjà opérée. La partie supérieure de la peau, non comprise dans la suture, se réunit bientôt avec la plaie et permet un plissement facile.

Cette méthode paraît avoir réussi dans un grand nombre de cas, et son auteur assure qu'elle dispense toujours de l'amputation totale du bord de la paupière, opération que Himly appelait *opprobrium artis*. Pour l'appliquer facilement et éviter un afflux gênant de sang, il faut remplacer la plaque d'ivoire par la pince que M. Warlomont a fait construire sur le modèle de celle de mon père.

C'est cette dernière qu'emploie M. Streatfield. Ce chirurgien fait deux incisions, l'une près des bulbes des cils ne comprenant que la peau, et l'autre un peu plus haut, intéressant le cartilage tarse et venant rejoindre la première à ses deux extrémités. On fait ensuite pénétrer profondément ces deux incisions dans le cartilage tarse et l'on détache avec un bistouri et une pince le lambeau incisé. On maintient ensuite l'œil fermé et l'on institue le pansement à l'eau froide.

Cette opération n'enlève qu'une portion peu considérable de la peau; elle demande au cartilage lui-même un changement de forme dû à la cicatrisation et suffisant, d'après l'auteur, pour ramener la paupière à sa position normale et supprimer l'incurvation des cils. C'est là le point qui la caractérise.

M. Williams (de Cincinnati) introduit près du bord libre et verticalement une aiguille armée d'un fil qu'il fait ressortir à une distance plus ou moins haute et quelquefois même, dans les cas graves, tout près du bord inférieur du sourcil. On fait ensuite une ligature qui étrangle les tissus compris dans l'anse de fil. Ces ligatures sont plus ou moins multipliées, d'après le résultat à obtenir. On peut en mettre jusqu'à six ou huit.

M. Warlomont dit avoir employé ce genre d'opération avec succès et dans des cas où les procédés d'Anagnostakis et de Streatfield n'avaient pas réussi.

M. Pagenstecher décrit son procédé de la manière suivante : « Nous fendons la commissure externe des paupières dans toute son épaisseur dans la direction *du soi-disant* ligament palpébral externe. Cette plaie, qui comprend la conjonctive, a, en dedans l'étendue de 4 à 6 millimètres, en dehors celle de 6 à 8. En faisant subir aux lèvres de la plaie horizontale une traction modérée, on parvient à la transformer en une plaie verticale, et il est alors bien facile de réunir les bords correspondants de cette plaie, de manière à mettre la muqueuse en rapport direct avec la peau, et de rendre ainsi impossible, par l'interposition de la conjonctive, une réunion des lèvres de la plaie.

» En procédant de cette façon on parvient : 1° à allonger la fente palpébrale de 2 à 4 millimètres ; 2° à produire un ectropion modéré ; 3° par l'interposition de la muqueuse entre les fibres du muscle orbiculaire, on diminue l'énergie de ce muscle, surtout quant à la partie interne de ce dernier.

» Voici les avantages obtenus : 1° la pression que la paupière exerce sur le globe est diminuée ; 2° on remédie au frottement des cils contre la cornée. »

De Graefe fait, à une ligne et demie en dessous du bord antérieur de la paupière, une incision parallèle à ce bord. Ensuite, au moyen de deux autres incisions, il circonscrit un triangle cutané qu'il enlève, dissèque les deux lambeaux verticaux et les réunit au moyen de deux ou trois points de suture. La plaie horizontale est laissée libre, sauf à son point d'union avec la plaie verticale.

Pour la paupière supérieure, l'opération se fait de la même manière ; mais on incise les fibres de l'orbiculaire et l'on enlève une portion triangulaire du tarse en ne respectant que la conjonctive.

M. Arlt introduit à plat un bistouri étroit dans l'épaisseur du bord antérieur de la paupière, de manière à laisser en arrière les ouvertures des glandes de Méibomius et à comprendre dans le lambeau antérieur les bulbes des cils et la peau. L'incision part un peu en dehors du point lacrymal et s'étend jusqu'à l'angle externe. Ce chirurgien pratique ensuite une seconde incision au-dessous de la première qu'elle rejoint à ses deux extrémités, comprenant ainsi un lambeau en *croissant* que l'on excise. Cela fait, le sol ciliaire est reporté en haut et réuni par deux ou trois points de suture à la lèvre de la plaie supérieure.

Waldhauer se loue de cette méthode qu'il a employée, dit-il, dans plus de 200 cas.

Jobert de Lamballe employait la cautérisation au fer rouge au-dessus des cartilages tarses. Il obtenait ainsi un tissu inodulaire qui, en se rétractant, relevait le bord ciliaire.

M. Schauenburg, en pratiquant la méthode par excision, laquelle, dit-il, a été fondée scientifiquement par M. Desmarres, fut amené à inventer une méthode sous-cutanée. Elle consiste à faire au moyen d'une large aiguille, à la racine des cils des ponctions d'une ligne environ de profondeur. Ces ponctions, suivies d'un travail de cicatrisation qui laisse après lui un tissu rétractile, ont pour effet de ramener les cils dans leur position normale. On peut, du reste, les répéter à plusieurs reprises.

Malgaigne, après avoir indiqué les principaux procédés connus, propose de redresser les bulbes au moyen d'une opération nouvelle. Elle consisterait à cerner la portion de peau qui recouvre les bulbes suspects par deux incisions verticales et à les séparer du cartilage tarse par une dissection qui diviserait en deux le bord libre de la paupière. On maintiendrait ensuite les bulbes renversés au moyen de serres-fines convenablement appliquées, ou bien on pratiquerait sur eux soit la cautérisation, soit l'excision.

Après avoir fait une étude attentive de ces différents procédés, nous pensons qu'ils peuvent avoir leur utilité dans certains cas particuliers et pour des indications spéciales. Mais, comme règle générale, il faut pratiquer l'excision d'un lambeau cutané. La pratique nous a appris que c'est là le moyen qui réussit le mieux, aussi bien pour l'entropion que pour le trichiasis.

Au point de vue chirurgical, le trichiasis peut présenter quelques variétés ; chez des malades, un certain nombre de cils seulement seront déviés, chez d'autres au contraire ils le seront tous. La méthode employée dans les deux cas est la même, mais le second exige quelques modifications dans le manuel opératoire.

Elle est basée sur la nécessité de produire, du côté de la surface cutanée, une plaie telle que la rétraction due à la cicatrisation fasse équilibre à celle qui existe du côté de la conjonctive, et ramène par conséquent la paupière en avant.

Un premier procédé consiste à enlever de la peau un lambeau ovale, allongé, en forme de feuille de myrte et dans une direction perpendiculaire au bord libre de la paupière. Il est bien évident que dans de pareilles conditions la rétraction se fera verticalement; cependant elle est insuffisante. En effet, dès que la plaie aura été faite, l'action du muscle orbiculaire tendra à l'élargir en écartant ses bords; ses extrémités se rapprocheront, ce qui diminuera d'autant la puissance rétractile de la cicatrice. Mais, en supposant même que celle-ci soit suffisante, d'après la forme de la plaie il est facile de voir que son action ne se fera sentir d'une manière efficace que sur un très-petit nombre de cils.

On a alors imaginé de retourner pour ainsi dire le procédé; on a encore pris un lambeau de peau en forme de feuille de myrte, mais dont le grand axe est parallèle au bord libre de la paupière.

Ici nous avons comme résultat l'exagération du procédé précédent ; aussitôt que le lambeau est enlevé, l'action de l'orbiculaire s'exerçant sur les extrémités de la plaie les écarte l'une de l'autre; les lèvres viennent en contact immédiat; dans cette position, elles se cicatrisent par première intention, il a peu de tissu cicatriciel et, partant, pas de rétraction.

Voici maintenant le procédé que nous mettons en pratique. On commence avant tout par limiter de la manière la plus exacte la position du bord libre de la paupière qu'il s'agit de redresser ; cela fait, on saisit entre les mors d'une pince, et à 1 centimètre et demi ou 2 centimètres du bord libre, un pli de la peau, de telle façon que les côtés de ce pli circonscrivent un espace triangulaire et arrivent exactement à la limite de la portion à redresser. Quand le pli est bien déterminé, à son milieu on traverse la peau au moyen d'une aiguille armée d'un fil, et lorsque l'on tire sur les deux chefs, en les ramenant un peu en avant, on reproduit facilement le pli primitif. Alors, avec des ciseaux droits on fait une incision d'un seul coup en arrière du fil, sur lequel on tire de manière à faire saillir le pli. Il ne faut pas oublier que l'incision de la peau doit être franche et arriver jusqu'au bord libre, car c'est le point qu'il s'agit de déplacer, et la rétraction cicatricielle doit s'exercer directement sur lui.

L'emploi de ce fil a une importance réelle au début de l'opération : d'abord il sert à limiter exactement la portion qui doit être retranchée; plus tard, il facilite les mouvements que l'on veut faire exécuter au lambeau et permet de l'exciser aussi près que possible, au ras, si cela se peut, du bord libre, afin de ne laisser aucune portion de peau entre lui et la plaie.

Lorsque l'opération telle que nous venons de la décrire est terminée, il reste précisément une plaie faite dans les meilleures conditions de cicatrisation pour le résultat à obtenir. Lorsque le lambeau triangulaire est enlevé, l'action du muscle orbiculaire écarte les lèvres de la plaie de manière à rapprocher le sommet du triangle de sa base, mais cette action n'a aucune influence défavorable sur le succès définitif, parce que la plaie présente une hauteur suffisante ; de plus, la cicatrisation une fois établie, la rétraction cicatricielle se fait dans le sens des projections des côtés du triangle sur sa base ; or, comme cette base est constituée par le bord libre de la paupière, celui-ci se trouve redressé grâce à la puissance de cette rétraction.

Quand tous les cils sont déviés, on ne doit pas enlever toute la peau de la paupière ; on pourrait avoir des accidents consécutifs, une suppuration par exemple, qui donnerait lieu à une cicatrice excessive; on dépasserait alors le but à atteindre et l'on aurait définitivement un ectropion. Il faut, dans ce cas, faire deux lambeaux auxquels on donne une direction oblique par rapport à la ligne médiane de la paupière, et les tailler, l'un au côté externe, l'autre au côté interne, mais séparément, en suivant les mêmes règles que nous avons précédemment indiquées. Ce n'est là qu'une variante au procédé primitif.

On ne doit pas oublier d'éloigner les deux plaies l'une de l'autre. Si en effet on les rapprochait trop, le pont qui les sépare pourrait être enlevé par la suppuration et l'on retrouverait alors les mêmes inconvénients que si l'on avait fait une plaie unique.

ENTROPION

On donne le nom d'*entropion* (de ἐν, en dedans, et τρέπω, je tourne), *introversio palpebrarum*, au renversement en arrière de la paupière supérieure ou inférieure. Il y a entropion chaque fois que les paupières sont déplacées, de telle façon que la direction des cils, d'antéro-postérieure ou horizontale, devient verticale et même un peu oblique en bas.

Les causes de l'entropion sont nombreuses, et cette affection se produit avec assez de facilité pour que de simples accidents de photophobie suffisent pour la déterminer. Il en est fréquemment ainsi à la suite d'une extraction de cataracte. Le malade craint la lumière, et pour l'éviter contracte énergiquement l'orbiculaire des paupières. Les bords libres pressés l'un contre l'autre se renversent en dedans. Cunier, Chelius, Pétrequin, pensaient que l'entropion était dû le plus souvent à cet état spasmodique de l'orbiculaire. Selon Riberi, il n'y aurait pas d'entropion sans blépharospasme.

Si, pour enlever un chalazion, on fait dans la muqueuse palpébrale une perte de substance trop considérable, il en résulte une cicatrice vicieuse et, par suite, une rétraction excessive qui entraîne en dedans les bords de la paupière.

Toutes les affections de la conjonctive qui peuvent donner lieu à la formation d'un tissu cicatriciel rétractile exposent au même danger. Il n'est pas rare de voir se produire un entropion à la suite de cautérisations trop énergiques ou trop répétées que l'on pratique soit avec le nitrate d'argent, soit avec le sulfate de cuivre, en particulier, pour faire disparaître des granulations. On agit ainsi dans l'idée que les cautérisations détruisent les granulations comme elles le feraient pour une verrue par exemple, — opinion erronée et qui peut conduire droit à la formation d'un entropion, à la suite de ce traitement inconsidéré. Encore, si l'on obtenait de la sorte la disparition de l'affection granuleuse, on ne pourrait qu'applaudir au résultat, car on aurait substitué une maladie relativement peu grave, — l'entropion, — à une autre beaucoup plus rebelle et très-redoutable, parce qu'elle laisse le patient exposé chaque jour aux ophthalmies purulentes, aux abcès, à la compression des cornées, etc. Mais il n'en est pas ainsi, et le seul résultat est d'avoir ensemble un entropion et des granulations. Les cautérisations doivent avoir pour but non de détruire les granulations, mais de les ramener et de les maintenir constamment à une période où leur résolution devienne possible.

L'entropion reconnaît encore pour cause un traumatisme des paupières, une suppuration des glandes de Meibomius, la présence de chalazions situés entre le cartilage tarse et la muqueuse.

Au point de vue anatomo-pathologique, il n'existe pas d'entropion sans déformation du cartilage tarse. Cette déformation a lieu dans les deux sens, vertical et horizontal. D'un côté, il se courbe en arrière, de façon que ses deux extrémités se rapprochent du globe oculaire pendant que, de l'autre, les deux bords se rapprochent en même temps qu'ils se courbent du côté de l'œil. Le cartilage, en se déformant ainsi, entraîne avec lui le bord libre dont il forme la charpente et produit l'entropion.

L'entropion peut se présenter à des degrés différents. Au début, il constitue l'affection connue sous le nom de *trichiasis*, mot qui sert plus spécialement à désigner la déviation des cils, sans qu'il y ait encore une déformation très-appréciable des paupières. L'entropion n'est qu'un degré plus accentué de la maladie.

Il résulte de là que les conséquences de l'entropion sont à peu près celles du trichiasis, et qu'on peut employer pour le guérir les mêmes traitements. Nous renvoyons donc à ce qui a été dit à ce sujet dans la leçon précédente.

Il existe cependant, à l'égard de l'entropion, des méthodes spéciales qu'il est bon de signaler.

Partant de cette idée que la maladie tient à un état spasmodique de l'orbiculaire, Pétrequin pratique la section sous-cutanée de ce muscle. Il fait tendre la paupière inférieure avec une pince placée à l'angle externe et introduit un ténotome effilé à la partie supérieure au niveau du rebord osseux de la courbure orbitaire et à sa partie moyenne ; puis, par un mouvement de bascule, il fait filer la pointe jusqu'au bord libre de la paupière en passant derrière l'orbiculaire, et exécute la section du muscle par un mouvement de dégagement de la lame, en favorisant l'opération à l'aide du doigt appliqué sur la peau.

Ce procédé est le même que celui employé par Cunier, avec cette différence que le chirurgien se sert d'une pince à double branche appliquée au bord libre de la paupière.

Lorsque l'entropion ne tient pas à une contraction de l'orbiculaire, Cunier soulève un lambeau suffisant de la peau et passe au travers des aiguilles à insectes, et en pratiquant autour d'elles l'entortillement avec un fil ciré on étrangle la peau de la paupière ; ce temps fait, on excise avec des ciseaux les morceaux étranglés. Cette méthode n'est qu'une variété de celle qui consiste à enlever un seul lambeau parallèle au bord libre.

M. Rothamel, de Fulda, et MM. Neumann et Blackman, de New-York, ont également obtenu de bons résultats de la méthode sous-cutanée.

Signalons encore rapidement différents autres procédés.

M. Florer emploie un séton passé à travers la paupière dont il veut obtenir la rétraction.

M. Gaillard se sert d'aiguilles réunies par une suture enchevillée, sans excision de peau. MM. Williams et Warlomont emploient la ligature. Manec faisait une incision transversale à la commissure externe.

M. Nélaton est parvenu à faire cesser un entropion récent en saisissant un pli de la paupière et le maintenant fermé au moyen d'une serre-fine.

D'autres chirurgiens soulèvent un lambeau de peau, le traversent avec des épingles et l'excisent ensuite (Bérard, Stiévenart, etc.).

Un autre procédé créé en Amérique consiste à faire, de chaque côté de la portion du bord libre dévié, une incision verticale d'une hauteur déterminée ; on réunit ces deux incisions à leur extrémité opposée au bord libre par une incision horizontale qui va de l'une à l'autre. Cela fait, on dissèque un lambeau de peau circonscrit entre ces trois incisions et le bord libre ; on excise le lambeau qui a une forme rectangulaire, puis on rapproche les deux lèvres de la plaie obtenue, au moyen de quelques points de suture ; on obtient très-bien ainsi le redressement de la paupière.

On a imaginé, pour simplifier cette opération en diminuant l'écoulement sanguin, un instrument construit sur le principe de la pince à chalazion. Il consiste dans une pince dont une des branches se termine par une plaque d'acier rectangulaire, l'autre par une tige de même métal recourbée et formant un rectangle évidé de même dimension que la plaque et dont le côté inférieur manque ; il y a un instrument pour chaque œil. On introduit la plaque sous la paupière, la branche évidée s'applique sur la peau ; on rapproche alors les deux branches au moyen d'un anneau dont l'ouverture présente un pas de vis en serrant suffisamment de manière à interrompre la circulation dans la portion de la paupière circonscrite par la plaque évidée ; on peut ainsi faire les incisions et disséquer le lambeau sans être gêné par la présence du sang.

TRENTE-TROISIÈME LEÇON

ECTROPION

L'ectropion est une maladie qui consiste dans le renversement de la paupière en avant. Le cartilage tarse a subi une déformation, un recoquillement tel que la conjonctive palpébrale est amenée en dehors, se présente à l'air libre avec une couleur rouge foncé et ne tarde pas à bourgeonner.

Les conséquences sont graves : le conduit lacrymal inférieur est dévié et le sac menacé ; la conjonctive s'enflamme facilement ; il y a un état catarrhal presque continuel. Les paupières ne pouvant plus se rapprocher exactement, soit pendant le clignement, soit pendant le sommeil, laissent l'état catarrhal s'aggraver et la cornée devenir malade : phlyctènes, abcès perforants siégeant presque toujours à la partie inférieure, et ordinairement suivie de hernie de l'iris.

Cette déviation du bord libre de la paupière peut avoir pour cause une affection de la conjonctive, du cartilage tarse lui-même ou de la peau palpébrale. Nous distinguerons donc trois sortes d'ectropions :

1° *Ectropions muqueux ;*
2° *Ectropions tarsiens ;*
3° *Ectropions cutanés.*

1° Ectropions muqueux.

Ils reconnaissent plusieurs causes.

A. *Relâchement sénile de la conjonctive.* — La muqueuse ne faisant plus équilibre à la peau, laisse le bord libre s'abaisser en avant.

Il faut d'abord agir sur la muqueuse à l'aide des agents toniques et astringents.

Le seul moyen chirurgical à employer consiste dans l'excision d'un lambeau conjonctival. Il est préférable de donner à la plaie la forme d'une feuille de myrte, et on doit la faire parallèle au bord libre et à une ligne environ de lui. C'est d'ailleurs le procédé que M. Anagnostakis met actuellement en pratique.

Ce moyen est le plus souvent efficace; mais si l'ectropion ne cédait pas à son emploi, on pourrait recourir aux procédés d'Adams ou d'Ammon. Le premier consiste à faire au bord libre une perte de substance triangulaire et comprenant toute l'épaisseur de la paupière; le lambeau à exciser est calculé sur le degré de l'ectropion. Les lèvres de la plaie sont ensuite réunies par des points de suture. Ce n'est qu'une variété du procédé d'Antyllus, qui enlevait un lambeau en V ayant sa base tournée vers le bord libre.

D'Ammon exécute l'opération de la même manière, mais le triangle à enlever est pris à l'angle externe de l'œil.

Dieffenbach a créé également trois ou quatre procédés opératoires dont l'utilité ne nous semble pas très-grande en présence des méthodes précédentes. Toutefois, dans les cas où elles n'auraient donné que des insuccès, on pourra, d'après son conseil, inciser la peau suivant toute son épaisseur dans le voisinage du rebord orbitaire; ensuite on attire au dehors la lèvre supérieure de la conjonctive et, à l'aide d'une suture entortillée, on la fixe à la lèvre inférieure de la plaie, qu'elle vient de traverser. Ce procédé a l'inconvénient de laisser une cicatrice au milieu de la paupière.

B. *Inflammation et désorganisation de la conjonctive.* — C'est la variété que certains auteurs désignent sous les noms d'*ectropions inflammatoire, sarcomateux*, etc. Elle résulte des altérations de la conjonctive survenues à la suite d'ophthalmie purulente, de granulations, d'exsudations.

Cette membrane tuméfiée, congestionnée, épaissie, ne trouve plus dans ses éléments une tonicité suffisante pour résister à la traction en dehors produite par la peau, surtout lorsqu'il a existé précédemment un œdème du tissu cellulaire sous-cutané qui s'est dissipé ensuite et a laissé la conjonctive sans contre-poids extérieur. On voit souvent aussi, dans ces affections, la partie supérieure de la paupière et le cartilage tarse produire un étranglement de la portion déplacée.

Enfin, chez les jeunes enfants pris d'ophthalmie, on voit la luxation de la paupière supérieure survenir à la suite de soins mal entendus des parents. Si elle n'est pas promptement réduite, elle peut avoir pour conséquence un ectropion difficile à guérir.

Comme traitement, la première chose à faire est de combattre l'inflammation de la conjonctive par des moyens convenablement choisis.

Contre un état inflammatoire simple, mais chronique, nous employons les cautérisations au nitrate d'argent qui agissent à la fois en modifiant la cause et l'effet de la maladie.

S'il existe des végétations, il faut les exciser, mais isolément, les unes après les autres, autrement dit, attendre leur cicatrisation successive afin d'éviter les rétractions vicieuses.

Si la maladie tient à des granulations, on doit se contenter du traitement rationnel indiqué dans tous les auteurs et ne recourir à la chirurgie qu'en présence d'indications formelles.

Outre ces moyens, il faut avoir recours aux sangsues, aux ventouses et même aux scarifications de la conjonctive avec la lancette, bien que les conséquences de ces procédés soient graves dans un grand nombre de cas, et toujours à cause des cicatrices vicieuses.

Plusieurs chirurgiens conseillent l'occlusion permanente des paupières. Elle s'obtient soit au moyen d'emplâtres agglutinatifs, de collodion, etc., soit, comme le veut Critchett, à l'aide de sutures passées à travers le bord libre des paupières. M. Warlomont a modifié la manière de faire du chirurgien anglais en faisant passer les deux chefs d'un fil ciré de dehors en dedans à $0^m,002$ ou $0^m,003$ du bord libre et à environ $0^m,01$ l'un de l'autre, de façon à former une anse dans laquelle se place un morceau de gomme élastique qui empêche le fil de couper les tissus. Les deux chefs vont ensuite traverser l'autre paupière et sont également réunis en une anse, dans laquelle on applique un second morceau de gomme.

M. Streatfield conseille de maintenir les paupières en contact avec un simple anneau de caoutchouc passé autour de la tête du malade.

On peut arriver au même résultat à l'aide d'une boulette de charpie de moyenne grosseur maintenue sur l'œil avec une bande qui permet d'exercer la pression voulue.

Avant d'employer ces deux derniers moyens, il est souvent nécessaire d'opérer le redressement forcé de la paupière en tirant sur les cils et repoussant la muqueuse avec une curette.

Lorsque le renversement est produit par un bourrelet volumineux, formé par des granulations ou des végétations, il faut en opérer l'excision. Chaque cas particulier demande, pour ainsi dire, un procédé opératoire spécial; nous laissons aux praticiens le soin de décider du moyen le plus favorable à employer. En général, le plus simple est de soulever le bourrelet au moyen d'une aiguille, d'une pince, d'une érigne ou encore d'une anse de fil, comme l'a imaginé mon père, et de l'exciser ensuite avec des ciseaux courbes.

2° Ectropions tarsiens.

Ce genre d'ectropions est de beaucoup le moins fréquent, mais il mérite d'être distingué des autres à cause des procédés opératoires qui lui sont particuliers et qui portent spécialement sur le cartilage.

Les ectropions qui nous occupent reconnaissent pour cause l'allongement, l'épaississement, la déformation du tarse, enfin les lésions de continuité de ce cartilage.

Weller a imaginé un procédé spécial pour cette variété. Voici comment il le décrit : « Après avoir saisi les végétations dures » et sarcomateuses de la conjonctive avec une érigne, j'enlève » le mieux possible ces productions avec un petit bistouri et je » fais, au milieu de la paupière, la résection d'une portion du » cartilage tarse, de la longueur d'environ 2 lignes, en ayant » soin de ne pas intéresser l'arête externe du bord de la paupière; » je réduis ensuite l'ectropion et je maintiens celle-ci dans sa si-

» tuation naturelle, au moyen de bandelettes agglutinatives qu'on » renouvelle tous les jours avec soin jusqu'à l'entière cicatrisa- » tion. »

Les procédés opératoires de Jæger et d'Adams, que nous décrivons plus loin, peuvent également convenir.

Le Dran et Walther, de leur côté, ont conseillé d'aviver les bords libres des paupières à leur angle externe et de les réunir par un point de suture. Ce procédé convient pour les cas où, à la suite d'une brûlure, par exemple, les paupières sont renversées en dehors; il ramène la fente des paupières à ses dimensions normales et diminue de beaucoup la difformité, s'il ne la fait pas entièrement disparaître.

On peut encore mettre en pratique l'un des procédés de Dieffenbach, qui consiste à diviser les téguments par une incision parallèle au bord inférieur de l'orbite et située à quelques lignes au-dessous. Cette incision doit comprendre les deux tiers de l'étendue transversale de la paupière; on dissèque le lambeau ainsi formé jusqu'au bord adhérent du cartilage tarse; là on perfore la paupière et l'on incise la conjonctive dans une étendue égale à celle de la plaie externe. On saisit alors, à l'aide d'un crochet, le cartilage tarse et la conjonctive, on les attire dans l'incision externe où on les fixe à l'aide d'une suture entortillée.

Lorsque l'ectropion tient visiblement à une lésion du cartilage tarse, ce procédé plus ou moins modifié peut rendre de bons services.

3° Ectropions cutanés.

A. *Ectropions de cause passagère.* — Nous réunissons sous ce titre les renversements en avant, assez fréquents mais peu graves d'ordinaire, dus à des ophthalmies aiguës, à des kératites, à des inflammations produites par des collyres astringents et en particulier par l'atropine, les cataplasmes, l'abus des émollients. Ces affections donnent lieu à l'œdème, aux excoriations et aux exfoliations qui, tout en intéressant la conjonctive, agissent principalement sur la peau; les glandes de Méibomius ont leurs conduits oblitérés, les cils sont malades et la conjonctive renversée reste exposée à l'air libre. Ces accidents se produisent surtout à la paupière inférieure et ont pour conséquence le larmoiement et les inflammations répétées de l'œil.

Ce genre de maladie exige un traitement médical approprié. On se servira avec succès des émollients, des scarifications, des ventouses. Nous conseillons également l'emploi des poudres d'amidon sèche, très-fréquemment renouvelée. Un point remarquable est que ces ectropions passagers se présentent le plus souvent chez les sujets lymphatiques, scrofuleux, et que leur développement semble nous donner un enseignement; en effet, dès leur apparition la maladie initiale entre en voie de guérison.

On pourrait aussi, dans certains cas particuliers, recourir à l'occlusion des paupières faite suivant les indications données plus haut.

Il est urgent toujours de faire les plus grands efforts pour arrêter le larmoiement et éviter la photophobie.

Les autres ectropions cutanés sont dus à des causes permanentes que nous allons passer en revue.

B. *Ectropions, suite de maladies des conduits lacrymaux.* — Les obstructions, le ramollissement, la suppuration de ces conduits, peuvent être suivis d'ectropion. Nous renvoyons à cet égard à ce que nous avons dit à propos des tumeurs lacrymales.

Le traitement, on le conçoit, doit avoir pour but de guérir la lésion des conduits. Il faudra donc en venir à la dilatation forcée ou à l'incision par le procédé de Bowmann.

Si l'ectropion survivait à cette opération, il faudrait enlever un lambeau triangulaire du bord libre et comprenant toute la paupière; de préférence on peut employer un procédé analogue à ceux d'Ammon ou de Dieffenbach (seconde manière), mais en opérant dans l'angle interne.

C. *Ectropions, suite de relâchement des paupières.* — Lorsqu'il y a relâchement de la paupière inférieure, le poids seul de la membrane peut amener le renversement du bord libre. Le même résultat est possible lorsque le tissu cellulaire sous-jacent s'atrophie ou encore lorsqu'à la suite d'une paralysie du facial la paupière s'abaisse et entraîne le bord libre au-dessous de sa position normale. Celui-ci ne tarde pas à se dévier plus ou moins en dehors; il y a larmoiement et la conjonctive vient directement au contact de l'air.

Contre le relâchement de la paupière, il faut employer l'excision d'après la méthode d'Adams.

S'il existe une paralysie du facial, on essayera de la combattre au moyen d'un traitement médical toujours long et souvent infructueux.

P. *Ectropions, suite de cicatrices vicieuses.* — Ces cicatrices peuvent tenir à une plaie de la peau avec perte de substance, à des abcès, à des ulcères et surtout à des brûlures. Des chalazions du tissu sous-cutané, à la suite d'une ablation malheureuse, donnent souvent lieu à un ectropion par rétraction du tissu cicatriciel.

Par des soins intelligents et grâce aux efforts de la nature, on peut espérer dans ces cas un certain degré d'amélioration; mais le plus souvent il faut avoir recours à une opération.

Celse et les chirurgiens de son temps se bornaient à pratiquer sur la paupière une incision en forme de croissant dont les cornes étaient dirigées en bas pour la paupière supérieure et en haut pour l'inférieure. Les deux lèvres de la plaie étaient maintenues écartées avec de la charpie, et l'on attendait de cette opération un agrandissement du tissu cutané. Mais il est bien rare qu'au moment de la guérison définitive il ne survienne pas de rétraction qui détruit l'amélioration obtenue dans le principe.

En 1843, le docteur Mirault d'Angers eut l'idée d'exciser un lambeau de la conjonctive fongueuse, de rétablir les deux paupières dans leur position normale au moyen d'incisions convenablement faites, puis de réunir ensemble les paupières, bord contre bord, par deux points de suture entortillée. Les choses furent laissées un an dans cet état, et le succès couronna cette opération.

M. Nélaton a mis en pratique un procédé analogue dans un cas spécial. Ce chirurgien, après avoir fait une incision horizontale dans la rainure qui sépare le sourcil de la paupière supérieure, abaisse cette dernière jusqu'à la mettre en contact avec l'inférieure, puis, ayant avivé les bords de chacune d'elles dans une étendue de 1 centimètre environ en dehors des points lacrymaux, il les réunit par trois points de suture. Son dessein était de les maintenir dans cet état un an et plus, de manière à faire perdre à la cicatrice de la paupière supérieure la propriété de se rétracter. Malheureusement le malade mourut au bout de deux mois à la suite d'une fièvre typhoïde. Sous l'influence de cette maladie, l'œil droit non opéré était devenu *poudreux*, la cornée s'était ulcérée et il était survenu une suppuration du globe oculaire, malgré l'usage des irrigations permanentes; l'œil opéré, au contraire, protégé par l'adhésion des paupières, était resté intact.

Si l'enfant n'avait pas été enlevé par la maladie, M. Nélaton se proposait d'agrandir peu à peu l'ouverture palpébrale du côté où la suture des paupières avait été faite, en examinant quel serait le résultat de chaque section partielle sur le tissu de la cicatrice.

Wh. Jones a eu l'idée, après avoir excisé un lambeau de la conjonctive, de pratiquer sur la peau de la paupière deux longues incisions partant des angles de l'œil et venant converger en haut. En appuyant de haut en bas sur le lambeau triangulaire et en coupant les brides celluleuses qui pouvaient le retenir, il parvint, sans le disséquer, à ramener la paupière dans sa position normale. Il retrancha ensuite un morceau de la conjonctive renversée, réunit par deux points de suture la plaie produite à l'angle supérieur formé par les deux incisions de la peau et maintint la paupière en place au moyen d'emplâtres agglutinatifs. La guérison fut assez complète.

Le professeur Jæger a employé pour les deux paupières un procédé qui ne paraît pas avoir donné de bons résultats. Il fait une incision curviligne à environ 2 millimètres du bord libre et comprenant tous les tissus. Ensuite, il pratique dans le cartilage tarse une perte de substance en forme de triangle dont la base est tournée vers le bord palpébral dont il extirpe ainsi une partie. Il dissèque enfin la peau au-dessous de l'incision curviligne, de manière à pouvoir en obtenir la réunion à l'aide de sutures. De cette façon, il augmente la hauteur de la paupière et en diminue la largeur.

W. Adams emploie le procédé suivant : après avoir extirpé la portion épaissie de la conjonctive, il retranche avec des ciseaux un lambeau en forme de V comprenant tous les tissus. La base du triangle se trouve à 5 ou 6 millimètres du bord libre; ses côtés doivent avoir une longueur proportionnée à l'étendue de l'ectropion, sans toutefois dépasser le cartilage tarse. Les lèvres de la plaie sont ensuite réunies par deux ou trois points de suture.

D'ordinaire, c'est à la partie moyenne de la paupière que l'on retranche le lambeau triangulaire; mais, dans ce point, la cicatrice peut souvent produire une certaine difformité. Aussi conseillons-nous, lorsque la chose est possible, de faire l'incision du côté de la commissure externe.

Ce procédé a été modifié par Dieffenbach, d'Ammon et par mon père. On trouvera dans les auteurs classiques l'indication de ces changements et les cas où ils doivent être employés.

M. Alph. Guérin pratique une incision en forme de M renversé ou d'un W. Il dissèque ensuite les deux lambeaux formés par les triangles externes et les remonte par glissement, de telle sorte que les deux incisions formant le triangle interne viennent se rejoindre, tandis que les deux dernières se trouvent dans le prolongement l'une de l'autre. Les deux paupières sont enfin tenues fermées pendant un temps plus ou moins long.

M. Richet emploie également la méthode par glissement, mais en procédant d'une manière différente. Il fait deux incisions curvilignes parallèles et à concavité dirigée du côté de l'ectropion; la première passe à 2 millimètres environ au-dessous de lui, et la seconde est à 1 centimètre plus bas. Il dissèque le lambeau compris entre elles, le coupe verticalement à sa partie moyenne, relève la paupière de manière à lui faire prendre sa position normale et la fixe à la paupière supérieure; enfin les incisions sont réunies au moyen de points de suture.

Dans deux cas spéciaux, nous avons obtenu le meilleur résultat d'un procédé opératoire qui nous est particulier. Nous allons rapporter le second de ces cas.

Le 13 avril 1873, madame R... (Yonne), âgée de trente-trois ans, est venue nous consulter pour une difformité considérable des paupières de l'œil droit. A la suite d'une brûlure très-étendue et cependant peu profonde de la joue et du front, et s'étendant jusque sur les paupières, cette femme présentait un ectropion que nous appellerons *ectropion externe*. La commissure violemment tirée en dehors laissait la conjonctive oculaire à nu en même temps que les deux paupières, et surtout la supérieure, se trouvaient renversées.

La malade, depuis plusieurs années et à chaque instant, souffrait de conjonctivites catarrhales souvent graves et était obligée de cacher continuellement son œil pour aller au dehors, tant elle redoutait l'action de l'air vif. L'organe n'étant pas protégé la nuit, comme il arrive dans la paralysie du facial, était exposé à des dangers sérieux.

Nous avons fendu la commissure sur une longueur d'environ 2 centimètres et suivant la fente palpébrale.

Sur toute l'étendue de la plaie faite à la paupière inférieure et même sur une longueur de un demi-centimètre de ses parties saines, nous avons taillé le lambeau en sifflet et sur une hauteur de un demi-centimètre environ. Il était pris en même temps sur la conjonctive et sur la peau.

Nous avons ensuite séparé la peau et le tissu cellulaire sous-jacent de la paupière supérieure d'avec les couches plus profondes sur une longueur un peu plus considérable qu'à la paupière inférieure et suivant une plus grande hauteur. Ainsi la paupière pouvait s'ouvrir dans cette partie comme on ferait du feuillet d'un livre.

Après l'écoulement complet du sang, le nettoyage des plaies, nous avons *enclavé* le lambeau inférieur dans le dédoublement de la paupière supérieure, mais non sans avoir établi des sutures, de la manière suivante :

1° Avec une aiguille armée d'un fil, on traverse d'avant en arrière le lambeau antérieur de la paupière supérieure à sa partie médiane et près du bord externe.

2° On traverse dans un point correspondant le lambeau de la paupière inférieure.

3° Le fil passe à travers la lèvre postérieure de la peau de la paupière supérieure.

Actuellement le fil de suture doit revenir à la surface cutanée, en traversant successivement et d'arrière en avant les trois couches qu'il avait d'abord traversées en sens inverse, sur une même ligne transversale et cette fois près du bord interne, de telle sorte qu'il reste une anse de fil sous la paupière supérieure, et en contact avec le globe oculaire.

4° Les deux extrémités du fil sont doucement rapprochées, et on aide même à l'*enclavement* de la paupière inférieure. Dans cet état, on établit un nœud.

Nous avons fait coucher la malade en immobilisant ses deux yeux avec du taffetas d'Angleterre et du collodion.

Quarante-huit heures après l'opération, nous avons enlevé le fil de suture. La réunion était faite par première intention, et quelques jours après la malade était parfaitement guérie et sans cicatrice visible.

BLÉPHAROPLASTIE

On pratique ce genre d'opération pour réparer une perte de substance ou pour guérir un ectropion dû à une cicatrice vicieuse.

Dans ce dernier cas, il faut une indication formelle que, pour notre part, nous n'avons jamais rencontrée.

On trouvera dans les auteurs la description des procédés opératoires les plus variés. Nous nous bornerons ici à rapporter celui de M. Malgaigne.

« Le malade, assis ou couché, on circonscrit la cicatrice entre deux incisions et on l'emporte par la dissection. La première incision doit être faite parallèlement au tarse, et autant que possible à quelques millimètres de distance, afin de se ménager près du bord palpébral assez de peau pour y fixer le lambeau. La cicatrice enlevée ou détruite, on fait écarter les bords de la plaie, de manière à rendre à la paupière sa longueur naturelle; condition indispensable et pour laquelle on peut même diviser le muscle orbiculaire jusqu'à la conjonctive.

» Ce premier temps achevé, on procède à la formation du lambeau. Pour la paupière supérieure, on le taille aux dépens de cette partie de la peau du front qui se trouve un peu en dehors et à 4 millimètres au-dessus du bord orbitaire. On en prend la mesure sur la peau elle-même, en donnant toutefois au lambeau un peu plus de longueur et de largeur. Il doit être taillé de telle sorte que sa partie supérieure devienne la partie interne de la paupière nouvelle; son bord interne doit se continuer avec le bord externe de la plaie de la paupière, afin qu'après la dissection il puisse être aisément réuni au bord inférieur de cette plaie, et son bord externe doit être prolongé par l'incision assez loin en bas et en dehors pour pouvoir s'accoler au bord supérieur de la plaie palpébrale. Cette incision doit permettre au lambeau de recouvrir la plaie sans que la peau soit plissée ou tiraillée; sinon il faut le prolonger un peu plus en dehors.

» On dissèque donc le lambeau ainsi circonscrit, et on l'applique sur la plaie en retranchant les brides des téguments qui s'opposeraient à la coaptation exacte. On étanche le sang par des lotions d'eau froide, et lorsqu'il a complétement cessé de suinter on réunit par les épingles à insectes ou par la suture entrecoupée.

» Pour la paupière inférieure, on taille le lambeau la pointe en bas sur la région malaire, au côté externe de la paupière, à la même distance du bord de l'orbite et suivant les principes que nous venons d'établir.

» Du reste, on comprend que l'étendue de la cicatrice et l'état de la peau peuvent obliger à prendre le lambeau ailleurs et à le tailler d'une autre manière. On appliquerait donc ici, selon le besoin, les divers procédés de l'autoplastie.

» Après la blépharoplastie la mieux réussie en apparence, il est à craindre que le lambeau ne se déforme et ne ramène en partie l'ancienne difformité ou ne la remplace par une difformité nouvelle, toujours moins grave cependant que la première. Tantôt il est bombé et saillant; d'autres fois il se laisse attirer en dehors par la cicatrice qui s'est organisée à son ancienne place; et enfin à la longue il tend à se raccourcir plus ou moins. Pour parer à ces inconvénients, M. Denonvilliers a combiné la blépharoplastie avec l'union temporaire des paupières, et il a obtenu ainsi de remarquables résultats. »

PTOSIS

Le ptosis est une maladie qui consiste dans la chute de la paupière supérieure avec impossibilité de la relever.

Cette affection reconnaît plusieurs causes : l'amaigrissement, la paralysie totale ou partielle du moteur oculaire commun, les blessures, et enfin certaines tumeurs particulières siégeant dans le tissu cellulaire.

Il n'entre pas dans notre programme de nous étendre sur les différents moyens thérapeutiques employés avec plus ou moins de succès contre le ptosis. Nous ne voulons insister que sur certaines indications chirurgicales particulières.

Un instituteur du département de la Seine, et récemment M. Ch. Charron, âgé de cinquante-quatre ans, de Puiseux (Seine-et-Marne), sont venus nous consulter pour un ptosis tenant en réalité à un allongement considérable de la peau des paupières. La cause nous est restée tout à fait inconnue. C'est là une affection particulière très-rare, peut-être de même ordre que l'éléphantiasis des Grecs. La paupière était paralysée parce que la puissance du muscle, quoique normale, devenait insuffisante pour relever les tissus palpébraux distendus et tombant en repli, de sorte que les malades, pour y voir, étaient obligés de renverser vivement la tête en arrière afin de mettre la pupille dans l'axe de la fente palpébrale rétrécie.

C'était là une infirmité contre laquelle il était indispensable d'agir. Nous avons mis en usage le procédé opératoire suivant :

Premier temps. — Avec un bistouri, on fait à la paupière deux incisions de haut en bas et s'étendant des commissures vers le sourcil.

Deuxième temps. — On réunit par une incision les deux extrémités supérieures des premières plaies.

Troisième temps. — On dissèque jusqu'à un demi-centimètre du bord libre le lambeau compris dans les limites que nous venons d'indiquer.

Quatrième temps. — On excise de ce lambeau disséqué, et, en haut, une portion dont la hauteur, sur toute son étendue, est de 1 centimètre environ.

Cinquième temps. — On réunit, au moyen de cinq points de suture et par glissement, le lambeau palpébral à la plaie de la région sourcilière.

Nous n'avons eu qu'à nous louer de ce procédé ; les deux malades sont parfaitement guéris.

Toutes les causes qui, en abolissant les fonctions du nerf moteur oculaire commun, entraînent la paralysie de l'élévateur de la paupière supérieure, ont pour conséquence un ptosis qui résiste plus ou moins aux traitements thérapeutiques et reste souvent incurable.

Un changement brusque de température, une excitation morale violente, les coups, etc., peuvent amener brusquement cette affection. Il en est de même des congestions cérébrales qui se produisent dans le voisinage des racines de la troisième paire et sont d'autant moins rares que le moteur oculaire commun a ses origines entre les artères cérébrale postérieure et cérébelleuse supérieure. Lorsque le ptosis est dû à des tumeurs, à des fongus ou à d'autres altérations de la base du crâne, il suit la marche de ces affections et se développe lentement.

MM. Canton et Cooke ont signalé chacun un cas de ptosis qui coïncidait avec l'aménorrhée et cessait dès qu'on parvenait à ramener le flux menstruel.

Lawrence a donné une observation de ptosis partiel des deux paupières supérieures qui dura pendant près de *cinquante années* et qui survint à la suite d'un coup de balle de critket, qui « avait fracturé l'os pariétal droit et amené une inflammation du cerveau ».

Le ptosis fut guéri, au dire de l'auteur, au moyen de deux ligatures en soie passées au-dessous du bord libre de la paupière, ramenées au dehors de façon à embrasser une grande épaisseur de la peau et liées serré.

La syphilis peut avoir pour conséquence le prolapsus de la paupière supérieure.

Suivant les causes, il faudra instituer une médication appropriée et employer les antiphlogistiques, les sudorifiques, les stimulants, l'électricité, l'iode, le mercure, etc. Après un traitement plus ou moins long, on obtient souvent, sinon la guérison absolue, du moins une amélioration suffisante.

Mais lorsque la maladie tient à une tumeur intra-crânienne non spécifique, il est à peu près certain qu'on échouera malgré tous les moyens employés.

Il en est de même si le ptosis tient à une plaie pénétrante de la paupière, qui a eu pour résultat de couper le muscle élévateur dans une grande étendue ou de sectionner le filet nerveux...

Si le prolapsus n'est que partiel, il suffira d'enlever à la paupière un pli de peau en forme de feuille d'olivier et proportionné à la gravité du mal. Si le ptosis est complet, on devra recourir à l'opération imaginée par M. Hunt, de Manchester. Ce chirurgien pratique, immédiatement au-dessous du sourcil, une incision prolongée de chaque côté jusqu'au delà des commissures des paupières. Une incision inférieure est faite plus ou moins près du bord tarsal de la paupière et rejoint l'incision supérieure à chacune de ses extrémités. Il dissèque ensuite le lambeau compris entre ces limites et qui varie, comme on le voit, selon les degrés différents de la blépharoptose. Enfin il réunit les bords de la plaie au moyen d'un certain nombre de points de suture et institue le pansement ordinaire.

Cette opération laisse peu de difformité et a l'avantage de permettre au muscle occipito-frontal d'exercer son action sur la paupière que l'on est venu insérer à la portion de la peau du sourcil qui se trouve sous la dépendance de ce muscle, innervé par une branche du facial.

TRENTE-QUATRIÈME LEÇON

OPHTHALMIE SYMPATHIQUE

Quelle que soit la cause déterminante, chaque fois qu'un œil est gravement atteint dans ses éléments vasculaires, lymphatiques ou nerveux, la maladie, dans un délai assez variable, exerce une influence fâcheuse sur l'œil opposé, et quand bien même ce dernier serait parfaitement sain, il peut être atteint d'*ophthalmie symphatique;* c'est là une altération, une maladie spéciale des plus redoutables et qui n'a été étudiée sérieusement que depuis peu de temps.

Cependant, dès le commencement du siècle, plusieurs chirurgiens avaient remarqué l'influence exercée par un œil blessé sur son congénère. En 1804, le docteur Albers donna une observation d'une blessure de l'œil droit guéri sans abolition complète de la vision et suivie trois jours après d'une opacité manifeste du cristallin de l'œil sain, due à une cataracte qui fut opérée au bout de six mois et sans succès par le professeur Jung.

Vers 1816, Demours avait remarqué les mêmes phénomènes et signalé deux cas où la blessure d'un œil avait déterminé dans l'autre une opacité du cristallin.

A la même époque (1818), Wardrop signala une ophthalmie particulière qui attaque alternativement les deux yeux des chevaux, mais ne s'étend pas au second, s'il arrive que le premier suppure et s'atrophie. Aussi les vétérinaires provoquent-ils cette atrophie afin de préserver l'œil encore sain.

Quelques années plus tard, M. Barton, de Manchester, mit en pratique d'aller à la recherche du corps étranger en enlevant un morceau étendu de la cornée. Il agit de la sorte dans l'idée que le corps étranger est la cause de l'ophthalmie sympathique.

En 1860, le docteur Préchard conseilla l'ablation totale du globe de l'œil, siége de la blessure.

M. Taylor est également d'avis qu'il faut faire une opération sur l'œil malade. Il se borne à enlever la cornée.

M. Warlomont pense que l'ablation partielle est le meilleur moyen à employer. Elle offre moins de danger et laisse subsister un moignon précieux pour l'adaptation d'un œil artificiel.

Avant d'indiquer notre manière de faire, il importe de rechercher le mode de production de l'ophthalmie sympathique. Sur cette question, les avis sont partagés, et il serait téméraire d'émettre une opinion définitive. Nous voulons cependant donner les raisons qui nous font croire que l'ophthalmie sympathique trouve sa cause dans une lésion primitive ou secondaire des nerfs ciliaires. L'irritation nerveuse est transmise au ganglion ophthalmique dont la partie antérieure donne naissance à la plupart des nerfs ciliaires, et de là s'étend, par la racine grise de ce ganglion, au grand sympathique.

Cette opinion, qui est celle de plusieurs auteurs, a une importance capitale au point de vue chirurgical. Si, en effet, elle est admise, il suffira de mettre le cercle ciliaire à l'abri d'une excitation continuelle ou d'une inflammation intermittente pour protéger l'œil sain contre une altération réflexe provenant du grand sympathique irrité par l'œil malade.

Notre but n'est pas de passer en revue les observations nombreuses des physiologistes sur cette question des actions réflexes. Il nous suffira d'en rapporter ici quelques-unes ayant trait plus spécialement au sujet qui nous occupe.

M. Ch. Rouget s'explique de la façon la plus claire sur le mode de propagation des inflammations et de certaines autres lésions pathologiques.

« Toutes les fois qu'une partie de l'organisme est le siége de phénomènes d'activité normale ou pathologique, sans que cette partie ait reçu directement une impression, une excitation, c'est grâce aux communications établies par l'intermédiaire des centres nerveux entre cette partie et une autre plus ou moins éloignée que l'apparition de ces phénomènes s'explique.

» Lorsque l'ophthalmie, d'un côté, entraîne, comme la science en compte aujourd'hui de nombreux exemples, une ophthalmie de l'œil du côté opposé, cette affection sympathique et secondaire est le résultat d'une irritation qui, des nerfs sensitifs de l'organe primitivement malade, est réfléchie sur les nerfs vaso-moteurs de l'œil du côté opposé.

» L'occlusion convulsive des paupières, caractéristique de la photophobie, est encore un effet de l'impression douloureuse produite non sur la rétine (car on l'observe chez les amaurotiques), mais sur les nerfs sensitifs de la cornée par le passage des rayons lumineux.

» Les hypersécrétions morbides sont presque constamment le résultat d'actions réflexes. L'épiphora reconnaît pour cause une conjonctivite, une kératite, etc.

» Un des exemples les plus communs et en même temps les plus probants de congestion, d'inflammation d'un organe par action réflexe, c'est-à-dire par suite d'une impression faite sur les nerfs sensitifs d'un organe autre que l'organe malade, c'est celui de la conjonctivite qui se montre à la suite de lésions, traumatiques ou non traumatiques, de la cornée. Mais ce n'est pas dans la conjonctive seulement que l'irritation des nerfs de la cornée peut amener un état congestif ou inflammatoire ; la circulation des vaisseaux de l'iris, de la choroïde, peut être profondément modifiée, et des ophthalmies internes se développent fréquemment, non par voisinage, comme on le croit trop souvent, mais par réflexion de l'irritation cornéenne.

» Qu'un corps étranger blesse un point quelconque du centre de la cornée, presque immédiatement les vaisseaux de la conjonctive oculaire s'injectent ; la conjonctive enflammée et douloureuse enserre étroitement la cornée blessée. Est-ce la lésion d'un point central de la cornée qui a pu déterminer directement l'inflammation ? Est-ce par continuité de tissu, comme on le pense généralement, que l'irritation s'est propagée de proche en proche de la cornée à la conjonctive ? Mais l'examen le plus minutieux ne montre aucune altération dans l'état de la portion périphérique de la cornée. Ce n'est pas, comme on pourrait le supposer pour d'autres organes et dans d'autres régions, par des communications vasculaires que l'inflammation s'est étendue à distance du point irrité, car la cornée n'a pas de vaisseaux; ceux de la conjonctive s'arrêtent par une couronne d'anses multiples à son pourtour. Mais la cornée est riche en nerfs sensitifs qui ont porté au centre nerveux l'excitation due à la lésion, et cette impression, transformée et réfléchie sur les nerfs vaso-moteurs de la conjonctive, est devenue la cause des modifications dans la circulation de cette membrane.

» Une lésion du nerf frontal peut être suivie de congestion et d'inflammation du globe oculaire. Dans d'autres circonstances, cette lésion peut donner lieu à une amaurose, à une cataracte, qui ne sont précédées ni accompagnées d'aucun symptôme d'inflammation interne de l'œil. L'amaurose est ici le résultat d'une contraction des vaisseaux de la choroïde et de la rétine. Quant à la cataracte qui survient dans les mêmes conditions, elle résulte aussi très-vraisemblablement d'un arrêt de nutrition du cristallin, conséquence de la contracture vasculaire. Le nerf frontal n'est pas seul en possession de réfléchir ses impressions sur les centres vaso-moteurs de l'œil. Brown-Séquard a le premier observé que les troubles profonds de la nutrition allant jusqu'à l'opacité, l'ulcération de la cornée et l'atrophie du globe oculaire pouvaient se montrer à la suite de lésions de la moelle épinière, à la région dorsale ou lombaire. Cette influence de lésions directes de la moelle vaso-lombaire sur la nutrition et les fonctions de l'œil, permet de comprendre comment des irritations de la muqueuse intestinale par la présence d'entozoaires ou par toute autre cause, peuvent être réfléchies des centres médullaires jusque sur les nerfs vaso-moteurs de la rétine (*amaurose abdominale des Allemands*). »

Quant aux conséquences que peut avoir pour l'œil une lésion pratiquée sur certains points du grand sympathique, elles nous paraissent parfaitement établies.

Pourfour du Petit a le premier fait connaître l'influence de la section du filet cervical du grand sympathique sur l'œil. Cet auteur signala comme effets de cette paralysie le resserrement de la pupille, le rapetissement de l'œil et la rougeur de la conjonctive.

En 1845, M. Biffi, de Milan, apprit que, lorsque la pupille a été rétrécie par suite de la paralysie du grand sympathique cervical, on peut reproduire sa dilatation en appliquant le galvanisme sur le bout supérieur du nerf divisé.

En 1851, MM. Biedge et Waller désignèrent la portion de la

moelle épinière d'où naissent les nerfs ciliaires sous le nom de région *cilio-spinale* de la moelle.

Brown-Séquard pense qu'il serait plus exact de la nommer région *oculo-spinale*, car elle ne donne pas naissance seulement aux nerfs ciliaires. En effet, lorsqu'on en fait la section, on obtient non-seulement le resserrement de la pupille, mais encore tous les autres phénomènes signalés du côté de l'œil.

En 1852, M. Brown-Séquard a montré que la section de cette partie de la moelle donnait comme résultat :

1° Une augmentation de chaleur et de vascularisation du côté correspondant de la tête avec augmentation de la sensibilité des parties;

2° Un rétrécissement de la pupille;

3° Une rétraction du globe oculaire dans le fond de l'orbite ;

4° Un aplatissement de la cornée et une diminution consécutive du globe de l'œil.

En outre, quand on galvanise le bout supérieur du nerf cervical sympathique coupé, on ne produit pas seulement une dilatation de la pupille, mais encore un élargissement de l'ouverture palpébrale et une projection de l'œil en avant ou exophthalmie.

Ces faits nous paraissent assez probants pour pouvoir admettre rationnellement comme cause de l'ophthalmie sympathique une action réflexe due à une excitation transmise des nerfs ciliaires au grand sympathique. A cet égard, plusieurs chirurgiens ont émis des opinions qui se rapprochent beaucoup de la nôtre.

En 1863, M. Critchett a fait à Heidelberg une communication fort intéressante sur l'ophthalmie sympathique. Nous ne saurions mieux faire que de rapporter ici les principales idées émises par le célèbre ophthalmologiste.

« Il existe, dit-il, peu d'affections qui puissent attirer d'une façon plus douloureuse l'attention de l'observateur, que l'ophthalmie sympathique. J'appelle ainsi cette affection qui survient sur un œil à la suite d'une inflammation traumatique éprouvée par son congénère. Ce qui appelle surtout l'intérêt sur ces sortes de cas, c'est la nature tout insidieuse et opiniâtre de l'inflammation, l'influence pernicieuse qu'elle exerce sur la vision et la résistance qu'elle oppose à tous les moyens, soit locaux, soit constitutionnels, empruntés à la pharmacie, ainsi qu'au traitement chirurgical...

» J'appellerai d'abord votre attention sur la nature de la lésion traumatique, cause primitive des accidents. D'ordinaire elle a intéressé l'iris et la région ciliaire et se complique fréquemment de la présence d'un corps étranger logé dans l'intérieur de l'œil, ce qui, comme conséquence, entraîne toujours une inflammation prolongée de l'organe blessé. Après un laps de temps variant de quelques jours à plusieurs mois, mais qui peut être évalué en moyenne à environ six semaines, l'œil non blessé commence à donner des signes de maladie sympathique. Il survient un léger obscurcissement de la vue qui s'accompagne de larmoiement, de photophobie et d'une zone rosée autour de la cornée ; l'œil perd de son brillant. A mesure que l'inflammation marche, le globe oculaire se ramollit ; la chambre antérieure diminue, l'iris est saillant en avant, et sa texture subit quelques altérations remarquables ; la pupille se rétrécit et son bord contracte des adhérences très-solides avec la capsule du cristallin qui devient opaque et coriace. Plus tard, le cristallin se prend lui-même. L'affection ressemble, à beaucoup d'égards, à l'*iritis récidivante* dans ses dernières périodes, mais elle en diffère sous deux ou trois points remarquables. Dans l'iritis récidivante, l'iris conserve sa consistance et sa résistance normales, ou bien, dans quelques cas anciens, il se ramollit et se déchire lorsque l'on essaie de l'attirer au dehors. Dans l'inflammation qui nous occupe, au contraire, l'iris devient si ferme, si coriace et si adhérent, que ce n'est qu'avec beaucoup de difficultés qu'on peut l'attirer au dehors et que, dans certains cas, il devient impossible, malgré les efforts les mieux dirigés, d'en retrancher une portion....

» Le traitement consiste à extirper l'œil qui a été blessé et à placer l'autre dans les conditions les plus favorables pour obtenir la guérison....

» Il importe beaucoup de déterminer jusqu'à quel point il est vrai que l'extirpation de l'œil blessé arrête la maladie qui a éclaté dans l'autre ; mon expérience personnelle me porte à dire qu'une fois que cette forme si fatale d'inflammation s'est déclarée, l'opération n'offre que peu ou pas d'utilité : c'est donc un point à examiner que celui de savoir si, dans ces cas de plaie de l'œil avec destruction de la vision, alors qu'il existe une irritation prolongée, il ne vaut pas mieux enlever cet organe, sans attendre que l'inflammation ou même des signes d'irritation se soient manifestés dans l'autre œil. Les cas de cette nature doivent tout au moins être surveillés avec le plus grand soin, afin qu'on puisse recourir à l'opération dès que le moindre phénomène sympathique survient dans l'autre œil. »

L'auteur agite ensuite la question de savoir si l'iridectomie, qui semble indiquée, peut donner de bons résultats, Il doute beaucoup de son efficacité, sans compter qu'elle lui paraît toujours difficile, parfois même impossible à exécuter.

En résumé, les points établis par ce chirurgien sont :

1° Que les blessures qui donnent naissance à l'ophthalmie sympathique sont celles qui occupent la région ciliaire ;

2° Que les effets sur l'œil de cette forme d'inflammation diffèrent, par des particularités importantes, de ceux que déterminent les autres formes d'iritis ;

3° Que les moyens médicaux, constitutionnels ou locaux, pas plus que les moyens chirurgicaux, n'exercent aucune influence favorable sur l'état de l'œil ;

4° Que l'on doit attendre, pour recourir à une opération, que tout travail inflammatoire ait cessé et que, même alors, le pronostic doit être réservé ;

5° Qu'en considérant la nature indomptable de cette forme d'inflammation et le danger qu'il y a de voir survenir une cécité complète, il serait peut-être plus prudent, dans les blessures qui occupent la région ciliaire et déterminent une irritation prolongée, d'exciser l'œil frappé avant qu'aucun signe d'inflammation se soit manifesté dans l'autre.

Notre savant confrère le docteur Warlomont ajoute très-judicieusement qu'il faudrait en même temps étudier cette autre question de savoir si un œil atteint d'une affection chronique telle qu'un glaucome ou une irido-choroïdite idiopathique ne peut pas, en dehors, bien entendu, de la continuité d'action de la cause première, exercer sur l'œil resté sain une action fâcheuse, proportionnée à la sensibilité morbide qui s'est développée sur le premier. De là l'indication d'exciser peut-être un œil glaucomateux, dans la pensée de préserver l'autre, aux premières manifestations morbides dont ce dernier viendrait à être le siége ou même avant leur apparition.

M. G. Lawson arrive à des conclusions à peu près semblables.

M. Dixon a obtenu des résultats favorables par l'extirpation de l'œil perdu lorsqu'il est le siége de douleurs, dans le but de combattre une affection sympathique de l'œil congénère. Cette pratique est généralement adoptée en Angleterre depuis quelques années.

M. Williams, de Cincinnati, un des élèves les plus distingués de mon père, pense qu'un œil perdu et encore douloureux doit être sacrifié pour arracher l'autre à un danger prochain ou éloigné, et que l'ablation partielle suffit.

Le docteur Agnew, de New-York, a pratiqué une douzaine de fois l'extirpation pour arrêter une affection sympathique de l'autre œil (1860).

Nous diviserons les ophthalmies sympathiques suivant les causes qui les produisent, et nous nous occuperons tout d'abord de celles d'origine pathologique.

1° Les maladies de l'enfance, l'ophthalmie purulente en particulier, laissent après elles, lorsqu'elles ne sont que monoculaires, des troubles tels dans la nutrition de l'hémisphère antérieur de l'œil, que parfois les liquides intra-oculaires augmentent de quantité, leur nature s'altère, la sclérotique se distend, surtout dans le voisinage du cercle ciliaire, elle s'amincit jusqu'au jour où il y a hydrophthalmie avec menace de compression; alors l'œil devient sensible à la lumière, irritable, larmoyant, la conjonctive devient rouge, surtout dans le pourtour de la cornée; l'œil sain redoute le grand jour, larmoie et se trouve menacé. Il est nécessaire de pratiquer une opération sur l'œil malade, amputation ou énucléation, question que nous étudierons tout à l'heure.

Nous ne parlerons pas des autres causes d'ophthalmie sympathique chez les enfants pour ne pas trop nous écarter de notre sujet.

2° Parmi les maladies de l'enfance et des adultes, les ophthalmies scrofuleuses ou du cercle ciliaire tiennent une place fort importante. Von Ammon, de Dresde, en 1830, s'occupa spécialement de cette affection; il en voulait faire à juste raison une maladie particulière indépendante du reste des maladies de l'œil. Depuis il a été reconnu que la *cyclite* donne lieu à des ophthalmies par action réflexe, et les travaux de Wilde ont avancé singulièrement la science sur ce point. Testelin, de Lille, et Van Roosbroeck, de Gand, sont venus plus tard apporter leur appoint.

Nous ne voulons pas donner ici les symptômes propres et spéciaux à la maladie, ce serait entamer une étude qui nous éloignerait trop des questions chirurgicales. Nous tenons à énoncer ce fait: que les maladies scrofuleuses de l'œil pures et simples, intéressant le cercle ciliaire, peuvent, alors que les organes qui sont directement sous sa dépendance sont atteints, avoir un retentissement grave sur l'œil opposé. Et à ce propos, que de variétés à observer dans la marche des caractères de la maladie! Tantôt elle est aiguë, à *forme douleur*, tantôt sa marche est insidieuse, lente, etc.

Nous devons dire que nos tentatives chirurgicales, en temps qu'elles avaient pour but de conserver et non de détruire, n'ont jamais été couronnées de succès. Nous pensons qu'un traitement médical seul, local et général, peut modifier la maladie.

Il n'y aurait que le cas où le premier œil serait perdu ou devenu inutile, par suite des altérations profondes, qu'il faudrait recourir à l'amputation de l'hémisphère antérieur ou même à l'énucléation, afin de protéger l'œil sain.

Mais il faut ajouter que la constitution du malade est pour beaucoup dans la cause de la maladie oculaire, et même l'extirpation de l'œil faite à temps ne peut empêcher le second œil de devenir malade à son tour (M. Warlomont).

3° Les maladies *staphylomateuses*, en tant que le staphylôme est partiel et aigu, peuvent être modifiées favorablement par l'iridectomie; à la page 287, nous avons dit qu'un staphylôme partiel pouvait entraîner la perte de l'œil, mais qu'on pouvait arrêter la maladie au moyen de cette opération. Cela veut dire que l'iridectomie a un triple but: elle empêche l'œil de se perdre en entier; elle conserve la vue ou l'améliore; enfin, par cela seul qu'elle arrête le développement du mal, elle nuit aux actions réflexes et protége l'œil sain.

Mais lorsque les staphylômes partiels sont chroniques ou bien lorsqu'ils sont complets et enflammés, l'iridorhexis ou l'iridectomie deviennent des opérations insuffisantes dans leurs résultats, car la maladie a gagné les parties profondes, en particulier la choroïde et le cercle ciliaire; après l'opération, l'inflammation continue, l'œil opposé est menacé. Il faut recourir tout d'abord à un moyen plus héroïque; il faut enlever l'œil, ou peut-être se contenter de l'amputation de la moitié antérieure, question que nous étudierons en temps et lieu.

4° Les maladies aiguës et mixtes de l'iris et de la choroïde ont déjà été étudiées à l'article *Irido-choroïdites*, et à ce propos nous avons dit, page 230, que, lorsque le cercle ciliaire seul était malade et n'agissait que sur les membranes directement sous sa dépendance, le malade était atteint de cyclite et qu'un traitement médical devait être institué.

Nous avons également dit que, si la maladie s'aggrave, il y a atrophie lente et progressive de l'œil, et que si elle envahit les membranes profondes, après avoir désorganisé celles qui constituent l'hémisphère antérieur, l'œil est voué à une atrophie certaine, et nous ajouterons qu'il est alors très-souvent nécessaire de recourir à des moyens énergiques pour protéger l'œil sain.

5° Les altérations de la choroïde d'origine vasculaire, nerveuse ou autres, peuvent développer des maladies graves dans l'hémisphère antérieur de l'œil; elles portent le nom de choroïdo-iritis, et nous les avons étudiées spécialement page 233; nous avons dit que souvent l'iridorhexis était indiquée pour empêcher l'ophthalmie réflexe et même pour arrêter les progrès du mal et conserver la vue. Nous avons ajouté une série de considérations qui nous ont fait conclure à la nécessité de provoquer la destruction de l'organe en pratiquant même une énucléation afin de préserver l'œil opposé; cependant nous insisterons sur ce fait que la simple atrophie *provoquée* de l'organe peut donner lieu à des résultats semblables.

6° Nous avons dit, page 278, que, lorsque le glaucome est complet, l'iridectomie ne saurait avoir d'efficacité que lorsque la maladie envahit l'hémisphère antérieur. Alors elle calme les douleurs et place l'œil congénère à l'abri d'une action réflexe dont le résultat peut être ou un glaucome ou une ophthalmie sympathique.

7° Enfin, — et nous l'avons vu nombre de fois, — il survient, à la suite de décollements graves et étendus de la rétine, des symptômes de compression si alarmants qu'il devient nécessaire de provoquer l'atrophie lente de l'organe en pratiquant une iridectomie avec extraction de la lentille, et en faisant sortir une assez grande quantité de corps vitré. L'amputation ou l'énucléation pourraient être mises en usage, mais jusqu'alors l'iridectomie nous a suffi.

Les ophthalmies sympathiques sont le plus souvent la conséquence d'une blessure grave de l'œil.

Les blessures de l'iris et de la cornée avec hernie du diaphragme peuvent être aisément suivies de staphylôme, et nous avons vu quelquefois que l'iridectomie ou l'iridorhexis pouvait entraver la marche de la maladie, par suite conserver l'organe au moins dans une certaine mesure. Mais lorsque le staphylôme partiel ou total suit son développement, il devient nécessaire de pratiquer l'amputation de l'hémisphère antérieur de l'œil pour calmer les douleurs et surtout pour éviter une ophthalmie réflexe. Faut-il se contenter de cette opération? ses résultats sont-ils aussi favorables que si on enlevait l'œil en entier? — C'est un point sur lequel nous reviendrons.

Les blessures pénétrantes du cercle ciliaire, siégeant en particulier à la marge de la cornée, sont toujours très-graves; nous avons assisté le plus souvent à l'atrophie lente de l'organe après ce genre de lésion, et, chose remarquable, l'œil se désorganise en entier, lentement, progressivement, sans présenter de symptômes aigus.

Il y a cependant quelques exceptions qui, dans des délais assez courts, obligent à recourir à l'amputation, parce que, pendant la première période, l'œil opposé devient malade.

Ces exemples nous permettent de regarder le cercle ciliaire comme jouant un rôle des plus importants, puisque sa section, ou sa blessure, nuit si profondément à la circulation intime de l'œil, que ce dernier succombe.

Lorsque l'œil est atrophié complétement, il n'y a plus d'inquiétude pour le malade, l'œil opposé est à l'abri d'une action réflexe. Cependant il arrive qu'au bout de dix, quinze et même vingt années, il se déclare dans le moignon une inflammation violente (et le fait existe aussi pour les yeux renfermant un corps étranger) qui vient à nouveau faire courir à l'œil sain les dangers les plus sérieux. Il devient absolument nécessaire d'extirper les vestiges de l'œil primitivement blessé, et, à l'autopsie, on trouve le cristallin devenu calcaire, quelquefois la rétine est ossifiée, le corps vitré renferme des exsudations, etc., désordres suffisants pour expliquer les symptômes sus-énoncés.

En général, voici les symptômes que l'on observe habituellement lorsqu'une ophthalmie sympathique se déclare :

1° L'œil devient larmoyant, il craint le grand jour et par-dessus tout les brusques variations lumineuses.

2° Le malade voit des mouches volantes nombreuses, variables comme forme, en particulier lorsque son regard se porte sur une surface fortement éclairée. Ce symptôme s'accuse surtout lorsque les digestions sont mauvaises, qu'il existe des maux de tête, etc.

3° Ces derniers caractères sont intermittents et irréguliers ; ils tiennent à l'état congestif de la rétine ; celui-ci peut être direct si la profession du malade l'oblige à appliquer les yeux à courte distance; indirect si la congestion siége tout d'abord dans la choroïde et relève d'un état général particulier.

4° A une période plus avancée, les symptômes s'aggravent ; la choroïde et la rétine demeurent congestionnées et les mouches volantes sont persistantes ; peu à peu le champ de vision se circonscrit soit par places, soit de la circonférence vers le centre.

5° Le fond de l'œil présente successivement les altérations que l'on rencontre dans les choroïdo-iritis.

6° Plus tard on trouve le cristallin malade, ses couches corticales postérieures deviennent opaques les premières ; l'iris présente des synéchies postérieures nombreuses qui s'établissent lentement, peu à peu et sans que le malade en ait conscience.

7° L'œil devient dur.

Nous ajouterons que les ophthalmies sympathiques se développent quelquefois avec une assez grande rapidité et pendant la période aiguë de la maladie qui les détermine. Ainsi nous les avons observées dans les trois premières semaines qui ont suivi la blessure ; alors l'intervention chirurgicale a dû être rapide et énergique, car les troubles s'étant généralisés, l'hémisphère postérieur, après l'amputation simple, réagit sur l'œil opposé.

RÉSUMÉ.

L'ophthalmie sympathique peut être modifiée, arrêtée, même dans son développement au moyen de quatre procédés opératoires :

1° et 2° Par l'*iridectomie* ou par l'*iridorhexis*, dans les cas suivants :	*a.* Staphylôme partiel aigu. *b.* Irido-choroïdite aiguë, souvent même en opérant les deux yeux lorsque déjà le second œil présente les symptômes propres à l'irido-choroïdite. *c.* Glaucome aigu ou chronique.
3° Par l'*amputation de l'hémisphère antérieur*, dans les cas suivants (1) :	*a.* Staphylômes complets. *b.* Cyclite avec complications. *c.* Hydrophthalmie. *d.* Irido-choroïdites ou choroïdo-iritis chroniques. *e.* Glaucomes complets. *f.* Décollements de la rétine. *g.* Blessures de l'iris compliquées.

(1) Le procédé opératoire est celui que nous mettons en pratique pour le staphylôme complet.

4° Par l'*énucléation*, dans les cas suivants :	*a*. Désorganisation complète de l'organe, qu'il soit atrophié ou non, et si les douleurs sont persistantes. *b*. Corps étrangers situés profondément avec irido-choroïdite aiguë symptomatique. *c*. Tumeurs intra-oculaires de mauvaise nature ou non, mais développant une inflammation aiguë et continue des membranes vasculaires. *d*. Les moignons enflammés, quelle que soit la cause initiale de destruction.

TRENTE-CINQUIÈME LEÇON

CORPS ÉTRANGERS, BLESSURES DE L'ŒIL

Les blessures de l'œil sont variables à l'infini ; il n'est donc pas possible de formuler des lois chirurgicales capables de gouverner d'une manière générale la conduite des praticiens. Groupés ensemble, les cas spéciaux que chacun de nous est à même d'observer peuvent seuls fournir des indications utiles.

Dans cette étude, nous ne ferons guère que donner une nomenclature de faits particuliers, et chaque fois qu'il nous sera possible d'en tirer une indication chirurgicale, un procédé spécial ou une modification d'un manuel opératoire déjà connu, nous le ferons. Mais, — il faut insister sur ce point, — les hasards seuls de la pratique, au milieu d'accidents si divers, nous ont fourni des traitements chirurgicaux en rapport avec les lésions produites.

Corps étrangers des paupières.

Les brûlures de la peau des paupières amènent des rétractions cicatricielles vicieuses qui produisent une altération connue sous le nom général d'ectropion. Certaines blessures donnent lieu au même résultat, et dans quelques cas il convient d'intervenir chirurgicalement. (Voyez *Ectropions*.)

Les brûlures ou les blessures de la conjonctive produisant des rétractions cicatricielles donnent naissance à des entropions, souvent même il y a des adhérences avec le bulbe (symblépharon), et il convient de pratiquer certaines opérations pour lesquelles nous nous réservons de donner des exemples plus tard.

Lorsqu'il existe un corps étranger non pénétrant, mais séjournant dans la conjonctive, tel qu'une paillette de fer, de charbon, etc., le malade éprouve une douleur violente, vive et persistante; un larmoiement abondant se produit, et les mouvements de l'œil sont des plus pénibles, parce qu'il y a frottement de la conjonctive et même égratignure de la membrane.

L'œil est d'un rouge vif généralisé; la cornée, lubréfiée sans cesse par les larmes, est brillante; la pupille est serrée, et le malade redoute l'examen.

En général, le corps étranger est logé sous la paupière supérieure, collé à la face palpébrale de la conjonctive; rarement il est libre, mais, dans ce cas, on le trouverait dans le cul-de-sac inférieur, où il aurait été entraîné par les larmes.

Il suffit presque toujours de luxer la paupière supérieure en se servant du bord supérieur du cartilage tarse comme d'une charnière; le corps étranger est alors mis à découvert et il est facile de le retirer, souvent même avec le doigt.

Nous avons vu, à l'époque des moissons, des malades présenter tous les caractères d'une grave inflammation des paupières avec les signes d'un abcès, d'une tumeur lacrymale aiguë, etc. Les paupières sont dures, tendues, le malade éprouve de la chaleur, des élancements, il a de la fièvre et, sans l'interrogatoire, on pourrait croire à un état pathologique grave; tous les symptômes indiquent la formation d'une collection purulente, mais il n'en est rien. Pendant les travaux de la campagne, la glume qui renferme le grain peut être chassée par le vent, pénétrer entre les paupières, se placer dans le cul-de-sac supérieur bien au-dessus du cartilage tarse et y séjourner sans trop de douleur pour le malade, car la cornée n'est pas irritée par le contact du corps étranger; au bout de deux ou trois jours, il survient du gonflement, de l'œdème des paupières, et il est urgent de retirer le fragment de paille. Il est impossible de le voir en luxant la paupière; on doit donc écarter celle-ci le plus possible du globe. Le plus souvent alors on voit apparaître le sommet, la pointe de la glume dans l'angle interne et près de la caroncule. Nous en avons retiré ainsi un grand nombre et une entre autres qui ne mesurait pas moins de 2 centimètres de long.

Il va sans dire que tous les accidents inflammatoires cessent aussitôt que la cause a disparu.

Parmi les blessures des paupières, il faut noter aussi celles qui intéressent les sourcils. Nous renvoyons, à cet égard, aux auteurs classiques ; ils ont examiné les conséquences de ces blessures lorsqu'elles ont un retentissement sur les branches du nerf frontal, etc. On sait qu'il convient d'ouvrir les abcès des sourcils à la partie la plus déclive, etc. Mais ces questions sont un peu hors du cadre que nous nous sommes tracé.

Corps étrangers de l'orbite.

Nous ne voulons pas parler ici des fractures, bien que nous possédions des exemples qui se sont terminés par la formation de tumeur lacrymale, par la compression de l'œil et même par la mort.

Nous avons vu quelquefois des blessures assez singulières. Trois de nos malades, en faisant des armes, ont reçu un coup de fleuret dans l'angle supérieur et interne de l'œil droit avec déchirure de la paupière et surtout de la conjonctive. Les deux premiers ont été atteints de paralysie complète de la quatrième paire, le dernier s'est guéri.

En dehors des blessures simples, certains corps étrangers peuvent séjourner dans l'orbite et, chose singulière, les malades n'en ont pas eu conscience.

Tout le monde connaît l'histoire de ce malade qui, dans une rixe, reçut un coup de parapluie dans l'œil ; huit jours après, il avait un abcès du grand angle qui, ponctionné, a laissé extraire l'extrémité en fer qui garnit toujours l'extrémité de cet objet. Un autre malade, en état complet d'ivresse, fait une chute en rentrant chez lui ; quelques jours après, il est atteint d'un abcès grave de l'orbite ; n'ayant gardé aucun souvenir des causes de cet accident, sur lequel il ne peut donner de renseignements, il est fort étonné, après l'ouverture de l'abcès, de reconnaître, dans le corps étranger qui lui est remis, un éclat de bois provenant d'un montant de chaise et que l'on put d'ailleurs parfaitement adapter au reste du morceau.

Le chirurgien ne peut intervenir, dans ces cas, que pour ponctionner les abcès ; mais en pratique nous pensons que tous les abcès de l'orbite, après ponction faite, doivent être sondés avec le plus grand soin. Par l'exploration on peut trouver un corps étranger, reconnaître la présence d'une carie qui quelquefois peut s'étendre très-loin, surtout lorsque les abcès se déclarent sur la circonférence de la pyramide orbitaire.

Corps étrangers de la cornée et de la conjonctive.

Lorsqu'un corps étranger séjourne dans l'épaisseur de la conjonctive bulbaire, il peut glisser avec elle ou la fixer à la sclérotique dans un point déterminé. Quand il ne produit pas d'inflammation et qu'il n'est pas assez saillant pour irriter la face postérieure des paupières, nous l'abandonnons à lui-même, car pour enlever à coup sûr un débris de pierre ou de métal, placé entre la conjonctive et la sclérotique ou même dans cette dernière, il faut une véritable indication, non pas que l'opération soit grave ou pénible, mais parce qu'elle peut être évitée et sans inconvénient pour le blessé. Combien d'ouvriers mineurs, d'ajusteurs, de mécaniciens, de tourneurs, etc., conservent impunément dans la conjonctive des grains de poudre, des paillettes de fer ou de cuivre ?

Quand l'extirpation du corps étranger est nécessaire, il faut saisir la conjonctive seule avec des pinces, l'attirer en avant, de manière à l'isoler de la sclérotique, puis en exciser d'un seul coup de ciseaux un lambeau dont la surface peut mesurer un demi-millimètre carré. Si le corps étranger est compris dans la conjonctive seule, il est enlevé avec cette portion de la membrane; s'il lui est sous-jacent et s'il adhère à la sclérotique, il est mis à nu et il devient facile de l'extraire.

Nous recommandons ce procédé, même quand le corps étranger est placé dans la conjonctive, parce que toutes les autres tentatives d'extraction déchirent cette membrane, la font saigner, et souvent le sang masque le corps étranger qui peut disparaître sous elle.

Les corps étrangers qui peuvent blesser la cornée sont en général des paillettes de fer, d'acier, de cuivre, des débris de charbon, de verre, etc., et ici nous n'avons pas à parler des blessures par un corps vulnérant qui ne séjourne pas; ce serait nous occuper de médecine oculaire pure et non de chirurgie.

Ils peuvent occuper deux positions importantes, suivant qu'ils sont placés en avant ou en arrière de la membrane élastique de Bowmann.

Rien n'est plus facile que de les extraire lorsqu'ils sont en avant; avec une simple aiguille à cataracte, on agit sur eux en mettant l'instrument en contact avec leur circonférence, c'est-à-dire qu'on fait passer l'extrémité de l'aiguille derrière eux, de manière à les soulever comme avec un *levier*, à les chasser, à les pousser d'arrière en avant. Jamais cette petite opération ne donne lieu à des complications lorsque le blessé est soigné dans les premières vingt-quatre heures qui suivent l'accident; plus tard, il peut se présenter deux cas. Dans le premier, qui d'ailleurs est peu grave, le corps étranger, s'il est métallique, s'enclave dans la cornée, qui vient en recouvrir les bords, l'*enchatonne*, puis il s'oxyde à ce point que le corps étranger extrait avec une aiguille laisse la cornée transparente derrière lui, tandis que la circonférence de la cupule, de la loge qui le contenait, est noircie par une certaine quantité d'oxyde formant une véritable rondelle qu'il devient nécessaire de mettre à nu, en enlevant dans tout son pourtour la couche épithéliale qui la recouvre; alors on peut facilement l'amener au dehors.

Dans le second cas, la présence du corps étranger détermine la suffusion de la cornée, de la suppuration; souvent il y a iritis avec hypopion; l'état général du sujet se trouve modifié; on observe de la fièvre, de l'inappétence, des frissons, etc. Il convient tout d'abord d'enlever la cause du mal, et on y arrive d'autant plus facilement que la cornée est ramollie et que, par suite, le corps étranger est rendu plus libre, moins adhérent. Mais le blessé devra suivre un traitement sévère; il faut le considérer comme atteint d'un abcès grave de la cornée et instituer une médication locale et générale.

Si l'état de l'économie l'indique, on emploiera les altérants, les antiphlogistiques; mais d'ordinaire on doit recourir aux reconstituants, car c'est plutôt par insuffisance, par anémie, que la situation des blessés s'aggrave.

Lorsque le corps étranger a traversé la membrane élastique de Bowmann et séjourne dans les parties profondes de la cornée, il est très-difficile de l'extraire par le procédé indiqué tout à l'heure, soit parce que la membrane s'oppose à l'extraction, soit parce que le ramollissement de la substance cornéenne favorise l'enfoncement du corps étranger, si bien que dans quelques cas il peut passer dans la chambre antérieure.

Pour éviter cet accident, voici la manière de procéder. Elle a été enseignée par mon père il y a une douzaine d'années. On couche le malade sur un lit d'opération et on a soin préalablement d'éviter l'emploi de l'atropine, car, si la manœuvre chirurgicale venait à être mal exécutée, le corps étranger pourrait d'autant plus facilement passer dans la chambre postérieure que la pupille serait dilatée.

Premier temps. — Un aide maintient les paupières écartées au moyen des élévateurs.

Deuxième temps. — Le chirurgien rend l'œil immobile à l'aide de la pince à fixer qu'il place à l'extrémité du diamètre de la cornée passant par le corps étranger. Le but est de contre-balancer l'action du couteau lancéolaire. La pince est confiée à un second aide qui doit maintenir l'œil dans une position invariable, mais sans exercer de pression sur lui.

Troisième temps. — Avec un couteau lancéolaire, l'opérateur pénètre dans la chambre antérieure par un point de la périphérie de la cornée aussi en regard que possible du lieu qu'occupe le corps étranger.

Lorsqu'il masque en entier la pupille en s'interposant entre elle et le corps étranger, on doit arrêter l'instrument et, autant que possible, maintenir l'humeur aqueuse dans la chambre antérieure.

Quatrième temps. — De la main restée libre, en se servant du couteau lancéolaire comme d'un *plan d'appui*, l'opérateur, avec un bistouri, ouvre la cornée dans le lieu où siége le corps étranger, qu'il peut alors extraire facilement.

Le malade, après l'opération, est pansé avec du taffetas d'Angleterre, et il est rare qu'un accident survienne.

Si le corps étranger, par suite d'une fausse manœuvre, passe dans la chambre antérieure, il faudra mettre en usage le procédé qui va suivre.

Corps étrangers dans la chambre antérieure.

Les corps étrangers que l'on rencontre dans la chambre antérieure peuvent être libres, c'est-à-dire ne pas être engagés dans l'iris, soit qu'ils aient pénétré directement à travers la cornée, soit qu'ils aient été refoulés par des tentatives d'extraction demeurées infructueuses. Il convient de déterminer leur position et de favoriser toujours leur chute à la partie inférieure de la chambre antérieure, car alors ils ne menacent plus de passer dans la chambre postérieure. On peut arriver à ce résultat par l'effet seul de la position verticale prolongée.

Il est bon de ne pas employer les mydriatiques qui favoriseraient ce passage dans la chambre postérieure.

Les blessés se présentent habituellement assez tôt pour que le corps étranger n'ait pu, par sa présence, déterminer une inflammation grave de l'iris, pour que des exsudations ne soient pas déjà venues l'envelopper; si le contraire avait lieu, il faudrait pratiquer une opération toute différente que nous décrirons plus loin; dans le cas actuel, voici notre manière de procéder :

Premier temps. — Le malade est couché sur un lit; les paupières sont maintenues écartées par des élévateurs confiés à un aide.

Deuxième temps. — A l'extrémité du diamètre de la cornée passant par le point où siége le corps étranger, on fait une ponction à l'aide d'un couteau lancéolaire, ponction assez étendue pour permettre facilement l'entrée de la curette dans la chambre.

Troisième temps. — On pénètre dans la chambre avec une curette, afin d'aller chercher le corps étranger.

Il est bien convenu que, moins que jamais, la pupille ne doit être préalablement dilatée, car le corps étranger peut si facilement rouler, se déplacer, s'échapper de la curette, que son passage dans la chambre antérieure deviendrait imminent.

Nous désirons que la ponction soit faite à l'opposé du diamètre mené par le lieu où se trouve le corps étranger, parce qu'en tout autre point son extraction est sinon impossible, du moins fort pénible, et voici pourquoi : toutes les ponctions linéaires faites à la cornée sont taillées en biseau, de sorte que le corps étranger est toujours logé dans un angle formé en arrière par l'iris, en avant par une portion de la table postérieure de la cornée; par suite la curette pénètre bien dans la chambre antérieure, mais passe au devant du corps étranger, séparée qu'elle est de lui par la lèvre postérieure de la cornée et ne peut l'atteindre, à moins de la contourner, c'est-à-dire de contusionner la plaie, de rendre toute la manœuvre plus difficile et de risquer la suppuration dans l'avenir.

Il faut, pour la bonne exécution du troisième temps, c'est-à-dire pour éviter que le corps étranger ne s'échappe, le ramener contre la face postérieure de la cornée une fois qu'il est bien dans la curette, et le faire cheminer en le maintenant appliqué contre cette membrane, mais en lui faisant suivre la circonférence de la chambre antérieure. On risquerait trop en voulant le faire sortir suivant le diamètre de la cornée, car le moindre faux mouvement le laisserait passer à travers la pupille.

Voici un procédé particulier qui nous a rendu service.

Les corps étrangers libres placés dans la grande circonférence de la chambre antérieure peuvent être extraits ainsi : il ne faut pas les attaquer directement, car le succès serait impossible à cause de l'obliquité nécessaire de la plaie, et quand bien même on chercherait à faire une plaie sclérale ou sous-conjonctivale, l'hémorrhagie, si petite qu'elle soit, masquerait immédiatement tout le champ d'opération. Nous procédons de la manière suivante :

Premier temps. — Coucher le malade, maintenir les paupières écartées au moyen des élévateurs; fixer l'œil à l'aide d'une pince toujours placée à l'opposé du lieu occupé par le corps étranger.

Deuxième temps. — Faire une plaie à la cornée à l'aide d'un couteau lancéolaire, mais en direction inverse de toutes celles décrites.

Le couteau marche du centre à la circonférence en pénétrant dans la cornée en dehors de son centre et en se dirigeant vers le corps vulnérant, suivant l'axe correspondant, tout en faisant une plaie suffisante pour permettre l'entrée de la curette.

Le couteau est retiré brusquement pour conserver l'humeur aqueuse.

Troisième temps. — Avec la curette, on pénètre rapidement dans la chambre antérieure, on saisit le corps étranger, et on le fait sortir par la plaie cornéenne en s'appuyant sur la face postérieure de la cornée.

Par ce procédé, qui ne peut être mis en pratique que dans quelques cas particuliers, on évite de perdre le corps étranger, on le saisit directement et de plus près, enfin on ne court pas la chance de le faire passer au devant de la pupille.

Lorsqu'un corps étranger est implanté dans l'iris, il est bien rare, en général, qu'on puisse l'extraire sans exposer l'œil à des inflammations redoutables, à moins qu'on ne pratique l'iridectomie. Aussi vaut-il mieux presque toujours exciser la portion de l'iris où siége le corps vulnérant, en ayant ce dernier pour objectif au second temps. En effet, dès que la ponction est faite, on pénètre dans la chambre avec des pinces, on saisit fortement à la fois le corps étranger et les fibres iridiennes qui l'environnent, de manière à amener le tout au dehors, puis on excise l'iris comme dans le troisième temps ordinaire de toutes les iridectomies.

Dans toutes les blessures de l'œil avec corps étranger, il peut y avoir certaines complications du côté de la cornée, de l'iris ou du cristallin déjà précédemment étudiées et que nous allons résumer en quelques mots. Ce sont la suppuration de la cornée, de l'iris, voire même les phlegmons, les cataractes traumatiques, les staphylômes, l'ophthalmie sympathique, etc.

Mais lorsque le corps étranger séjourne dans les parties profondes de l'œil, que l'on observe ou non des complications du côté de l'hémisphère antérieur, il est nécessaire, si l'on redoute une action réflexe, de pratiquer l'énucléation.

Les affections qui intéressent le cercle ciliaire suffisent pour entraîner les conséquences que nous venons d'indiquer. Nous sommes convaincu que le cercle ciliaire joue le rôle le plus important dans les phénomènes inflammatoires graves que l'on observe du côté de l'œil. Sa destruction est suffisante, mais souvent nécessaire, pour mettre un terme à ces accidents et prévenir tout danger.

Sans rappeler ici les indications anatomiques et les lois de la physiologie dont nous avons déjà parlé, combien ne pourrions-nous pas, à l'appui de notre opinion, citer d'exemples puisés dans la pathologie ! Mais un point hors de doute, c'est que dans l'immense majorité des cas où nous avons jugé indispensable de recourir à l'énucléation de l'œil, nous avons toujours obtenu les résultats suivants :

1° Disparition des douleurs toujours violentes et qui, par leur retour périodique, sont une menace incessante pour l'œil sain.

2° Ce dernier a toujours été mis à l'abri d'une ophthalmie réflexe, et jamais nous ne l'avons vu atteint de cette inflammation sympathique que l'on observe si souvent lorsqu'on ne s'est pas décidé à faire disparaître les éléments anatomiques ciliaires qui jouent un si grand rôle dans la production de ces accidents.

Mais il est encore une considération qui doit frapper les esprits. Interrogeons les malades, et tous nous diront que cet œil perdu à la suite de blessure, d'irido-choroïdite, et désormais inutile pour la vision, n'en exerce pas moins une influence funeste et d'autant plus triste qu'elle se trouve sans compensation. Il est pendant toute la vie un éternel trouble-fête ! Insomnies, douleurs, larmoiement, photophobie, voilà son cortége obligé, et en nous résignant à subir cet hôte tyrannique, nous nous condamnons à vivre sous sa dépendance et à subordonner à ses caprices nos moindres actions. Nous demeurons les esclaves d'un organe !

En même temps qu'elle nous rend la liberté, une opération permet de conserver un moignon rendu mobile, grâce à la conservation des muscles de l'œil. La prothèse oculaire peut être obtenue ainsi avec tous ses résultats d'esthétique, avantage considérable et qui non-seulement corrige une difformité redoutée, mais encore permet quelquefois aux opérés de trouver des moyens d'existence qu'ils n'auraient pu obtenir sans un œil artificiel.

Nous ne voulons pas nous inscrire complétement contre l'extirpation de l'œil. Souvent on ne peut échapper à cette dernière extrémité, en particulier lorsqu'à la suite de blessure grave, de corps étrangers, de tumeur intra-oculaire, etc., les membranes oculaires ont subi une dégénérescence, restent là comme une cause permanente de désordres et peuvent, par action réflexe, exercer une action fatale sur l'œil sain.

Nous ne nous étendrons pas longuement sur les procédés opératoires mis en usage tant pour l'énucléation que pour l'amputation totale de l'œil. On les trouvera dans tous les auteurs.

Lorsqu'il s'agit d'enlever l'hémisphère antérieur seul, nous employons, sans grande modification, la méthode que nous avons décrite, pages 282 et suivantes, en traitant de la staphylotomie.

Si l'on se résout à pratiquer l'extirpation du globe de l'œil, nous conseillons d'employer le procédé de Bonnet :

« Les paupières largement écartées, on coupe le muscle droit interne avec les mêmes précautions que dans l'opération du strabisme; puis, glissant des ciseaux à travers la plaie et les faisant pénétrer à travers la sclérotique d'une part et la capsule fibreuse et les muscles de l'œil de l'autre, on coupe circulairement tous les muscles droits près de leur insertion à l'œil. Cela fait, il ne reste qu'à diviser aussi près que possible de l'œil les deux obliques, puis le nerf optique, l'œil est ainsi enlevé sans avoir intéressé aucun vaisseau, aucun nerf extérieur, et sans toucher au tissu adipeux. »

L'organe enlevé, il convient que l'aide, avec l'index, comprime fortement l'artère profonde de la rétine de manière à éviter une hémorrhagie toujours fâcheuse, car le caillot peut provoquer une inflammation, une suppuration, un phlegmon capable de nuire au résultat que l'on cherche à atteindre en employant la prothèse oculaire.

APPENDICE

Des contributions de la galvanocaustique chimique au traitement chirurgical des affections des voies lacrymales.

La prétention de calibrer, par la galvanocaustique chimique, les voies lacrymales obstruées, est née de la vue des premiers faits de destruction des rétrécissements de l'urèthre par MM. Mallez et Tripier. Étant donnée la faveur dont jouissait le cathétérisme prolongé et fréquemment répété dans le traitement des obstructions des voies lacrymales, il était naturel de songer à substituer à ce moyen, lent et infidèle, un procédé qui venait, sur un autre terrain il est vrai, de se montrer plus expéditif et plus sûr.

Les variétés de cause et de siége des obstructions des voies lacrymales permettaient seulement de prévoir que les indications opératoires ne présenteraient plus ici la même uniformité que dans le cas où il s'agissait de détruire les indurations amenées dans les tissus sous-muqueux par un état phlegmasique chronique. Les difficultés présentées par le cathétérisme préliminaire n'étaient plus les mêmes; on ne pouvait se flatter, d'autre part, vu la différence de calibre des conduits lacrymaux et du canal nasal, d'arriver à désobstruer suffisamment ce dernier par des sondes introduites dans les points lacrymaux, et d'éviter l'utilisation ou la création d'une voie artificielle pour pénétrer dans le canal nasal.

Quelle influence aurait en fin ce traitement sur les affections osseuses ou catarrhales qui déterminent ou entretiennent l'obstruction ?

Pendant que se terminait l'impression de ce volume, nous avons, avec M. Tripier, poursuivi sur un certain nombre de sujets l'examen de ces questions ; et nous pouvons présenter dès aujourd'hui quelques conclusions préliminaires qui assurent à la galvanocaustique chimique un rôle important dans la thérapeutique des affections des voies lacrymales.

Dans les cas où l'obstruction siége dans le canal nasal et où le cathétérisme s'effectue par une ouverture spontanée ou artificielle du sac, la cautérisation galvanocaustique permet d'obtenir en une séance le libre passage de sondes d'un calibre beaucoup plus fort. Les jours suivants, dans les cas exempts de complications trop prononcées, les injections passent à plein canal.

Nos expériences sont trop récentes, et les complications pathologiques présentées par nos malades trop variées pour nous permettre de nous prononcer aujourd'hui sur la persistance de ce résultat; tel qu'il est, il constitue déjà un progrès évident sur ceux que procurait l'usage combiné du cathétérisme et des injections.

Quant à l'influence exercée par la cautérisation galvanique alcaline sur les lésions osseuses ou catarrhales, causes de l'obstruction, influence dont la nature était difficile à prévoir, elle nous a, chez tous les sujets sur lesquels a porté notre observation, paru sensiblement favorable.

Sera-t-il possible, par la galvanocautérisation des conduits lacrymaux, d'éviter l'ouverture artificielle du sac lacrymal ? — Ce résultat ne pourra évidemment être obtenu dans tous les cas; mais nous le poursuivons chez plusieurs malades, et espérons pouvoir éviter l'opération à quelques-uns.

Le procédé opératoire de la cautérisation galvanochimique des voies lacrymales est des plus simples.

L'électrode caustique est, quand on pénètre par une fistule, un stylet de Bowmann; quand on pénètre par les points lacrymaux, une aiguille mousse de platine, à laquelle nous essayons de substituer des stylets d'acier nikelisés, le platine, quoique plus ferme que l'argent, étant encore un peu trop malléable.

Le circuit est fermé, dans la main du côté sur lequel on opère, par un tampon ou par un cylindre de charbon recouverts de peau mouillée. Entre la peau et le charbon, il est bon d'interposer une couche d'agaric.

Les communications de la pile avec le patient étant établies, on ferme le circuit sur un couple, puis sur deux, etc., faisant entrer les couples dans le circuit un à un pour éviter les phosphènes et les secousses.

Toutes les piles sont bonnes lorsqu'elles permettent ces précautions. Nous nous servons de celle de Gaiffe au chlorure d'argent, munie de son commutateur et de sa boussole, qui permet de suivre les oscillations possibles du courant et de voir quand le malade cesse de tenir convenablement l'électrode positive.

Nous employons de 24 à 30 couples de la pile de Gaiffe; les séances durent dix minutes. L'opération est à peine douloureuse, et le fait de la cautérisation ajoute à peine à la gêne que cause la présence de la sonde.

Sur deux malades, enfin, nous avons pratiqué la cautérisation positive. Chez l'un, volontairement, en vue d'oblitérer le canal nasal; chez l'autre, accidentellement. L'histoire de ces malades offre des particularités intéressantes que nous publierons quand leurs observations seront complètes. La galvanocaustique positive est notablement plus douloureuse que la négative, et un certain effort est nécessaire, après l'opération, pour extraire les sondes qui ont servi à la pratiquer.

De l'emploi de l'ophthalmoscope dans la chirurgie oculaire.

Ce sujet n'a pas encore été étudié d'une façon assez particulière. Il exigerait, pour être traité comme il convient, des développements que nous ne pouvons pas lui donner ici. Aussi nous proposons-nous de l'exposer plus tard en son entier.

L'ophthalmoscope est appelé à rendre de grands services, si l'on veut en faire usage avant de se décider à une intervention chirurgicale. Avec lui déjà, on sait reconnaître si une cataracte est molle, dure, antérieure, postérieure, etc.; s'il y a des altérations graves ou légères du fond de l'œil; s'il existe des staphylômes postérieurs, etc. Mais son emploi est surtout éminemment utile si le chirurgien peut examiner le malade avant de l'opérer et suivre pour ainsi dire les progrès de la maladie. Et même au dernier instant, si l'on ne veut pas négliger cet auxiliaire indispensable, l'éclairage oblique pourra faire découvrir des synéchies postérieures ou d'autres altérations sur lesquelles on n'aurait pas compté.

Il est important qu'au début de leur pratique, les opérateurs ne s'en rapportent pas à une observation superficielle, mais prennent pour règle de recourir à l'ophthalmoscope. Combien de fois alors la découverte de kératites ponctuées, de néphélions, de synéchies, viendra modifier le procédé opératoire qu'on se proposait d'employer, et cela au grand bénéfice du malade.

Bien plus, l'ophthalmoscope, pendant le cours d'une opération, peut être d'une grande utilité. Ainsi :

1° Lorsqu'on pratique une iridorhexis pour faire une pupille artificielle, il arrive parfois que l'on n'enlève de l'iris que son feuillet antérieur seul. Le feuillet postérieur ou uvée reste en entier collé à la partie antérieure de la cristalloïde. Or, l'uvée est noire, et il en résulte qu'à première vue la pupille semble régulière, perméable à la lumière. La plaie se cicatrise, le malade guérit, et l'on est tout surpris d'apprendre que la vision n'est pas rétablie. En employant l'éclairage oblique pendant l'opération, on aurait pu constater la présence de l'uvée sur la capsule, et le réflecteur aurait expliqué pourquoi les rayons lumineux n'arrivaient pas jusqu'à la rétine. L'obstacle une fois connu, il faut aller chercher la membrane profonde de l'iris.

2° A la suite d'extraction à lambeau supérieur, de discision, de cataracte traumatique en partie résorbée, il peut survenir une cataracte secondaire suivie assez souvent d'inflammations si considérables qu'en dehors de la capsule qui contient les débris de la lentille on voit se former des exsudations. De ces produits, les moins épais sont souvent les plus dangereux, autant à cause de la difficulté que l'on éprouve à les extraire que parce qu'ils passent plus facilement inaperçus. Quoi qu'il en soit, ces sortes d'exsudats peuvent échapper à l'extraction, quel que soit d'ailleurs le procédé mis en pratique, et le malade ne recouvre qu'une vision très-incomplète.

Avec l'ophthalmoscope, qu'on se serve du miroir ou du réflecteur, isolés ou combinés, il est facile de se rendre compte, lorsqu'on a pratiqué une pupille artificielle ou enlevé une cataracte secondaire, que la lumière réfléchie ne pénètre pas jusqu'à la rétine. Alors, — et combien de fois nous félicitons-nous de l'avoir fait! — il faut déchirer doucement l'hyaloïde avec l'aiguille à cataracte et provoquer une issue partielle du corps vitré. Ce liquide, par son interposition, déchire ou mieux écarte les exsudations, trace une voie transparente dans l'œil et permet aux rayons lumineux d'arriver jusqu'à la rétine.

FIN

ERRATA

Page 24, ligne 12, *au lieu de* kystitome, *lisez* kératotome
Page 86, ligne 2, *au lieu de* pupille dorée, *lisez* pupille serrée

TABLE ALPHABÉTIQUE

DES MATIÈRES

A

B

C

D

K

L

M

N

O

P

R

S

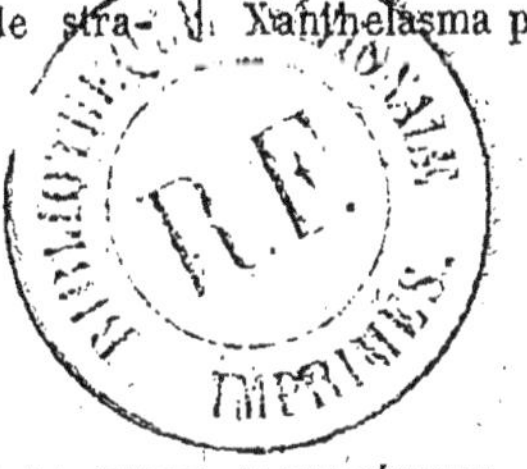

FIN DE LA TABLE ALPHABÉTIQUE.

LIBRAIRIE DE P. ASSELIN, PLACE DE L'ÉCOLE-DE-MÉDECINE

TRAITÉ DE

THÉRAPEUTIQUE ET DE MATIÈRE MÉDICALE

Par MM.

A. TROUSSEAU

Professeur de thérapeutique à la Faculté de médecine de Paris, médecin de l'Hôtel-Dieu, membre de l'Académie de médecine, commandeur de la Légion d'honneur, ex-représentant du peuple à l'Assemblée constituante.

ET

H. PIDOUX

Médecin de l'Hôpital de la Charité, membre de l'Académie de médecine, Président de la Société de thérapeutique, Médecin-inspecteur des Eaux-Bonnes, officier de la Légion d'honneur.

Huitième édition, revue et augmentée sous les yeux des auteurs

Par Constantin Paul,

Professeur agrégé à la Faculté de médecine de Paris, médecin des Hôpitaux, secrétaire général de la Société de thérapeutique.

DEUXIÈME TIRAGE AVEC CORRECTIONS.

2 forts volumes grand in-8° de près de 1,000 pages chacun, cartonnés à l'anglaise, 1870.

Prix.......... 25 fr.

Cette nouvelle édition a été corrigée et refondue sur les indications du nouveau **Codex** de 1867 et de l'**Officine** DE DORVAULT, pour ce qui concerne la matière médicale. On y a ajouté de grands développements sur l'action physiologique des médicaments pour mettre cet ouvrage au courant de la science. De nombreuses additions ont été apportées à la thérapeutique proprement dite. Nous citons en particulier, comme substances qui agissent spécialement sur la nutrition et la sanguification, les préparations de **fer**, de **mercure**, d'**arsenic** et d'**argent**; parmi celles qui agissent plus spécialement : 1° sur l'innervation centrale, l'**opium** et ses **nouveaux alcaloïdes**; les **anesthésiques**, le **protoxyde d'azote**, la **quinine**, l'**alcool**, l'**électricité** (emploi des **courants continus**), le **massage**; 2° sur l'innervation des diverses parties de l'appareil circulatoire : la **digitale**, les **antimoniaux**, enfin le **bromure de potassium**. Cette nouvelle édition contient encore, outre l'histoire des médicaments nouveaux, **curare et fève de Calabar**, un **compendium sur les eaux minérales.**

On y a ajouté enfin une table alphabétique générale, comprenant le classement des matières par médicaments et par maladies.

NOUVEAU DICTIONNAIRE LEXICOGRAPHIQUE ET DESCRIPTIF

DES

SCIENCES MÉDICALES ET VÉTÉRINAIRES

Comprenant l'Anatomie, la Physiologie, la Pathologie générale, la Pathologie spéciale, l'Hygiène, la Thérapeutique, la Pharmacologie, l'Obstétrique, les Opérations chirurgicales, la Médecine légale, la Toxicologie, la Chimie, la Physique, la Botanique et la Zoologie,

PAR MM. RAIGE-DELORME, CH. DAREMBERG, H. BOULEY, J. MIGNON, CH. LAMY.

UN TRÈS-FORT VOLUME GRAND IN-8

de plus de 1500 pages à deux colonnes, texte compacte, avec figures intercalé et contenant la matière de 10 volumes in-8. — 1863.

PRIX RENDU *franc de port* dans toute la France.			
	Broché..............................	18 fr.	»
	Cartonné à l'anglaise..................	19	50
	Relié, dos en maroquin................	20	50

Ce Dictionnaire présente un tableau complet, quoique élémentaire, de toutes les connaissances qui se rattachent à la médecine, à la chirurgie, à l'obstétrique, à la pharmacologie et à la médecine vétérinaire, en un mot, un tableau général de toutes les sciences relatives à l'art de guérir. C'est en ce sens qu'il peut servir de manuel à l'étudiant comme au praticien, et être aussi consulté par ceux d'entre les gens du monde qui désirent avoir une idée exacte des sciences médicales et vétérinaires ou s'instruire sur quelques points de ces sciences

NOUVELLES PUBLICATIONS

A LA LIBRAIRIE P. ASSELIN, PLACE DE L'ÉCOLE-DE-MÉDECINE

Leçons de clinique médicale, par M. le docteur Michel PETER, professeur agrégé à la Faculté de médecine de Paris, médecin de l'hôpital Saint-Antoine, 1 fort vol. in-8 avec fig., cart. à l'anglaise. 15 fr.

Traité d'anatomie descriptive, par MM. CRUVEILHIER et Marc SÉE. 5e édit., revue, corrigée et augmentée, tome II, 1re partie, contenant la *Splanchnologie*. 536 pages avec 369 figures tirées en noir et en couleur et intercalées dans le texte. Prix. 9 fr.

NOTA. — L'ouvrage complet se compose de 3 forts vol. grand in-8 avec 1800 figures tirées en noir et en couleur et intercalées dans le texte. Prix : broché, 45 fr.; cartonné, 48 fr.

Dictionnaire encyclopédique des sciences médicales, publié sous la direction de M. le docteur DECHAMBRE. La première partie du t XIV de la première série commençant par la lettre A, la deuxième partie du t. VII de la deuxième série commençant par la lettre L. Prix de chaque partie ou demi-volume. 6 fr.

Traité théorique et pratique de la science et de l'art des accouchements, par M. le docteur V. SABOIA, professeur à la Faculté de médecine de Rio-Janeiro (Brésil). 1 fort vol. grand in-8, avec des figures intercalées dans le texte; cartonné à l'anglaise. Prix. 13 fr.

Cours de botanique élémentaire, comprenant la phytotomie, l'organographie, la physiologie, la géographie, la pathologie et la taxomonie des plantes, par MM. les professeurs RODET et MUSSAT. 3e édit., revue, corrigée et augmentée. 1 vol. grand in-18, avec 341 figures intercalées dans le texte; cartonné à l'anglaise. Prix. 7 fr.

Recherches sur le traitement de la phthisie pulmonaire par l'hygiène, les climats et la médecine, dans ses rapports avec les doctrines modernes, par le docteur James-Henry BENNET. 1 vol. in-8. Prix. 4 fr.

Annuaire de l'internat en médecine et en chirurgie des hôpitaux et hospices civils de Paris, depuis son origine an IX, jusqu'en 1872 inclusivement. 1 joli vol. in-18 cartonné à l'anglaise. Prix. 2 fr.

Tableau des formes extérieures et de l'anatomie élémentaire du corps humain. Une feuille in-plano, 14 figures coloriées avec explication. Prix. 4 fr.

De la musique dans ses rapports avec la santé publique, par E. COLOMBAT (de l'Isère). In-8. Prix. 1 fr.

PARIS. — IMPRIMERIE DE E. MARTINET, RUE MIGNON, 2.

AGENDA MÉDICAL POUR 1873

CONTENANT

1° **Un Formulaire magistral**, par CAZENAVE; 2° **Un Mémorial thérapeutique du Praticien**, par MM. TROUSSEAU, PAJOT et DIDAY; 3° **Code médical et professionnel**, par le Dr LEGRAND DU SAULLE; 4° **Premiers secours à donner en cas d'empoisonnement et d'asphyxie**, par le Dr REVEIL; 5° **Résumé pratique des Eaux minérales**, contenant leur classification méthodique, ainsi que la désignation des maladies pour lesquelles on les prescrit avec le plus de succès, par le docteur CONSTANTIN JAMES; 6° **Notice sur les stations hivernales de la France et de l'Étranger**, par le Dr DE VALCOURT.

Plus un Calendrier à deux jours par page, sur lequel on peut inscrire ses visites et prendre des notes; la liste des médecins, pharmaciens et vétérinaires du département de la Seine; les médecins des hôpitaux civils et militaires de Paris; les médecins des bureaux de bienfaisance; les médecins inspecteurs des eaux minérales; maisons de santé de Paris et des environs; la liste des divers journaux scientifiques; **les Facultés et Écoles préparatoires de Médecine de France, les Ecoles de Médecine militaire et navale**, avec le nom de MM. les professeurs; l'Académie de Médecine et les diverses Sociétés médicales; des modèles de rapports et certificats; le nouveau tableau des rues de Paris, etc., format in-18 de 500 pages, dont 190 de calendrier et 310 de renseignements utiles.

PRIX		
	Broché	1 fr. 75
	Cartonné à l'anglaise	2 fr. »
	Divisé en 5 cahiers et doré sur tranche, de façon à pouvoir être mis dans une trousse ou portefeuille	3 fr. »

RELIURES DIVERSES

N° 1.	Maroquin	à coulisseau avec crayon,	doublé en papier		3 fr. »
N° 2.	Id.	à patte.	id.	id.	3 fr. 50
N° 3.	Id.	id.	id.	l'agenda divisé en 5 cah., doublé en papier	3 fr. 75
N° 4.	Id.	id.	id.	en un seul cahier, emboîté dans le portefeuille	4 fr. 50
N° 5.	Id.	id.	id.	l'agenda divisé en 5 cah., doublé en soie.	4 fr. 75
N° 6.	Id.	id.	id.	et petite trousse, doublé en soie	5 fr. »
N° 7.	Id.	id.	id.	id. doublé en maroquin	7 fr. »
N° 8.	Id.	id.	id.	id. avec fermoir en maillechort	9 fr. »

Ce Agenda paraît à la fin du mois de novembre de chaque année, et sert pour l'année suivante. Il est très-utile à MM. les Médecins pour l'inscription de leurs visites et les renseignements dont ils ont besoin.

ARCHIVES GÉNÉRALES

DE MÉDECINE

PUBLIÉES PAR MM. CH. LASÈGUE

Professeur de Clinique médicale à la Faculté de Médecine, Médecin de l'hôpital la Pitié,

ET SIMON DUPLAY

Professeur agrégé à la Faculté de Médecine, Chirurgien des hôpitaux.

Paraissent le premier jour de chaque mois, par numéros de 8 feuilles, et forment chaque année deux volumes de près de 800 pages. — Des planches et figures sont ajoutées quand elles sont nécessaires.

Prix de l'abonnement : 20 fr. pour Paris; 25 fr. pour les départements. Pour l'étranger, suivant les conditions postales.

AVIS. — Les ouvrages de ce Catalogue (moins l'OFFICINE, qui se trouve à la page 10), sont expédiés FRANCS de port dans toute la France et l'Algérie pour le prix qu'ils sont annoncés; mais alors il faut envoyer le montant en un mandat sur la poste. (On peut aussi l'envoyer en timbres-poste, quand la somme ne dépasse pas 5 à 6 fr.)

TRAITÉ PRATIQUE

D'AUSCULTATION

Ou Exposé méthodique des diverses applications de ce mode d'examen à l'état physiologique et morbide de l'économie,

SUIVI D'UN PRÉCIS DE PERCUSSION

PAR MM. **BARTH** et **Henri ROGER**

7e édition, soigneusement revue, 1870. 1 vol. in-18, gr.-raisin, cartonné à l'anglaise. 6 fr. 50 c.
Relié.. 7 fr. » c.

Ouvrage adopté par le Conseil de l'Instruction publique pour les Facultés et Écoles préparatoires de Médecine.

TABLEAU ANALYTIQUE

DE LA

FLORE PARISIENNE

D'après la méthode adoptée dans la Flore française de MM. LAMARCK et de CANDOLLE

SUIVI D'UN

VOCABULAIRE

Renfermant la définition des mots techniques employés dans cet ouvrage,

ET D'UN

GUIDE DU BOTANISTE POUR LES HERBORISATIONS

PAR **BAUTIER**

14e édition, revue et corrigée. 1872. In-18, cartonné............4 fr. 50 c.

NOTA. — Il y a des exemplaires accompagnés d'une Carte des environs de Paris, dans un rayon de 120 kilomètres, dont le prix est de 5 fr. Cette Carte, exécutée avec beaucoup de soin et coloriée, est très-utile pour les herborisations; elle se vend séparément 75 c., et collée sur toile, 1 fr. 25.

TRAITÉ

DE LA

DYSPEPSIE

PAR **BEAU**

Ancien médecin de l'hôpital de la Charité, agrégé de la Faculté de Médecine de Paris.

1 vol. n-8, cartonné à l'anglaise, 1866.................... 6 fr.

Nouveau Guide de l'Étudiant en médecine et en pharmacie (contenant tous les renseignements pour obtenir les grades de docteur en médecine, officier de santé, sage-femme, pharmacien et herboriste), 1 vol. in-18, 2e édition, 1872. Prix : 1 fr.

TRAITÉ ÉLÉMENTAIRE

DE

PATHOLOGIE INTERNE

PAR **BÉHIER** ET **HARDY,**

Professeurs à la Faculté de Médecine de Paris, etc.

L'ouvrage formera 4 forts vol. in-8. Les trois premiers ont paru :

TOME I. **Pathologie générale et Séméiologie.** 2e édition. 1858. — Prix : 8 francs.

TOME II. **Inflammations du tube digestif et de l'appareil respiratoire, circulatoire et nerveux.** 2e édition, considérablement augmentée. 1 très-fort volume in-8 de 1,200 pages en deux parties. 1864. — Prix : 12 fr.

Tome III. 1re Partie de plus de 500 pages. Contenant : **Inflammation de l'appareil génito-urinaire; — De la Peau et de l'appareil locomoteur; — Des Gangrènes; — Des Hémorrhagies.** 2e édition, revue et augmentée. 1869. — Prix : 6 fr.

Nota. — La 2e Partie, traitant **Des Congestions; — Des Hydropisies; — Des Névroses,** paraîtra en 1873.

Chaque volume se vend séparément.

L'ouvrage de MM. Béhier et Hardy se distingue par l'esprit philosophique et éminemment *médical* qui a présidé à sa rédaction. Après avoir exposé d'une manière complète, quoique précise, dans le premier volume, les principes si importants et si négligés de nos jours de la pathologie générale et de la séméiologie, les auteurs abordent, dans les volumes suivants, la classification et l'histoire particulière des maladies. Evitant avec soin les excès et les erreurs de l'école anatomo-physico-chimique, tout en profitant des progrès réels que cette école a imprimés à la science. MM. Béhier et Hardy envisagent la maladie dans son ensemble, c'est-à-dire sous le seul point de vue qui permette de s'en faire une idée juste, complète, et d'instituer le traitement sur des bases rationnelles. Cet ouvrage n'est donc pas moins indispensable aux élèves, pour lesquels il sera un guide fidèle et un sujet de méditations fécondes, qu'aux praticiens, qui doivent trouver dans une étude solide de la pathologie la source la plus précieuse des indications thérapeutiques.

TRAITÉ

DES ARTS CÉRAMIQUES

OU DES POTERIES

Considérées dans leur Histoire, leur Pratique et leur Théorie

PAR **BRONGNIART et SALVETAT**

Deuxième édition, revue, corrigée et augmentée de notes et d'additions. 2 volumes in-8, remplis de tableaux et de figures dans le texte, avec un atlas in-4° de 9 tableaux et de 60 planches. Prix.. 28 fr.

TABLEAU

DES FORMES EXTÉRIEURES ET DE L'ANATOMIE

DU CORPS HUMAIN

Une feuille in-plano comprenant 14 figures, dont 13 coloriées, avec explication

PRIX : **4** FR. ; COLLÉ SUR TOILE, **5** FR.

CONGRÈS MÉDICAL INTERNATIONAL de Paris. — Août 1867. — (Tubercule et tuberculisation. — Accidents entraînant la mort après les opérations chirurgicales. — Mesures pour restreindre la propagation des maladies vénériennes. — Influence de l'alimentation sur la production des maladies. — Influence des climats, des races, etc., sur la menstruation. — Acclimatement des races d'Europe dans les pays chauds. — Des entozoaires et des entophytes chez l'homme, etc., etc.). — Un fort volume grand in-8. 1868. Prix...... 12 fr.

DES ANÉVRYSMES

ET DE LEUR TRAITEMENT

PAR **PAUL BROCA**,

Professeur à la Faculté de Médecine de Paris, Chirurgien des Hôpitaux, etc.

Un très-fort vol. in-8, de 940 pages, avec des figures intercalées dans le texte. 1856. — Prix : 10 fr.

L'Académie des sciences a décerné à cet ouvrage un prix de 2,500 francs en 1858.

L'ouvrage de M. Broca renferme l'histoire complète des anévrysmes considérés tant sous le rapport médical que sous le rapport chirurgical. Sous ce double point de vue, c'est la monographie la plus complète qui existe; remarquable surtout au point de vue pratique, le traitement y est exposé dans les plus grands détails; avec un examen sérieux et une appréciation sévère des anciennes méthodes, il contient l'exposé des procédés les plus récents, et, en particulier, ceux qui ne se rencontraient encore dans aucun des traités classiques, à l'aide desquels on pratique la galvanopuncture, la compression indirecte et les injections coagulantes.

TRAITÉ DES TUMEURS

PAR **PAUL BROCA**

Professeur à la Faculté de Médecine de Paris, Chirurgien des Hôpitaux, etc.

DEUX VOLUMES IN-8, AVEC FIGURES

IL Y A DE PARU :

Le tome Ier, contenant les *Tumeurs en général*. 1866. — Prix : **8** fr.

La première partie du Tome II, contenant les *Tumeurs en particulier*. 540 pages, 1869 Prix : **8** fr.

LEÇONS

SUR LES

MALADIES DE LA PEAU

PROFESSÉES A L'ÉCOLE DE MÉDECINE DE PARIS

PAR **P.-J. ALPHÉE CAZENAVE**

MÉDECIN DE L'HÔPITAL SAINT-LOUIS, PROFESSEUR A LA FACULTÉ DE MÉDECINE DE PARIS.

Ce magnifique ouvrage, publié en 12 livraisons, se compose de 59 feuilles de texte (236 pages) in-folio et de 60 planches du même format, gravées et coloriées avec beaucoup de soin. Il constitue un ensemble complet de pathologie cutanée, un musée de la plus grande richesse, d'un prix relativement peu élevé, et qui a sa place marquée, non-seulement dans toutes les bibliothèques publiques, mais encore dans celles des praticiens des grandes villes et de la province privées d'hôpitaux spéciaux consacrés au traitement de ces affections.

144 fr. en feuilles ou livraisons; **160** fr. en demi-reliure avec dos et coins en maroquin.

TRAITÉ D'ANATOMIE DESCRIPTIVE

PAR MM. CRUVEILHIER ET MARC SÉE

3 forts volumes grand in-8°, avec 1,300 figures tirées en noir et en couleur et intercalées dans le texte. — Prix : 45 fr. brochés; 48 fr. cartonnés à l'anglaise.

CHAQUE VOLUME SE VEND SÉPARÉMENT ET CONTIENT :

Tome Ier (cinquième édition), **Ostéologie**, **Arthrologie**, **Myologie**. 880 pages, avec 542 figures. 1871. — Prix, broché : 15 fr. Cartonné à l'anglaise : 16 fr.
Tome II, **Splanchnologie** (cinquième édition), et **Organes des sens** (quatrième édition) 750 pages, avec 570 figures. 1868. — Prix, broché : 14 francs. Cartonné à l'anglaise : 15 fr.
Tome III (cinquième édition), **Angéiologie** et **Névrologie**. 720 pages avec 180 figures. 1871.— Prix, broché : 16 fr.; cartonné : 17 fr.

Le *Traité d'Anatomie descriptive* de M. le professeur CRUVEILHIER, depuis longues années classique en France et qui a présidé à l'éducation anatomique de nombreuses générations de médecins, avait besoin, dans ces derniers temps, d'être mis au courant des acquisitions récentes de la science, particulièrement de celles que nous devons au microscope. M. le docteur SÉE, professeur agrégé et chef des travaux anatomiques à la Faculté de médecine de Paris, s'est chargé de cette tâche et s'en est acquitté, de l'aveu de tous les hommes spéciaux, avec beaucoup de tact et de conscience. Tout en conservant au livre de M. CRUVEILHIER sa physionomie particulière, si heureusement adaptée à la science qu'il s'agissait d'exposer, M. SÉE a su y introduire les notions d'histologie qui aujourd'hui présentent le même degré de certitude que les autres parties de l'anatomie et qu'il n'est plus permis à aucun médecin d'ignorer. Mais ce qui distingue tout d'abord cette édition des précédentes, ce sont de très-nombreuses figures noires et coloriées, intercalées dans le texte et représentant, en face de la description, la disposition des parties et leurs rapports avec celles qui les avoisinent.

Cette addition de gravures dispense des atlas d'anatomie, embarrassants par leur volume et leurs dimensions et d'un prix trop élevé pour être à la portée des modestes ressources des étudiants. Tirées en noir et en couleur, ces représentations graphiques seront du plus utile secours, tant pour l'élève qui se livre aux travaux de l'amphithéâtre, que pour le praticien qui voudra, dans un cas donné, rappeler à sa mémoire, en quelques minutes, les souvenirs, un peu effacés par le temps, de ses études premières.

NOUVEAU DICTIONNAIRE LEXICOGRAPHIQUE ET DESCRIPTIF DES SCIENCES MÉDICALES ET VÉTÉRINAIRES

Comprenant l'Anatomie, la Physiologie, la Pathologie générale, la Pathologie spéciale, l'Hygiène, la Thérapeutique, la Pharmacologie, l'Obstétrique, les Opérations chirurgicales, la Médecine légale, la Toxicologie, la Chimie, la Physique, la Botanique et la Zoologie,
PAR MM. RAIGE-DELORME, CH. DAREMBERG, H. BOULEY, J. MIGNON, CH. LAMY.

UN TRÈS-FORT VOLUME GRAND IN-8

de plus de 1500 pages à deux colonnes. texte compacte, avec figures intercalées et contenant la matière de 10 volumes in-8. — 1863.

PRIX RENDU *franc de port* dans toute la France.			
	Broché	18 fr.	»
	Cartonné à l'anglaise	19	50
	Relié, dos en maroquin	20	50

Ce Dictionnaire présente un tableau complet, quoique élémentaire, de toutes les connaissances qui se rattachent à la médecine, à la chirurgie, à l'obstétrique, à la pharmacologie et à la médecine vétérinaire, en un mot, un tableau général de toutes les sciences relatives à l'art de guérir. C'est en ce sens qu'il peut servir de manuel à l'étudiant comme au praticien, et être aussi consulté par ceux d'entre les gens du monde qui désirent avoir une idée exacte des sciences médicales et vétérinaires ou s'instruire sur quelques points de ces sciences.

L'OFFICINE

ou

RÉPERTOIRE GÉNÉRAL

DE PHARMACIE PRATIQUE

contenant

1° LE DISPENSAIRE PHARMACEUTIQUE

ou

CONSPECTUS DES PHARMACOPÉES LÉGALES ET PARTICULIÈRES
ALLEMANDES, AMÉRICAINES, ANGLAISES, BELGES, ESPAGNOLES, FRANÇAISES, HOLLANDAISES, ITALIENNES, POLONAISES, PORTUGAISES, RUSSES, SUÉDOISES, ETC.;

Des Formulaires

DE MATIÈRES MÉDICALES ET RECUEILS DIVERS DE MÉDECINE ET DE PHARMACIE DES MÊMES PAYS
précédé, sous forme de prolégomènes
DE TABLEAUX PRÉSENTANT LA CONCORDANCE DES POIDS ET MESURES EN USAGE DANS LES DIVERSES NATIONS DU MONDE
D'UNE INSTRUCTION SUR LES AÉROMÈTRES ET LES THERMOMÈTRES;
DE TABLEAUX OU SYNOPSIS CHIMIQUES, MINÉRALOGIQUES, BOTANIQUES, ZOOLOGIQUES;
D'UN CALENDRIER PHARMACEUTIQUE, D'UN APERÇU SUR LES OPÉRATIONS PHARMACEUTIQUES, L'ÉLECTION ET LA CLASSIFICATION DES MÉDICAMENTS; LES SUCCÉDANÉS;

De l'art de Formuler;

2° LA PHARMACIE LÉGALE

comprenant

La Législation pharmaceutique

OU RECUEIL DE LOIS, DÉCRETS, ARRÊTÉS ET PIÈCES DIVERSES CONCERNANT L'EXERCICE DE LA PHARMACIE;

La Toxicologie

OU PETIT TRAITÉ DES MOYENS PROPRES A FAIRE RECONNAITRE LES POISONS ET A COMBATTRE LEURS EFFETS

L'Essai pharmaceutique

DES MÉDICAMENTS SIMPLES ET COMPOSÉS,
OU PETIT TRAITÉ DES MOYENS PROPRES A FAIRE RECONNAITRE LEUR NATURE ET LEUR FALSIFICATION,

3° L'APPENDICE PHARMACEUTIQUE

comprenant

LA PHARMACIE VÉTÉRINAIRE, LA PHARMACIE HOMOEOPATHIQUE, LA CHIMIE PHARMACEUTIQUE (ANALYSE), LE MÉMORIAL THÉRAPEUTIQUE ET UN MISCELLANÉE D'ARTICLES QUI INTÉRESSENT LA PHARMACIE PRATIQUE;

4° LE TARIF GÉNÉRAL DE PHARMACIE et DES BRANCHES ACCESSOIRES

Précédé du tarif des manipulations

PAR

DORVAULT

Directeur-Fondateur de la Pharmacie centrale de France,
Chevalier de la Légion d'honneur, etc., etc.

HUITIÈME ÉDITION

Revue et corrigée. — Planches intercalées dans le texte. — Nomenclature étrangère.

1 très-fort volume grand in-8°

compacte, de 1,600 pages, avec planches intercalées dans le texte, imprimé sur deux colonnes et contenant la matière de dix vol. in-8°. — 1872.

Prix pour Paris		
	broché	17 fr.
	cartonné à l'anglaise (tranche coloriée)	19 fr.
	demi-reliure (tranche coloriée)	20 fr.

PRIX EN PLUS DE CELUI SUS-INDIQUÉ ET L'OUVRAGE RENDU FRANCO

Pays	fr.	c.
France et Algérie	2 fr.	»
2° Belgique et Suisse	2	50
3° Italie	3	»
4° Grande-Bretagne et Espagne	4	»
5° Allemagne, Danemark, Norwége, Portugal et Suède	5	»
6° Australie, Californie, Canada, Chine, Confédération Argentine, Cuba, Etats-Unis, Guadeloupe, Guyane, Haïti, Indes-Orientales, Japon, Martinique, Mexique, Nouvelle-Calédonie, Paraguay, Pays-Bas, Réunion, Saïgon et Sénégal	6 fr.	»
7° Brésil	7	50
8° Bolivie, Chili, Equateur, Amérique du Centre, Nouvelle-Grenade et Pérou	8	50
9° Pondichéry	9	»

NOTA. — Pour l'Autriche, les Iles Ioniennes, la Pologne, la Russie, la Moldavie et la Valachie, il faut s'adresser aux libraires ou commissionnaires, attendu que le prix par la poste est trop élevé.

TRAITÉ ÉLÉMENTAIRE

DE

PATHOLOGIE INTERNE

Par **MONNERET**

Professeur de clinique interne à la Faculté de Médecine de Paris, médecin de la Charité.

Ouvrage publié en 11 livraisons formant 3 forts Volumes grand in-8°. 1864-1866. — Prix : **35** fr.

TRAITÉ DE PATHOLOGIE GÉNÉRALE

Par **MONNERET**

Professeur de clinique interne à la Faculté de médecine de Paris, médecin de la Charité.

3 vol. in-8. 1857-1861. — Prix : **25** fr.

TRAITÉ DE

THÉRAPEUTIQUE ET DE MATIÈRE MÉDICALE

Par MM.

A. TROUSSEAU ET H. PIDOUX

A. TROUSSEAU, Professeur de thérapeutique à la Faculté de médecine de Paris, médecin de l'Hôtel-Dieu, membre de l'Académie de médecine, commandeur de la Légion d'honneur, ex-représentant du peuple à l'Assemblée constituante.

H. PIDOUX, Médecin de l'Hôpital de la Charité, membre de l'Académie de médecine, Président de la Société de thérapeutique, médecin-inspecteur des Eaux-Bonnes, officier de la Légion d'honneur.

Huitième édition, revue et augmentée sous les yeux des auteurs

Par CONSTANTIN PAUL,

Professeur agrégé à la Faculté de médecine de Paris, médecin des Hôpitaux, secrétaire général de la Société de thérapeutique.

DEUXIÈME TIRAGE AVEC CORRECTIONS.

2 forts volumes grand in-8° de près de 1,000 pages chacun, cartonnés à l'anglaise, 1870.

Prix......... 25 fr.

Cette nouvelle édition a été corrigée et refondue sur les indications du nouveau **Codex** de 1867 et de l'**Officine** DE DORVAULT, pour ce qui concerne la matière médicale. On y a ajouté de grands développements sur l'action physiologique des médicaments pour mettre cet ouvrage au courant de la science. De nombreuses additions ont été apportées à la thérapeutique proprement dite. Nous citons en particulier, comme substances qui agissent spécialement sur la nutrition et la sanguification, les préparations de **fer**, de **mercure**, d'**arsenic** et d'**argent**; parmi celles qui agissent plus spécialement : 1° sur l'innervation centrale, l'**opium** et ses **nouveaux alcaloïdes**; les **anesthésiques**, le **protoxyde d'azote**, la **quinine**, l'**alcool**, l'**électricité** (emploi des **courants continus**), le **massage**; 2° sur l'innervation des diverses parties de l'appareil circulatoire : la **digitale**, les **antimoniaux**, enfin le **bromure de potassium**. Cette nouvelle édition contient encore, outre l'histoire des médicaments nouveaux, **curare et fève de Calabar**, un **compendium sur les eaux minérales**.

On y a ajouté enfin une table alphabétique générale, comprenant le classement des matières par médicaments et par maladies.

BÉHIER. — Pleurésies à épanchements modérés. Thoracentèse avec trocarts capillaires et aspiration. In-8, 1872 .... 1 fr. 25 c.

BÉHIER. — Traité élémentaire de pathologie interne (*V. page 5 de ce catalogue*).

BENNET (James-Henry). — **Traité pratique de l'Inflammation de l'Utérus, de son col, de ses annexes et des rapports de cette Inflammation avec les autres maladies utérines,** traduit de l'anglais sur la 4e édition, avec des notes, par le dr MICHEL PETER, agrégé de la Faculté de médecine de Paris, et REVUE PAR L'AUTEUR. 1 fort vol. in-8, avec fig. intercalées dans le texte. 1864.. 9 fr

BERGERON, médecin des hôpitaux de Paris. — **De la Stomatite ulcéreuse** des soldats et de son identité avec la stomatite des enfants. 1 vol. in-8, 1859..... 4 fr.
Cet ouvrage a été couronné par l'Institut de France (Académie des sciences) en 1861.

BOUSSINGAULT (J.-B.). — **Économie rurale,** considérée dans ses rapports avec la Chimie, la Physique et la Météorologie. 2e édition, revue, corrigée et considérablement augmentée. 2 f. vol. in-8, 1851. 15 fr.

BOUSSINGAULT. — La Fosse à fumier. Leçons professées au Conservatoire des arts et métiers. In-8, avec figures intercalées dans le texte et une grande planche gravée. Paris, 1858.. 1 fr. 25 c.

BRIAND, médecin de l'Hôtel-Dieu de Rennes. — **L'Electricité appliquée au traitement curatif des Névralgies,** des rhumatismes, etc. 1 vol. in-12, 1855. 3 fr.

BROCA (Paul). — Des anévrysmes et de leur traitement (*V. page 6 de ce catalogue*).

BROCA (Paul). — Traité des tumeurs (*V. page 6 de ce catalogue*).

BRONGNIART et **SALVETAT**—**Traité des Arts céramiques** ou **des Poteries** (*V. page 5 de ce catalogue*).

BROUARDEL, médecin des hôpitaux et agrégé de la Faculté de médecine de Paris.—**De la Tuberculisation des organes génitaux de la femme.** 1 vol. in-8 avec figures. 1865 .... 3 fr. 50 c.

BROUARDEL. — Étude critique des diverses médications employées contre le **diabète sucré.** In-8, 1869 (*Epuisé*).

Bulletins et Mémoires de la Société de thérapeutique. 1re série : tome 1er du 25 novembre 1867 au 1er mai 1868; tome II, du 1er mai 1868 au 31 décembre 1869; tome III, 1870. 3 vol. in-8°. Prix de chaque volume .... 3 fr. 50 c.

CAZENAVE. — Traité des Syphilides ou Maladies vénériennes de la Peau, précédé des considérations sur la syphilis, son origine, sa nature, etc. Paris, 1844, 1 vol. grand in-8, accompagné d'un atlas in-folio de 12 planches du même format, gravées et coloriées avec beaucoup de soin.......................... 34 fr.
Le texte seul, 1 vol. grand in-8..... 13 fr.
L'Atlas séparément............. 22 fr.

CAZENAVE (Alphée). — Leçons sur les maladies de la peau (*V. page 6 de ce catalogue*).

CAZIN. — Traité des Plantes médicinales (*Voir à la page 7 de ce catalogue*).

CAZIN. — Notions physiologiques et hygiéniques à l'usage des Baigneurs. In-12.................... 50 c.

CAZIN fils. — **Etude anatomique et pathologique sur les diverticules de l'Intestin.** Grand in-8, 1862. 2 fr. 50 c.

CHEVALLIER (A.).—**Dictionnaire des Altérations et Falsifications des Substances alimentaires, médicamenteuses et commerciales,** avec l'indication des moyens de les reconnaître. 2 forts vol. in-8, accompagnés de 12 planch. noires et coloriées. 4e édition, revue corrigée et augmentée. *Sous presse.*

CHEVALLIER père et fils, et Emile **GRIMAUD. — Secrets de l'Industrie et de l'Economie domestique** mis à la portée de tous, choix de recettes et de procédés utiles, la plupart nouveaux et inédits. 2e édition, 1 vol. in-8, 1860.......... 5 fr.

CHEVALLIER fils et **HARDY. — Manuel du Commerçant en Epicerie. Traité des marchandises de ce commerce, falsifications qu'on leur fait subir.** 1 vol. in-18, avec planches, 1862 .... 3 fr. 50 c.

COLOMBAT. — Nouveau traité du Bégaiement, ou recherches théoriques et pratiques sur les causes, les variétés et le traitement de tous les vices de la parole. 3e édition. Paris, 1843. 2 vol. in-8, fig................................ 12 fr.

COLOMBAT fils. — Éléments d'orthophonie, du bégaiement et des vices de la parole, abrégé du traité du Dr COLOMBAT père. 1 vol. in-18 1868...... 2 fr.

Compendium de chirurgie pratique ou traité complet des maladies chirurgicales et des opérations que ces maladies réclament. Commencé par **A. Bérard** et **Denonvilliers,** et continué, depuis la 8e livraison, par MM. **C. Denonvilliers** et **L. Gosselin,** Professeurs à la Faculté de Médecine de Paris.
Le prix de chaque livraison est fixé à 3 fr. 50 c. Les quinze premières livraisons parues contiennent les matières suivantes :
Diagnostic chirurgical, opérations et pansements, petite chirurgie, inflammation, abcès, gangrène, brûlures et congélation, plaies et leurs accidents, rage et morve, cicatrices, ulcères, fistules, kystes, tumeurs érectiles, cancer, corps étrangers, déviations organiques, maladies du tissu cellulaire, des membranes séreuses, de la peau, des artères, des veines, du système lymphatique, des nerfs, des muscles et de leurs dépendances, des os, des articulations, savoir : plaies,

arthrite aiguë, arthrite chronique, hydarthrose, tumeurs blanches, ankylose, corps étrangers, les opérations qui se pratiquent sur les os et les articulations, les amputations en général, précédées de la description des inhalations d'éther et de chloroforme, les résections en général, les maladies du crâne, comprenant les tumeurs, les contusions, les plaies, les fractures, les lésions traumatiques du cerveau, le trépan, les anévrysmes, varices artérielles, tumeurs érectiles et tumeurs enkystées du crâne, le céphalématôme, les tumeurs fongueuses de la dure-mère du crâne et du cerveau, les maladies du rachis, savoir : fractures et luxations des vertèbres, les lésions traumatiques de la moelle, le mal vertébral de Pott, les abcès par congestion, l'arthrite, les tumeurs blanches et les déviations du rachis, les maladies de la face, savoir : l'autoplastie en général, les maladies du nez et la rhinoplastie, les maladies des fosses nasales, les maladies des sinus frontaux et maxillaires, les maladies des yeux, les maladies des oreilles, les maladies de la bouche et les dépendances.

CORVISART (Lucien). — **Dyspepsie et Consomption,** ressources que la pepsine (*poudre nutrimentive*) offre dans ces cas à la médecine pratique. Gr. in-8. 1854. 2 f. 50 c.

COURTY (A.). — **Recherches sur les conditions météorologiques de développement du Croup et de la Diphthérie,** sur le traitement de cette affection, et sur les médicaments qui remplissent le mieux les indications de ce traitement, précédées d'une Observation de croup guéri par la trachéotomie. In-4. 1863. . . . . 3 fr.

COURTY. — **Traité pratique des maladies de l'utérus** (*V. page 7 de ce catalogue*).

CRUVEILHIER et MARC SÉE. — **Traité d'anatomie** (*Voir à la page 8 de ce catalogue*).

CRUVEILHIER fils, agrégé de la Faculté de Médecine de Paris et chirurgien des hôpitaux. — **Sur une forme spéciale d'Abcès des Os,** ou des abcès douloureux des épiphyses. 1 vol. gr. in-8 avec 3 planches. 1865. . . . . 3 fr. 50 c.

CRUVEILHIER fils. — **De l'Ectropion.** 1 vol. grand in-8, avec figures intercalées dans le texte et 4 planches lithographiées, 1866. Prix. . . . . 4 fr.

CURLING. — **Traité des maladies du Testicule,** trad. de l'anglais sur la 2e édition, avec des additions et des notes, par L. GOSSELIN. 1 vol. in-8, avec figures dans le texte. 1857. . . . . 8 fr.

DECHAMBRE. — (Voir *Dictionnaire Encyclopédique des Sciences médicales*).

DELPECH (A.). — **Mémoire sur les Accidents** que développe chez les ouvriers en caoutchouc l'inhalation du sulfure de carbone en vapeur. In-18, 1856. 1 fr. 75 c.

DEMARQUAY, chirurgien de la Maison municipale de santé, membre de l'Académie de médecine. — **De la Glycérine** et de ses applications à la chirurgie et à la médecine, 3e édition, 1 vol. in-8°, cartonné à l'anglaise, 1867. Prix. . . . . 5 fr.

DENONVILLIERS et L. GOSSELIN, professeurs à la Faculté de Médecine de Paris. — **Traité théorique et pratique des Maladies des Yeux.** 1 fort vol. in-18 de plus de 950 pages, 1855. . 6 fr.

DENONVILLIERS. — **V. Compendium de chirurgie pratique.**

DESCURET (J.-B.-F.). — **La Médecine des Passions,** ou les Passions considérées dans leurs rapports avec les maladies, les lois et la religion. 3e édition, revue et augmentée. 2 vol. in-8, 1860. . . . . 12 fr.

DESCURET (J.-B.-F.). — **Les Merveilles du Corps humain,** précis méthodique d'anatomie, de physiologie et d'hygiène dans leurs rapports avec la morale et la religion. 1 vol. in-8, 1856. . . . . 6 fr.

DEVAY (Francis). — **Traité spécial d'Hygiène des familles,** particulièrement dans ses rapports avec le mariage au physique et au moral, et les maladies héréditaires. 2e édition entièrement refondue. 1 très-fort vol. in-8, 1858. . . . . 9 fr.

DEVILLIERS. — **Recueil de Mémoires et d'Observations sur les Accouchements et sur les maladies des Femmes,** tome 1er, in-8, 1862. . . . . . 5 fr.

DEVILLIERS. — **Observations et Recherches** sur quelques maladies de la Membrane caduque. In-8 avec pl. 1842. 1 fr. 50 c.

Dictionnaire de Médecine, ou Répertoire général des Sciences médicales considérées sous les rapports théoriques et pratiques. 2e éd. entièrement refondue, 30 forts vol. in-8, 1832-1846, au lieu de 180 f., net 100 f.

Dictionnaire raisonné des Dénominations chimiques et pharmaceutiques, contenant tous les termes employés en chimie et en pharmacie, pour désigner les lois, phénomènes, substances, combinaisons ou préparations connues jusqu'à ce jour, par MM. A. CHEVALLIER, CH. LAMY, et ED. ROBIQUET. 2e éd. 1 très-fort vol. divisé en 2 parties. En vente la 1re partie, in-8 de 500 pages, texte compacte à 2 colonnes, 1853 . . . . 9 fr.

DIDAY (P.), rédacteur en chef de la *Gazette médicale de Lyon*. — **Histoire naturelle de la Syphilis,** leçons professées à l'Ecole pratique de la Faculté de médecine de Paris, en mars 1863. 1 vol. in-8. 4 fr. 50 c.

DORVAULT. — **Iodognosie,** ou Monographie chimique, médicale et pharmaceutique des iodiques en général, et en particulier de l'IODE et de l'IODURE DE POTASSIUM. 1 vol. in-8 de 300 pages. 1850. . . . . 3 fr.

DORVAULT. — **Officine** ou **répertoire général de pharmacie pratique** (*V. page 9 de ce catalogue*).

DUBOIS et CH. PAJOT, professeurs à la Faculté de Médecine de Paris. — **Traité complet de l'art des Accouchements,** 2 très-forts vol. in-8, avec figures. Les livraisons 1 et 2 de chacune 260 pages ont paru. Prix. . . . . 7 fr.

DUCHENNE (de Boulogne.) — **De la Paralysie musculaire pseudo-hypertrophique**, ou **Paralysie myo-sclérosique**. 1 vol. in-8, avec 2 planches lithographiées et 36 fig. intercalées dans le texte. 1868.................... 3 fr.

DUGUET, Agrégé de la Faculté de médecine de Paris. — **De l'apoplexie pulmonaire**. In-8, 1872.................. 3 fr.

DUMAS, membre de l'Institut. — **Leçons sur la Philosophie chimique** professées au Collége de France. 1 vol. in-8. 6 f.

DUMONT (G.) — **Recherches statistiques sur les causes et les effets de la Cécité**. Grand in-8, 1856...... 4 fr.

DUPLAY (Simon), agrégé de la Faculté de médecine de Paris, chirurgien des hôpitaux, etc. — **Des Collections séreuses et hydatiques de l'Aine**. 1 vol. in-8. 1865........................ 3 fr. 50 c.

DUPLAY (Simon). — **De la Hernie ombilicale**. In-8, 1866............. 3 fr.

DUPLAY (Simon). — (Voir *Archives générales de médecine*).

DUPUY (de Frenelle). — **Traité du Rhumatisme musculaire ou névromyalgie**. Nouveau mode de traitement de cette maladie et des névralgies en général. 1 vol. in-18. 1864....... 2 fr. 50 c.

DURAND-FARDEL. — **Traité clinique et thérapeutique du diabète**. 1 vol. gr. in-18. 1869..................... 5 fr.

DURAND-FARDEL. — **Traité pratique des maladies chroniques** (*V. page 10 de ce catalogue*).

DUVAL (Joseph). — **Du Mamelon et de son Auréole** (anatomie et pathologie). 1 vol. in-4, 1861................ 5 fr.

ELLEAUME. — **Traité élémentaire des maladies des femmes**. 1 vol. in-8° avec figures, cartonné à l'anglaise. 1869........................... 10 fr.

EMPIS, professeur agrégé à la Faculté de médecine de Paris, médecin de l'hôpital de la Pitié. — **De la Granulie**, ou maladie granuleuse, connue sous les noms de fièvre cérébrale, de méningite granuleuse, d'hydrocéphale aiguë, de phthisie galopante, de tuberculisation aiguë, etc. 1 vol. in-8. 1865. Prix.......................... 6 fr.

EMPIS (S.). — **De l'Incubation des Maladies**. In-4. 1857...... 2 fr. 50 c.

ESPAGNE. — **Etudes pratiques sur la Fièvre puerpérale**, spécialement considérée dans ses rapports avec les causes débilitantes. In-8.................. 3 fr.

FABRE (J.-P.-A.), de Meironnes (Basses-Alpes). — **Traité du Goître et du Crétinisme** et des rapports qui existent entre ces deux affections. 1 vol. in-8, avec planches, 1857..................... 6 fr.

FERNET (Charles), agrégé de la Faculté de médecine de Paris, médecin des hôpitaux. — **Du Rhumatisme aigu et de ses manifestations**. 1 vol. in-8. 1865.......................... 2 f. 50 c.

FERNET. — **Des tremblements**. In-8, avec planches, 1872................ 3 fr.

FERRAND, médecin des hôpitaux. — **Étude sur la Mort**, son mécanisme, déductions pratiques. In-8, 1866. 2 fr. 50 c.

FERRAND. — **Des Exanthèmes du Rhumatisme**. In-4, 1863....... 2 fr.

FLEURY (Louis). — **Cours d'Hygiène** fait à la Faculté de Médecine de Paris et publié de 1851 à 1872 en 13 livraisons, au prix de 2 fr. chacune. (*V. page 10 de ce catalogue*).

FLEURY (Louis). — **Clinique hydrothérapique de Bellevue; Recherches et observations sur les Maladies chroniques**.

PREMIÈRE PARTIE : **Gastrite chronique**, gastralgie, entéralgie, dyspepsie, hypochondrie. In-8, 1855........... 2 fr. 50 c.

DEUXIÈME PARTIE : **Congestion sanguine chronique du Foie**; engorgement, obstruction du foie; lypémanie, hypochondrie, nosomanie. In-8, 1855.. 2 fr 50 c.

FLEURY (Louis). — **Clinique hydrothérapique de Plessis-Lalande**.

1er FASCICULE : Fièvres intermittentes militaires, épilepsie, névralgies, brûlures. In-8, 1868......................... 2 fr. 50 c.

2e FASCICULE : Affections organiques du cœur, dysenterie chronique, congestion hépatique dans l'impaludisme, maladie paludique. In-8, 1869..................... 2 fr. 50 c.

3e FASCICULE : Albuminurie chronique, affection organique du cœur, de la révulsion en général et de la révulsion hydrothérapique en particulier. In-8, 1870..... 2 fr. 50 c.

FLEURY (Louis). — **Du traitement hydrothérapique des Fièvres intermittentes**, de tous les types et de tous les pays, récentes ou anciennes et rebelles. 1 vol. in-8, avec planches. 1858. 4 fr. 50

FLEURY (Louis). — **Essai sur l'Infection purulente**. In-8, 1844.. 3 fr. 50 c.

FLEURY. — **Traité thérapeutique et clinique d'hydrothérapie** (*V. page 10 de ce catalogue*).

FOLLIN. — Examen de quelques nouveaux procédés opératoires pour le **Traitement des Fistules vésico-vaginales**. In-8, avec fig. intercalées dans le texte, 1860. 2 fr.

FORGET (Eugène). — **Etude pratique et philosophique du Col de la Matrice**, considérée sous le triple rapport de son anatomie normale et tératologique, de sa physiologie et de sa pathologie, précédée d'un coup d'œil sur l'utérus et ses maladies. 1 vol. in-8, 1849 .... 3 fr. 50 c.

FOUCART (A.)—**De la Suette miliaire, de sa nature et de son traitement,** traité pratique, suivi d'une analyse de toutes les épidémies de suette observées jusqu'à nos jours. 1 vol. in-8, 1854........ 6 fr.

FOUCHER—De l'Anus contre nature. In-8 avec planche 1857......... 4 fr.

GANOT. — **Traité élémentaire de physique** expérimentale et appliquée, et **de météorologie.** 15e édit., augmentée d'un recueil de problèmes avec solutions. 1 fort vol. gr. in-18, avec 812 belles grav. sur bois, intercal. dans le texte. 1872. 7 fr.

GANOT. — **Cours de Physique** purement expérimentale à l'usage des gens du monde, des candidats au baccalauréat ès-lettres, des élèves des écoles normales, des institutions de demoiselles, et en général des personnes étrangères aux connaissances mathématiques. 5e édit. 1 vol. gr. in-18, orné de 385 magnifiques vign., 1872. 5 f. 50

GILLE. — **Monographie thérapeutique et pharmacologique de l'Iodure de fer.** 1 vol. in-12. 1857..... 4 fr. 50 c.

GOSSELIN. — **Des Pansements rares.** In-4, 1851................... 1 fr. 25 c.

GOSSELIN.—(V. 1° *Compendium de chirurgie*; 2° CURLING; 3° DENONVILLIERS.)

GOURDIN. — **Du traitement de la Tuberculose.** 1 vol. in-4, 1861 ..... 5 fr.

GUERSANT. — **Notices sur la chirurgie des enfants** (*V. page 11 de ce catalogue*).

HARDY. — (Voir BÉHIER et HARDY, *Traité de pathologie interne, page 5.*)

HÉDOUIN. — **Réflexions sur la Dyspepsie.** In-8, 1866............. 75 c.

HÉLIE (TH.), professeur d'anatomie à l'École de médecine de Nantes. — **Recherches sur la disposition des fibres musculaires de l'Utérus développé par la grossesse.** In-8, avec atlas de 10 planches in-fol., dessinées d'après nature et lithographiées par M. CHENANTAIS, professeur à la même École........... 10 fr.

Ouvrage couronné par l'Académie des Sciences. — Prix GODARD, 1865.

HIPPOCRATE (ŒUVRES CHOISIES). — Le Serment, la Loi, l'Art, le Médecin, les Prorrhétiques, le Pronostic, les Prénotions de Cos, les Airs, les Eaux et les Lieux, les Épidémies (1er et 3e livres), le régime dans les Maladies aiguës, les Aphorismes: extraits et analyses de plusieurs traités; traduites du grec, sur les meilleurs textes imprimés et manuscrits; accompagnées d'arguments et de notes, et précédées d'une notice sur la vie et les écrits d'**Hippocrate**, par le docteur Ch. DAREMBERG. 2e éd. entièrement refondue et augmentée. 1 fort vol. in-8, 1855. 9 fr.

HORTELOUP (Paul), chirurgien des hôpitaux de Paris. — **De la Sclérodermie.** In-8. 1865.................. 3 fr.

HORTELOUP (Paul). — **Plaies du larynx, de la trachée et de l'œsophage,** leurs conséquences, leur traitement. In-8, 1869...................... 2 fr. 50 c.

HORTELOUP (Paul). — **Des Tumeurs du sein chez l'homme.** In-8. 1872.......................... 2 fr. 50 c.

JARJAVAY. — **Traité d'anatomie chirurgicale,** ou de l'Anatomie dans ses rapports avec la pathologie externe et la médecine opératoire. 2 vol. in-8, 1852-1854.......................... 14 fr.

JOUSSET (de Bellesme). — **De la Méthode hypodermique et de la pratique des Injections sous-cutanées.** 1 vol. in-8, 1865............... 3 fr. 50 c.

KAULA.—De la Spermatorrhée. 1 vol. grand in-8. Paris, 1846....... 4 fr. 50 c.

LABÉDA, ancien interne des hôpitaux. — **Système lymphatique; Cours du chyle et de la lymphe.** In-8, 1866. 2 fr.

LABOULBÈNE. — **Recherches cliniques et anatomiques sur les Affections pseudomembraneuses.** (Productions plastiques, diphthéritiques, ulcéromembraneuses, aphtheuses, croup, muguet, etc.). 1 vol. grand in-8 avec planches coloriées, 1861................ 8 fr.

LADREIT DE LACHARRIÈRE. — **Des Paralysies syphilitiques.** 1 vol. grand in-8, 1861............. 2 fr. 50 c.

LAGNEAU fils. — **Maladies syphilitiques du Système nerveux.** 1 vol. in-8, 1860.......................... 7 fr.

LAGNEAU fils.—**Mémoire sur les mesures hygiéniques propres à prévenir la propagation des Maladies vénériennes.** In-8, 1856.......... 3 fr.

LAGNEAU fils. — **Abcès peri-uréthraux de la partie antérieure du Pénis survenus à la suite de la blennorrhagie.** In-8, 1862..... 50 c.

LALLEMAND. — **Des Pertes séminales involontaires.** 3 vol. in-8 en 5 parties, 1838 à 1842............ 25 fr.

LAMY (Ch.).—(Voir *Dictionnaire des Dénominations chimiques, et nouveau Dictionnaire lexicographique des sciences médicales*).

LANNELONGUE, agrégé à la Faculté de médecine de Paris, chirurgien des hôpitaux. — **Circulation veineuse des parois auriculaires du cœur.** In-8, 1867. 1 f. 25

LANNELONGUE. — **Du pied-bot congénital.** In-8 avec fig., 1869.. 2 fr. 50 c.

LARCHER (J.-F.) — **Études physiologiques et médicales sur quelques lois de l'organisme,** avec applications à la médecine légale. 1 vol. in-8. 1868. 4 fr.

LARCHER (O.) — **Pathologie de la Protubérance annulaire.** 1 vol. in-8. 1868. Prix........................ 4 fr.

LASÈGUE. — (Voir *Archives générales de Médecine.)*

LASÈGUE. — **Traité des angines** (*V. page 11 de ce catalogue*).

LECOUR. — **La prostitution à Paris et à Londres** (*V. page 11 de ce catalogue*).

LUCAS-CHAMPIONNIÈRE (Just), ancien interne lauréat des hôpitaux de Paris. — **Lymphatiques utérins et lymphangite utérine.** Du rôle que joue la lymphangite dans les complications puerpérales et les maladies utérines. Grand in-8 avec planches, 1870......... 2 fr. 50 c.

MAISONNEUVE ET **MONTANIER.** — **Traité pratique des Maladies vénériennes,** contenant un chapitre sur la syphilisation; suivi d'un formulaire spécial. 1 vol. in-8, 1853......... 7 fr. 50 c.

MARCHAL (de Calvi). — **Lettres et Propositions sur le choléra.** 1 vol. in-8, 1867........................ 7 fr.

MARCHAL (de Calvi), agrégé honoraire de la Faculté de médecine de Paris, ancien professeur au Val de Grâce. — **Recherches sur les Accidents inflammatoires et gangreneux diabétiques,** théorie nouvelle du Diabète. 1 fort vol. 1864........................... 10 fr.

MARTIN (Henri-Charles), ancien interne lauréat des hôpitaux de Paris. — **De la contagion dans l'Erysipèle.** Gr. in-8. 1865...................... 3 fr. 50 c.

MÉHU. — **Traité élémentaire de chimie médicale** (*V. page 11 de ce catalogue*).

MONNERET. — **Programme du cours de Pathologie interne fait à la Faculté de Médecine de Paris,** pendant les années scolaires 1861, 1862, 1863. 1 vol. in-8........................ 4 fr.

MONNERET. — **Traité élémentaire de pathologie interne** (*V. page 12 de ce catalogue*).

MONNERET. — **Traité de pathologie générale** (*V. page 12 de ce catalogue*).

MONTANIER. — **Des conditions pathogéniques et de la valeur séméiologique de l'Albuminurie.** In-8, 1857, Prix........................ 1 fr. 50 c.

MONTANIER. — (Voir MAISONNEUVE et MONTANIER).

MONTANIER. — **Critique médicale : le Vitalisme et l'Organicisme.** In-8, 1865...................... 1 fr. 25 c.

NÉGRIER. — Recherches anatomiques et physiologiques **sur les Ovaires** dans l'espèce humaine. 1 vol. grand in-8, avec 11 planches noires. 1840. Prix.... 6 fr.
Figures coloriées.................. 12 fr.

NÉGRIER. — **Recueil de faits pour servir à l'histoire des Ovaires et des affections hystériques de la femme.** Grand in-8, 1858......... 3 fr.

NICAISE, Agrégé de la Faculté de Médecine de Paris. — **Diagnostic des maladies de la hanche.** In-8, 1869 3 fr.

NICAISE. — **Des plaies et de la ligature des veines.** In-8. 1872. 2 fr. 50 c.

Nouveau livre registre pour la vente légale des Substances vénéneuses et des médicaments dans lesquels on les fait entrer, en exécution de l'ordonnance royale du 29 octobre 1846, et du décret du président de la république, promulgué le 8 juillet 1850; par MM. A. CHEVALLIER et A. THIEULLEN.

Nouvelle édition, contenant divers modèles de rapports et lois régissant l'exercice et l'enseignement de la pharmacie, plus 200 pages pour l'inscription des ordonnances. 1 vol. in-fol. solidement relié..... 8 fr.

ORFILA. — **Traité de Toxicologie,** 5e édition, revue, corrigée et augmentée, contenant, en outre, l'éloge de l'auteur, prononcé par M. le professeur Bérard, en 1854. 2 forts vol. in-8, ensemble de 1,920 pages. 1852. *Il ne reste plus que quelques exemplaires de cet important ouvrage et le prix est de*...................... 40 fr.

ORFILA. — **Traité de Médecine légale.** QUATRIÈME ÉDITION, revue, corrigée et considérablement augmentée, contenant en entier le **Traité des Exhumations juridiques,** par MM. ORFILA et LESUEUR, avec 7 planches dont 4 coloriées. 1848. 4 forts vol. in-8.................. 26 fr.

ORFILA. — **Atlas pour le Traité de médecine légale** ci-dessus, contenant 26 planches, dont 7 coloriées, représentant les plantes vénéneuses et les animaux venimeux...................... 3 fr. 50 c.

ORFILA. — Éléments de Chimie médicale. 8e édit., revue, corrigée et considérablement augmentée. 2 forts vol. in-8, avec planches. 1851.............. 17 fr.

ORFILA. — Portrait exécuté par Léon **Noël** d'après le beau tableau de **H. Scheffer.** Prix : 10 fr. (format colombier, sur papier de Chine, avant la lettre), 8 fr. (même format, sur papier blanc et avant la lettre), 5 fr. (format jésus, avec la lettre). *Franco d'emballage.* Les frais de transport pour la province sont à la charge des acquéreurs.

NOTA. — Ce portrait est d'une parfaiteressemblance et d'une très-belle exécution.

ORFILA (Louis). — **De l'Élimination des poisons,** comparaison des procédés proposés pour rechercher le plomb, le cuivre et le mercure, contenus dans les substances organiques. In-4, 1852. 2 fr. 50

ORFILA (Louis). — **De la Chaleur dans les phénomènes chimiques.** In-8. 1853.......................... 2 fr. 50 c.

ORFILA (Louis). — **Leçons de Toxicologie,** professées à la Faculté de médecine de Paris. In-8. 1858.......... 3 fr.

PAJOT, professeur à la Faculté de médecine de Paris. — **De la Céphalotripsie répétée sans traction,** ou Méthode pour accoucher les femmes dans les rétrécissements extrêmes du bassin. In-8. 1863.............................. 1 fr.

PAJOT. — De la présentation de l'épaule dans les rétrécissements extrêmes du bassin et d'un nouveau procédé d'embryotomie. In-8, 1865. 75 c.

PAJOT. — (Voir DUBOIS *et* PAJOT.)

PAUL (Constantin), agrégé de la Faculté de Médecine de Paris. — **De l'Antagonisme en pathologie et en thérapeutique.** In-8. 1866................ 3 fr.

PÉCHOLIER.—Illusions et réalités de la Thérapeutique. In-8. 1862. 2 f. 50 c.

PÉCHOLIER (G.). — **Études sur l'action du Quinquina dans les fièvres typhoïdes,** sur la fièvre pernicieuse dothinenthérique. In-8. 1864.... 1 fr. 50 c.

PÉCHOLIER (G.) et **C. ST-PIERRE. — Étude d'Hygiène** sur quelques industries des bords du Lez. In-8, 1864... 1 fr. 50 c.

PÉCHOLIER (G.) et **C. ST-PIERRE. — Étude sur l'Hygiène des Ouvriers employés à la fabrication du Verdet** (vert-de-gris, acétate basique de cuivre). In-8, 1864................. 1 fr.

PÉRIER (Charles), Agrégé de la Faculté de Médecine de Paris. — **Anatomie et physiologie de l'ovaire.** In-8, 1866. Prix........................... 3 fr.

PETER (Michel), médecin des hôpitaux et agrégé de la Faculté de Médecine de Paris. — **Des Maladies virulentes comparées chez l'homme et les animaux.** Grand in-8, 1863................ 2 fr. 50 c.

PETER (Michel). — **De la Blennorrhagie, dans ses rapports avec les Diathèses, Rhumatismale, Goutteuse, Scrofuleuse et Herpétique.** Grand in-8. 1867............. 1 fr. 50 c.

PETER (Michel). — **Cercle morbide des Maladies du cœur.** 2 grands tableaux. 1869.................. 2 fr.

PETER. (Voir BENNET, *Maladies de l'utérus.*)

PIDOUX. — Etudes sur le Vitalisme organique. *La fièvre puerpérale.* In-8. 1858.......................... 2 fr. 50 c.

PIDOUX.—(V. TROUSSEAU *et* PIDOUX. *Traité de thérapeutique et de matière médicale* et PIDOUX, *Etudes générales et pratiques sur la Phthisie*, pages 12 et 13 de ce Catalogue).

PINEL neveu. — **De la Monomanie** considérée sous le rapport psychologique, médical et légal. In-8. 1855..... 1 fr. 75 c.

POLAILLON, agrégé de la Faculté de Médecine de Paris, chirurgien des hôpitaux. — **Des Milieux réfringents de l'œil** (Anatomie et physiologie). In-8, avec fig., 1866............. 3 fr. 50 c.

POLAILLON—Étude sur les ganglions nerveux périphériques. 1 vol. in-8 avec 2 planches, 1865....... 3 fr. 50 c.

PROUST, agrégé de la Faculté de Médecine de Paris. — **Des différentes formes de ramollissement du cerveau.** In-8. 1866.................. 3 fr. 50 c.

RAIGE-DELORME. — (Voir *Nouveau Dictionnaire lexicographique et descriptif des sciences médicales et vétérinaires.*)

REINVILLIER. — Cours élémentaire d'Hygiène en vingt-cinq leçons. 1 vol. in-12, 1854................ 3 fr. 50 c.

REINVILLIER. — Hygiène pratique des Femmes. 1 vol. in-12, 1855... 3 fr. 50

REYBARD. — Traité pratique des Rétrécissements du canal de l'urètre, ouvrage couronné par l'Académie impériale de Médecine, qui lui a décerné, en 1852, le grand prix d'Argenteuil (12,000 fr.). 1 vol. in-8, avec planches. 1853. 7 fr. 50 c.

RICHARD (Achille). — **Éléments d'Histoire naturelle médicale,** contenant des notions générales sur l'histoire naturelle, la description, l'histoire et les propriétés de tous les aliments, médicaments ou poisons tirés des végétaux et des animaux. 4e édition, revue, corrigée et considérablement augmentée, ornée de 1,000 gravures intercalées dans le texte, 3 vol.

in-8, dont le 1er contient la *Zoologie*, les 2e et 3e la *Botanique Médicale*. 1849... 20 fr.

Nota. On vend séparément les tomes II et III contenant la *Botanique médicale*........ 15 fr.

ROBERTSON (T.) — **La Photographie mise à la portée de tout le monde.** 1 joli volume grand in-18, cartonné à l'anglaise, avec figures intercalées dans le texte. 1867. Prix.................... 2 fr. 50 c.

ROBIQUET (E.). — **Manuel de Photographie théorique et pratique sur collodion et sur albumine.** 1 vol. gr. in-18, avec figures intercalées dans le texte. 1859.................. 4 fr. 50 c.

ROGER (Henri). — **Recherches cliniques sur les maladies de l'enfance,** 2 volumes in-8, le tome 1er contenant la *Séméiotique* et la *température animale* à *l'état physiologique et pathologique*, est en vente, 1872. Prix.................. 8 fr.

ROGER (Henri). — Traité pratique d'auscultation (*V. à la page 5 de ce catalogue*).

ROSTAN. — De l'Organicisme, précédé de Réflexions sur l'incrédulité en matière de médecine, et suivi de commentaires et d'aphorismes, 3e édition. 1 vol. in-8. 1864.......................... 5 fr.

SCELLES DE MONTDÉSERT. — La goutte : sa nature, son histoire, son traitement. 3e édition, nouveau tirage, 1866.................... 1 fr.

SCELLES DE MONTDÉSERT.—Cours d'hygiène, fait à l'école impériale centrale des arts et manufactures, aux élèves de l'association Polytechnique. 1 vol. grand in-18, cartonné à l'anglaise, avec 47 figures intercalées dans le texte, 1866-1868.. 5 fr.

SÉE (Germain), professeur à la faculté de médecine de Paris. — **Leçons de pathologie expérimentale du Sang et des Anémies**), recueillies par Maurice Raynaud, agrégé de la Faculté de Médecine. 2e tirage. 1 vol. in-8, cartonné à l'anglaise, 1867.............................. 6 fr.

SÉE (Marc). — (Voir Cruveilhier, *Traité d'anatomie descriptive.*)

SIMPSON, professeur à l'université d'Edimbourg, etc.—**De l'Acupressure,** méthode nouvelle de réprimer les hémorrhagies chirurgicales et d'accélérer la cicatrisation des plaies. 1 vol. in-8, avec figures intercalées dans le texte. 1865.................. 4 fr.

SISTACH, méd.-major de 1re classe des hôpitaux militaires, lauréat de l'Institut, etc. — **Examen clinique des diverses luxations traumatiques.** 1870. grand in-8°.............................. 1 fr. 50 c.

SOCIÉTÉ MÉDICALE DES HOPITAUX DE PARIS. — Actes, 6 vol. ont paru de 1850 à 1864. Prix : les tomes I à IV, chacun 3 fr. 50, et les tomes V et VI, 4 fr.; —**Bulletins et Mémoires,** en vente les tomes 1, 2, 3, 4, 5, 6, 7, 8 et 9 de la 2e série, 9 vol. grand in-8, années 1864, 1865, 1866, 1867, 1868, 1869, 1870, 1871 et 1872. Prix de chaque vol.......................... 5 fr.

TILLAUX (Paul), chirurgien des hôpitaux et agrégé de la Faculté de médecine de Paris.—**De l'Uréthrotomie.** In-8, 1863. 3 fr.

TILLAUX. — Des affections chirurgicales des nerfs. In-8, 1866.... 3 fr.

TRIQUET (Eug.). — **Abrégé de Pathologie médico-chirurgicale,** ou Résumé analytique de médecine et de chirurgie. 2 vol. in-8. 1852.............. 12 fr.

TROUSSEAU et PIDOUX. — Traité de thérapeutique et de matière médicale (*V. page 12 de ce catalogue*).

TROUSSEAU et **O. RÉVEIL. — Traité de l'Art de formuler,** comprenant des notions de pharmacie, la classification par familles naturelles des médicaments simples les plus usités, leur dose, leur mode d'administration, etc., suivi d'un formulaire magistral, avec indication des doses pour adultes et pour enfants, terminé par un abrégé de toxicologie. 2e édition, revue, corrigée et augmentée d'un précis sur les eaux minérales. 1 vol. gr. in-18. Paris, 1859. Prix.......................... 5 fr. 50 c.

WILL. — Guide pour l'Analyse chimique (qualitative et quantitative) et tableaux d'analyse qualitative; à l'usage des médecins, des pharmaciens et des étudiants en chimie et de minéralogie. 2e édition française, revue et corrigée d'après la 4e édition allemande, par Jean Risler. 1 vol. in-8. 1858.............................. 6 fr.

MÉMOIRES DIVERS

ARCHAMBAULT. — Intoxication saturnine par la poussière de cristal, chez les ouvriers travaillant la contre-oxydation du fer. In-8. 1861. Prix.... 75 c.

AUBRION (C.). — **Du panaris chez le cheval.** In-8. 1869.............. 75 c.

AUBRION (C.)—Étude de médecine comparée : **De la pneumonie chez l'homme et chez le cheval.** In-8. 1869... 50 c.

AZEMA. — La Variole à l'île de la Réunion. In-8°, 1863. Prix....... 1 fr.

BAIZEAU. — Mémoire sur les perforations et les divisions de la voûte palatine. In-8. 1861............ 75 c.

BARTH. — **De la rupture spontanée du cœur.** 1871... 1 fr. 25

BAUD.— Emploi thérapeutique de l'**Hydroferrocyanate de potasse et d'urée.** In-8°, 1859. Prix... 75 c.

BÉCLARD (J.). — **De la contraction musculaire** avec la température animale. In-8. 1861... 2 fr.

BECQUET. — **Essai sur la Pathogénie des reins flottants.** In-8. 1865. 1 fr.

BECQUET. — **Du délire d'inanition dans les maladies.** In-8. 1866. 1 fr. 50 c.

BÉHIER. — **Maladies des Européens dans les pays chauds.** 1861. 60 c.

BERGERON. — **De la Rage,** observations et réflexions. In-8, 1862. 1 fr. 25 c.

BERGERON et LEMATTRE. — **De l'Elimination des médicaments par la sueur** et de quelques-unes de ses altérations pathologiques. In-8, 1864. 75 c.

BERNARD (Claude). — **Recherches expérimentales sur les fonctions du nerf spinal.** In-8. 1844.. 1 fr. 50 c.

BERT (Paul). — **Eloge de Gratiolet.** In-8°, 1865... 25 c.

BESNIER. — **De l'asphyxie chez les cholériques.** 1866... 1 fr. 25 c.

BITOT. — **Des tubercules du cervelet.** In-8. 1866... 75 c.

BLONDEAU. — **Scarlatine et rhumatisme.** 1870... 75 c.

BLOT. — **De la version pelvienne** dans les cas de rétrécissement du bassin. In-8, 1863... 50 c.

BLOT. — **Du ralentissement du pouls** dans l'état puerpéral. In-8, 1863.. 50 c.

BLUM (A.) — Étude sur la **Fièvre traumatique primitive.** In-8. 1869.. 1 fr.

BOISSEAU (E.). — **Du Pyopneumothorax sans perforation.** In-8, 1867. 1 f. 50

BOISSEAU (E.). — **Tuberculose et phthisie pulmonaire.** In-8°, novembre et février 1868... 1 fr. 75

BORDIER (A.)— Mémoire sur l'**Epidémie cholérique de 1866 à l'hôpital Beaujon.** In-8°, 1867... 1 fr.

BORDIER (A.)—**De la Glycosurie dans la convalescence des maladies aiguës.** In-8°, 1868... 50 c.

BOTREL. — **Mémoire sur l'angioleucite utérine puerpérale.** In-8. 1 fr. 50

BOUCHARD (Ch.) — **Des Dégénérations secondaires de la moelle épinière.** In-8°, 1866... 2 fr.

BOURDON (Hip.). — **Etudes cliniques et histologiques sur l'ataxie locomotrice progressive.** In-8, avec figures coloriées. 1861... 1 fr. 25 c.

BOURDON (Hip.) — **Nouvelles Recherches sur l'ataxie locomotrice progressive.** In-8, 1862... 75 c.

BOURDON (Emm.). — Note sur une cause peu connue de **récidive des fistules vésico-vaginales,** 1872... 50 c.

BOURDON (Emm.). — **De la Trachéotomie par le galvanocautère,** 1873... 75 c.

BRICHETEAU. — **Relation d'une épidémie de chorée,** observée à l'hôpital Necker. In-8, 1863... 1 fr.

CARVILLE. — **De l'Ictère grave épidémique.** In-8, 1864... 1 fr. 50 c.

CAZENAVE. — **De la blennorrhagie syphilitique.** In-8. 1844... 60 c.

CHANTREUIL (G.) — Étude sur quelques points d'**Hygiène hospitalière.** In-8°, 1868... 1 fr. 50

CHAUFFARD. — **Etude clinique sur la constitution médicale de l'année 1862.** In-8, 1863... 1 fr. 25 c.

CHAUVEL. — Recherches sur l'**Anatomie pathologique des moignons d'amputés.** In-8°, 1869... 1 fr.

COLSON. — **Mémoire sur l'opération de la hernie étranglée** sans ouverture du sac. In-8, 1863... 1 fr. 25 c.

CONTÉ. — **Traitement des ulcères aux jambes.** 1843... 75 c.

CORNIL.—**De l'Erysipèle du pharynx.** In-8, 1862... 75 c.

COSSY. — **Cas d'anévrysme spontané de l'aorte ascendante** ouvert dans la veine cave supérieure. 1845... 60 c.

DAGA. — **Documents** pour servir à l'histoire de la **syphilis chez les Arabes.** In-8, 1864... 1 fr. 50 c.

DAMOISEAU.—**Recherches cliniques** sur plusieurs points du **diagnostic des épanchements pleurétiques.** In-8 avec planches. 1844... 1 fr. 50 c.

DANJOY. — **De l'Albuminurie dans l'Encéphalopathie et l'amaurose saturnine.** In-8, 1864... 75 c.

DAVAINE. — Sur la nature des **Maladies charbonneuses.** In-8°, 1868... 50 c.

DEBROU. — **Observations d'œdème malin ou charbonneux des paupières,** terminé par la **mort, avec autopsie et Remarques sur la pustule maligne.** In-8. 1865... 1 fr.

DEBROU.—**Sur le tic non douloureux de la face.** In-8. 1864... 75 c.

DELENS. — **Des fractures de l'extrémité interne de la clavicule,** 1873... 1 fr.

DEMARQUAY. — Mémoire sur la **Gangrène du pénis.** In-8. 1870. 1 fr. 25 c.

DEMARQUAY. — **De l'Ostéomyélite** dans ses rapports avec l'infection purulente, 1872 .... 1 fr.

DEMARQUAY et CH. LECONTE. — **Recherches sur les Gaz** (*Réparation des tendons dans les ténotomies sous-cutanées*). In-8°, 1862 .... 1 fr.

DEROYE. — **De l'épidémie actuelle de variole.** 1871 .... 1 fr.

DESPRÉS. — **Du mode de formation des Caillots fibrineux stratifiés dans les anévrysmes.** In-8. 1864. 75 c.

DESPRÉS (A.) — Étude sur un **Début commun de la syphilis chez la femme.** In-8°, 1869 .... 75 c.

DESPRÉS (A.) — **Des Chancres phagédéniques du rectum.** In-8, 1868. 1 f.

DEVILLE. — **Études cliniques sur la vaginite granuleuse.** In-8. 1844. 1 f. 75 c.

DIDAY. — **De l'uréthorrhée** ou **échauffement,** espèce non décrite d'écoulement uréthral chez l'homme. In-8, 1861. 50 c.

DIDAY. — **De la réinfection syphilitique,** de ses degrés et de ses modes divers. In-8, 1862 .... 1 fr.

DOUSMANI. — **Recherches expérimentales** sur la **Diplopie monoculaire.** In-8, 1864 .... 50 c.

DRON. — **De l'Epididyme syphilitique.** In-8, 1864 .... 75 c.

DUBREUIL (A.). — Note sur le **Traitement des rétractions des muscles fléchisseurs des doigts.** 1870. 50 c.

DUCHENNE (de Boulogne). — **Paralysie musculaire progressive de la langue,** du voile du palais et des lèvres. In-8, 1860 .... 75 c.

DUCHENNE (de Boulogne). — **Mécanisme de la physionomie humaine.** In-8, 1862 .... 1 fr. 25 c.

DUCHENNE (de Boulogne). — Étude physiologique sur la **Courbure Lombo-Sacrée et l'inclinaison du bassin pendant la station verticale.** In-8°, 1866 .... 50 c.

DUCHENNE (de Boulogne). — **Sur la Morphologie et sur la structure du bulbe humain,** etc. 1870 .... 50 c.

DUCHENNE (de Boulogne). — **Impotence fonctionnelle et spasme fonctionnel du long péronier latéral.** 1872. 1 fr. 75

DUCHENNE (de Boulogne). — **Graduation et dosage du courant continu,** principalement par le rhéostat-voltamètre, 1873 .... 75 c.

DUCHENNE (de Boulogne), fils. — **De la paralysie atrophique graisseuse de l'enfance.** In-8, 1864 .... 1 fr. 50 c.

DUFOUR (A.) — Étude clinique sur les **Polypes du Larynx développés avant la naissance et dans la première enfance.** In-8°, 1867 ..... 1 fr.

DUPLAY et MORAT. — Recherches sur la nature et la pathogénie de l'**Ulcère perforant du pied** (mal plantaire perforant). 1873 .... 1 fr. 75 c.

DURAND-FARDEL. — **De la réparation** ou **cicatrisation des foyers hémorrhagiques du cerveau.** 1844. Prix .... 1 fr. 50 c.

DUROZIEZ. — **Du Rhythme pathognomonique du rétrécissement mitral.** In-8, 1862 .... 50 c.

DUROZIEZ. — **Du double souffle intermittent crural** comme signe de l'insuffisance aortique. In-8, 1861 .... 1 fr.

DUVAL (Mathias). — **De la structure des centres nerveux.** 1872.... 75 c.

EMPIS. — **De l'affaiblissement musculaire** progressif chez les vieillards. In-8, 1862 .... 1 fr.

EMPIS. — **Des diarrhées et des dysenteries** qui ont régné à Paris et dans plusieurs départements pendant les mois d'août et de septembre 1861. In-8.. 1 fr.

FALRET (Jules). — **De l'état mental des épileptiques.** In-8, 1860... 1 fr. 50 c.

FALRET (Jules). — Des **Législations étrangères sur les aliénés** et des réformes proposées à la loi de 1838. In-8. 1869 .... 75 c.

FALRET (Jules). — **Des théories physiologiques de l'Epilepsie.** 1862. 75 c.

FALRET (Jules). — **De la consanguinité.** In-8, 1865 .... 1 fr. 25 c.

FAUCON. — Mémoire sur une variété d'**étranglement interne,** reconnaissant pour cause les hernies internes ou intra-abdominales, 1873 .... 1 fr. 25 c.

FAURE. — **Recherches expérimentales** sur les **Caillots fibrineux** et sur les produits d'inflammation du cœur. In-8, 1864 .... 1 fr.

FAURE. — Recherches comparatives sur les **Effets du chloroforme et du gaz oxyde de carbone.** In-8°, 1867 .... 50 c.

FELDMANN. — **Mémoire sur la kératoplastie.** In-8, 1844 .... 75 c.

FÉLIZET. — **De la trépanation du Rachis dans les fractures des vertèbres, avec compression de la moelle.** In-8. 1865 .... 50 c.

FELIZET. — **De l'Action toxique du Tartre stibié.** In-8°, 1865 .... 75 c.

FERRAND. — **Etude pour servir à l'histoire de la pneumonie catarrhale.** 1862, In-8 .... 50 c.

FISCHER. — **Du Diabète consécutif aux Traumatismes.** In-8, 1862. 1 fr.

FISCHER. — **De la luxation spontanée du cristallin.** In-8, 1861.. 50 c.

FOLET.— Étude sur les **Rétrécissements péniens de l'urèthre.** In-8°, 1867. 1 f. 25

FOLLIN.—**Examen critique de quelques nouveaux procédés opératoires dans le traitement de la cataracte.** In-8. 1866............ 75 c.

FOLLIN (E.)— Exposé d'un cas de **Polypes multiples du larynx.** In-8°, 1866. 1 fr.

FONSSAGRIVES.—**Sur l'engorgement des ganglions bronchiques chez l'adulte**, considéré comme cause d'asphyxie, et sur la possibilité d'établir le diagnostic de cette affection. 1861. 75 c.

FONSSAGRIVES et **LE ROY DE MÉRICOURT.** — **Mémoire sur la caractérisation nosologique** de la maladie connue vulgairement dans l'Inde sous le nom de **Bériberi.** In-8, 1861..... 1 fr.

FOUBERT. — **État de la météorologie médicale en France dans ses rapports avec la médecine.** In-8. 1866. 1 f. 25

FOURNIER (A.) — Étude clinique sur l'**Induration syphilitique primitive.** In-8°, 1867.................... 1 fr. 50

FOURNIER (A.) — **Du Pseudo-Chancre induré des sujets syphilitiques.** In-8°, 1868.................... 1 fr. 50

FOVILLE. — **Du Delirium trémens, de la Dipsomanie et de l'Alcoolisme.** In-8°, 1867.................... 1 fr. 75

FOVILLE fils. — Étude sur la **Mort instantanée causée par le passage de matières alimentaires** en voie de digestion, etc. In-8. 1869........... 75 c.

FRITZ, L. RAMIER et J. VERLIAC. — **De la Stéatose dans l'empoisonnement par le phosphore.** In-8. 1863.......................... 50 c.

GALEZOWSKI. — **Sur les altérations de la rétine et de la choroïde dans la diathèse tuberculeuse.** 1867. 1 fr.

GELLÉ. — **Etude du rôle de la déchirure capsulaire** dans la **réduction des luxations récentes de la hanche.** In-8, 1861.................. 1 fr.

GILLETTE. — Remarques sur les **Blessures par armes à feu** observées pendant le siége de Metz (1870) et celui de Paris (1871). 1873.............................. 3 fr.

GIMBERT (de Cannes). — **Étiologie et nature de la phthisie.** 1868. 1 fr. 25

GIMBERT (de Cannes). — Etude des **Applications thérapeutiques de l'eucalyptus globulus.** 1873...... 1 fr. 25 c.

GOSSELIN. — Sur les résultats obtenus par l'**opération de la temporisation dans l'étranglement herniaire.** 1861.......................... 50 c.

GOSSELIN (L.). — Mémoire sur l'**Origine par contagion des conjonctivites catarrhales.** In-8. 1869........ 75 c.

GOSSELIN (L.) — **Tumeurs cirsoïdes artérielles chez les Adolescents et les adultes.** 1867.............. 1 fr.

GUÉNEAU DE MUSSY.—**De l'influence réciproque de l'asthme et de la tuberculisation pulmonaire.** In-8. 1864.............................. 1 fr.

GUÉNEAU DE MUSSY. — Sur les **Phlegmons du ligament large.** 1867. 1 fr.

GUÉNEAU DE MUSSY. — **Herpétisme utérin.** In-8, 1871........... 1 fr. 50 c.

GUÉNEAU DE MUSSY. — Étude clinique sur les **Indurations des artères.** 1872........................ 1 fr. 75

GUÉNIOT. — **De l'Acupuncture considérée comme moyen de diagnostic différentiel** entre certains polypes fibreux de la matrice et le renversement partiel de cet organe. In-8°, 1867............ 75 c.

GUÉNIOT. — **De l'allongement œdémateux avec prolapsus du col utérin, pendant la grossesse et l'accouchement.** 1872........... 1 fr. 25

GUÉRIN. — **Des Fractures des maxillaires supérieurs**, nouveau moyen de les reconnaître dans les cas fréquents où elles ne s'accompagnent pas de déplacement. In-8°, 1866.................... 50 c.

GUICHARD. — **Température du corps dans la phthisie pulmonaire.** 1866.......................... 75 c.

HALLOPEAU.— **Myélites chroniques diffuses.** In-8, 1871............. 2 fr.

HALTENHOFF (Georges). — **De l'ossification progressive des muscles.** In-8. 1869.................... 75 c.

HARDY. — **De la diffusion moléculaire et de la dialyse dans leurs rapports avec la Physiologie.** In-8. 1862............................ 50 c.

HARDY. — **Des effets toxiques de la digitaline.** In-8°, 1864.... ..... 50 c.

HAYEM et HENOCQUE. — **Sur les mouvements dits amiboïdes observés particulièrement dans le sang.** In-8, 1866................ 1 fr. 50

HÉMEY. — **Recherches sur le pouls** pendant les quinze jours qui précèdent ou qui suivent l'accouchement. In-8°, 1868. 1 fr.

HENNEQUIN. — Quelques considérations sur l'**Extension continue et les douleurs dans la coxalgie.** In-8°, 1869. 2 fr.

HENNEQUIN.-**De l'aspiration comme méthode thérapeutique**, considérée au point de vue physique, physiologique et mécanique. 1872............ 1 fr. 25

HERVEY. — **Pansements à l'ouate.** 1871-1872........................ 2 fr. 50

HERVIEUX. — **Sur l'emphysème pulmonaire infantile.** 1861....... 1 fr.

HOMOLE. — **Expérimentations physiologiques** sur quelques **préparations de digitale.** In-8, 1860.......... 75 c.

HOUZÉ DE L'AULNOIT. — **De l'empoisonnement par les graines de ricin.** In-8°, 1869................ 1 fr.

HUCHARD. — **Des causes de la mort dans la variole.** 1871....... 1 fr. 50

HUCHARD et LABADIE-LAGRAVE. — Contribution à l'étude de la **Dysménorrhée membraneuse.** 1870. 2 fr. 50

HUETTE. — **De l'arthrite dysentérique.** In-8. 1869................ 75 c.

HUGUIER. — Considérations sur les **Luxations du pied en avant ou de la jambe en arrière.** In-8°, 1868.... 75 c.

JOLLY. — **De l'Ulcération de la carotide interne** consécutive à la carie du rocher. 1866.................... 1 fr. 25

JOLLY (Jacques). — Essai sur le **Cancer de la prostate.** In-8. 1869.. 1 fr. 50 c.

JOULIN. — **Mémoire sur l'emploi de la force en obstétrique.** 1867. 1 fr. 50

JOULIN. — **Anatomie et physiologie comparée du bassin des mammifères.** In-8, 1864................ 75 c.

JOULIN. — **Sur le bassin considéré dans les races humaines.** 1864. 1 fr.

JOULIN. — **Recherches anatomiques** sur la **Membrane Lamineuse,** l'état du chorion et la circulation dans le Placenta à terme. In-8. 1865................ 1 fr.

JOUSSET. — **De la Bronchotomie** ou **Trachéotomie** dans le traitement du croup. In-8, 1844.................. 50 c.

JOUSSET. — **Des formes de la folie.** In-8, 1845...................... 75 c.

KARELL. — **De la cure de lait.** In-8°, 1866.................................. 1 fr.

KELSCH. — **Le typhus de guerre et la dysentérie,** selon R. Virchow. In-8, 1872.................................. 50 c.

KERGARADEC (de). — Quelques mots sur l'**École de Saint-Cyr, envisagée au point de vue de l'hygiène,** et sur les moyens de remédier à l'insalubrité de cet établissement. In-8°, 1863........ 50 c.

LABBÉE (Ernest). — **De l'Acide phénique** et de ses applications thérapeutiques. In-8, 1871................. 75 c.

LABELONYE. — **De la Digitale** et du meilleur mode d'emploi de cette plante. In-8°.................................. 50 c.

LABOULBÈNE. — **Du Liquide renfermé dans l'articulation du genou pendant le cours du rhumatisme blennorrhagique,** 1872........ 50 c.

LACASSAGNE. — **Des complications cardiaques dans la blennorrhagie.** In-8, 1872............................ 60 c.

LADAME. — **Des tumeurs de la Protubérance annulaire.** In-8. 1865. 1 fr.

LADREIT DE LACHARRIÈRE. — Étude médico-légale sur un **cas de Simulation de folie pendant plus de trois mois.** In-8°, 1866.......... 50 c.

LALOY. — **Deux observations de croup** traitées avec succès par la **trachéotomie.** 1849................ 50 c.

LALOY. — **Traitement du choléra par la méthode évacuante.** 1849. 75 c.

LANCEREAUX. — **Des Hémorrhagies méningées** considérées principalement dans leurs rapports avec les néomembranes de la dure-mère crânienne. 1862. 1 fr. 50 c.

LANCEREAUX. — **De l'Amorose** liée à la dégénération des nerfs optiques dans les cas d'altération des hémisphères cérébraux. In-8, 1864.................. 1 fr. 50 c.

LARCHER. — **Des ulcérations intestinales dans l'érysipèle.** In-8, 1864.................................. 50 c.

LARCHER. — **Des Phénomènes cadavériques** au point de vue de la physiologie et de la médecine légale. 1862. 75 c.

LARCHER. — **Des Polypes fibreux intra-utérins à apparition intermittente.** In-8°, 1867................ 1 fr.

LARCHER. — Mémoire sur un cas de **Sclérose générale de la protubérance annulaire.** In-8°, 1868.......... 50 c.

LARCHER. — **Note sur un kyste séreux** développé primitivement dans l'épaisseur du **Muscle diaphragme.** In-8°, 1868. 75 c.

LARCHER. — **Cas d'hydropisie de la vésicule biliaire,** avec oblitération cicatricielle du canal cystique chez un oiseau de l'ordre des gallinacés. 1868..... 75 c.

LARCHER. — **De la rupture spontanée de l'utérus** et de quelques autres particularités dans leurs rapports avec les **polypes fibreux intra-utérins.** In-8°, 1867.................................. 1 fr.

LASÈGUE et LEGROUX. — **L'épidémie de scorbut** dans les prisons de la Seine et à la Pitié. In-8, 1871.. 1 fr. 50 c.

LAUGIER. — **Mémoire sur l'écoulement d'un liquide aqueux par l'oreille** considéré comme signe de fractures du crâne et en particulier du rocher. 60 c.

LAUGIER (Maurice). — **Des kystes séreux de la région parotidienne.** In-8, 1870. 50 c.

LAUGIER (Maurice). — **De la grenouillette hydatique.** 1871. 40 c.

LAURENCET. — **Du coussin bivalve.** Nouvel appareil contentif pour les fractures du membre inférieur. In-8 avec planches, 1851. 1 fr. 50 c.

LAVERAN (A.). — **De la fièvre typhoïde abortive ou fébricule typhoïde.** In-8, 1870. 1 fr.

LAVERAN (A.). — **Des Dégénérescences qui se produisent dans les maladies aigües.** 1871. 50 c.

LECOQ. — **Deux observations d'ataxie locomotrice progressive.** In-8, 1861. 50 c.

LECORCHÉ. — **Du strabisme convergent et du strabisme divergent** au point de vue médical et chirurgical. In-8, 1864. 1 fr.

LECORCHÉ. — **De la cataracte diabétique.** In-8, 1861. 1 fr. 25 c.

LECORCHÉ et **MEURIOT.** — Étude physiologique et thérapeutique sur l'**Acide cyanhydrique.** In-8°, 1868. 1 fr.

LEGENDRE. — **Du développement simultané de la vaccine et de la variole** et des modifications qu'exercent ces deux éruptions l'une sur l'autre. In-8, 1844. 50 c.

LEGENDRE. — **Traitement de la pneumonie lobulaire chez les enfants,** par l'emploi réuni de la saignée et des vomitifs. In-8, 1844. 50 c.

LEGENDRE et **BAILLY.** — **Nouvelles recherches sur quelques maladies du poumon chez les enfants.** In-8, 1844. 1 fr. 75 c.

LEGOUEST. — **De la rupture spontanée des veines.** In-8°, 1867. 75 c.

LEGROS et **Th. ANGER.** — **Des tractions continues et de leur application en chirurgie.** In-8°, 1868. 1 fr.

LEMATTRE. — **Recherches expérimentales et cliniques** sur les Alcaloïdes de la famille des Solanées. In-8, 1865. 1 fr. 50 c.

LE PLAT. — **Des abcès de voisinage dans la pleurésie, pathologie et étude clinique des abcès des parois thoraciques.** In-8, 1865. 1 fr. 50 c.

LESAUVAGE. — **Tumeurs albumino-gélatineuses.** 1845. 50 c.

LEUDET. — **Recherches cliniques** sur l'étiologie, la curabilité et le traitement de la **syphilis hépatique.** In-8. 1866. 1 fr.

LEUDET. — Étude clinique de la forme hyperesthésique de l'**Alcoolisme chronique et de sa relation avec les maladies de la moelle.** In-8°, 1867. 1 fr.

LEUDET. — De la fréquence et de la forme des **Hydropisies observées à Rouen.** In-8°, 1868. 50 c.

LEVEN et **OLLIVIER.** — **Recherches sur la physiologie et la pathologie du cervelet.** In-8, 1864. 1 fr. 25 c.

LIEBREICH. — **De la prédisposition de la rétinite pigmenteuse** chez les enfants nés d'un mariage entre consanguins. In-8, 1862. 25 c.

LISLE. — **Revue analytique et critique** des recherches modernes sur les **maladies mentales.** In-8, 1844. 50 c.

LUTON. — **Études sur la médication substitutive.** In-8, 1863. 1 fr. 25 c.

LUTON. — **Injections de substances irritantes dans l'intimité des tissus malades.** 1867. 1 fr. 50

LUYS et **AUG. VOISIN.** — Contribution à l'**Anatomie pathologique du cervelet, du bulbe et des corps striés dans l'épilepsie.** In-8, 1870. 75 c.

MAGITOT. — **Note** sur deux cas de **réimplantation des dents.** 1865. 50 c.

MAGITOT. — Mémoire sur l'**Ostéo-Périostite alvéolo-dentaire.** 1867. 1 f. 25

MAGITOT. — Mémoire sur les **Kystes des mâchoires.** 1873. 3 fr.

MARCHANT. — **Asphyxie et insufflation pulmonaire.** In-8°, 1867. 1 fr. 25

MARCHANT. — **Du forceps et du Levier.** In-8°, 1868. 1 fr.

MARROTTE. — Considérations nouvelles sur la **Pathogénie de l'hématocèle rétro-utérine.** 1873. 50 c.

MATHIEU. — Recherches expérimentales et critiques sur les **luxations de la mâchoire inférieure.** In-8°, 1868. 1 fr.

MAUVEZIN. — **De l'œdème gangréneux des paupières et des moyens de prévenir les cicatrices vicieuses consécutives.** In-8, 1865. 1 fr. 25 c.

MAUVEZIN. — **Sur les divers traitements de la Pustule maligne** et exposé d'une nouvelle méthode de traitement de cette affection. 1864. 50 c.

MEHU. — Sur les divers **procédés employés pour doser l'Albumine.** 1869. 1 fr.

MÉHU (C.). — **Analyse du liquide des kystes ovariques**. In-8, 1869 .. 50 c.

MÉHU. —**Créatine et Créatinine**. 1870. Prix.......................... 50 c.

MÉHU. — Étude sur les **liquides épanchés dans la Plèvre**. 1872 .... 75 c.

MESNET. — **Physiologie pathologique du cerveau**, des mouvements circulaires. In-8, 1862 .... 50 c.

MESNET. — **Choléra de 1865 à l'hôpital Saint-Antoine**. In-8. 1866. 2 fr.

MIGNOT-DANTON. — Remarques sur les **Luxations latérales du métatarse** à propos d'un cas nouveau. In-8°, 1866. 75 c.

MILLIOT.—**Du diagnostic et de l'extraction des projectiles, et particulièrement des projectiles en fonte de fer**. In-8, 1872.............. 75 c.

MONNERET. — **Mémoire sur l'emploi de la teinture de bulbe de colchique**, du nitrate de potasse et des saignées non formulées dans le traitement du **rhumatisme articulaire**. In-8, 1844. 50 c.

MONOYER. — **De la Cure radicale** de certaines formes **de Tumeurs lacrymales**, au moyen de l'excision partielle du sac, du cathétérisme méthodique et des injections au sulfite de soude. 1873. 50 c.

MOREL.—**Du Goître et du Crétinisme**. In-8°, 1864. .... 2 fr. 50

MOREL. —**De l'hérédité morbide progressive**, ou des types dissemblables et disparates dans la famille. In-8, 1867. 1 f. 75

MOREL. —**Du Délire émotif**, névrose du système nerveux ganglionnaire viscéral. In-8°, 1866........................ 1 fr. 50

MOREL-LAVALLÉE. —**De la coxalgie chez le fœtus** et de son rôle dans la luxation congénitale du fémur. 1861. 75 c.

MOREL-LAVALLÉE. — **Décollements traumatiques de la peau et des couches sous-jacentes**. 1863. 1 fr. 50

MOUCHET. — **Accidents gangréneux chez les cholériques**. 1867..... 1 fr.

NÉGRIER. — **Sur le traitement des affections scrofuleuses** par les préparations de feuilles de noyer. 1844. 50 c.

NICAISE. — **Notes sur l'anatomie de la Région inguinale**. In-8°, 1866. 1 f. 50

NIVERT. — **De l'inflammation spontanée des veines variqueuses des membres inférieurs** chez les femmes récemment accouchées. In-8, 1862. 50 c.

NOTTA. — Recherches sur la **Perte de l'odorat**. In-8, 1870.............. 1 fr.

OLLIVIER.— **De l'albuminurie saturnine**. In-8, 1863 .... 75 c.

OLLIVIER. — Etude sur les **Maladies chroniques d'origine puerpérale**. 1873 .... 1 fr. 75 c.

PANAS. — Recherches cliniques sur la **direction de l'utérus chez la femme adulte**. In-8°, 1869............. 40 c.

PANAS. — **Causes et nature de l'hydrocèle vaginale simple ou idiopathique des auteurs**. In-8, 1872. 40 c.

PAQUET. —**Des Kystes dermoïdes du plancher de la bouche**. 1867. 50 c.

PARROT. — **Étude sur un bruit de souffle cardiaque symptomatique de l'asystolie**. In-8. 1865... 1 fr. 25 c.

PARROT. —**Des murmures vasculaires inorganiques de la région du cou**. In-8°, 1867................. 1 fr.

PARROT. —**Des murmures cardiaques dits anémiques**. In-8°, 1866. 1 fr.

PARROT. — Étude sur l'**Encéphalopathie urémique et le Tétanos des nouveau-nés**. 1872 .... 1 fr. 50

PATRY. — **De la gangrène des membres dans la fièvre typhoïde**. In-8, 1863 .... 1 fr.

PAUL (Constantin). — **Contribution à l'histoire du rhumatisme**. **De deux variétés de rhumatisme hémorrhagique**. In-8. 1864. .... 75 c.

PELLEGRINO LÉVI. — **Contribution à l'étude de la Paralysie ascendante aiguë ou extenso progressive aiguë**. In-8, 1865 .... 1 fr.

PETER. — **Névralgie diaphragmatique**. 1871.................. 1 fr. 50

PIERSON. — **De la diplégie faciale**. In-8°, 1867 .... 1 fr. 50

PIHAN-DUFEILLAY. — **Étude sur les statistiques de l'opération césarienne**. In-8, 1861.......... 1 fr. 50 c.

PROMPT.—Recherches sur les **Variations physiologiques de la fréquence du pouls**. 1867. Prix............ 1 fr. 75

PROUST. — **De l'Aphasie**. 1872. 1 fr. 75

QUINQUAUD. — Considérations cliniques sur une petite **Epidémie de choléra nostras** observée à l'hôpital St-Antoine en 1869. In-8, 1870 .. .. 1 fr. 25 c.

QUINQUAUD. — **Épidémie de variole observée à la Pitié en 1870**. 1 fr. 50

REDARD. — **De l'abaissement de la température dans les grands traumatismes par armes à feu**. In-8, 1872.......................... 75 c.

RENDU (H.).—**Des troubles fonction-**

nels du grand sympathique observés dans les plaies de la moelle cervicale. In-8, 1869. Prix........................ 50 c.

RENDU (H.). — L'infection purulente à l'Académie de médecine. In-8, 1871............................ 1 fr.

RÉVEIL. — Note sur l'hygiène et la toxicologie. In-8, 1862.......... 50 c.

RÉVEIL. — Des désinfectants et de leurs applications à la thérapeutique. In-8, 1863........... 1 fr. 50 c.

RÉVEIL. — Sur quelques médicaments nouveaux. In-8, 1861... 1 fr.

REVEIL. — Sur les progrès récents de la toxicologie et ses tendances actuelles. In-8, 1861.. .... 50 c.

REVERDIN. — Causes de la gravité des anthrax et des furoncles. 1870. Prix......................... 1 fr. 50

REVERDIN. — De la Greffe épidermique. 1872................. 1 fr. 75

RICHET. — Recherches sur les tumeurs vasculaires des os. 1865. 2 fr.

RILLIET (de Genève).— **Du traitement de la goutte par les eaux de Vichy.** In-8, 1844.......................... 50 c.

ROGER (Henri). — **De la température chez les enfants à l'état physiologique et pathologique.** 1844. 2 fr.

ROGER (Henri). — **De l'Emphysème généralisé.** In-8, 1862..... 1 fr. 50 c.

ROGER (Henri). — **Recherches cliniques sur la Paralysie consécutive à la diphthérite.** In-8, 1862. 1 fr. 25 c.

ROGER.—Recherches cliniques sur la chorée, sur le rhumatisme et sur les maladies du cœur chez les enfants. In-8°, 1866............. 3 fr.

ROLLET.—Recherches sur plusieurs maladies de la peau réputées rares ou exotiques qu'il convient de rattacher à la syphilis. In-8, 1861........ 1 fr. 50 c.

SALLERON. — Mémoire sur l'**Affection tuberculeuse des organes génitaux de l'homme.** In-8, 1869..... 1 fr. 50 c.

SALLERON. — Observations d'**Orchite blennorrhagique traitée par le débridement du testicule,** selon la méthode de Vidal (de Cassis). In-8, 1870. 1 fr.

SALLERON. — Luxations traumatiques du bassin. 1871....... 1 fr. 75

SARAZIN.—Traitement des fractures à l'aide d'appareils en toile métallique. 1871.......................... 75 c.

SCHNEPP. — La Phthisie est une maladie ubiquitaire, mais elle devient rare à certaines altitudes, comme aux Eaux-Bonnes. In-8, 1865......................... 1 fr. 25 c.

SICHEL Fils. — Du phlegmon de l'orbite. 1870.................. 75 c.

SICHEL (fils). — Considérations critiques sur l'opération de la **Cataracte par extraction.** 1873................ 75 c.

SIMON (Jules).—**Diarrhées spécifiques (marenmatiques, syphilitiques, etc.).** 1870................ 1 fr. 25 c.

SIREDEY. — Des indications et des contre-indications de la thoracentèse dans les diverses espèces d'épanchements. In-8, 1864............ 1 fr. 25 c.

SIRELIUS. — Du placenta prœvia, de sa nature et de son traitement. In-8, 1861.......................... 1 fr. 25 c.

SPILLMANN. — Études statistiques sur les résultats de la chirurgie conservatrice, comparés à ceux des résections et des amputations. In-8°, 1868........................ 1 fr. 50

SPILLMANN. — De la Pseudo-Leucémie ou de la maladie connue en France sous le nom d'**Adénie.** In-8°, 1867.... 75 c.

SPILLMANN. — De la résection du genou de cause traumatique. In-8°, 1868.............................. 1 fr.

SPILLMANN.— Sur la **Résection de l'articulation tibio-tarsienne.** 1869. Prix......................... 1 fr. 25

SPILLMANN (E.). — **Taille médiane et lithotritie périnéale.** In-8, 1870. 1 f.

SPILLMANN (E.) — Des différentes formes de l'**Ostéite aiguë.** 1873......... 1 fr.

SPILLMANN (P.). Travaux les plus récents publiés en France et à l'étranger sur *la syphilis.* In-8, 1872. 75 c.

SPILLMANN (P.). — **Du rôle des Parasites végétaux dans le développement des maladies.** 1872. 1 fr.

STOUT. — Description de l'appareil du docteur Jarvis pour la réduction des luxations, l'ajustement des fractures et leur maintien. In-8 avec pl., 1846. 1 fr. 25

STRAUS. — Des récents travaux sur **les gaz du sang et les échanges respiratoires.** 1873................... 1 fr.

SURMAY. — Quelques cas de paralysies incurables ou temporaires. In-8°, 1865...................... 75 c.

THORE. — Sur la courbure accidentelle et la fracture incomplète **des os longs chez les enfants.** 1844. 75 c.

TOULMOUCHE (A.). — **Des ulcères de l'estomac.** In-8, 1869....... 1 fr. 50 c.

TRÉLAT (U.). — Note sur l'**Ulcère tuberculeux de la bouche et en particulier de la langue.** In-8, 1870. 75 c.

TRÉLAT (U.) et **MONOD** (A.). — **De l'hypertrophie unilatérale partielle ou totale du corps.** In-8, 1869. 1 fr. 50 c.

TRIFET. — **Fistule vésico-vaginale** survenue à la suite d'un accouchement laborieux. Opération de l'**infibulation** pratiquée par M. le prof. A. Bérard. 1843. 50 c.

TRIPIER. — **Application de l'électricité à la médecine.** In-8, 1861. 75 c.

TRIPIER. — **La Galvanocaustique chimique.** In-8. 1866........... 75 c.

TRIPIER (A.). — Pathogénie d'une classe peu connue d'affections douloureuses : **Algies** centriques et réflexes. In-8, 1868. 75 c.

VALENTIN et L. VAST. — **De l'emploi de la ténotomie sous-cutanée.** In-8°, 1867........................... 1 fr.

VALLIN (Em.). — **De l'Inflammation périombilicale dans la tuberculisation du péritoine.** In-8, 1869. 75 c.

VALLIN (Em.). — Recherches expérimentales **sur l'insolation et les accidents produits par la chaleur.** In-8, 1870 .... 1 fr. 50 c.

VALLIN (Em.). — **Du mécanisme de la mort par la chaleur extérieure.** In-8, 1871-72............. 1 fr.

VERNEUIL. — **Observations pour servir à l'histoire des altérations locales des nerfs.** In-8, 1861.... 75 c.

VERNEUIL. — **Nouvelles Observations de fistules vésico-vaginales** suivies de remarques sur les procédés américains. In-8, 1862........ 1 fr. 25 c.

VERNEUIL. — **De l'Hidrosardénite phlegmoneuse et des abcès sudoripares.** In-8, 1865......... 1 fr. 50 c.

VERNEUIL. — **Tumeurs gommeuses de la région inguinale.** In-8, 1871. 1 f.

VIGLA. — **Recherches sur la rupture spontanée de la rate.** 1844. 75 c.

VILLEMIN (J.-A.) — **Recherches sur la vesicule pulmonaire et l'emphysème.** In-8°, 1866............. 1 fr. 50

VOISIN. — Etude historique et thérapeutique sur le **Bromure de potassium.** 1873.... .... 1 fr. 25 c.

WILLEMIN. — **Recherches expérimentales sur l'absorption par le ligament externe de l'eau et des substances solubles.** In-8, 1863. 1 fr. 25

WILLEMIN. — **Nouvelles Recherches expérimentales sur l'absorption cutanée.** In-8, 1864......... 1 fr. 25 c.

WOILLEZ. — **Recherches sur la congestion pulmonaire.** In-8°, 1866. 2 f. 50

OUVRAGES SOUS PRESSE :

Recherches Cliniques des maladies de l'enfance, par le Docteur H. Roger, médecin de l'hôpital des Enfants. Tome 2e.

Traité de Pathologie interne, par MM. les professeurs Béhier et Hardy. — Tome troisième, deuxième partie traitant *des Congestions*; — *des Hydropisies*; — *des Névroses.*

Traité des Tumeurs, par le professeur Broca, tome IIe, 2e partie.

Traité élémentaire d'anatomie descriptive et de dissection. Un fort vol. in-18.

Nouveau Dictionnaire pratique de médecine, de chirurgie et d'hygiène vétérinaire, publié par une réunion de professeurs vétérinaires praticiens, sous la direction de MM. Bouley, inspecteur général des Ecoles vétérinaires, et Reynal, directeur de l'Ecole vétérinaire d'Alfort, tome xe.

Traité du pied des animaux domestiques, par M. Gourdon, professeur à l'Ecole vétérinaire de Toulouse. — Un volume in-8°, avec figures intercalées.

Traité d'obstétrique vétérinaire ou étude de l'accouchement normal et laborieux chez nos principales femelles domestiques, par M. Saint-Cyr, professeur à l'Ecole vétérinaire de Lyon. — Un volume avec figures dans le texte.

Traité de l'Élevage et des Maladies du Mouton, par M. Bénion. — 1 vol. grand in-18, avec figures.

Précis de Chirurgie vétérinaire, comprenant l'anatomie chirurgicale et la médecine opératoire, par MM. Peuch et Toussaint, chefs de service à l'Ecole vétérinaire de Lyon. 1 fort volume, avec figures dans le texte.

BAILLET, professeur à l'École vétérinaire d'Alfort (V. Rodet, *Botan. agric. et médic.*, et Magne, *Traité d'agriculture et d'hygiène.*)

BÉCLARD (J.). — **Traité élémentaire de Physiologie,** 6e édition, revue et mise au courant de la science. 1 très-fort vol. gr. in-8 de 1,260 pages, cartonné, avec 246 figures intercalées dans le texte, 1870. 16 fr.

BÉCLARD (P.-A). — **Éléments d'Anatomie générale.** Quatrième édit., revue, augmentée d'un **Précis d'Histologie,** de nomb. additions et de fig. intercalées dans le texte, par J. Béclard, membre de l'Académie de médecine et agrégé à la Faculté de médecine de Paris. 1 v. in-8, 1865. . 10 fr.

BÉNION, médecin vétérinaire à Angers. — **Traité de l'Élevage et des maladies du Porc.** 1 vol. in-18 avec fig. cartonné. 1872 .... 6 fr. 50 c.

BÉNION. — **Traité complet de l'Élevage et des Maladies de la Chèvre.** 1 vol. in-18, avec fig., 1871.... 2 fr. 50 c.

BÉNION. — **Traité de l'Élevage et des maladies des animaux et oiseaux de basse - cour et des oiseaux d'agrément.** 1 vol. in-18 avec nombreuses figures, cartonné à l'anglaise, 1873. Prix .... 7 fr.

BÉNION. — **Traité de l'Élevage et des maladies du Mouton.** 1 vol. in-18 avec figures. (*Sous presse.*)

BEUGNOT, ancien chef de service de l'Ecole vétérinaire d'Alfort. — **Dictionnaire usuel de chirurgie et de médecine vétérinaires,** Manuel pratique où l'on trouve exposés avec clarté et dans un langage à la portée de tout le monde : 1° Tout ce qui regarde l'histoire naturelle, la propagation, l'entretien et la conservation des animaux domestiques; 2° la description de toutes les maladies auxquelles ces animaux sont sujets; 3° les moyens de les traiter de la manière la plus efficace et la plus économique; 4° la législation vétérinaire, ouvrage rédigé d'après les travaux de Bourgelat, Vitel, Huzart, Chabert, Chaumontel, Gohier, Flandrin, Fromage, Dupuy, Girard, V. Yvart, Moiroud, Grognier, Bernard, Vatel, Hurtrel-d'Arboval, etc. *Nouvelle édition*, revue, corrigée et mise au courant de la science, d'après les travaux les plus récents des professeurs et praticiens français et étrangers de l'époque. 2 forts vol. grand in-8° avec planches....... 18 fr.

Cet ouvrage est nécessaire aux propriétaires, aux fermiers, aux cultivateurs, aux officiers de cavalerie, aux maréchaux ferrants et aux vétérinaires.

BOUCHARDAT. — **Formulaire vétérinaire.** 2e édit. 1 vol. in-18. 1862. 4 f. 50.

BOULEY (H.), membre de l'Institut, inspecteur général des écoles vétérinaires. — **Traité de l'organisation du pied du cheval,** comprenant l'étude de la structure, des fonctions et des maladies de cet organe (1re partie Anatomie et Physiologie). Accompagné d'un Atlas de 34 pl. dessinées et lithographiées d'après nature, par Ed. Pochet. Prix, figures noires 10 fr. Figures coloriées............... 16 fr.

BOULEY (H.). — **La Rage,** moyens d'en éviter les dangers et de prévenir sa propagation. 1 vol. in-18, 1870............ 1 fr.

BOULEY (H.). — **Peste bovine,** rapport adressé à M. le Ministre de l'agriculture. In-8°. 1867. Prix .... 1 fr. 50

BOULEY. — **Maladies contagieuses du bétail,** peste bovine, fièvre aphtheuse, cocotte, etc., grand in-8, 1873... 2 fr. 50

CHARLIER. — **De la castration des vaches.** In-8. 1855 .... 1 f. 25 c.

TRAITÉ PRATIQUE

DES

Maladies de l'Espèce Bovine

par **J. CRUZEL,**

vétérinaire à Grenade-sur-Garonne, membre associé national de la Société centrale de médecine vétérinaire, etc.

Un très-fort volume in-8, cartonné à l'anglaise. Prix : 14 fr.

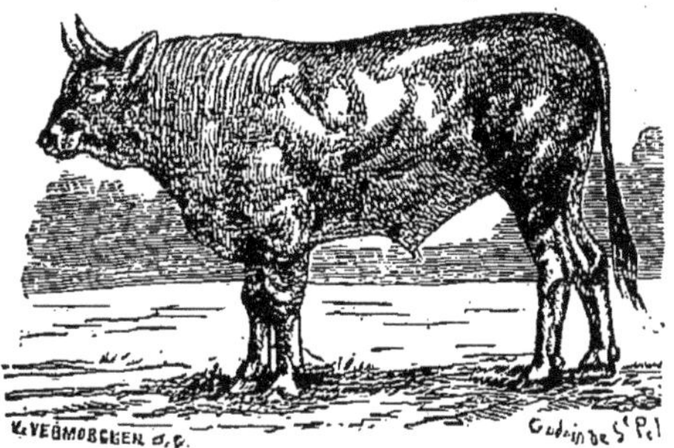

Parmi les livres qui manquaient encore à la médecine vétérinaire, l'un de ceux dont le besoin se faisait le plus vivement sentir était un **Traité pratique des Maladies des Bêtes à cornes.** Les ouvrages, sur cette matière de Gellé et de Lafore sont depuis longtemps épuisés et il était urgent de remplir le vide qu'ils ont laissé.

Le livre dont nous annonçons aujourd'hui la publication est destiné, nous en avons la conviction, à répondre à toutes les nécessités de la pratique.

M. Cruzel, qui s'est chargé de sa rédaction, est connu depuis longtemps par ses nombreuses publications dans les recueils périodiques, et son nom seul doit être un sûr garant que son œuvre, — portant le double cachet de la science et de la pratique, — sera également utile à ceux qui sont déjà initiés aux difficultés de l'exercice de l'art et aux jeunes praticiens qui ont à en faire l'apprentissage.

DEJEAN (Oscar), ancien Juge de Paix du canton de Pessac (Gironde). — **Traité théorique et pratique de l'action rédhibitoire,** dans le commerce des animaux domestiques, contenant : la législation, la doctrine et la jurisprudence sur la matière, la définition des vices rédhibitoires, l'explication détaillée des règles de la procédure, *un Formulaire complet de tous les actes nécessaires* et une table chronologique des Jugements et arrêts. 1 v. in-12 cart. à l'anglaise. 3e édit. revue et cor., 1868. 4 fr.

DELAFOND. — **Traité de pathologie générale comparée des animaux domestiques.** 2e édition, revue, corrigée et considérablement augmentée. 1 vol. in-8. 1855.................................. 8 fr.

DELAFOND. — **Traité sur la maladie du sang des bêtes à laine,** suivi de l'étude comparée de cette affection avec la fièvre charbonneuse, l'empoisonnement par les végétaux vénéneux et la maladie rouge. 1 vol. in-8, 1843.............. 2 fr. 50 c.

DELAFOND.—Traité sur la maladie de poitrine du gros bétail, connue sous le nom de *péripneumonie contagieuse*. Paris, 1844. 1 vol. in-8, 1843.......... 4 fr.

DELAFOND.—Traité sur la maladie du sang des bêtes bovines, suivi de l'étude comparée de cette affection avec l'entérite suraiguë et la fièvre charbonneuse. 1 vol. in-8, 1848........ 2 fr. 50 c.

DELAFOND. — Progrès agricole et amélioration du gros bétail de la Nièvre, caractères et qualités de la race, In-8, 1846.......................... 3 fr.

DELAFOND et LASSAIGNE.— Traité de matière médicale et de pharmacie vétérinaire, théorique et pratique, 2e édition, revue, corrigée et augmentée d'un choix de Formules publiées à l'étranger. 1 vol. in-8 de 844 pages, avec figures intercalées dans le texte, 1853. 9 f.

DELWART. — Traité de médecine vétérinaire pratique. 3 vol. grand in-8, 1850-53............................ 36 fr.

GIRARD. — Traité de l'âge du cheval, du *Bœuf*, du *Mouton*, du *Chien* et du *Cochon*. 3e édition, 1834.............. 3 fr. 50 c.

GOUBAUX (A.), professeur à l'Ecole d'Alfort. — **Etude sur les animaux de boucherie,** 1er Mémoire traitant des *maniements* considérés spécialement chez le Bœuf et la Vache. In-8, 1855. 1 fr. 25 c.

GOURDON. — Eléments de chirurgie vétérinaire, 2 vol. in-8 (*Ouvrage épuisé*).

GOURDON. — Traité de la castration des animaux domestiques. 1 vol. in-8 de 550 pag., avec figures intercalées dans le texte. 1860.................. 6 fr. 50 c.

GOURDON.— Traité du pied des animaux domestiques, 1 vol. in-8, avec figures intercalées (*Sous presse*).

LAVOCAT, directeur de l'Ecole vétérinaire de Toulouse. — **Nouvelle Ostéologie comparée de la tête des animaux domestiques,** suivie d'un exposé de la construction vertébrale de la tête. In-8, 1864. Prix....................... 2 fr.

LEBAS et LELONG. — Pharmacie vétérinaire, chimique, théorique et pratique. 6e édition, 1 vol. in-8, 1844. 5 fr. 50

LECOQ, ex-inspecteur général des Ecoles vétérinaires. — **Traité de l'extérieur du cheval et des principaux animaux domestiques.** 4e édit., ornée de 155 fig. intercalées dans le texte. 1 beau vol. in-8, cartonné à l'anglaise, 1870.... 9 fr.

LECOQ. — Des annexes du fœtus dans les principales espèces d'animaux domestiques. In-8, 1857. 1 fr. 25

LESCOT (E.), vétérinaire principal de l'armée. — **Cours d'hippologie,** ou Abrégé sommaire de l'anatomie, de la physiologie, de l'extérieur, de l'hygiène, de la maréchalerie, des maladies et des accidents dont le cheval est le plus souvent atteint, et des premiers soins à lui donner avant l'arrivée du vétérinaire. 1 vol. in-18, 1863. Broché. 1 fr. 50
Cartonné.................................. 1 fr. 75

LEYH (Frédéric), professeur à l'Ecole vétérinaire de Stuttgart. — **Anatomie des animaux domestiques,** traduite de l'allemand sur la seconde édition, par Auguste ZUNDEL, vétérinaire à Mulhouse, avec additions et notes, par Saint-Yves MÉNARD, vétérinaire, ancien élève de l'Ecole d'Alfort, étudiant en médecine, 1 beau volume in-8, avec 255 figures intercalées dans le texte; cartonné à l'anglaise. 1871 .. 13 fr.

MAGNE, ex-directeur de l'École vétérinaire d'Alfort. — **Hygiène vétérinaire appliquée.** Etude de nos races d'*animaux domestiques* et des moyens de les améliorer, suivie des règles relatives à l'entretien, à la multiplication et à l'élevage. 3e édition, accompagnée de fig. intercalées dans le texte.
1° *Races chevalines.* 1 vol. grand in-18. 8 fr.
2° *Races bovines.* 1 volume grand in-18. 5 fr.
3° *Races ovines.* 1 volume grand in-18. 3 fr.
4° *Races porcines.* 1 volume grand in-18 2 fr.

MAGNE. — Traité d'agriculture pratique et d'hygiène vétérinaire générale. 4e édit. augm. et refondue, avec la collaboration de C. BAILLET, professeur à l'École d'Alfort. 3 vol. grand in-18, avec des fig. interc. dans le texte, 1873; cartonnés à l'anglaise, le tome 1er, contenant l'*Agrologie* et la *Climatologie*, est en vente. Prix : 7 fr.

MEGNIN, vétérinaire militaire.—**Mémoire sur le crapaud du cheval,** sa nature et son traitement. In-8, avec planches coloriées, 1864.................. 2 fr.

MEGNIN. — Etude microscopique et iconographique des altérations des fourrages. In-8, avec pl. 1864.... 2 fr.

MEGNIN. — Origine de la Ferrure du cheval. In-8, 1865........... 2 fr.

MEGNIN. — De la Gale du Cheval étudiée dans ses trois variétés sarcoptique, psoroptique et symbiotique et des animalcules qui la produisent. In-8, avec figures, 1872. Prix..................... 2 fr. 50

Mémoires de la Société centrale de médecine vétérinaire.
7 volumes ont paru, le tome 1er coûte 3 fr. 50 c., et les tomes 2, 3, 4, 5 6, et 7, chacun 5 fr.

MILES (William). — **Petit traité de la ferrure du cheval,** traduit de l'anglais sur la 3e édition, par le Dr GUYTON. 2e édition française. 1 vol. grand in-18 avec planches, 1865.............. 1 fr. 50 c.

MOIROUD. — Traité élémentaire de matière médicale, ou de Pharmacologie vétérinaire, suivi d'un Formulaire pharmaceutique raisonné. 2e édit., 1843.. 6 fr.

ORFILA.— Éléments de chimie appliquée à la médecine et aux arts. 8e édition. 2 forts vol. in-8, avec planches, 1851. 17 fr.

PRADAL (Amédée). — **Traité des maladies du porc** (Ouvrage épuisé).

RENAULT. — Traité du javart cartilagineux. 1 vol. in-8, fig. 1831.... 3 fr.

RENAULT.—Gangrène traumatique, mémoires et observations cliniques sur une de ses causes les plus fréquentes dans les animaux domestiques. In-8. 1840. 2 fr. 50 c.

RENAULT. — Typhus contagieux du gros bétail. In-8, 1856...... 1 fr. 25 c.

RENAULT. — Typhus contagieux des bêtes bovines. 1860....... 2 fr. 50 c

REYNAL, directeur de l'Ecole vétérinaire d'Alfort. — **Traité de la police sanitaire des animaux domestiques.** 1 très-fort vol. in-8 de plus de 1,000 pages, avec une carte indiquant la marche de la peste bovine dans les Etats de l'Europe centrale, cartonné à l'anglaise, 1873. 16 fr.

RODET (H.-J.-A.), directeur de l'École nationale vétérinaire de Lyon. — **Leçons de Botanique élémentaire,** comprenant la phytotomie, l'organographie, la physiologie, la géographie, la photologie et la taxonomie des plantes. 2e édition. 1 volume in-8, avec un grand nombre de figures intercalées dans le texte. 1863.......... 7 fr.

RODET (H.-J.-A.). — **Botanique agricole et médicale** ou étude des plantes qui intéressent principalement les médecins, les vétérinaires et les agriculteurs. 2e édition, considérablement augmentée, avec la collaboration de C. BAILLET, professeur à l'Ecole vétérinaire d'Alfort. 1 très-fort volume in-8, avec plus de 900 figures intercalées dans le texte, cartonné. 1872........... 17 fr.

ROLL, professeur à l'Ecole vétérinaire de Vienne. — **Manuel de Pathologie et de Thérapeutique des Animaux domestiques,** traduit de l'allemand sur la 3e édit. par MM. les professeurs DERACHE et WEHENKEL, 2 vol. in-8, 1869..... 22 fr.

SAINT-CYR, Professeur à l'Ecole vétérinaire de Lyon. — **Recherches anatomiques, physiologiques et cliniques sur la pleurésie du cheval.** In-12, 1860................. 2 fr. 50 c.

SAINT-CYR. — **Nouvelles études historiques, critiques et expérimentales sur la morve, et spécialement de la morve chronique.** In-8. 1864. Prix..................... 1 fr. 50 c.

SAINT-CYR. — **Manuel d'obstétrique vétérinaire** ou étude sur l'accouchement normal et laborieux de nos principales femelles domestiques. Un volume in-8 avec figures dans le texte (*sous presse*).

SANSON (A.). — **De la Diathèse typhoïde du cheval et de ses manifestations ordinaires dans l'armée.** In-8. 1856................. 1 fr. 50 c.

SANSON (A.). — **Les Missionnaires du progrès agricole** (organisation économique de la médecine vétérinaire). 1 vol. in-18. 1858 .... 3 fr. 50 c.

SANSON (A.). — **Le meilleur préservatif de la rage,** étude de la physionomie des chats et des chiens enragés, lésions, causes, degré de contagion du virus; remèdes antirabiques. 1 v. in-12...... 1 fr.

SERRES, professeur à l'Ecole vétérinaire de Toulouse. — **Guide hygiénique et chirurgical pour la castration et le bistournage** du cheval, du taureau, de la vache, du bélier et du verrat. 1 vol. grand in-18, de 550 pages, avec des fig. intercalées dans le texte. 1861. 4 fr. 50 c.

TABOURIN, professeur à l'Ecole vétérinaire de Lyon. — **Nouveau Traité de matière médicale, de thérapeutique et de Pharmacie vétérinaires.** 2e édition, revue, corrigée et augmentée. 2 forts vol. in-8, avec près de 100 figures intercalées dans le texte, 1865-1866....... 20 fr.

VATEL. — **Eléments de pathologie vétérinaire.** 3 vol. in-8, avec planches, 1828............................ 12 fr.

Recueil de Médecine vétérinaire, journal consacré à l'étude et aux progrès de la médecine vétérinaire et des sciences qui s'y rattachent, publié avec le concours d'un certain nombre de professeurs et de vétérinaires praticiens français et étrangers, sous la direction de M. H. BOULEY, inspecteur général des écoles vétérinaires. Un numéro d'au moins 80 pages chaque mois. Prix de l'abonnement annuel : **13** fr. pour Paris; **14** fr. **50** c. pour les départements, et pour l'étranger suivant les conditions postales.

Journal de Médecine vétérinaire militaire, publié sous la direction de MM. GOUX, GOYAU, HUGOT, LESCOT, MERCHE et SIPIÈRE, Vétérinaires principaux, paraissant depuis le mois de juin 1862, par numéros de 4 feuilles in-8.—Prix de l'abonnement annuel, **10** fr. pour la France et l'Algérie et **13** fr. pour l'Etranger.

TABLEAUX

SE COMPOSANT CHACUN D'UNE FEUILLE IN - PLANO

ET COMPRENANT :

1° Les Formes extérieures et l'Anatomie élémentaire du Cheval, 8 figures dont 6 coloriées, avec explication ....Prix. 2 f. 50 c.

2° L'Age des animaux domestiques, 42 figures noires avec explication....... 1 50

3° Les Tares et les défectuosités du Cheval, 50 fig. noires, avec explication.. 1 50

4° De l'Anatomie élémentaire, des maniements et des coupes de boucherie du Bœuf, 10 figures dont 6 coloriées.................. 2 50

5° La ferrure du Cheval, du Mulet et du Bœuf, 59 fig. noires avec explication. 1 50

Par M. MÉGNIN, Vétérinaire en 1er au 25e régiment d'artillerie.

6° Les principales races de Chiens et les maladies dont ils sont généralement atteints, 30 fig. avec texte, par E. WEBER, vétérinaire à Paris Prix. 2 f. »

Chaque tableau se vend séparément, et quand il est collé sur toile, il coûte 1 fr. de plus

NOUVELLE ICONOGRAPHIE FOURRAGÈRE

Histoire botanique, économique et agricole des plantes fourragères et des plantes nuisibles qui se rencontrent dans les prairies et les pâturages, par MM. **Gourdon**, professeur à l'école vétérinaire de Toulouse et **Naudin**, vétérinaire en 1er au 19e d'artillerie.

L'ouvrage se compose de 126 très-belles planches très-bien coloriées et de près de 900 pages de texte format in-4°. PRIX : **100** fr. broché : **120** fr. relié en 2 volumes.

35383 Ve RENOU, MAULDE & COCK, R. RIVOLI, 144, à PARIS.

CATALOGUE D'OUVRAGES

DONT LE PRIX EST CONSIDÉRABLEMENT DIMINUÉ

ET QUI SE TROUVENT

Chez P. ASSELIN, successeur de BÉCHET Jeune et LABÉ

Libraire de la Faculté de Médecine et de la Société Centrale de Médecine vétérinaire

PLACE DE L'ÉCOLE-DE-MÉDECINE, A PARIS

Si les ouvrages dont l'indication suit sont l'objet d'une diminution de prix considérable, comparativement à celui auquel ils se trouvaient autrefois dans le commerce de la librairie, ce serait une erreur de croire qu'ils ont perdu de leur valeur scientifique ou que leur succès a été grandement dépassé par les travaux plus modernes. Il n'en est rien; mais comme bien d'autres choses, les livres ont leurs vicissitudes, et ceux qui ont quelques années de date, ou dont les auteurs ont cessé d'exister tombent rapidement dans l'oubli, et sont souvent ignorés de ceux qui n'ont pas assisté à leur première publication. Une des preuves que leur mérite n'est pas moindre qu'alors, c'est ce qui est arrivé à plusieurs ouvrages, existant en grande quantité, dont le prix de vente a été momentanément baissé pour faciliter l'écoulement de l'édition et qui ont été enlevés avec une telle rapidité qu'on a dû, au bout de fort peu de temps, remettre à l'ancien prix, et même à un plus élevé, les rares exemplaires qui restaient encore.

Il suffira du reste, pour se convaincre de la vérité de cette assertion, de jeter un coup d'œil sur la liste de ces ouvrages parmi lesquels on trouvera ceux de Bichat, de Bordeu, de Cabanis, de Morgagni, de Van Swiéten, de Mathias Mayor, de Maygrier, de Dugès, de de Candolle, de Lallemand, de Boyer, de Gerdy, de Bérard, de J. Cloquet, les mémoires et prix de l'Académie de chirurgie, etc., et d'une foule d'autres autorités dont les noms sont journellement cités par les écrivains les plus modernes et que l'on ne peut se dispenser de consulter lorsqu'on se livre sérieusement à la pratique de l'art de guérir.

ABERCROMBIE. — Des maladies de l'encéphale et de la moelle épinière, traduit de l'anglais et augmenté de notes très-nombreuses, par A. N. Gendrin, médecin de l'hôpital Cochin. 3e édition, revue et augmentée. In-18, 1837. Prix, au lieu de 6 fr. . . . . 1 fr. 50 c.

ALIBERT (le baron). — **Physiologie des passions,** ou nouvelle doctrine des sentiments moraux. 2 vol. in-8, 3e édition. 1837. Prix, au lieu de 16 fr. . . . . 6 fr.

ANGLADA. — Mémoire pour servir à l'histoire générale des eaux minérales sulfureuses et des eaux thermales. 2 vol. in-8, 1828. Prix, au lieu de 12 fr. . . . . 6 fr.

BARRAS. — Traité sur les gastralgies et les entéralgies, ou maladies nerveuses de l'estomac et des intestins. 2 vol. in-8. Prix, au lieu de 14 fr. . . . . 6 fr.

BARRAS. — Précis analytique sur le cancer de l'estomac, et sur ses rapports avec la gastrite chronique et les gastralgies. In-8, 1842. Prix, au lieu de 2 fr. 50 . . . . 75 c.

BÉRARD (P.). — **Cours de physiologie fait à la Faculté de médecine de Paris.** Les 31 livraisons qui ont paru, 1848-1855, au lieu de 31 fr. . . 16 fr.

BICHAT. — Recherches physiologiques sur la vie et la mort. 5e édition, augmentée de notes par M. Magendie. 1830. In-8. Prix, au lieu de 6 fr. 2 fr.

BILLARD. — De la Membrane muqueuse gastro-intestinale dans l'état sain et dans l'état inflammatoire, ou Recherches d'Anatomie pathologique sur les divers aspects sains et morbides que peuvent présenter l'estomac et les intestins. Un fort vol. in-8. Au lieu de 6 fr. 1 fr. 25 c.

BORDEU. — Œuvres complètes, précédées d'une Notice sur sa vie et sur ses ouvrages, par Richerand. 2 forts vol. in-8. Paris, 1810. Prix, au lieu de 15 fr. . 6 fr.

BOYER (le baron). — **Traité des maladies chirurgicales et des opérations qui leur conviennent.** Cinquième édition, publiée par le baron Philippe Boyer, chirurgien de l'Hôtel-Dieu. 7 forts volumes in-8, ensemble de 6,260 pages, 1844-1853. Au lieu de 56 fr. 30 fr.

BOYER (le baron). — **Traité complet d'Anatomie descriptive de toutes les parties du corps humain.** Quatrième édition. 1815. 4 vol. in-8. Prix, au lieu de 22 fr. . . . . 4 fr. 50 c.

CABANIS. — Rapports du physique et du moral de l'homme. Quatrième édition. 2 volumes in-8. Prix, au lieu de 8 fr. . . . . 3 fr. 50 c.

CADET-GASSICOURT (Félix). — **Premiers secours avant l'arrivée du médecin,** ou **Petit Dictionnaire des cas d'urgence, à l'usage des gens du monde.** Prix, au lieu de 3 fr. 75 c.

CAZENAVE, médecin de l'hôpital Saint-Louis. — **Annales des maladies de la**

AVIS. — A cause du grand rabais qui est fait sur ces livres, il faut, lorsqu'on désire les recevoir *francs de port* dans toute la France et l'Algérie, ajouter cent. par volume au prix réduit pour les ouvrages de 1 fr. 25 c. et au-dessus, et 25 cent. pour ceux au-dessous. Ainsi pour l'ouvrage d'Alibert c'est 1 franc, pour ceux d'Orfila, c'est 25 c.

peau et de la syphilis. 4 vol. grand in-8 à 2 colonnes, 1843-1847. Prix, au lieu de 40 fr. .... 12 fr.

C'est dans cette publication que s'est manifestée avec le plus de force la réaction qui, depuis plusieurs années, se préparait dans le monde scientifique contre les nouvelles doctrines syphiliographiques. La série complète des travaux qu'elle renferme sur les maladies de la peau et les maladies syphilitiques, en fait une des collections les plus intéressantes au point de vue du sujet des mémoires qui y sont insérés, comme aussi une des plus remarquables par la notoriété que se sont acquise les auteurs qui ont contribué à sa rédaction. Nous nous contenterons, parmi ces derniers, de citer MM. de Castelnau, Vidal (de Cassis), Lagneau, Hardy, Diday, Chausit, et un grand nombre de dermatologistes et de syphiliographes étrangers.

CHEVALLIER, RICHARD et **GUILLEMIN. — Dictionnaire des drogues simples et composées,** 1827-1829. 5 volumes in-8, avec figures. Prix, au lieu de 34 fr .... 9 fr.

CLOQUET (Jules). — **Anatomie descriptive du corps humain**; ouvrage composé de 340 planches in-4, représentant près de 1400 figures, et formant 4 vol. dont 2 pour le texte et l'explication des planches. Au lieu de 210 fr .... 60 fr. Figures coloriées, au lieu de 392 fr. 200 fr.

COLOMBAT (de l'Isère). — **Traité complet des maladies des femmes et de l'hygiène de leur sexe.** 3 vol. in-8, 1843. Prix, au lieu de 17 fr. .... 8 fr.

CRUVEILHIER. — Le Centre nerveux céphalo-rachidien. Deux magnifiques planches de grandeur naturelle. Prix, au lieu de 8 fr. .... 3 fr.

CRUVEILHIER. — Vie de Dupuytren. 1841. In-8. Prix, au lieu de 1 fr. 25 c. 25 c.

DANCE. — Guide pour l'étude de la clinique médicale ou **Précis de séméiotique,** 1 vol. in-18, Paris, 1834. Prix, au lieu de 3 fr. .... 1 fr. 25 c.

DAUVERGNE. — Hydrothérapie générale. Du véritable mode d'action des eaux de mer en particulier, des eaux thermo-minérales, et de l'eau simple en général. 1 volume in-8. 1853. Prix, au lieu de 6 fr. .... 2 fr. 50 c.

DE CANDOLLE. — Physiologie végétale, ou exposition des forces et des fonctions des végétaux. 1832. 3 vol. in-8. Prix, au lieu de 20 fr... 6 fr.

D'HÉNIN DE CUVILLIERS (le baron). — **Archives du Magnétisme animal.** 8 vol. in-8, 1820 à 1823. Prix, au lieu de 28 fr. .... 8 fr.

DENEUX. — Mémoire sur les tumeurs sanguines de la vulve et du vagin. in-8, 1830. Prix, au lieu de 3 fr. 50. 1 fr.

DENIS (P.-S.). — **Essai sur l'application de la chimie à l'étude physiologique du sang de l'homme, et à l'étude physiologico-pathologique, hygiénique et thérapeutique des maladies de cette humeur.** In-8, 1838. Prix, au lieu de 4 fr. 50 c.... 75 c.

DEPAUL. — Traité théorique et pratique d'auscultation obstétricale. 1 vol. in-8, avec 12 planches, 1847, Prix, au lieu de 5 fr. .... 2 fr. 50 c.

DUGÈS. — Traité de physiologie comparée de l'homme et des animaux. 1838-1839. 3 vol. in-8 avec pl. Prix, au lieu de 24 fr. .... 10 fr.

ENGEL. — De l'Hydrothérapie, ou **du Traitement des maladies par l'eau froide; de ses rapports avec la médecine à l'état actuel; suivi d'observations pratiques.** In-8. Paris, 1840. Prix, au lieu de 2 fr. 50 c.. 75 c.

FAVROT. — Traité élémentaire de Physique, Chimie, Toxicologie et Pharmacie, ouvrage destiné spécialement aux élèves qui se préparent aux examens de pharmacie et de médecine, avec 200 figures explicatives intercalées dans le texte. 2 vol. in-8, 1841, au lieu de 14 fr. .... 6 fr.

FAVROT. — Traité élémentaire d'Histoire naturelle pharmaceutique et médicale. 1843. 2 vol. in-8 avec 500 figures intercalées dans le texte, au lieu de 14 fr. .... 6 fr.

FERRUS. — Des Prisonniers, de l'Emprisonnement et des Prisons. 1 vol. in-8, 1850. Prix, au lieu de 7 fr.... 2 fr.

FERRUS. — De l'Expatriation pénitentiaire. 1 vol. in-8, 1853. Prix, au lieu de 3 fr. .... 1 fr.

FUSTER. — Des maladies de la France dans leurs rapports avec les saisons, ou **Histoire médicale et météorologique de la France.** 1 vol. in-8, 1840. Prix, au lieu de 8 fr. 2 fr.

GAVARRET. — Principes généraux de statistique médicale, ou **Développement des règles qui doivent présider à son emploi.** Paris, 1840. 1 vol. in-8. Prix, au lieu de 4 fr. 50.. 1 fr. 25 c.

GERDY. — Chirurgie pratique. Les 3 volumes qui ont paru, 1851 à 1855. Prix, au lieu de 24 fr. .... 9 fr.

GERDY. — Physiologie philosophique des sensations et de l'intelligence. 1 volume in-8, 1846. Prix, au lieu de 7 fr. .... 2 fr. 50 c.

GERDY. — Physiologie médicale. 2 parties in-8, 1830-1832. Prix, au lieu de 8 francs .... 2 fr.

GERDY. — Anatomie des formes extérieures du corps humain, appliquée à la peinture, à la sculpture et à la chirurgie. 1 vol. in-8, accompagné de 3 planches au trait. Paris, 1829. Prix, au lieu de 6 fr. . . . . 1 fr. 50 c.

GERDY. — Recherches sur la langue, le cœur et l'anatomie des régions, etc., 1823. In-4 avec figures. Prix, au lieu de 3 fr. 50 c. . . . . 1 fr.

GERDY. — Des polypes et de leur traitement. 1833, in-8. Prix, au lieu de 3 fr. 50 c. . . . . 75 c.

HOLLARD (H.). — **Précis d'anatomie comparée.** Paris, 1837, 1 vol. in-8. Prix, au lieu de 6 fr. 50 c. . . . . 2 fr. 50 c.

HOLLARD (H.). — **Nouveaux éléments de zoologie.** 1 fort volume in-8, orné de 22 planches gravées, représentant un grand nombre de sujets. 1839. Prix, au lieu de 8 fr. 50 c. . . . . 3 fr.
Figures coloriées, au lieu de 14 fr. 7 fr.

HOLLARD (H.). — **Étude de la nature pour concourir à l'éducation de l'esprit et du cœur,** comprenant les faits les plus importants de la Physique et de la Chimie générale, de l'Astronomie, de la Météorologie, de la Géologie, de la Botanique et de la Zoologie. Nouvelle édition. Paris, 1853, 4 tomes en 2 vol. in-12. Prix, au lieu de 12 fr. . . . . 6 fr.

HOLLARD (H.). — **De l'homme et des races humaines.** 1 vol. in-18, format Charp., 1853. Prix, au lieu de 3 fr. 2 fr.

LAGNEAU. — Traité pratique des maladies syphilitiques. Sixième édition. 2 volumes in-8. 1828. Prix, au lieu de 10 fr. . . . . 2 fr. 50 c.

LALLEMAND. — Recherches anatomo-pathologiques sur l'encéphale et ses dépendances. 3 vol. in-8. 1830-35. Prix, au lieu de 27 fr. 7 fr.

LALLEMAND. — Clinique médico-chirurgicale, contenant les affections vénériennes, les rétrécissements de l'urètre et les affections de la prostate. Prix, au lieu de 5 fr. . . . . 1 fr. 25 c.

LASSAIGNE. — Dictionnaire des réactifs chimiques employés dans les cours publics et particuliers, les recherches médico-légales, les expertises, les essais, les analyses qualitatives et quantitatives des corps simples et de leurs composés utiles, soit dans les arts, soit en médecine. 1 fort vol. in-8, 1839. Prix, au lieu de 10 fr. . . . . 6 fr

LATOUR (De Robert de). — **De la chaleur animale comme principe de l'inflammation, et de l'emploi des enduits imperméables comme application du dogme.** In-8, 1853. Prix, au lieu de 3 fr. 50 c. . . . . 1 fr.

LATOUR (De Robert de). — **Qu'est-ce que l'inflammation, qu'est-ce que la fièvre?** In-8. 1838. Prix, au lieu de 3 fr. . . . . 75 c.

LATOUR (De Robert de). — **Examen pratique et philosophique de l'hydrosudopathie.** In-8, 1842. Prix, au lieu de 1 fr. 40 c.

Manuel à l'usage des aspirants au grade de bachelier ès sciences, comprenant toutes les parties exigées sur les mathématiques, la chimie, la botanique, la zoologie et la géologie. 1 fort vol. in-18 avec planches au trait, etc., par MM. d'Orbigny, Ganot, Leblond et Rivière, docteurs ès sciences. Paris, 1837. Prix, au lieu de 6 fr. . . . . 1 fr. 25 c.

ON VEND SÉPARÉMENT :

L'Arithmétique, l'Algèbre et la Géométrie . . . . » 50 c.
La Physique et la Météorologie . . » 35 c.
La Chimie . . . . » 30 c.
La Zoologie . . . . » 25 c.
La Géologie . . . . » 25 c.

Nouveau Manuel d'Anatomie descriptive, d'après les cours de MM. Béclard, Bérard, Blandin, Breschet, Chassaignac, Cloquet, Cruveilhier, Gerdy, Lisfranc, Marjolin, Velpeau, etc. Nouvelle édition, avec un Précis d'anatomie générale. 1 fort vol. in-8, 1837. Prix, au lieu de 5 fr. . . . . 1 fr. 25 c.

MAYGRIER (J.-P.). — **Nouvelles démonstrations d'accouchements.**
Prix, fig. noires, au lieu de 40 fr. . 20 fr.
Prix, fig. coloriées, au lieu de 70 fr. 40 fr.
Ce magnifique ouvrage se compose de 81 planches in-folio, gravées en taille-douce, représentant dans leur ensemble plus de 200 sujets, et d'un fort volume de texte. Paris, 1840.

MAYOR. — La Chirurgie simplifiée, ou Mémoire pour servir à la réforme et au perfectionnement de la médecine opératoire. 2 forts vol. in-8, avec planches, 1841. Au lieu de 12 fr . . . . 3 fr. 50 c

MAYOR. — Excentricités chirurgicales, ou **Nouveaux Mémoires pour servir à la réforme et au perfectionnement de la médecine opératoire.** 1 vol. in-8, 1845. Au lieu de 6 fr. . . . . 1 fr. 25 c.

MAYOR. — Essai sur les ligatures en masse. In-8 1826. Au lieu de 3 fr. 50 c. 75 c.

MAYOR. — L'Expérience, la Chirurgie pure et la Tachytomie. In-8, 1843. Prix, au lieu de 2 fr. 50 . . . . 50 c

Mémoires et prix de l'Académie royale de chirurgie. — 12 vol. in-8. 1819. Prix, au lieu de 45 fr. . . . . . . 20 fr.

MIQUEL. — Lettres à un médecin de province sur la doctrine de Broussais. Deuxième édition, 1826. In-8. Prix, au lieu de 7 . 50 c. . . . . 1 fr. 25 c.

MONFALCON. — Histoire médicale des Marais et Traité des fièvres intermittentes causées par les émanations des eaux stagnantes. 2e édit. 1 vol. in-8, 1826. Au lieu de 7 fr. 50 c. 2 fr.

MORGAGNI. — Recherches anatomiques sur le siége et les causes des maladies. 1824. 10 vol. in-8. Prix, au lieu de 60 fr. .... 12 fr.

Muséum d'anatomie pathologique de la Faculté de médecine de Paris, ou **Musée Dupuytren,** publié au nom de la Faculté. Paris, 1842, 2 vol. in-8 et atlas in-folio de 24 pl. Au lieu de 14 fr... 6 fr.

ORFILA. — Mémoire sur la nicotine et la **conicine.** In-8, 1851. Au lieu de 2 f. 50 c.

ORFILA, BUSSY et **OLLIVIER** (d'Angers). — **Réponse aux écrits de M. Raspail sur l'affaire de Tulle** (Mme Laffarge). Broch. in-8. Au lieu de 1 fr. .... 50 c.

OZANAM. — Histoire médicale, générale et particulière des maladies épidémiques, contagieuses et épizootiques. 2e édit., 4 vol. in-8, 1835. Au lieu de 12 fr. .... 6 fr.

PIGEAUX. — Pathologie du système circulatoire. 2 vol. in-8, 1843. Prix, au lieu de 12 fr. .... 2 fr. 50 c.
On vend séparément le tome Ier, contenant les MALADIES DU CŒUR....... 1 fr. 50 c.
Le tome II, contenant les MALADIES LES VAISSEAUX.................. 1 fr. 50 c.

PINEL. — Traité complet du régime sanitaire des aliénés, ou **Manuel des établissements qui leur sont consacrés.** 1 v. in-4, 1836. Au lieu de 12 fr. 3 f. 50 c.

RICHARD (A.). — **Formulaire de poche à l'usage des praticiens.** 7e édit. Prix, au lieu de 3 fr.. 1 fr. 25 c.

RICHARD (A.). — **Éléments de minéralogie.** 3e édition, 1838. 1 vol. in-8. Prix, au lieu de 6 fr.. ..... 1 fr. 50 c.

ROCHOUX. — Recherches sur l'apoplexie. 2e éd. 1833. Au lieu de 7 fr. 1 f. 50 c.

ROSTAN. — Cours élémentaire d'hygiène. Deuxième édition. 1828. 2 vol. in-8. Prix, au lieu de 14 fr............... 5 fr.

ROSTAN. — Recherches sur le ramollissement du cerveau. 1823. 2e éd. In-8. Prix, au lieu de 7 fr...... 1 fr. 50 c.

ROUX. — Traité des fièvres adynamiques. In-8, 1813. Au lieu de 5 fr. 1 fr.

SAT-DEYGALLIÈRE. — Théorie nouvelle de la maladie scrofuleuse. 2e édit. In-8, 1829. Au lieu de 6 fr.. 1 fr.

SCUDAMORE. — Traité sur la nature et le traitement de la goutte et du rhumatisme. 1823. 2 vol. in-8. Prix, au lieu de 12 fr.................. 2 fr. 50 c.

SEGOND (L.-A.). — **Hygiène du chanteur.** 1 vol. in-12. 1846. Prix, au lieu de 3 fr.................... 1 fr. 25 c.

SKODA. — Traité de percussion et d'auscultation, traduit de l'allemand, avec des notes et des remarques critiques, par le docteur Aran. 1 vol. grand in-18, 1854. Prix, au lieu de 4 fr. 50 c. 2 fr. 50 c.

STEINBRENNER. — Traité sur la vaccine. 1 fort volume in-8, de plus de 800 pages. Paris, 1846. Au lieu de 8 fr. 2 fr.

SZERLECKI. — Dictionnaire abrégé de thérapeutique, ou Exposé des moyens curatifs employés par les praticiens les plus distingués, etc. In-4° à 2 colonnes. 1838. Prix, au lieu de 14 fr. 2 fr. 50 c.

TANQUEREL DES PLANCHES. — Traité des maladies de plomb ou saturnines, 2 forts vol. in-8, 1839. Prix, au lieu de 15 fr............. 3 fr. 50 c.

TAVERNIER. — Manuel de clinique chirurgicale. 1 vol. in-18, 1837. Prix, au lieu de 5 fr............. 1 fr. 50 c.

VAN SWIÉTEN. — Commentaria in Hermanni Boerhaavii aphorismos de cognoscendis et curandis morbis. Editio tertia. 1769. 5 gros volumes in-4, brochés. Prix, au lieu de 20 fr. 12 fr.

www.ingramcontent.com/pod-product-compliance
Ingram Content Group UK Ltd.
Pitfield, Milton Keynes, MK11 3LW, UK
UKHW021840190726
13855UKWH00001B/63